名中医治疗神志病医案精选

马春雷　主　编

李　红　李金辉　副主编

中国纺织出版社有限公司

图书在版编目（CIP）数据

名中医治疗神志病医案精选 / 马春雷主编 . -- 北京：
中国纺织出版社有限公司，2023.7
ISBN 978-7-5180-1042-4

Ⅰ. ①名… Ⅱ. ①马… Ⅲ. ①心病（中医）—中医临床
—医案—中国—近现代 Ⅳ. ① R256.2

中国国家版本馆 CIP 数据核字（2023）第 069456 号

责任编辑：樊雅莉 高文雅 责任校对：楼旭红 责任印制：王艳丽

中国纺织出版社有限公司出版发行
地址：北京市朝阳区百子湾东里 A407 号楼 邮政编码：100124
销售电话：010—67004422 传真：010—87155801
http://www.c-textilep.com
中国纺织出版社天猫旗舰店
官方微博 http://weibo.com/2119887771
三河市宏盛印务有限公司印刷 各地新华书店经销
2023 年 7 月第 1 版第 1 次印刷
开本：710×1000 1/16 印张：27.25
字数：445 千字 定价：98.00 元

《名中医治疗神志病医案精选》编委会

主　编　马春雷

副主编　李　红　李金辉

编　委　马春雷　李　红　李金辉

　　　　李方玲　王新宇　王慧芳

　　　　孟　一　刘海华　于志丹

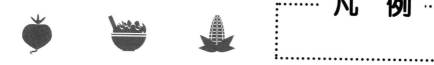

凡 例

一、名中医医案精选系列图书，意在选取现代中医临床名家治疗验案，以资临床借鉴。其遴选标准：一是医案必须出自中医名家；二是医案必须有复诊情况、能够判断治疗效果的验案。

二、编排层次，选取中医病名为章名，各章分别以中西医病名进行分类编写，每病之下，概述居前，各家临床验案及评析居后。

三、编入书中的医家多为国医大师或全国名中医，故介绍从略或从简；排列次序多以生辰年份。

四、文献来源及整理者，均列入文后。转抄遗漏，间亦有之，恳请见谅。为保持原貌，部分医家处方用药剂量等仍按其处方用名、原剂量两钱分等，具体使用时可转换成国际通用的以克（g）为单位，具体转换为：一钱 =3.125 克，一两 =31 克。

五、根据《中华人民共和国野生动物保护法》《中华人民共和国陆生野生动物保护实施条例》《濒危野生动植物种国际贸易公约》和国务院下发的《关于禁止犀牛角和虎骨贸易的通知》精神，犀牛角、虎骨、羚羊角、穿山甲等不能入药。为保持处方原貌，本书中涉及含有犀牛角、虎骨、羚羊角、穿山甲等的处方，均未删除，若使用此类处方，可根据原卫生部卫药发（1993）第 59 号文件精神执行。犀牛角以水牛角代之，虎骨以狗骨代之，羚羊角以山羊角代之，穿山甲可以土鳖虫代之。

　　文中处方涉及何首乌等现代研究证明有肝肾毒性的药物，请读者酌情使用。

前　言
FOREWORD

进入21世纪，时代的特征是速度、改变、危机与创业，伴随而来的人类与心理、环境相关的心身疾病、心理疾病的患病率也明显增多。精神疾病在我国疾病总负担的排名已超过心脑血管、肿瘤等，位居第一。随着经济情况的改善，越来越多的人开始关注心理健康。

在中医学的起源和发展中，渗透了人文精神，包括对人的情志、心理的重视，与现代"生物—心理—社会—环境"医学模式极为吻合，发掘、继承中医学对于神志病的治疗经验，对于提高人民群众的身体健康、社会的安定发展都有积极的意义。

《周礼》有"医不三世，不服其药"，人们很早即已重视老中医经验。章太炎先生说："中医之成绩，医案最著，欲求前人之经验心得，医案最有线索可寻，循此钻研，事半功倍。"认真学习和研究中医名家神志病医案，对于分析神志病的证治规律具有重要意义。基于此，我们组织人员，从中医神志病的角度，编写了《名中医治疗神志病医案精选》，希望能对提高心身疾病、心理疾病的治疗水平，发挥一定作用。

本书主要选取国医大师、国家名中医治疗此类疾病的验案，以资临床借鉴。全书分为上、中、下三篇，上篇主要阐述了神志与神志病的概念、神志病的源流、神志病常见的病因与病机、神志病的常用治法等；中篇以传统的中医病症（证）为统领，以当代著名医家为主的治疗验案；下篇以现代医学病名为纲，列举了经现代医学确诊的以国医大师等名中医为主的各家的治疗验案。

对于每一种病证，前列有前言，简述病名、病因、病机和证治源流概况，提示其施治大法与注意事项等；其后为"选案"，从名家医案著作中精选案例，案中有关证治记述，力求明晰、完整。于每一"选案"之后增写"评析"，详述所选诸案的证治要领或方药之配伍、功能，力求对所选病案之精华画龙点睛，以使读者了然于心，受到启迪。

本书附录中列出了文中引用的名家医案书籍与文献，在此，对原作者表示衷心感谢。

由于编者水平有限，文中不足之处在所难免，恳请读者指正、赐教。

编　者

2023 年 2 月

目　录
CONTENTS

上　篇　中医神志病验案

第一章　郁　证

第二章　脏　躁

第三章　百合病

第四章　梅核气

第五章　奔豚气

第七章　多　寐

第八章　癫　证

第九章　狂　证

第十章　痫　病

第十一章　其他神志病案

下 篇　西医精神疾病验案

第十二章　焦虑症与神经衰弱

第十三章　应激相关障碍

第十四章　分离障碍（癔症）

第十五章　抑郁症与双相情感障碍

名中医治疗神志病医案精选

第十六章　精神分裂症

第十七章　强迫症

第十八章　痴　呆

第二十二章　癫　痫

绪论

一、神志的概念

中医学"神"的概念有广义与狭义之分。广义的神，是指人的生命活力，《灵枢·天年》说："帝曰：何者为神？岐伯曰：血气已和，荣卫已通，五藏已成，神气舍心，魂魄毕具，乃成为人。"神表现为生命活力，又是精神、意识、知觉、运动等一切生命活动的高度概括，观察形、色、眼神、神志、呼吸、血脉的得神与失神，可以判断机体生命活力的盛衰，从而推断预后的善恶。即《素问·移精变气论》所说："得神者昌，失神者亡。"狭义的神，则是指精神、意识、思维活动，包括神、魂、魄、意、志、思、虑、智。

"志"指情志，是对喜、怒、忧、思、悲、恐、惊所代表的一类心理活动的概括，简称七情。七情与脏腑的功能活动有着密切的关系，七情分属五脏，以喜、怒、思、悲、恐为代表，又称"五志"。

"神志"，即是指人的精神、意识、思维及情感活动，是属于人的大脑的特殊功能活动范畴。但在中医学中认为"心藏神""肾藏志"等，而将神志活动归属于五脏，在正常生理状态下，人体各脏腑组织之间及人体与外界环境之间存在着相互依存、相互对立的关系，维持着相对的动态平衡，即所谓"阴平阳秘，精神乃治"。

当各种原因引起人体脏腑功能、阴阳气血失调，人体就会发病。如若引起以人的神（精神意识等）或志（情感）异常表现为主症的一类病证，即是临床上所谓的神志病。

二、神志病的历史沿革

中医所论的神志病包括了现代医学所说的精神疾病、神经症及部分心身疾病等。有关中医神志病的历史记载可追溯到远古时期，殷墟出土的甲骨片中有关于疾病症状如失眠的描述，可能是对神志病最早的记载；《山海经》中有狂、痴等神志病的记载。在《诗经》《易经》《左传》等经典古籍中，也有对精神疾病的症状、病因、治疗、预防等零散的记载。春秋战国时期的《黄帝内经》问世，标志着中医学对神志病开始有了比较系统和全面的认识。

生理上，《灵枢·本神》谓："生之来谓之精，两精相搏谓之神，随神往来者谓之魂，并精而出入者谓之魄，所以任物者谓之心，心有所忆谓之意，意之所存谓之志。"表明了生命活动和神志活动均以精为物质基础的唯物主义观点，还表明了神、魂、魄、意、志参与人体的认知、感知、意识、思维、判断、记忆储存等正常神识活动的全过程，并且指出了神、魂、魄、意、志等精神意识活动藏之于五脏，其物质基础是"精"，而所有的精神意识思维活动，又都统属于心，由神所支配，其他的神识，也都是在心神之后派生而出。人对外界事物的认知、感知过程以"所以任物者谓之心"为核心。任物者，接受信息也，包括接受各种信息的各种途径及过程，如肝魂（目）所传递的视觉信息，肺魄（皮肤、鼻）所传递的知觉、嗅觉信息，舌所传递的语言信息，口（舌）所传递的味觉信息，耳所传递的听觉信息，关节运动（肝主筋）所传递的运动觉、平衡觉信息等，汇总于心（神）的过程。"有所忆"者，"意"即根据以往的知识和经验对"所任之物"，即由五官、五体所传递的各种信息进行加工、处理、判断、分析、综合、归纳，最后得出相关结论的意识思维过程。"意之所存"者，储存记忆也，"志"是指心（神）在肾（志）参与下，将前所得出的结论或结果储存于肾的过程。上述感知、认知、意识、思维过程实际上瞬间完成。如"随神往来者谓之魂"，肝魂（目）所见之物，心神即刻"任物"，并"有所忆"加以判断，是已知物，还是未知物。若神魂不相随，俗称"走神"，或"掉魂"，则心无法"任物"，感知、认知、意识、思维、判断、储存系列过程便无法完成。神志活动是神、魂、魄、意、志所参与的感知、认知、意识、思维、判断、储存等高级系列神识活动的简称。《灵枢·口问》的"心者，五脏六腑之大主也……故悲哀愁忧则心动，心动则五脏六腑皆摇"突出了心在情志致病过程中的主导作用，强调的正是心神对魂、魄、意、志的支配作用。

《黄帝内经》提出了包含喜、怒、忧、思、悲、恐、惊七种情志，并运用五行学说把人的情志活动分属于五脏，确立了中医学的"五志说"。

病因病理上，《灵枢·本神》"心，怵惕思虑则伤神……脾，愁忧而不解则伤意……肝，悲哀动中则伤魂""肝气虚则恐，实则怒。心气虚则悲，实则笑不休"。《灵枢·寿天刚柔》也说"忧恐忿怒伤气，气伤脏，乃病脏"，强调情志致病的主要特点是伤及脏腑气机。同时还进一步指出，不同的情志刺激能引起不同的气机异常变化，如《素问·举痛论》说"怒则气上，喜则气缓，悲则气消，恐则气下……惊则气乱……思则气结"。此外《黄帝内经》还记载了许多情志不和引起的疾病，并阐发了其产生的机制。如"大怒则形气厥，而血菀于上，使人薄厥"。《素问·阴阳别论》"狂者，多食，善见鬼神，嬉笑而不发于外者，得之有所大喜"等。

在治疗方面，《黄帝内经》提出了一些心理治疗法则，如祝由法、移情变气法（《素问·移情变气论》），说理开导法（《灵枢·师传》），情志相胜法（《素问·阴阳应象大论》），暗示疗法（《素问·调经论》），气功疗法（《素问·刺法论》）等。此外《黄帝内经》中还有生铁落饮治疗"怒狂"症、半夏秫米汤治疗"卧不安"等记载。总之，《黄帝内经》中有关神志病的内容是相当丰富的，对病因病机、诊断治疗和预防都有比较系统的论述，为中医神志病学的进一步发展奠定了理论基础。

东汉张仲景的《伤寒杂病论》开创了神志病学的辨证论治先河，书中较详细地记载了"奔豚气""脏躁""梅核气""百合病""惊悸""虚烦不眠"等情志病的理、法、方、药。在《金匮要略》中，以"常默默，欲卧不能卧，欲行不能行"辨百合病；以"喜悲伤欲哭"辨妇人脏躁等，此外，还制订了许多卓有成效的方剂，如治"妇人咽中如有炙脔"即后世所谓"梅核气"的半夏厚朴汤；治"妇人脏躁"的甘麦大枣汤；治奔豚气的奔豚汤、桂枝加桂汤；治"百合病"的各种百合汤；治"心中烦，不得卧"的黄连阿胶汤；治"虚劳虚烦不得眠"的酸枣仁汤等，都是经千年临床实践证明了的有效汤方，在今日也仍是神志病学所推崇的经典方药。

唐代孙思邈对神志与疾病、保健有独到的见解和经验，他的养生思想和经验突出"怡情摄生"，强调情志调摄在保健防病中的意义，为医家、养生学家所推崇。孙氏对神志病的辨治注重脏腑证治，在临床实践中也创制了诸多有效方剂。其著的《备急千金要方》一书中用酒调枣仁朱砂乳香散，使患者冬眠两天，醒后病若失，是我国最早的冬眠疗法。

宋金元时期：陈无择《三因极一病证方论·三因论》中说："七情，人之常性，动之则先自脏腑郁发，外形于肢体，为内所因也。"明确将七情内伤列为一独立病因，概括为"七情"，并作为内因致病的重要方面，对确立情志内伤理论作出重要贡献；张从正首创了"痰迷心窍"的理论，把痰作为癫狂的病因病机，在所著《儒门事亲》一书中则明确提出："屈无伸，怒无泄，心血日涸，脾液不行，痰迷心窍则成心风。"这里"痰迷心窍"的痰，显然是由一种长期的精神因素，引起脾的功能失调，转精为痰，进而作为病因，引起精神症状。李东垣，将精神患者的言语障碍分为狂言、谵语、郑声三类，且辨证都很详细。宋代严用和的《济生方》中有许多关于神志病的精辟论述，并创立了治疗思虑过度，劳伤心脾所致健忘、怔忡的名方——归脾汤。《太平惠民和剂局方》中也收载了不少治疗神志病的方剂，其中以逍遥散一方尤为著名，成为中医治疗情志疾病应用最广的一个方剂。

明清时期：神志病更是受到临床各科医家的普遍重视，这一时期每一部重要的医学著作中几乎均有论及神志病。王肯堂著《证治准绳》一书，列出神志门一章，专写神志病方面的内容，其中最主要的是把癫与痫明确地划分开，改变了以往分类的混淆情况；张介宾《类经》首列"情志九气"，并首提"情志病"病名，《景岳全书》尚有"情志之郁证治"；《景岳全书》中，对内、外、妇、儿等各种疾病的心理病机亦多有发挥，其中对痴呆、癫、痫、狂、郁等证阐发尤详；更有情志疾病专著张履和的《七情管见录》面世。徐春甫的《古今医统》、李梴的《医学入门》中均提出血虚而致的癫狂；王清任断言人的"灵机记性不在心在脑"，指出"癫狂一症，乃气血凝滞脑气，与脏腑气不接，如同做梦一样"，同时还认为督闷、急躁、梦多、夜不安等证均属血瘀，创立了活血祛瘀的诸逐瘀汤、癫狂梦醒汤等。叶天士的《临证指南医案》密切结合临床诊治辨析阐发"七情致病"之理，卷六专论"郁、肝火、不寐"并附有较多的医案医论；魏之秀的《续名医类案》中的"郁证"、余震的《古今医案按》中的"七情类"等都收集类编了许多有关情志病的医案。综之，到了清末，随着西学东渐，中医神志病学的体系也更为完善，治疗方法也很精细。

而中华人民共和国成立以后，在各级别的期刊杂志上，更是发表了不少治疗郁、癫、狂、寐等神志病的论文和专著，动物实验、药理实验等的文章，开展了对神志病概念内涵、病因学、证治规律、药物作用机制等，进行了诸多文献整理、实验等多方面的系统研究，逐步形成了中医神志病学，也出版有相应的著作。

三、神志病的概念与范围

神志病指由于社会、环境、心理、生理等多种因素，导致人体脏腑功能紊乱、阴阳气血失调而引起的以神（指狭义之神，即精神、意识、思维活动）、志（情感活动）失常为主要临床表现的一类疾病。常见的神志病有癫、痫、狂、痴呆、郁证、脏躁、百合病、烦躁惊悸、厥证、不寐（失眠）、多寐（嗜睡）、健忘等疾病。

中医学中的神志病包括了现代医学中的神经症（旧称神经官能症，如神经衰弱、癔症等）、精神分裂症、抑郁症、焦虑障碍、强迫症、反应性精神病、癫痫（精神运动型）、睡眠障碍性疾病（如失眠与嗜睡），以及某些脑炎、脑血管病、中毒性脑病、阿尔茨海默病、脑外伤等在某一阶段以精神障碍为主要表现者等。

四、神志病的常见病因

神志病如前所述，临床表现可有多种类型，但由于"神志"是人大脑的特殊功能活动，神志病作为人体疾病的一部分，有其自身的特点，其病因也有一定的共性。

所谓病因，是指引起疾病发生的原因。中医学病因包括的内容很多，如七情、六淫、痰饮、瘀血等。对于神志病来说，在众多的致病因素中，七情所伤居其首位。

（1）七情异常是神志病的主要病因。

七情，即喜、怒、忧、思、悲、恐、惊七种情志活动，在正常情况下，是人体精神活动的外在表现。它们原本属于人脑对客观事物或环境的不同反映，中医学认为是五脏精气所产生的精神活动，也即五志所化，《素问·阴阳应象大论》云："人有五脏化五气，以生喜怒悲忧恐。"

但是，如果人体长期受到不良精神刺激，或遭受突然猛烈的精神创伤，造成了情志的过度兴奋或抑制，超过了人体正常生理耐受限度，则又会引起机体阴阳气血失调，脏腑功能紊乱，而导致疾病的发生，也即"内伤七情"。《灵枢·寿天刚柔》说"忧恐愤怒伤气，气伤脏则病脏"，清代著名学者沈金鳌说"大怒大喜，大忧大惊，以致失神之为患也"。

七情致病的病理机制如下。

1）情志致病损伤五脏，首先及心。七情五志是五脏的生理功能的外在表现，与五脏有着一定的对应联系。这种对应关系为心"在志为喜"；肝"在志为怒"；脾"在志为思"；肺"在志为忧"；肾"在志为恐"。因此，情志变化过度又往往通过这种对应联系损伤各自的五脏，故有"喜伤心""怒伤肝""思伤脾""忧伤肺""恐伤肾"之说。"心为君主之官""心为五脏六腑之大主"，七情活动是直接在"心神"主导下进行的。由于心对全身的主宰地位，因而，七情致病首先及心，而后延于余脏，正如《灵枢·口问》所云："悲哀愁忧则心动，心动则五脏六腑皆摇。"

由于"心藏神""为精神之所舍"，七情致病首先及心，也就容易引起神志的异常，故对于神志病而言，情志因素是其发病的最主要和最常见的病因。

2）气机升降失调。情志致病最主要的发病机制是使气机升降失调，导致气血运行紊乱。《素问·举痛论》云："百病生于气也。怒则气上，喜则气缓，悲则气消，恐则气下……惊则气乱……思则气结。"说明了不同的精神情志刺激对人体气机产生不同的影响，导致的病证也不相同。

"怒则气上"是指暴怒可导致肝气横逆或上冲，血随气上而暴发晕厥，此即《素问·生气通天论》中所谓"薄厥"；"喜则气缓"是指暴喜或过于欣喜可致心气涣散，神不舍守，出现失神、健忘，甚至狂乱；"悲则气消"是指过度悲哀，耗伤心肺之气，出现神情默默，意志消沉，寡言少语，甚至发为痴呆；"恐则气下"是指过度恐惧，气以下泄，肾气不固，以致精伤神摇；"惊则气乱"则因神惊而致气乱，心无所依，神无所归，无所适从；"思则气结"是因思虑过度，劳伤心脾，气机郁结，久则暗耗阴血，心神失养，神无所主，出现惊悸怔忡，失眠多梦，健忘多虑等。

由于肝的生理功能为主疏泄，性喜条达，在主持气机升降出入及情志调节方面有着突出作用，七情过度，气机受累，或肝气郁滞不行，或肝气太过逆乱，上可犯及心肺，中可横乘脾胃，下可损肾伤精，从而产生气滞而郁、气逆而上、气郁化火、气滞血瘀、气结痰停等各种病理变化，进而影响心神五志，出现各种神志病，为癫、痫、狂、痴呆、郁证等。

从致病的过程来看，七情致伤人体，虽多影响各自对应的五脏气机，但最终却反应在心神的变化上，此即七情致病统属于心。

此外，情志的不良刺激或异常波动往往加重或使旧病复发。可以说在神志病的发生、发展、转归和防治过程中，情志因素起着主要作用。

（2）外感六淫也可导致神志病。

六淫即风、寒、暑、湿、燥、火六种外邪的统称，也称为"六邪"。风、寒、暑、湿、燥、火是自然界六种不同的气候变化，称为"六气"。中医学认为当气候发生异常变化，如发生太过或不及，或遇非其时而有其气，或气候变化过于急骤，在人体正气不足以抵御时，气候变化便成为致病因素，导致人体发病，称为"六淫"。六淫致病，主要产生外感一类病证。但六淫也可以引起神志病的发生。

1）风邪。风邪为六淫外邪中的主要致病因素，属性为阳，具有易袭阳位、轻扬开泄，善行数变及主动的特征，因而风邪淫胜伤人，除表现有发热、恶风、汗出、头痛及咽喉痒痛等一般症状外，还可产生发病突然、病情变化迅速的特征。尤其风邪直犯于里，可引动内风，致使筋脉拘挛而有四肢抽搐、角弓反张、牙关紧闭、手足蠕动等症状，故《素问·至真要大论》曰："诸暴强直，皆属于风。"风邪客于阳经，化火热，纵火内燔，熏灼神明，则狂乱无知，即"重阳者狂"。《诸病源候论》指出："狂病者，由风邪入并于阳所为也。"孙思邈亦说"风入于阳经则狂"。

虽然风邪本身单独引起神志病的情况很少见，但风邪常为其他外邪致病的先导，故有"风为百病之始""风为百病之长"之说，与其他外邪相合而入侵时，可引起风温"逆传心包""暑风"等病证，产生烦闷、神昏等。

2）寒邪。寒邪具有阴霾本性，可直中脏腑，伤及心肾阳气，出现四肢厥冷、但欲寐、脉微欲绝的厥逆之候。若脾气、脾阳受损，气血生化无源，心神无以充养，也可因痰浊内生，清窍被蒙引起神志异常，出现如嗜睡、神昏、健忘、昏厥等症状。寒为阴邪，易伤阳气；其性收引、凝滞，故致病多为阳气虚弱、阴寒内盛之证，"重阴者癫"即由阴寒之邪客于阴脉之故。

临床上常见的寒邪引起的神志病，往往是因寒化热，引起热扰心神或热伤阴液，心神失养所致。如《伤寒论》太阳蓄血证的如狂发狂，阳明病中的神昏谵语，少阴病中的但欲寐、心烦不得眠等。

3）火（温热）邪、暑邪。火、暑同为阳、为热，二邪引起的神志病最为常见。心主火，火（暑）性与心相应，暑邪易直中心包、火邪最易扰乱心神，轻则出现烦躁不安、失眠、多梦等症，甚则神昏谵语、狂躁妄动，甚或昏厥、不省人事等，故《素问·至真要大论》曰"诸躁狂越，皆属于火"。再者，火（暑）热之邪最易伤阴动血，阴血消烁则心神失养，产生惊悸、失眠、多梦或嗜睡、健忘等。此外，暑秋之季，最易感受暑火热毒，可致中暑厥脱，也可引发疔毒走黄而发生的神昏狂躁等神志症状。

4）湿邪。湿为阴邪，其性黏滞，最易困遏脾脏而伤及阳气，脾虚失运，气血生化不足，进而影响心气、心血，从而产生神志方面的病变。最为多见的病理变化是因湿困湿阻，清气不升，心脑失养；也可因内外之湿合邪，或外湿引动内湿，湿聚痰生，蒙蔽清窍，心窍失灵，产生如烦闷、嗜睡、如狂发狂、痴呆、健忘，甚至晕厥等症状，临床极为常见。

5）燥邪。燥邪伤人，先而伤津，进而耗血伤阴，引起阴血亏损，心神失养；也可因燥热相合，结于胃肠之腑，腑热上蒸，心神被扰，产生神昏谵语，"发则不识人，如见鬼状"等严重的神志异常的症状，如阳明腑实证中的大承气汤证候。

六淫之邪引起的神志病，多伴随原发疾病的发生而发生，从发病的观点来看，具有明显的季节性，如春多风与温，夏多暑与火，长夏多湿，秋多燥，冬多寒等；同时具有起病急、来势猛的特点。大多数情况下，病证多呈邪盛之候，若能把握时机，针对外邪施以恰当的治疗，一般易于恢复；但疾病发展至"神"的改变，出现意志失控或丧失的狂乱、谵妄、惊惕、健忘等，说明外感病邪已深入五脏，心脑神明严重被扰，甚至出现器质性变化，这些外感病多是病邪深重，病势急，治不及时得当，则预后较差。

另外，不健全的神志和不正常的情志活动，往往导致机体防御功能的失调，从而招致外邪内侵。外感病使原本有异的精神心理活动扩大化，异常神志又直接影响外感病的治疗，或出现假病、疑病等现象，使得诊治和预后判断更加复杂。

（3）疠气温毒与神志病。

疫疠，疫者，染疫之谓，它是一类具有强烈传染性的致病邪气，其气虽然流散于自然界中，但不属于六淫的范畴，"温疫之为病，非风非寒，非暑非温，乃天地间别有一种异气所感"（《温疫论》）。疫疠之气、温毒病邪，致病暴戾，传变迅速，有"一日三变"之说，"逆传心包""直中心包，闭窍动风"最易内攻于心、肝等重要脏器，而引起昏、痉之变；疠气之邪侵袭，多从口鼻而入，且易壅结凝聚，蒙蔽清窍，或化痰生瘀，痰瘀闭阻脑窍，而致癫、呆等病。如流行性脑脊髓膜炎（即流脑）、流行性乙型脑炎（即乙脑）、急性感染中毒性脑病等。"新冠病毒SARS-COV-2"是一种呼吸道感染病毒，也可引起嗅觉味觉丧失、谵妄、睡眠障碍、健忘，甚至痴呆等神志改变。

煤气、沼气等秽浊之气，也可以直中心包，闭塞神明而神昏。

（4）痰浊、瘀血与神志病。

痰浊与瘀血均为人体疾病过程中所形成的病理产物，这些病理产物反过来又可直接或间接作用于机体而产生病证，成为致病因素。痰浊与瘀血是神志病辨证中最受关注的致病因素。

1）痰浊。痰饮浊邪是神志病发病中除情志因素之外最常见的病邪。外感六淫、内伤七情、饮食劳逸等均可致使肺、脾、肾、三焦气化功能失司，水液停滞而形成痰浊，如气滞不行、水湿内停可成痰浊。痰浊由水湿而化，性属阴邪，阴主静，故易痰迷心窍或痰阻脑络，而使神明失用，临床可出现反应迟钝、精神抑郁，甚至神昏、痴呆等；痰浊又往往与热合邪而成为痰热，甚或痰火而扰心，发为狂乱、阳痫；痰浊随气机升降，如痰阻于心，则心气、心血运行不畅，可致烦闷、心悸；痰犯巅顶而致昏冒、晕厥；痰气交阻，可致郁证（梅核气），凡此种种，无不与痰饮相关。

2）瘀血。不论何因所致血行不畅而瘀滞，或由血络损伤、离经之血积于体内，均可形成瘀血。既成之后，瘀血又可反过来直接或间接影响人体脏腑功能。由于心主血、主脉，心又藏神，瘀血易伤心脉，而产生各种神志病。如瘀血停于胸中，则心气不畅，而见怔忡、惊悸；瘀血停于上中焦，则发健忘、癫痫；瘀血停于下焦，上乘攻心，则发癫如狂。此外，瘀血不去，新血不生，而使心肝失养，常见失眠、多梦等。

瘀血虽然可由气滞不能行血、气虚不能运血、寒凝、热灼、外伤血液离经等诸多因素而致，但作为神志病病因的瘀血，多是气滞血瘀和热灼血瘀。

临床实践表明，不少疑难的神志病，从痰饮或瘀血这两类病理产物考虑，施用化痰泄浊或化瘀和络的方药，往往取得明显疗效，甚至收到出人意料的效果。

（5）医源性、药毒、食毒等与神志病。

医源性或药源性因素也可以诱发患者的情志、神志异常。《伤寒论》中有近半数的神志病变因医者误治而发生，有的通过正气受损导致病邪深入，病情加重而发生神志症状，如误用汗、吐、下法和温法等；有的为医者操作不当使患者受到惊吓，出现情志异常，如烧针诱发奔豚。吴又可提出"药烦"一词，为部分药物出现的毒性作用或不良反应，也可见于误服药物中毒。因为医源性或药源性因素的掺杂可使疾病更加复杂或不循常规，亦可通过影响患者的精神状态而导致疗效减低或并发他症。所以，在当前医学和心理学界，医源性和药源性因素正越来越为学者所重视。

食物中毒：食物本是营养人体的基本物质，是气血精津的生化源泉，但是当食物存放不妥，以致腐烂变质，或吞食了某些不经熟化处理的病肉，或误食染有毒气的食物，随其入腹，亦会邪害人身，可乱其肠道，伤及脾胃，出现呕恶下利，甚至毒淫脏腑，使神识淆乱，而见昏迷、谵语、抽搐、厥逆等。如巢元方在《诸病源候论·食诸虫中毒候》中所说："野菜芹荇之类，多有毒虫水蛭随之，人误食之，便中其毒，亦能闷乱，烦躁不安。"

另外，《诸病源候论·恶酒候》指出："酒者……其气慓悍而有大毒……内熏肝胆，故令肝浮而胆横，而狂悖变怒，失于常性。"酒毒也可导致神志病发生。

（6）寄生虫与神志病。

"虫"是一类有生命的寄生虫，其自身能动，中医学认为其还可产生"蛊毒"。常见寄生虫有蛔虫、血吸虫、蛲虫、钩虫、绦虫等。虫蛊为病，除影响胃肠气机，引发脘腹疼痛、呕吐等胃肠疾患外，也可导致诸多神志病。如蛔虫钻入胆腑，可引起蛔厥；绦虫侵及脑府，而致癫、狂、痫、头痛等；虫体化生蛊毒，暗耗气血，血不养心，而见心悸、怔忡、失眠诸疾。

（7）饮食内伤与神志病。

饮食内伤也是神志病发生的因素之一。饥饱失常日久，损伤脾气，气血生化不足，血不养心可以出现精神萎靡、失眠多梦、卑怯等。《黄帝内经》"胃不和则卧不安"，胃肠性的精神症状在临床中更是常见。

（8）先天禀赋与神志病。

神志病与先天禀赋也有密切联系，如禀赋体质健壮，阴平阳秘，虽受七情刺激亦只有短暂的情志变化，并不为病。反之，若禀赋异常，脏气不平，遇有情志刺激，则气机逆乱，阴阳失调而发病。神志病患者多有类似的家族病史。

另外，神志病的病因也无不与劳倦、外伤等有关，究其病理，也莫过于脏腑功能失调，进而影响心神及脑的病理变化。注意这些致病因素，对预防神志病的发生，或病程中的护理调摄具有重要的意义。

五、神志病的常见病机

阴阳失调、气机逆乱是各种疾病的基本病机，但言治疗，必定要归属到脏腑经络等具体的病位。中医学将神分属于五脏，任何因素影响心藏神、肝主疏泄喜条达而藏魂、脾藏意、肾藏志等的功能，都可能出现心神失主，意识不同程度的丧失，语言错乱，行为、精神失常，情感障碍等表现，进而导致神志病的发生。由于病邪性质有殊、侵扰途径不同，神与志的异常有各种不同的表现，它们所反映的病机自有差别，因此，本节从脏、腑病机方面，探讨临床上常见的神志病的病机，至于脏脏、脏腑、腑腑相兼病机，不再赘述。

（1）心。

"神"是人的精神和思维活动，是心的重要生理功能。《灵枢·邪客》说："心为精神之所会。"《灵枢·本神》又谓："所以任物者谓之心。"故心病则神明失其所主，于是出现失眠、多梦、健忘、神志不宁，甚至谵妄、昏迷等神志病症状。它包括心神失养、心神被扰、心窍闭阻，前者为虚，后两种现象多为实，多由邪气犯心导致。

1）心神失养。心要进行正常的神志活动，必赖机体的阴精、阳气、津血以养。《灵枢·本神》说："心藏脉，脉舍神。"《素问·八正神明论》也说："气者，人之神。"各种原因导致心的气虚、血虚、阴精或阳气不足，都可以出现心神失养：如劳倦伤脾，气血化源不充，或思虑过度，血液暗耗，气血不足以养心，则失眠、健忘、心神恍惚等乃由之而生。《景岳全书·不寐》说："无邪而不寐者，必营气之不足也，营主血，血虚则无以养心，心虚则神不守舍。"当心暴失其养，神无所倚，就会发生神明涣散，意识模糊，乃至昏迷的重笃危象，恒见于气脱、血脱、亡阴、亡阳的患者。

2）心神被扰。主要由火热病邪引起。外感温病，热入营血，内陷心包，邪热扰心，可见心烦不寐，时有谵语；内伤杂病有实有虚，实多由痰火或心肝火热所致，痰火扰心，表现为胆怯易惊，噩梦纷纭，甚至发生精神狂躁等神志不宁症状；虚多为心、肝、肾阴虚火旺，虚火扰心，而出现神志不宁，虚烦不得眠等。

3）心窍闭阻。主要由痰（湿）浊、瘀血等引起，心窍阻塞，神机被遏。温病邪热，可煎熬血液，热瘀互结，闭阻心窍，则神昏谵语与唇青色紫等热瘀证象并见；杂病多由痰、瘀所致，痰迷心窍，神机不运，因而多寐嗜睡、呕吐痰涎、举止失常、语无伦次、喃喃自语，严重时可出现意识不清，神志痴呆诸证。

《素问·灵兰秘典论》说："心者，君主之官也，神明出焉。"指出心在脏腑中的主导地位与它主神明的作用有关，即所谓"主明则下安"。一旦出现神昏谵语，"主不明则十二官危"，多为各种疾病至严重阶段，病变波及于心的表现，应积极救治。否则"心伤则神去，神去则死矣"。

（2）肝。

肝为将军之官，主藏血，有主升、主动的特性，因而主疏泄，以调畅气机、调畅人的精神情志活动。肝、心为母子两脏，肝藏魂，心藏神，"随神往来谓之魂"（《灵枢·本神》），故神志病常与肝关系密切，当肝脏的阴阳气血失常，或情志、邪气伤犯于肝，会导致神志病的发生。由肝而引起的神志病，主要是由于肝的疏泄作用失常（一般分为疏泄不及和疏泄太过两种）、肝血不足、肝的阴阳失常。

1）疏泄不及（气郁）。多因心绪不畅或湿热邪气阻遏气机，使肝气郁结，木失条达，疏泄因之不及；或生理性肝气本虚，功能减退，疏泄无职。表现为郁郁寡欢，意志消沉，闷闷不乐，悲伤欲哭，多疑善虑，胸胁苦满，饮食呆钝或为黄疸；或并见胁痛如刺，肌肉消瘦及妇女月经不调等；甚至出现痴呆、僵木等。

2）疏泄太过（化火）。乃由精神刺激，情志怫逆，使肝脏气机失和，化风化火，出现精神易于激惹的易怒、多言、烦躁、躁扰、喧闹不宁等精神不安现象；甚者血随气逆而上奔，可出现厥证。

疏泄不及与疏泄太过，同属肝脏气机失调，但前者是功能减退，疏泄无能（气郁），故其性消沉；后者是功能亢进（化风化火），故其性逆窜激惹。

3）肝血虚，神魂失养。《灵枢·本神》曰："肝藏血，血舍魂。"魂指人的脑神对行为的支配作用，各种原因导致的肝血不足，可有神魂失养，就会有魂不守舍之心神不定、失眠多梦、梦游、各种幻觉等。

4）肝阳上亢。《脏腑经络先后病证》曰："厥阳独行，何谓也？师曰：此为有阳无阴，故称厥阳。"肝体阴而用阳，肝阴不足，阳气偏亢于上则面赤眩冒，烦躁易怒；甚则阴气衰竭，阳失依附，鸱张升腾，即为厥阳，而现跌仆神昏病患。

叶天士云："肝血肾液枯涸，阳旋风扰乘窍。"即类此证也。

5）肝火炽盛。肝用阳主动，气常有余，气有余则化为火，五志过极，暴怒伤肝，可引动肝火（肝脏蕴热），或肝气有余而化火，"火性炎上"，肝火炽盛，血气壅实，气热郁逆，可致心烦失眠，甚则为狂、为卒厥昏冒。

6）肝风内动。《素问·至真要大论》说"诸风掉眩，皆属于肝"。肝为风木之脏，各种内外因素波及肝脏，均有发生动风的可能，表现为失神、抽搐等。

（3）脾。

《类经·脏象类》说"五味入胃，由脾布散"，脾有运化水谷的功能。脾藏意，在志为思，神志病中脾的功能失司，多由于劳倦思虑过度，损伤脾气，影响脾的运化，而致运化失司，气血生化不足，或化为痰湿。

1）气血亏虚。脾运化水谷功能，是指对饮食中精微物质的消化、吸收和输布，为机体气血生化之源。脾运失司，则气血生化不足，气血两虚，神失血养、气推动，则可出现神疲、精神惶恐或虚烦、失眠、多梦等。

2）痰浊内生。《素问·太阴阳明论》云"脾为胃行其津液"，脾运化失司，不能为胃行其津液，则可水停为饮、湿阻为痰，即"脾为生痰之源"。"怪病多痰"，痰浊致病以神经、精神疾病的症状为多见，可以说痰浊是神志病中最常见、最重要的病理产物和致病因素。

（4）肺。

《素问·五脏生成》云："诸气者，皆属于肺。"肺为相傅之官，治节出焉，通过肺的宣发、肃降，调理全身气机，通调水液；肺在志为忧，魄之居所。因此，反映在神志病病理方面，主要是气病为患。

1）肺气郁痹。由于肺主一身之气，各种病因及气，均可影响肺，导致肺气不宣不肃而郁痹，肺居胸中，气郁不宣，故常出现胸闷憋气；肺气郁滞，传其所胜则太息；气机不得宣解，故面容愁苦。在神志病中，肺的临床见证多涉及其他脏腑，出现诸脏合病的情形，如肝肺气郁同病等。

2）肺气虚。过度悲哀、忧伤，以致意志消沉，肺气耗伤，是谓悲则气消。《灵枢·天年》云："八十岁，肺气衰，魄离，故言善误。"肺在声为哭，肺气虚则症见悲伤欲哭、神情郁闷、胸闷不舒，是以《女科经论》说"无故悲伤属肺病"。

（5）肾。

《灵枢·本神》说"肾藏精"，内寓元阴元阳，是人体生命活动的源泉，"五脏之阴气非此不能滋，五脏之阳气非此不能发"；肾主骨生髓，上通脑海；内舍其志，外合惊恐。

1）肾精不足。无论是禀赋素亏，或其他脏腑久病亏虚，皆可致肾精亏少。精气营血都是营养心神的物质基础，肾精亏损，可使心神失养，而出现"神"的活动能力低下，如失眠多梦，神衰健忘等症，小儿可有智力发育障碍；成人髓海不充，而有脑萎缩、痴呆等。另外，肾病者善呻吟数呵欠。

2）阴阳失调。肾虚火旺，水不济火可使心神被扰，出现精神虚性亢奋，心神不安，情绪不稳定，心烦、失眠，甚则躁狂等证。

《伤寒论》云："少阴之为病，脉微细，但欲寐也。"肾阳虚，不能化精充髓养神，出现"神"的活动功能抑制，如面色苍白、无神、孤独退缩、呆滞少动、嗜卧终日、音低语简、欲言又止、思维贫乏、情感淡漠、生活疏懒、饮食被动为主要症状。

（6）胆。

《素问·灵兰秘典论》说："胆者，中正之官，决断出焉。"决断，即决定、判断，指胆参与精神情志活动。

胆决断无权：决断无权，是胆病反映于精神思维方面的障碍，表现为遇事易惊，犹豫不决的惊悸、虚怯等证。多因痰热扰胆或胆气不足所致。由于痰热扰心，故常与失眠、多梦并见。

（7）胃。

胃为水谷之海，"五脏六腑之大源"，其气以和降下行为顺，"食气入胃，浊气归心"，和脾共同化生气血等精微物质，输于心，营养心神。若饮食不节，宿食停滞，或肠中有燥屎，能影响胃气不和，升降失常，"浊气"难以归心，阳明失调，则睡卧不安。《素问·逆调论》："阳明者，胃脉也。胃者六腑之海，其气亦下行，阳明逆不得从其道，故不得卧也。《黄帝内经》曰：'胃不和则卧不安'，此之谓也。"

或它病日久伤及脾胃，脾胃运化不及，食气难入胃，气血生化不足，"浊气"归心不足，也可致睡卧不安，而成不寐。

六、神志病的常用治法与药物

中医的常用治法较多，除了辨证立法选用内服的方药外，还有针灸、刮痧、贴敷、火罐、浴疗、推拿、气功、捏脊、割治埋线、精神暗示、心理调节等许多行之有效的方法，至今仍广泛用于临床。本节着重讨论神志病范围内按辨证论治经常运用的几种治法，归纳如下。

（1）疏肝理气法。

《素问·举痛论》有"百病皆生于气也"，七情内伤是神志病最常见、最重要的病因，其导致的气机失常是神志病最主要的病理机制；"木郁达之"，通过调理气机的升降出入运动使气机恢复正常运行，从而调整脏腑功能，达到调治精神的目的。疏肝理气法是神志病中最常用的治疗方法，适用于情志所伤、肝失条达、以肝经气机郁滞（气郁）为主要病理机制的病证。临床主要表现为咽喉梗塞不利，胸胁胀痛不舒，精神抑郁、闷闷不乐，善太息等。

代表方剂有柴胡疏肝散、四逆散、柴胡疏肝汤等。

常用药物有：柴胡、香附、郁金、青皮、合欢皮与花、金铃子、绿萼梅、玫瑰花等。

（2）化痰（祛痰）法。

神志病，多认为属于怪病，"怪病多痰"，痰浊是神志病常见的病理产物和致病因素，早在《黄帝内经》就有治疗狂证宜"下其痰"的记载，而张子和、朱丹溪更是首创痰迷心窍学说，痰浊祛除则清窍顿开，神明复用，化痰祛痰法也是神志病最常用的治疗方法之一。

代表方剂有二陈汤、温胆汤、涤痰汤、礞石滚痰丸等。

常用药物有：陈皮、半夏、竹茹、胆南星、竹沥、天竺黄、石菖蒲、远志、茯苓等。

神志病中痰浊可因脾失运化引起，也可因肝郁气滞，气不行津而成；还可因火热炼液为痰，因此，化痰法又有健脾燥湿化痰（如六君子丸）、行气化痰（如半夏厚朴汤）、清热化痰（如黄连温胆汤、礞石滚痰丸）等。

另外，还有以"涌吐顽痰"为主，用峻药猛攻以求迅速控制病情。常用药物有瓜蒂、巴豆、砒霜、大黄、甘遂等。代表方剂如三圣散、瓜蒂散、控涎丹、将军汤等。

（3）清热（泻火）法。

《素问玄机原病式·六气为病·热类》曰："情志所伤，皆属火热。"七情内伤，最易化火，"诸躁狂越，皆属于火"（《素问·至真要大论》），《黄帝内经》有"生铁落饮"治疗狂病之"热盛""阳盛"。临床上治疗火热证的药物与分类有多种，按照虚实二纲，可分为寒凉泻火法和育阴清热法两种。

1）寒凉泻火。多以辛寒或苦寒药物治疗心烦失眠、兴奋躁动、狂乱不安、行为冲动等属于心或肝火炽盛的神志病实热证（清心泻火、清肝泻火）。

代表方剂如清心莲子饮、黄连解毒汤、龙胆泻肝汤、生铁落饮等。

常用药物有：黄芩、黄连、黄柏、栀子、大黄、龙胆草、生石膏等。

2）育阴清热。多以甘寒的药物，治疗阴虚生内热或久热伤阴的失眠、癫狂、虚烦等神志病的虚热证。

代表方剂有黄连阿胶汤、天王补心丹、大补阴丸、知柏地黄丸等。

常用药物有：知母、地黄、玄参、麦冬、天冬、沙参、石斛、鳖甲、龟甲等。

（4）安神法。

心神不安是神志病最常见的临床表现，是患者常主诉的痛苦。运用具有镇静、安神功效的药物治疗神志病也是临床常用的治法。

神依赖于气血的濡养，故有"神为血气之性"之说。血气充盈，才能神志清晰，精力充沛。若精血气不足，则心神失于濡养，可出现各种神志症状如心悸、虚烦、失眠、多梦等精神症状。如《素问·调经论》说"血……不足则恐"。

《医说》云："脑髓纯则灵，杂则钝。"心神也会因火热、痰浊、瘀血、虫毒等犯扰而昏乱者。因此，治疗神志不安可有偏于补和偏于祛邪的治疗。

1）补虚安神法。用于气血阴阳不足，心神失于营养所致的多梦易醒、睡眠不香、易哭、虚烦、善惊易恐、紧张疑虑重重，甚至不识亲疏等。

代表方剂有归脾丸、酸枣仁汤、甘麦大枣汤、定志汤等。

常用药物有：酸枣仁、柏子仁、首乌藤、龙眼肉、灵芝、茯神等（多配合补益气血的药物如人参、黄芪等）。

2）重镇安神法。用于心神过度亢奋所致的惊风痫证、诸躁狂越、严重失眠、心烦、心悸等。

代表方剂有朱砂安神丸、安神定志丸、磁朱丸等。

常用药物有：朱砂、磁石、龙骨、龙齿、牡蛎、珍珠母、玳瑁等（诸躁狂越，多属于火，故常与清热、平肝药同用）。

（5）活血化瘀。

瘀血所致的神志病，《伤寒论》早有"热入血室""蓄血症"等瘀血发狂的记述。心主血而藏神，肝藏血而主魂，瘀血内阻，神不得归，魂不得藏，故轻则可见心烦不寐、梦游梦呓等症；重则心不主、神不明，而发癫、发狂。瘀血既可以是神志病过程中的一个病理产物，又可以是一个重要的致病因素，治法当不离活血化瘀。

代表方剂如癫狂梦醒汤、血府逐瘀汤、桃核承气汤等。

常用药物有：红花、桃仁、丹参、当归、牡丹皮、赤芍、川芎、郁金、乳香、没药、水蛭、三棱、莪术、大黄、地龙等。

瘀血虽然可由气滞不能行血、气虚不能运血、寒凝、热灼、外伤血液离经等诸多因素所致，但作为神志病病因的瘀血，多是由气滞血瘀和热灼血瘀而成，临床上多酌情配伍行气（如《医林改错》之癫狂梦醒汤）、清热解毒（如《伤寒论》之抵当汤）等作用的药物。

（6）泻下法。

实邪内结于胃肠，与肠中糟粕互结，腑气不通，浊气上熏，心神被扰，可出现心烦、躁、狂、神昏愦等。运用泻下，可通导肠道，荡涤实邪，釜底抽薪，顿挫邪势。

代表方剂如承气汤类。

常用药物有：大黄、芒硝、桃仁等。

（7）补益法。

补益法，即通过补益人体的阴阳气血，以消除各种不足证候，或扶正祛邪。促使病证向愈的治法。

补法的内容十分丰富，临床应用甚为广泛，但究其大要，主要包括以下几个方面。

1）补气。气虚为虚证中常见的证候，但有五脏偏重的不同，故补气亦有补心气、补肺气、补脾气、补肾气、补肝气等不同法则。因少火生气，血为气之母，故补气中应区别不同情况，配以助阳药和补血药，则收效更佳。

代表方剂如四君子汤类。

常用药物有：党参、黄芪、太子参、甘草等。

2）补血。神志病中，血虚也是常见证，若出现头晕目眩，心悸证，失眠多梦，面唇指甲淡白失荣，舌淡脉细等症当用补血之法。因气为血帅，阳生阴长，故补血须不忘补气。

代表方剂如四物汤类。

常用药物有：当归、阿胶、熟地黄等。

3）补阴。阴虚亦为神志病中常见证候，其表现也很复杂，故补阴要点重在分治病位，方能药证相对，收效显著。

代表方剂如六味地黄丸类。

常用药物有：生熟地黄、沙参、龟甲、鳖甲等。

4）补阳。阳虚的临床表现，主要为畏寒肢冷，冷汗、腰膝酸软，舌胖而淡，脉沉而迟等症，当用补阳之法。

代表方剂常选右归丸治肾阳虚，用理中汤治脾阳虚，选用桂枝甘草汤治心阳虚。

常用药物有：附子、肉桂、鹿角等。

七、西医对精神疾病的认识

精神障碍是一类具有诊断意义的精神方面问题，特征为认知、情绪、行为等方面的改变，可伴有痛苦体验和（或）功能损害。

精神疾病是指在各种生物学、心理学及社会环境因素影响下，大脑功能失调或紊乱，导致认知、情感、意志和行为等精神活动出现不同程度障碍为临床表现的一组疾病，常常需要用医学的方法进行干预。

"精神疾病"和"精神障碍"这两个概念的内涵和外延是差不多的，都包括了精神活性物质所致的精神和行为障碍，心境障碍，神经症性障碍，应激相关障碍等。两者的表述侧重点不一样：精神疾病强调病因和大脑功能失调；精神障碍则强调行为和症状，以及其导致的痛苦和风险。因精神障碍一词更具有人文关怀，故目前一般使用精神障碍这一名词。

其中，"重性精神疾病"临床上主要是指精神分裂症、双相情感障碍、偏执性精神障碍、分裂情感性精神障碍、癫痫所致的精神障碍及精神发育迟滞伴发精神障碍六种，因为往往伴有精神病性症状，同时也存在潜在的风险，如攻击、伤人或自伤、自杀风险，而被作为强制治疗的疾病。

精神障碍有近 400 种病种，世界卫生组织（WHO）的 ICD、美国精神病学协会（APA）《美国精神障碍诊断与统计手册》（DSM）、中国精神科医师协会（CPA）的《中国精神疾病分类方案与诊断标准》（CCMD）等的分类不尽一致，国内应用较多的 ICD-10 第五章"精神与行为障碍分类"中将精神障碍分为十大类：①器质性精神障碍；②精神活性物质所致的精神障碍或非成瘾物质所致的精神障碍；③精神分裂症和其他精神病障碍；④心境障碍；⑤神经症性，应激相关的及躯体形式障碍；⑥心理因素相关生理障碍；⑦成人人格与行为障碍；⑧精神发育迟滞与心理发育障碍；⑨通常起病于童年与少年期的行为与情绪障碍；⑩其他精神障碍等。而新的 ICD-11 中把"睡眠觉醒障碍"作为一个新的章节（第七章）独立出来，第六章"精神、行为或神经发育障碍"拆分 13 类疾病，整合与重组 3 类疾病，新增 3 类疾病，删除 2 节疾病，按照发育观点对诊断分组进行排序，21 类疾病，并对许多节进行了修订，如精神分裂症去掉了 ICD-10 中的所有亚型等。

有调查报告显示，国内焦虑与恐惧相关障碍患病率最高，其次为心境障碍。

目前全国各地都有正规专科医院或医院内的专科进行精神障碍的诊断和治疗。本篇根据临床发病（患病）率选择常见的几种精神障碍，所选医案均经现代医学明确诊断、由名老中医诊治。

上　篇

中医神志病验案

第一章
郁　证

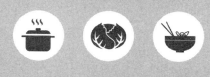

　　郁证，又称郁病，是由情志不畅、气机郁滞引起的一类病证。主要表现为心情抑郁，情绪不宁，胸胁满闷或胀痛，或易怒善哭，以及咽中如有异物梗阻、失眠等各种复杂症状。

　　郁为积滞、蕴结、滞而不通之意。郁证是一个病因病理学概念，"因郁而病"，多因气机或其他如血、食等郁滞而病；郁证又是一个综合病证，临床表现虽错综复杂，但多有闷闷不乐、郁郁寡欢。广义的郁证，泛指由外感六淫、内伤七情引起的脏腑不和，从而导致气、血、痰、火、湿、食等病理产物的滞塞和郁结；狭义的郁证，则主要是指以情志不舒为病因，以气机郁滞为基本病变，临床以性情抑郁、情绪不宁等为主症，即张介宾的"因郁而病"。本书中所讨论的郁证，都是指狭义的郁证。

　　《黄帝内经》中有五气之郁的论述，而且认识到情志所伤是致郁的主要原因，《素问·举痛论》说："思则心有所存，神有所归，正气留而不行，故气结矣。"《灵枢·本神》也有"愁忧者，气闭塞而不行"的论述。张仲景更是对妇女郁证中的脏躁及梅核气症状的观察十分准确，所创制之方沿用至今。如《金匮要略·妇人杂病脉证并治》："妇人脏躁，喜悲伤欲哭，象如神灵所做，喜欠伸，甘麦大枣汤主之。"又说："妇人咽中如有炙脔，半夏厚朴汤主之。"

　　朱丹溪在《丹溪心法·六郁》中开始将郁证列为一个专篇，指出"气血冲和，万病不生，一有怫郁，诸病生焉。故人身之病，多生于郁"。丹溪论郁，指的是广义的郁证。明代虞抟继承丹溪学说，在《医学正传》中首先采用"郁证"作为病证名称。明代之后，所论的郁证逐渐把情志所引起的郁作为主要内容。《景岳全书·郁证》说："凡五气之郁则诸病皆有，此因病而郁也。至若情志之郁，则总由于心，此因郁而病也。"将五气之郁称为因病而郁，将情志所致的郁，称为因郁而病。现代所称的郁证即是指因郁而病的情志之郁。华岫云在《临证指南医案·郁》中说："今所辑者，七情之郁居多，如思伤脾、怒伤肝之类是也。其原总由于心，因情志不遂，则郁尔成病矣。"

分析本节所收集的名中医治疗郁证的验案，可知精神因素是本病的主要病因，气机不畅，运行郁滞是其基本病机。郁证初起以气机郁滞为主，病变脏腑以肝、心为主；病变发展，可由气及津、血等，在气郁的基础上继发其他郁，如血郁、气郁化火、气郁食滞、气郁生痰、气郁湿阻等，日久也可耗伤气血阴阳，病变可由肝、心涉及胆、脾、胃、肾等。因此，理气开郁是治疗郁证的基本原则。正如《医方论·越鞠丸》说："凡郁病必先气病，气得疏通，郁于何有？"对于实证，除理气开郁外，应当根据是否兼有血瘀、化火、痰结、湿滞、食积等而分别采用活血、降火、化痰、祛湿、消食等法；虚证则应根据损及的脏腑及气血阴阳亏虚的不同情况而补之。或养心安神，或补益心脾，或滋养肝肾。对于虚实夹杂者则又当分虚实的偏重而虚实兼顾。

根据郁证的临床表现及其以情志内伤为致病原因的特点，本病主要见于现代医学的神经症，尤以神经衰弱及癔症为多见，亦可出现在更年期综合征及反应性精神病。

1. 孔伯华——解郁疏肝，豁痰达络法治疗积郁伤神案

吴某。

病史：素与其友有嫌，胸怀愤郁，久之烦闷少寐，淡漠寡欢，渐至强食而乏味，便艰而不爽，恒不欲见人，时有厌世之念，几无自容之地。多医无起色。诊查：来诊之日，神情沮丧，细诘始露端臆。视舌红苔白腻罩黄，脉象沉弦而滑数。

辨证：积郁伤神，湿痰蕴络，气机为之窒塞。

治法：解郁疏肝，豁痰达络以畅心脾。

处方：珍珠母、莲子心、首乌藤、川郁金（生白矾水浸）、合欢皮、桃杏仁、黛蛤粉（包煎）、青竹茹、生枳实、清半夏、朱茯神、十香返瑰丹一粒（分吞）、鲜九节菖蒲根（和凉开水捣汁兑）。

连进药10剂，腑行转畅，纳物渐香，夜得安寐，心情日趋豁达。依法进退，并加用救苦还魂丹（一粒分六角，每煎药内和一角），再进药十余剂，凤恙若失。

后因事拂意，疾有复萌之势，而大便秘结，数日一行。宗前议加礞石滚痰丸三钱（包煎）、局方至宝丹一粒（分吞），复进药10剂，便下黏滞多次，觉心胸舒畅，眠食向安，日就痊可矣。

［董建华，王永炎.中国现代名中医医案精华·孔伯华医案 [M].北京：北京出版社，2002.］

【评析】　孔伯华与汪逢春、萧龙友、施今墨并称北京四大名医，医术高明，本例缘抑郁致病，气滞津停化痰，气郁化火，热结痰滞，上犯心包，心为邪扰，神志违常。故孔伯华治以解郁疏肝，豁痰达络，药用合欢、郁金等理气解郁；菖蒲、半夏、白金丸涤痰开窍；十香返魂丹开窍化痰、通灵解郁、镇静安神；黛蛤粉、莲子心清心肝之火；珍珠母、茯神、首乌藤镇静、养心安神；桃杏仁、枳实理气血。由于患者积郁日久，有厌世之念忧，系痰浊蒙窍之征，豁痰为当务之急，故方药中豁痰开窍之品居多，二诊再加救苦还魂丹清肝泻胆、安魂定魄、通窍涤痰；三诊病有复萌，系痰浊除而未净，恐其死灰复燃，再以礞石滚痰丸坠痰破郁之峻、局方至宝丹开窍辟秽。痰浊从大便而泄，痰浊得化，故"心胸舒畅，眠食向安，日就痊可矣"。原案后注说孔伯华每于神志失其常度、迷离错乱、哭笑无常之痰迷心窍患者，将十香返魂丹、救苦还魂丹等丸剂配伍于汤剂中化服之，效果颇佳，可供参考。此例患者是洋行职员，常胸怀愤郁，系心脑病易患人群，孔伯华先生用十香返魂丹、救苦还魂丹，如同现代备用的硝酸甘油含片一样，其急救意识值得我们牢记。

注：①十香返魂丹系同仁堂出产，方药组成有公丁香、木香、乳香、藿香、苏合香、降香、海沉香、安息香、麝香、香附、诃子、僵蚕、天麻、郁金、瓜蒌子、礞石、甘草、建莲心、檀香、朱砂、琥珀、京牛黄、冰片、大赤金箔等，功能芳香开窍，化痰安神，凡卒厥昏死者，多可回苏。因方中有十味芳香药物，故名十香返魂。②救苦还魂丹亦为同仁堂出产，方药组成：沉香三钱，僵蚕三钱，丁香三钱，朱砂三钱，郁金三钱，藿香三钱，瓜蒌子三钱，诃子三钱，礞石三钱，香附三钱，乳香三钱，降香三钱，安息香三钱，麝香三分，冰片三分，甘草五钱。共研细末，炼蜜为丸，蜡壳封护。药丸置于寸许的小银瓶中，用法可口服亦可外用。《京都达仁堂乐家老铺丸散膏丹简明目录》云其治"卒然昏倒，如失魂魄；服之起死回生，功同续命"。其包装瓶帽与瓶座空心，以绳子相串联挂于脖子，使之不易遗失，且携带方便，遇突发情况一取即服，十分便捷易效。

2. 邹云翔治疗郁证案

🍅 病案 1　理气解郁，重镇安神法治疗经前郁证案

谢某，女，43 岁，1962 年 3 月 25 日初诊。

病史： 虚弱，症情复杂。经前烦躁不寐，经来量多如崩，色鲜红，头痛昏晕，心慌不宁，筋骨酸痛，常咳，纳少，大便多溏，苔色淡白，脉象细弦而劲。气郁为病，气阴两伤。为今之计，是宜舒郁为主，取轻灵法，以重镇佐之。

处方： 合欢皮 30 克，绿萼梅（后下）3 克，细柴胡 0.9 克，花龙骨（先煎）15 克，左牡蛎（先煎）15 克，炒当归 3 克，炒白芍 3 克，夏枯草 6 克，川贝母（杵）15 克，竹沥半夏 6 克，潞党参 15 克，制苍术 9 克，云茯苓 9 克，干荷叶 9 克，熟酸枣仁（杵）4.5 克，浮小麦 15 克，黑大枣（切开）5 个，阿胶珠 5 克，陈艾炭 3 克，震灵丹 9 克（经来时服，每次 3 克，每日 3 次）。

患者于 1943 年起即患有头痛眩晕，1948 年起患失眠，1954 年起月经失调，经前烦躁，超前量多，有时淋沥不净，1961 年以来，月经方面的症状加重如案中所述，不能坚持工作。经某医院做全面检查和大会诊，诊断：神经系统：大脑皮质疲劳，绝经期综合征，梅尼埃病；消化系统：过敏性结肠炎，慢性阿米巴痢疾；风湿性肌肉痛；慢性气管炎；新陈代谢偏亢。

曾经中西医药治疗，效果不够满意。用上方出入调治，观察五个多月，一般症状基本消失，月经基本正常。

［黄新吾，邹燕勤，苏明哲. 邹云翔医案选 [M]. 北京：中国中医药出版社，2019.］

【评析】　原按：朱丹溪说："气血冲和，万病不生，一有怫郁，诸病生焉。"本例患者，病情繁杂，头绪多端，但归纳之，乃一郁字。情志抑郁，肝木不能遂其条达之性，疏泄失常，因而横逆，上犯于心，营血亏虚，心神失养，故见心慌不宁，烦躁不寐；克制脾胃，故而纳少便溏；反侮肺金，故常咳嗽；郁火扰动血络，因之月经如崩。费伯雄说："凡郁病必先气病，气得疏通，郁于何有。"方以合欢皮、绿萼梅为君，疏肝气，开郁结，怡养五脏；磁石、龙、牡为臣，重镇摄纳，潜藏上浮之虚阳；柴胡为使；归、芍柔肝敛阴；夏枯草散肝经郁火；川贝母、半夏清肺化痰除郁热；参、术、茯苓、荷叶健脾渗湿；小麦、大枣、酸枣仁养心安神；胶、艾养血调经；震灵丹收涩止血。本方从逍遥散、四君子汤、甘麦

大枣汤等方加减化裁而来。方极轻灵，妙在疏肝而不伐肝，疏气而不破气，治热不用苦寒，止血不致兜涩，补虚不滋腻气机。

邹云翔舒郁用药，量小而取轻灵法，可谓深透气机调达之理。

注：此处震灵丹为《太平惠民和剂局方》（紫府元君南岳魏夫人方，出《道藏》，一名紫金丹）由禹余粮、紫石英、赤石脂、代赭石、乳香、没药、五灵脂、朱砂等组成，可化瘀收涩止血，治疗崩漏。与《天津市中成药规范》中补气和血、培元养心的震灵丹不同。

🍅 病案 2：舒气郁，涵肝木，潜风阳，宣痰湿，安神志法治疗室女寡欢善郁案

朱某，女，41 岁，1965 年 12 月 14 日初诊。

病史： 肝郁失宣，心悸惊惕，已历多年，嗳气频作，时觉恶寒发热，夜寐不安，脉象右弦细，左弦劲，痰火内阻，便坚如栗，经来虽无大变，而色带紫黯。室女寡欢善郁，木郁者达之。法以舒气郁，涵肝木，潜风阳，宣痰湿，安神志，宗费伯雄驯龙驭虎汤、甲乙归藏汤例，化裁其制。

处方： 醋柴胡 2.4 克，首乌藤 12 克，珍珠母（先煎）24 克，青龙齿（先煎）12 克，真玳瑁（先煎）3 克，刺蒺藜 12 克，广郁金 5 克，生白芍 9 克，紫丹参 9 克，沉香末（后下）1.5 克，朱茯神 9 克，炙远志 5 克，灯心草 3 尺，玫瑰花（后下）5 朵，西血珀（蜜调服）1.5 克。

患者曾住某医院做全面检查，称未发现明显器质性病变，出院诊断"神经官能症"。服上方效果颇好，门诊六次，原方未更，服药近 40 剂，症状完全消失而停药。

［黄新吾，邹燕勤，苏明哲 . 邹云翔医案选 [M]. 北京：中国中医药出版社，2019.］

【评析】 原按：本例为情志病，缘室女寡欢善郁所致。治法是宗"木郁者达之"之旨。醋柴胡、生白芍、刺蒺藜解郁养血柔肝；广郁金、沉香末、玫瑰花舒郁行气降气；炙远志、朱茯神解郁化痰安神；真玳瑁、珍珠母、青龙齿潜阳息风，镇惊安神；西血珀、首乌藤、灯心草安五脏，定魂魄，宁心安神；紫丹参养血调经，去瘀生新。本方由费伯雄《医醇剩义》治惊悸之驯龙驭虎汤，治夜间不寐之甲乙归藏汤变化而来。费伯雄此二方又从许学士《本事方》之真珠母丸加减而成。邹云翔和费伯雄皆师古人之意，而不泥古人之方，乃为善学古人者。

注：①驯龙驭虎汤：《医醇剩义》药物组成：龙齿两钱，琥珀一钱，珍珠母八钱，生地黄六钱，玉竹四钱，瓜蒌皮三钱，石斛三钱，柏子霜两钱，白芍一钱五分，薄荷一钱，莲子（打碎，勿去心）二十粒，沉香（人乳磨，冲服）四分。功效主治：惊悸气促，喉舌作痛。②甲乙归藏汤：《医醇剩义》药物组成：珍珠母八钱，龙齿两钱，柴胡（醋炒）一钱，薄荷一钱，生地黄六钱，当归身两钱，白芍（酒炒）一钱五分，丹参两钱，柏子仁两钱，夜合花两钱，沉香五分，大枣十枚，首乌藤（切）四钱。功效主治：身无他苦，饮食如常，唯彻夜不寐，间日轻重，如发疟然，起伏而又延久不愈，左关独弦数，余部平者。③珍珠母丸：《本事方》药物组成：珍珠母（另研末）三钱，当归、熟地黄各一两五钱，人参、茯神、酸枣仁、柏子仁、犀角各一两，沉香、龙齿各五钱，为末，枣丸桐子大，朱砂为衣，每服四五十丸，金银薄荷汤下，日午及夜服。一方多虎睛一对，麝香一钱。治肝虚内受风邪，卧则魂散而不收，状若惊悸。

3. 黄文东——养心安神，疏肝解郁法治疗郁证案

李某，女，48岁，1975年5月17日初诊。

病史：近年来，头痛持续不已，剧痛时引起泛恶，情绪抑郁不乐，急躁易怒，多疑，精神恍惚，耳中时闻语言声，听后更增烦闷，有时悲伤欲哭，睡眠甚差，噩梦引起惊恐，耳鸣头昏，腰酸，白带甚多，神疲乏力，面色无华。舌苔薄腻，脉细数。长期服镇静剂，效果不显。

辨证：思虑忧愁过度，耗伤心气，兼有肝郁气滞，风阳上扰。

治法：养心安神，疏肝解郁。

处方：炙甘草三钱，淮小麦一两，大枣五枚，郁金三钱，菖蒲三钱，陈胆南星三钱，铁落（先煎）二两，首乌藤一两，蝎蜈片（分两次吞服）六片。7剂。

5月24日二诊：月经来潮，情绪急躁，头痛较以往经期减轻，其余症状基本如前，耳中语声已少。日前小便频急而痛，尿常规示白细胞满视野，曾服呋喃坦丁片，胃中不好，现已停服。再从原方加减。原方去大枣、菖蒲，加黄芩四钱，知母四钱。7剂。

5月31日三诊：近日上午头痛已除，下午头痛较减，睡眠已有进步，中午亦能入睡片刻，烦躁已少，耳中仍有语言声，尿频减少。再守原意。处方：炙甘

草三钱，淮小麦一两，大枣五枚，郁金三钱，丹参二钱，知母五钱，铁落（先煎）二两，首乌藤一两，蝎蜈片（分两次吞服）六片。

6月7日四诊： 上午头痛未发，下午仅有轻微疼痛，近日月经来潮，亦未见大发作。晚上安睡，午睡可达一小时，耳中人语声续减。舌苔薄腻，脉细不数（82次／分）。再守原意。处方：炙甘草三钱，淮小麦一两，大枣五枚，郁金三钱，菖蒲三钱，铁落（先煎）二两，丹参三钱，首乌藤一两。7剂。另都梁片100片，每日3次，每次5片，吞服。

6月14日五诊： 睡眠较好，但有梦，有时感乏力，疲劳则觉头痛，程度较轻，面白少华。脉细，舌质红。再守原法。前方去菖蒲，加白芍三钱。7剂。

6月21日六诊： 一周以来仅昨日头痛小发，睡安，日夜可睡九小时以上，心烦及梦均减，有时精神欠佳。平时已无耳语，但在安静时偶有出现，情绪开朗。脉细，苔薄腻。再予前法加入补益气血之品。处方：炙甘草三钱，淮小麦一两，大枣五枚，党参二钱，白术三钱，白芍三钱，丹参三钱，炙远志一钱半。7剂。

［上海中医大学附属龙华医院．黄文东医案[M]．上海：上海科学技术出版社，2008.］

【评析】 本例以头痛、失眠、忧郁、悲哭、恍惚、多疑、幻听等为主要症状，辨证分析，属"脏躁""郁证"范畴。患者情志抑郁，思虑过度，以致心气亏耗，脏阴不足。《金匮要略》说"妇人脏躁，喜悲伤欲哭，象如神灵所作，数欠伸，甘麦大枣汤主之"，即指此症。所谓"象如神灵所作"，非有"神灵"，说明患者可以出现各种幻觉，如本例出现耳中闻人语声之类。故用小麦以养心气，甘草、大枣甘以缓急；首乌藤、胆南星、菖蒲、郁金以安神宣窍解郁，铁落、蝎蜈以平肝息风止痛。二诊时出现尿路感染症状，故加黄芩、知母以清化湿热。治疗后头痛由剧痛减为微痛，由全天持续痛减为数天仅有一次小痛；睡眠渐见好转，且能午睡；各症明显减轻或已消失。治疗一月余，缠绵已久之症日见向愈，故情绪亦由忧郁而渐趋开朗。

注：①蝎蜈片：上海龙华医院院内制剂，药物组成：全蝎：蜈蚣=1：1，每片内含生药0.3克，每次2片，每日2次。②都梁片：上海龙华医院院内制剂，白芷研粉制成药片，每片一分。《百一选方》引自杨吉老方都梁丸，即一味白芷，洗晒为末，炼蜜为丸，主治头风。

4. 罗元恺——疏肝解郁，佐以健脾法治疗经前郁证案

吴某，女，20 岁，1976 年 10 月 29 日初诊。

病史：患者 15 岁月经初期，月经先后一周不定。近年来每于经前及经期烦躁易怒，悲伤欲哭，性情孤僻，不能自制。伴心悸，失眠多梦，健忘，头项痛，面目及四肢轻度水肿，纳欠佳，溺黄。末次月经 10 月 22 日。诊查：舌淡红有瘀点，苔微黄，脉沉细。

辨证：肝郁气滞，肝气横逆犯脾。

治法：疏肝解郁，佐以健脾。

处方：郁金 12 克，佛手 15 克，丹参 15 克，茯苓 25 克，首乌藤 30 克，刺蒺藜 12 克，泽泻 15 克。

11 月 19 日二诊：月经届期，前症又现。治以疏肝解郁，养血通经。处方：郁金 12 克，白芍 15 克，丹参 15 克，合欢皮 12 克，首乌藤 30 克，甘草 6 克，怀牛膝 15 克，茯苓 25 克，桑寄生 25 克。

12 月 10 日三诊：末次月经 11 月 26 日，前症稍减，但面目和四肢仍略水肿，时有腹胀。舌淡红，尖有红点，苔薄白微黄，脉沉细。虽肝郁稍解，但脾伤未复，仍须疏肝健脾。处方：郁金 12 克，青皮 6 克，丹参 12 克，白术 12 克，茯苓 25 克，桑寄生 30 克，首乌藤 30 克，泽泻 12 克。

12 月 31 日四诊：药后经前诸症显著减轻，但睡眠仍较差。舌淡红，苔白，脉弦稍滑。仍守前法，佐以宁神之品。处方：郁金 12 克，百合 25 克，香附 10 克，丹参 12 克，白芍 15 克，白术 12 克，茯苓 25 克，甘草 6 克，首乌藤 30 克。

1977 年 1 月 21 日五诊：月经应期来潮，现经行第二天，前症悉除。自觉心情舒畅，眠纳均佳，仅有面目轻浮。舌、脉同前。守前法以善其后。处方：郁金 12 克，香附 10 克，白芍 15 克，茯苓 25 克，丹参 12 克，怀牛膝 15 克，首乌藤 30 克，川萆薢 20 克。

随访两年余，疗效巩固。

［董建华，王永炎．中国现代名中医医案精华［M］．北京：北京出版社，2002．］

【评析】　本例发病以经期烦躁和经期水肿为主症。缘由情志不舒，肝郁气滞，经期阴血下注血海，肝失血养而更郁，出现烦躁易怒，甚或悲伤欲哭，失眠

多梦等；肝病易及脾，患者素体脾虚或由肝气横逆犯脾日久，脾虚气滞，水湿不得运化而停蕴，而致经前水肿。证属肝郁脾虚，故以郁金、香附、白芍、佛手疏肝解郁，丹参、首乌藤养血宁心；茯苓、山药、白术健脾，使肝郁得解，脾土得健，心神得安，则经前烦躁失眠水肿诸症得除。

本案肝郁及脾，气不行津，水湿内停，故罗元恺治用理气和血，健脾行津化湿之品。

5. 董建华——调气开郁，疏肝健脾法治疗郁证案

郑某，67 岁，1986 年 6 月 12 日初诊。

病史： 近两年来，家事不遂，经常精神抑郁，情绪不宁，胸闷太息，胁背胀痛，乏力萎靡，头晕脘痞，不思饮食，舌黯苔黄厚腻，脉细弦。

辨证： 肝气郁结，脾胃失畅。

治法： 调气开郁，疏肝健脾。

处方： 柴胡 10 克，黄芩 10 克，郁金 10 克，白芍 10 克，绿萼梅 10 克，青陈皮各 6 克，木香 6 克，苍白术各 6 克，延胡索 6 克，金铃子 10 克，焦三仙各 10 克。6 剂。

药后诸症缓解。嘱其保持心情开朗乐观，原方略加出入，继调治月余，症情稳定。

［麻仲学 . 董建华老年病医案 [M]. 北京：世界图书出版公司，1994.］

【评析】 经云"见肝之病，知肝传脾"，本例先因肝木之郁，出现精神抑郁，情绪不宁，胸闷太息，胁背胀痛；继之克犯脾胃，出现乏力萎靡，头晕脘痞，不思饮食；气滞湿阻，郁而化热，故苔黄厚腻；舌黯是气病及血，血行不畅。治当调气开郁，疏肝健脾。药用柴胡、郁金、绿萼梅疏肝理气；黄芩、郁金清肝火；白芍、延胡索、金铃子理气活血止痛；青陈皮、木香疏理肝脾气滞；苍白术健脾燥湿；焦三仙消食导滞。

本例肝郁及脾，重点是脾胃不和、脘痞不饥，故董建华用小柴胡汤、平胃散、金铃子散等，调理肝脾气机，辅佐以健脾，兼治痰湿郁、火郁，药后气调郁开，诚如费伯雄谓"凡郁病必先气病，气得疏通，郁于何有？"

6. 何任——养心疏理法治疗郁证案

鲁某，男，成年，1974 年 2 月 3 日初诊。

病史：精神抑郁，善疑多虑。以养心疏理为治。

处方：炙甘草 9 克，柴胡 4.5 克，枳实 4.5 克，淮小麦 30 克，白芍 9 克，大枣 15 克。每日 1 剂，连服半个月。

2 月 18 日复诊：证有好转，唯见苔腻，再以原旨并蠲痰开郁法进治。处方：炙甘草 6 克，白芍 9 克，朱茯神 9 克，淮小麦 60 克，大枣 30 克，淡竹茹 9 克，石菖蒲 4.5 克，枳实 6 克，柴胡 6 克。每日 1 剂。

[河若苹. 何任医论选 [M]. 北京：人民卫生出版社，2015.]

【评析】 何任根据《景岳全书》"劳倦思虑太过者，必致血液耗之……所以不眠""至若情志之郁，则总由于心，此因郁而病也"之说，结合临床经验，认为郁证的发生，心营不足为发病之本，情志刺激为诱因，而痰浊乃是因郁产生的病理产物。临床治疗主用《金匮要略》之甘麦大枣汤补养心气，四逆散疏解气郁，使心气充足，气机条达则精神舒畅。一个月后，证有好转；复诊时，因有苔腻痰阻之象，在原方基础上加入石菖蒲、朱茯神、淡竹茹蠲痰开郁，宁心安神。何任辨证精准，用药简练，值得我辈学习。

7. 朱南荪——健脾和胃，化痰开窍法治疗产后郁证案

陈某，30 岁，已婚，1977 年 4 月 10 日初诊。

病史：1977 年 3 月 5 日第一胎产钳，出血颇多。产后失眠焦虑，自恐不能继续生存，对婴儿亦不知所措，悲观失望，胡言乱语。服大量镇静剂后，神疲目涩畏光，自汗，烦热，口干不引饮，纳呆，胸闷，痰多，大便次数亦增，脉细数，舌淡苔白厚腻。

辨证：产后气血虚弱，脾胃失和，痰湿阻滞，清阳不升。

治法：健脾和胃，化痰开窍。

处方：陈胆南星 9 克，菖蒲 9 克，远志 6 克，陈皮 6 克，制川厚朴 4.5 克，川黄连 3 克，生地黄 12 克，牡丹皮 9 克，茯苓皮 9 克，生薏苡仁 12 克，杏仁 9 克，六一散（包煎）12 克，车前子（包煎）12 克。5 剂。

1977 年 4 月 16 日二诊： 4 月 10 日当晚行经，惊恐失眠，过量服水合氯醛，昏睡，瞳孔放大住院灌肠洗胃。数日来胸闷心烦气促，目涩神疲畏光，大便溏薄，咽喉如有物阻，咽食时食道隐痛，脉濡细微数，舌淡苔白腻。产后气血虚弱，脾胃失和。治宜健脾和胃，养心宁神。处方：制川厚朴 2.4 克，陈皮 6 克，白术 6 克，白芍 6 克，茯苓 9 克，首乌藤 30 克，合欢皮 12 克，远志 6 克，淮小麦 30 克，炙甘草 4.5 克，磁朱丸（包煎）12 克，龙骨、牡蛎（先煎）各 30 克。6 剂。

1977 年 4 月 21 日三诊： 大便溏薄，纳平，口苦咽干，神志清晰，对答如流，能处理一般家务，脉濡细，舌黯苔薄腻有齿痕。治同前意。处方：陈皮 6 克，姜半夏 6 克，白术 6 克，茯苓 9 克，淮小麦 30 克，炙甘草 4.5 克，合欢皮 12 克，远志 6 克，首乌藤 12 克，龙骨、牡蛎（先煎）各 30 克，磁朱丸（包煎）12 克。酌情于临睡前服利眠宁及谷维素各两粒。

1977 年 5 月 3 日四诊： 不服镇静剂已半个月，纳可。能入睡四五个小时，醒来头胀，面部潮红，一般生活琐事能自理，但仍悲观抑郁，目涩心烦，脉微细带数，舌黯苔薄有齿痕。肝血不足，心失濡养，则虚火上扰，神无所主。治宜平肝清热，养心宁神。处方：陈胆南星 9 克，石菖蒲 6 克，丹参 9 克，朱茯苓 9 克，首乌藤 12 克，合欢皮 12 克，广郁金 9 克，远志 6 克，桑葚 12 克，枸杞子 9 克，淮小麦 30 克，陈皮 6 克，龙骨、牡蛎（先煎）各 30 克。3 剂。

1977 年 6 月 6 日五诊： 神情尚佳，纳呆，有时便溏，近来能逗小儿嬉笑及处理小儿事务，仍多思虑，脉细，舌质黯，苔薄腻。心脾不足，肝肾阴虚。治宜健脾养血，镇心宁神。处方：陈皮 6 克，白术 6 克，淮小麦 30 克，炙甘草 4.5 克，合欢皮 12 克，怀山药 12 克，朱茯苓 12 克，首乌藤 12 克，远志 6 克，酸枣仁 9 克，磁朱丸（包煎）12 克。7 剂。

[上海市卫生局 . 上海老中医经验选编 [M]. 上海：上海科学技术出版社，1980.]

【评析】　此例似产后抑郁症，病者初胎产钳，大出血后气血大虚，五脏失养，以致终夜不眠，焦虑恐惧。思虑过多之人，脾气多虚，"愁忧者，气闭塞而不行"（《灵枢·本神》），患者因愁忧，致肝气郁结，进而横逆乘脾，脾失健运，水湿内生聚而为痰，故不食痰多、苔白厚腻，首诊给予健脾和胃，化痰开窍的涤痰汤加减治疗标实（痰浊）。由于过量服安眠药中毒，脾气大虚，水湿内停，痰气阻滞，故胸闷咽梗，纳呆便溏；心气损伤，故心烦气促，神疲畏光，因此，二诊治以二陈汤合甘麦大枣汤加减。药用姜半夏、陈皮、远志温化痰湿，川厚朴宽胸散满，白术、朱茯苓健脾养心，淮小麦、炙甘草甘温养心，首乌藤、合欢皮、龙骨、牡蛎、磁朱丸理气解郁、镇心安神，全方健脾和胃，养心宁神。三诊时脾气略振，能正常进食，病情好转，仍进原方。四诊时神情正常，问诊时对答如流，并对婴儿已有兴趣，逗儿嬉笑，但仍有无故忧思。此阴血不足，肝失条达，治法着重心、肝二经，复加胆南星化痰开窍，平肝清心；菖蒲芳香开窍，聪耳目。此二味药能除痰湿壅闭以利脾运外，且能引补养之品通心入窍，起安内攘外作用。如此阴血足，五脏得养，虚火平伏，神乃安矣。

8. 高辉远——行气解郁，养心安神法治疗郁证案

患者，男，48 岁，1991 年 9 月 13 日初诊。

病史：患者诉胸闷憋气、坐卧不安 1 年余，某医院确诊为冠心病、自主神经功能紊乱，曾长期服用多种扩冠及调节自主神经功能的中西药，效果欠佳，病情反复发作，近 1 个月上述症状加重。刻下症见：心前区憋闷痛，向背部中心放射，夜间更甚，常因憋痛较重而惊醒，同时有心悸、气短、出虚汗，并伴焦虑多疑、易怒、脘腹胀满闷痛、嗳气等。舌质红黯，少苔，脉弦细。

辨证：气郁不畅、阴阳失调。

治法：行气解郁，养心安神，兼和中缓急。

处方：越鞠甘麦大枣汤合桂枝甘草汤。苍术 10 克，川芎 10 克，香附 10 克，栀子 10 克，建神曲 10 克，桂枝 8 克，炙甘草 5 克，浮小麦 15 克，大枣 5 枚，水煎分 2 次服。

1991 年 9 月 10 日二诊：药进 6 剂后，患者心前区闷痛减轻，多疑善虑、急躁易怒等症改善，但夜间反酸、脘腹满闷较著。在上方基础上加砂仁（后下）5 克，继投 18 剂。

1991 年 10 月 11 日三诊：患者诉夜间嘈杂、脘腹满闷等症缓解，但夜间心前区闷痛较明显，入睡困难。辨证认为，此症为心阳不足、血脉不畅、心神失养所致，在原方加全瓜蒌 15 克，珍珠母 15 克，郁金 15 克，葛根 10 克，连续用药 2 个月。

1991 年 12 月 13 日四诊：患者诸症大减，偶有心前区闷痛，向两胁放射，

兼脘闷纳呆。辨证为心肝失调，改投越鞠丸加减。处方：苍术 10 克，香附 10 克，川芎 10 克，栀子 10 克，建神曲 10 克，丹参 10 克，佛手 10 克，延胡索 10 克，丝瓜络 10 克，珍珠母 15 克，再进 18 剂。

患者连续服中药八十余剂后，临床基本无不适症状，病愈而出院，后随访病情未见复发。

［于有山．高辉远经验研究 [M]．北京：中国中医药出版社，1994.］

【评析】　高辉远认为，郁证发生是由于情感所伤、肝气郁结，逐渐引起五脏气机失和，而后湿、痰、热、血、食等诸郁形成。临床常见心情抑郁、易怒善笑、焦虑多疑、易惊善恐、坐卧不宁、胸胁胀痛或咽中如有物梗阻、脘腹胀满、反酸嘈杂、失眠等。选用越鞠甘麦大枣汤治疗，其目的是通过行气解郁、养心安神达到治疗目的。

越鞠甘麦大枣汤是由越鞠丸、甘麦大枣汤组成。越鞠丸出自《丹溪心法》，是通治气、血、痰、火、湿、食等六郁之方，其中香附行气解郁，为治气郁诸痛；苍术燥湿健脾，以治湿郁；神曲消食和胃，以治食郁；川芎活血行气，以治血郁；栀子清热除烦，以治火郁；诸药合用具有行气解郁之效。甘麦大枣汤选录于《金匮要略》，是治疗脏躁的首选方剂。方中主以甘草和中缓急，辅以小麦味甘微寒养心气而安神，佐使以大枣甘平质润，补益中气，并润脏躁，三药合用，甘润滋养，具有养心安神、和中缓急之效。以上二方合用，能柔肝缓急、宁心安神，使营卫调和、气血通畅，从而达到治愈疾病的目的。

在临床应用过程中，高辉远观其脉症，随证加减。如心阳不振、气虚血瘀引起的心胸闷痛，与桂枝甘草汤合用；心阳不振、心中空虚、悸动不安、出虚汗多，加珍珠母、牡蛎等；合并心脏神经官能症与安神定志丸合用；心肝失调、虚烦不得眠与酸枣仁汤合用；痰郁偏重、咳吐白色黏痰、兼梦多眠差，与温胆汤或二陈汤合用；心烦、坐卧不宁，加合欢皮、淡豆豉；肝阳上亢、眩晕、头目不清，加刺蒺藜、菊花、白薇等；头痛重，加天麻、延胡索；兼妇女月经不调，与四物汤合用。

原案评析甚当，不再画蛇添足赘述。

9. 张琪——疏肝理气，解郁清热法治疗郁证案

吴某，女，37 岁，1989 年 6 月 11 日初诊。

病史：因家事不睦而发病年余，形体消瘦，面容抑郁，表情苦闷，思维幻散，夜不成寐，近1个月来每周发作性抽搐数次，发作时不知人事约2小时方醒。精神极度疲倦，心烦易怒，月经期尤重。经各医院诊断不一，有谓癫痫者，有谓癔症者。查舌质红，苔白腻，脉弦滑。

辨证：肝胆郁热，心气不足。

治法：疏肝利胆，清热宁心。

处方：柴胡15克，黄芩15克，半夏15克，桂枝15克，龙骨（先煎）20克，牡蛎（先煎）20克，甘草15克，大黄5克，党参15.克，茯苓15克，白芍20克，大枣3个。

6月19日二诊：服药6剂，未作抽搐，心烦乱大减，精神好转，面见悦色，药已中病，效不更方。

6月25日三诊：继服上方6剂后，心情烦乱进一步减轻，数日来抽搐一直未再发作。仍健忘，月经量少，小腹痛，脉弦，舌质转淡，苔转薄。小腹气血瘀滞。前方加郁金15克，桃仁15克，牡丹皮15克，菖蒲15克。

7月2日四诊：连服上方6剂，经血连日量较多，其后腹即不痛。二十余日来抽搐一直未见发作，睡眠可至7小时左右，精神愉快，心烦诸症渐失，脉见弦缓，舌转正红，苔已退，嘱继服上方半个月停药。

随访2年，始终未病，已痊愈。

[张琪余，新华. 张琪临床经验辑要[M]. 北京：中国医药科技出版社，1998.]

【评析】 本案例根据其发病特点，似属癔症。因癫痫神志障碍达2小时者鲜有之，且抽搐发生之前无明显的精神因素。郁证有六郁之分，而此症并非单一为病。综其脉证当属肝胆郁热，气虚痰阻，神浮风动。

柴胡加龙骨牡蛎汤，原方主治"伤寒八九日，下之，胸满烦惊，小便不利，谵语，一身尽重，不可转侧者"。系伤寒误攻，损耗正气，邪陷少阳之虚实夹杂证。三焦枢机不利，胆火内郁，扰及肝魂。《黄帝内经》云"肝主语"，肝胆火郁，肝魂失主，乱而谵语，故用疏利三焦，镇静安神的柴胡加龙骨牡蛎汤。

本例虽不是伤寒误攻，也无谵语；但病者也有思维涣散，夜不成寐的肝魂失主之轻症，更有肝之明症"诸风掉眩"之抽搐，证也属于肝胆火郁，肝魂被扰；病发年余，正气虚而形瘦神疲。故借用经方柴胡龙牡汤加减治之，药用柴胡疏肝解郁，疏理三焦；黄芩、大黄清心泻火除烦；龙牡镇心安神止擂；参苓草枣补益正气；白芍和血扶正；桂枝温阳化气；半夏除水饮痰湿之郁烦，"错杂之邪，斯悉愈矣"。

10. 屠金城——疏肝理气，解郁清热法治疗郁证案

马某，女，48岁。

主诉：闭经半年。刻下症见：头晕头痛，幻视幻觉幻听，心急易怒，口干苦涩，腹胀纳呆，精神躁动，语声高亢，身体丰肥，眠差梦多，舌质红苔薄黄干，脉象沉弦滑数。

辨证：肝郁血滞，心神失舍。

治法：解郁疏肝，清热和血，养心安神。

处方：合欢皮15克，生石决明（先煎）30克，刺蒺藜9克，赤白芍各12克，天竺黄9克，焦栀子12克，粉丹皮12克，龙胆草12克，益母草30克，桃仁、红花各15克，灵磁石（先煎）30克，朱砂末（冲服）3克。7剂。

二诊：药后头晕轻，急躁平，腹胀减，唯月事未行。上方加三棱9克，莪术9克，水蛭6克，4剂。

三诊：药后诸症悉减，月经来潮，量少色黑有块，伴腹痛下坠，但心情开朗，大便色黑如胶，小便短赤，舌苔黄，脉沉滑。上方再进3剂而安。

[金宇安.屠金城老中医五十年临床经验集萃[M].北京：中国中医药出版社，2012.]

【评析】　屠金城治郁，多从六郁即气、血、痰、火、湿、食诸郁论治，六郁中又认为气、火、湿、痰是临床发生率最高的主要因素。本例病由肝气郁滞，气有余常化火，郁火内扰心神，心神亢奋，故有精神躁动、语声高亢、眠差、口苦；神不守舍，故有幻觉幻听幻视；阳气偏亢而易怒、头晕；气滞血瘀，而有闭经；气滞不能行津，津化为痰为湿，痰湿内郁，故身体明显发胖；脉弦滑数且沉，系气郁、火郁、痰湿郁之征，故采用解郁疏肝，清热和血，以安心神之法。药用合欢皮疏肝解气郁；龙胆草、刺蒺藜、焦栀子、粉丹皮清热解热郁；赤白芍、益母草、桃仁、红花活血治血郁；生石决明、灵磁石、天竺黄、朱砂末，镇心安神治标急，且可平肝清肝、清心。后又见瘀血未荡，再添三棱、莪术、水蛭之品，

使瘀去热清神安。

11. 李振华——清热化痰，理气开郁法治疗手淫后郁证案

司某，男，22 岁，1985 年 9 月 2 日初诊。

病史：12 岁误染手淫之恶习，成年之后自愧不已，痛不欲生。头晕健忘，胆小易惊，心烦易躁，惊悸不眠，睡则噩梦纷纭，幻听幻觉，甚则秽语不休，外出忘归，口苦而黏，胸闷痰多，大便干燥、二三日一行。近来诸症加剧，曾服用多种中西药，但收效甚微。诊查：就诊时患者表情淡漠，羞于见人，双目呆滞，不愿言语，由其兄代诉病情。望舌黯红，苔黄厚腻边有齿痕，脉弦滑。

辨证：痰热郁结，心神被扰。

治法：清热化痰，理气开郁。拟温胆汤加味。

处方：广陈皮 10 克，广郁金 10 克，生大黄（后下）10 克，清半夏 10 克，生栀子 10 克，莲子心 6 克，云茯苓 15 克，炒枳壳 10 克，瓜蒌子 12 克，胆南星 10 克，淡竹茹 12 克，粉甘草 5 克。

二诊：上方药服用 5 剂，自诉痰量减、大便通畅，夜寐得安，仍感心烦，精力难以集中，幻听幻觉。药后收效，上方继进。治疗中酌加淡竹叶、礞石、辰砂、生龙牡诸药，共奏化痰清热、和肝胆、除虚烦、镇心安神定志之功。此方药连用一个月，患者头晕止，心烦平，头脑清晰，夜寐安，幻听幻觉诸症皆消。

〔董建华，王永炎．中国现代名中医医案精华 [M]．北京：北京出版社，2002．〕

【评析】 本例因手淫而导致心理负担过重，心情抑郁不解，气郁生痰化火，痰热内蕴，扰动君火，神不守舍，而致诸症。故治以清化肝胆痰热，理气开郁。药用郁金理气解郁兼能清肝热；二陈、竹茹、胆南星除痰郁；栀子、莲子心、大黄清心肝之郁火而除烦；礞石、辰砂、生龙牡镇心安神。

温胆汤见于唐代孙思邈所著的《备急千金要方》，用以治疗"大病后虚烦不得眠"。方中"以二陈治一切痰饮，加竹茹以清热，加生姜以止呕，加枳实以破逆，相济相须"，如此温凉配伍得当，痰浊得化，胆气自清，胆气生则五脏元真通畅，经络府俞阴阳会通矣。所以说"此方虽不治胆而自和，盖所谓胆之痰热去故也。命名温者，乃温和之意，非谓温凉之温也……不但方中无温胆之品，且更

有凉胃之药。"方名为温胆实为清胆和胃，恢复少阳胆气。此方药味平和，弗取峻补而气可复，非用猛攻而邪可退矣。

12. 吉良晨——疏肝理气解郁法治疗儿童郁证案

高某，男，14 岁。

病史： 一个月前，因淘气被家长责打，随即有胸闷憋感，甚则喘气张口抬肩，其父误以为孩子不服，又连续殴打，致使病情加重，手足觉麻，胸闷欲厥，继而抽搐，视物昏暗，人事不知。来诊正值发病，胸中窒闷，二目显赤，手足麻木，不能走动。舌两侧质淡，苔中黑微白黄（食物染苔），脉沉细稍弦数。当地各大医院西医均诊为"癫痫"，给服苯巴比妥、苯妥英钠等药无效，故从黑龙江甘河镇来京治疗。

辨证： 肝气犯肺，气机不畅。

治法： 和肝理气，肃肺宽胸。

处方： 广郁金 20 克，苦桔梗 10 克，合欢皮 10 克，荷叶梗 10 克，生枇杷叶 24 克，丝瓜络 10 克，炒莱菔子（打碎）10 克。

患者由其二伯父陪来就诊，述说病史甚为苦恼，并云到京即赴某医院，经神经科检查亦诊断为"癫痫"，给药如前，但服药仍无效果。因发病频繁，胸闷窒气急迫，故欲服中药试求缓解。余诊后告之，此病由气郁而发，系气郁结胸之症，必用理气、降气，使之气顺，气散得解，随拟上方 3 剂，嘱速服用，服药 1 剂，矢气甚多，且味秽臭，胸闷轻减。服药 2 剂证势又瘥，3 剂以后病未发作，基本病除。复诊时因证解，患儿面带笑容，状如常人。仍嘱上方，隔日 1 剂。6 剂尽服，胸中已畅，一直病未再发，其二伯父感到效果出乎意料，为了杜绝后患，又守上方 3 剂，共服中药 9 剂，药费甚廉，竟告痊愈。后经随访，病一直未再发作。

[北京中医医院. 名老中医经验全编 [M]. 北京：北京出版社，1994.]

【评析】 原著评曰：本例病案即由家长殴打致成肝气犯肺，气机不畅，因而引起"气郁结胸"之重症，虽有"胸闷欲厥，继而抽搐，人事不知"等证出现，亦属肝气失和，阳升风动，清窍一时阻塞，但无积痰上逆，口无涎沫，目不上视，因之不能列为"痫证"。

此例由气郁而发，系气郁结胸之症，吉良晨本《素问·至真要大论》"诸气膹郁，皆属于肺"及《素问·举痛论》"怒则气上"之病机，以"抑者散之""木郁达之"的治法，用广郁金、合欢皮解郁理气；苦桔梗入肺善利胸膈之气；荷叶梗善通气，功能升清降浊；生枇杷叶合炒莱菔子有降气、下气作用；患者气滞不畅致成"手足觉麻"，故在理气、下气等品中辅以丝瓜络以通行经络，而又能防止气郁化热。

本例为"稚阴稚阳"儿童，病程短，病变可谓纯在气分，肝病及肺，肝经气郁、肺气郁痹，故用合欢皮等气分的药疏理肝肺之气，使郁滞之气通畅，不使肝气犯肺，则胸中气结得解，虽方药平淡无奇，但选药对病证，轻取灵法，是以效显著。

13. 张灿玾治疗郁证案

🍅 病案 1　黄连温胆汤治疗郁证案

张某，女，中年。

病史：因大病之后，虚烦不解，精神不爽，心中烦乱，夜不能寐，时时虚悸。曾多次去医院诊疗，经检查，内脏无明显变化，疑为精神抑郁所致。现体质较弱，面色苍白，食欲欠佳，二便正常，口淡无味，头目不爽。舌红，苔微黄，脉浮弦微数。此乃素日肝气不舒，病后余热干扰，心神不静，胆气不正所致。当以清轻灵动之法，以安其神，以清解其烦，使胆气得壮，心神可安，则神识自宁矣。

处方：陈皮三钱，清半夏三钱，茯苓三钱，竹茹三钱，栀子二钱，莲子心一钱，龙胆草一钱，炒黄连一钱，枳壳二钱，生甘草一钱。水煎温服。

二诊：服上方 2 剂后，顿觉心烦减轻，精神亦觉清爽，心情喜悦。此中上焦浮游之火已减，神不受其扰，自可相安无事，可用前方继服。

三诊：继服上方 4 剂，病已大好，睡眠亦可，唯有时出现虚悸，脉舌无明显变化。可以前方稍作调整，加以镇心安神之药，则心神自安。处方：陈皮三钱，清半夏三钱，茯苓三钱，竹茹三钱，栀子一钱半，炒黄连一钱，枳壳二钱，生龙骨（先煎）三钱，生牡蛎（先煎）三钱，生甘草一钱。水煎温服。

四诊：服上方后，自觉诸症大减，心情亦开朗，心悸之症亦不再发作，脉象亦和缓，饮食睡眠均近于正常。遂按本方服至痊愈，加以饮食调理，身体遂安。

［张灿玾. 国医大师张灿玾 [M]. 北京：中国医药科技出版社，2011.］

【评析】　本例患者始因病后，气阴两伤，余热未除，浮游之火，扰乱心神，加之自虑较甚，诸症作矣。《素问·灵兰秘典论》云"心者，君主之官，神明出焉""胆者，中正之官，决断出焉"。故凡邪热及浮游不散之火，既可以扰神明，亦可以损决断。然病在气分，未及血分，用药宜轻灵、镇静，不可以峻猛。本方首选黄连温胆汤，将枳实之荡涤，易以枳壳之疏利，再加生栀子以清浮游之火，莲子心以清心安神。

详温胆汤方，同名异方者甚多，早在唐代王焘《外台秘要》"虚劳虚烦不得眠"引《集验方》有温胆汤方，本云："疗大病后虚烦不得眠此胆寒故也。"又宋代陈言《三因极一病证方论》载温胆方原有二方，一者卷八肝胆经虚实寒热论治有温胆汤，本云"治胆虚寒……虚劳烦扰，因惊胆慑"等证；一者卷九"虚烦证治"有温胆汤，本云"治大病后虚烦不得眠，此胆寒故也"，方药即二陈汤加枳实、竹茹二味，较《外台秘要》所引多茯苓一味，此即后世常用之温胆汤方。本方所治，虽曰胆寒，实则气化不及，心胆之气不振，邪害空窍，扰乱神明，火气浮游，不得回归所致。故以此方促其气化，清其浮热，神得归舍，则虚烦可除。黄连温胆者，清代陆子贤《六因条辨》"伤暑条辨第四"用此方，即温胆汤加黄连也。本案以此方为基本方者，以黄连可清心除烦；又加莲子心、生栀子等合原方之竹茹，共奏清心解热除烦之效；时后加生龙牡者，以镇浮动之神，得安于窍内，则不致妄动也。

🍅 病案2　疏肝理脾法治疗郁证案

侯某，女，48岁。

病史：素任体育工作，身体较好，亦无经济负担。近年因子女高考成绩不理想，渐觉心烦焦虑，精神不快，时自叹气，自悲伤落泪，睡眠欠佳，饮食如故，大小便正常，月事已回。舌红，苔白厚，脉沉缓微弦。此肝气不舒，忧思伤脾，神魂不安，浮越无主，若日久不愈，必致神志有异。今先以疏肝理脾之法，以解其郁闷，安其神志，定其忧思，以免神识无主，则患必至矣。

处方：柴胡15克，白术10克，茯苓10克，当归15克，白芍15克，薄荷（后下）6克，牡丹皮10克，炒栀子10克，青皮10克，丹参10克，远志10克，竹茹10克，广木香6克，生甘草3克，水煎温服。

患者服用上方后，甚觉舒适，连续服用，精神、睡眠等方面均大好转，服至

20 剂左右遂愈，后在电话中告知并致谢。

［张灿玾. 国医大师张灿玾 [M]. 北京：中国医药科技出版社，2011.］

【评析】 本病因精神因素引起，即所谓"神志病"之类也。本案先点破病机，指明解数，引导患者，自加调养，辅之以药物治疗，则病情有望转机。盖病由神伤，则当以神治，故医非仅以执技之术可以愈万病。凡治此等患者，要以仁心、耐心、诚心、苦心以帮助患者求自治为是，非尽靠药物之力也。

本案以丹栀逍遥散为主方，该方原为调肝理脾之要方，临床无论是男科及女科，应用机会甚多，其组合为术、苓理气，归、芍理血，柴、薄疏肝，术、苓亦在理脾。加丹栀者，凉血分以制肝胆之浮火；又加青皮、木香、丹参、远志、竹茹助解郁安神之用，以尽药效。

14. 陈潮祖——畅气疏肝，涤痰开闭法治疗郁证闭经案

汤某，女，35 岁，1993 年 4 月 13 日初诊。

主诉： 健忘、失眠、头痛、闭经半年。其夫代述：患者半年前因工作失误受到领导严厉批评、书面检讨、扣发一个月奖金处分，自觉委屈不服，回到家中，遂一睡三日不起，此后终日不言不笑，做事茫无头绪，过手即忘，家人以为闷气使然，初不以意。后数月不改，且月事断绝，频呼头痛，其夫始惊悟为病态。于是八方求医，四处觅药，西医给予镇静和自主神经功能调整剂；中医迭用甘麦大枣汤、天王补心丹、酸枣仁汤及龙骨、牡蛎、何首乌、天麻等品，均无效果。观其面色红润，神情安静，无异常人；询知二便正常，饮食尚可，月经数月未潮（其夫代述），头部太阳穴掣痛，时作时止，痛无定时；舌红，苔薄黄乏津，舌象板滞，脉细弦。陈潮祖以舌象板滞，脉象细弦为气机郁闭的根据，辨此证为肝郁不疏，三焦气滞。谓肝藏血，藏魂、主疏泄而性喜条达，结构上厥阴与少阳相表里，气息相贯，实为同一生理单元。肝气郁结，疏泄不及，则血壅于肝，月事乃乱；魂抑不发，神机闭塞，聪灵顿失。三焦为气机运行之枢纽，治当畅气疏肝，开三焦郁闭。方用柴胡疏肝散合三香汤化裁。

处方： 枳壳 6 克，香附 10 克，淡豆豉 6 克，降香（后下）10 克，郁金 6 克，瓜蒌皮 10 克，桔梗 10 克，焦栀子 10 克，石菖蒲 6 克，薄荷（后下）6 克，柴胡 6 克，川芎 3 克。

上方水煎服，每日 1 剂，微煎频服。2 剂未尽而头痛止；3 剂尽而言笑偶见，神识渐清，服第 4 剂后，出现大便干燥，心中烦热，遂求二诊。

二诊：舌苔松浮黄腻，脉之细象已去而见弦滑。陈潮祖谓三焦不仅为气机运行之枢纽，亦为水液流行之道路，气滞水停，湿浊内郁，今随气机发越而有外散之象，欲透不能者，盖因中焦之浊阴久郁化热，已成结聚之势，里气不通，则表气不透，机窍不开，治仍守定厥阴、少阳不易，开郁通里并行，在"通"字上下功夫。方用大柴胡汤合涤痰汤化裁。柴胡 12 克，枳实 15 克，半夏 15 克，茯苓 20 克，竹沥 1 瓶，胆南星 15 克，大黄 6 克，莱菔子 30 克，石菖蒲 10 克。

上方服 1 剂，下黏液便 4 次，患者精神不减，并无所苦，陈潮祖嘱其原方再进 1 剂，下至黏液便尽为度。2 剂未尽，大便清稀爽利，神志清朗，4 日后月经来潮，诸证告愈。

［邱德文，沙凤桐 . 中国名老中医药专家学术经验集 2[M]. 贵阳：贵州科学技术出版社，1995.］

【评析】　诚如原著分析，陈潮祖不因病经半年之久，而以舌象板滞、脉弦细为诊断要点，将本证断为肝郁气滞实证，确是历练深厚、慧眼独具。病由"闷气"伤肝，肝气郁滞，疏泄不及，神机闭塞，机窍不为灵动，故神情抑郁少言，治以柴胡疏肝散加减疏肝理气；三焦为气机运行之枢纽，疏肝须开三焦郁闭，配以《温病条辨》治疗"机窍不灵"之三香汤（瓜蒌皮、桔梗、降香、枳壳、郁金、栀子、豆豉）加减宣通三焦，以伸厥阴、少阳抑遏之机，畅其郁闭之气；药后气机有"发越而有外散之象"，但又"欲透不能"，盖因气滞湿停，气郁之外，还有痰湿之郁存在，故再用大柴胡汤合涤痰汤加减，涤痰荡浊，疏达开通，排泻浊阴，畅通三焦气机。由于上下宣通，升降有序，表里透达，机窍顿开。正是"不调神而神自运，不调经而经自通，是意在法中，功在法外"。

第二章
脏 躁

脏躁也称脏燥，是以精神恍惚或神情忧郁、烦躁不安、悲忧欲哭、喜怒无常为主要临床表现的一种病症。本病其实是属于中医的"郁证"范畴，系郁证中的"心神惑乱证型"，由于本病临床常见，且在仲景的《金匮要略》中有"脏躁"这一特指的病症名，故单列一章。

本病症首先记载于《金匮要略·妇人杂病脉证并治》："妇人脏躁，喜悲伤欲哭，象如神灵所作，数欠伸，甘麦大枣汤主之。"指出本病多发于女性，以"喜悲伤欲哭"为特征性的症状；并观察到本病的临床表现非常复杂，变幻多端，用"象如神灵所作"作了恰当的概括。《医宗金鉴》谓："脏，心脏也。心静则神藏，若为七情所伤，则心不得静，而神躁扰不宁也。故喜悲伤欲哭，是神不能主情也；象如神灵所凭，是心不能神明也。"

据文献与本章所摘录的名老中医验案，可知本病症多发于中青年女性，多由情志内伤所致，以忧郁伤神、心神惑乱为主要病机，临床治疗以养心安神为主，并要重视精神调护，祛除诱发或加重本病症的外界精神刺激因素。

脏躁与西医癔症的情感暴发（即癔症性激情发作）颇为类似，部分心神经症、更年期综合征等出现本病症状者，也可参考本病辨证论治。

1. 岳美中——甘润缓急，养心安神法治疗脏躁案

病史：1936 年于山东菏泽县某医院诊一男子，年三十余，中等身材，黄白面色，因患精神病，曾两次去济南某精神病院治疗无效而来求诊。查其具有典型的悲伤欲哭，喜笑无常，不时欠伸，状似"象如神灵所作"的脏躁。遂投以甘麦大枣汤。

处方： 甘草9克，整小麦9克，大枣6枚，药尽7剂而愈，追踪3年未发。

［中国中医科学院.岳美中医案集[M].北京：人民卫生出版社，2005.］

【评析】　本例患者具有典型的悲伤欲哭，喜笑无常，诊断为脏躁无疑。甘麦大枣汤治妇人脏躁，是方是病，医籍屡载；唯男子患此病症，比较少见，药用也只用甘麦大枣汤，效如桴鼓，故首列此案，以示人。岳美中说："是知医学典籍不可不读，不读则无所比较遵循；亦不可死读，死读则刻舟求剑，守株待兔。"岳美中还提示后学者说"更因本病系情志内伤所致，机理复杂，临症须详加辨忻，务求药证相合，不可专恃一方。"值得我们学习。

2. 周筱斋——养心安神，和中缓急法治疗脏躁案

王某，女，已婚。

病史： 心悸，眩晕，恐惧，时而战栗，发时卧床震摇，格格作响，头痛，失眠，寐则多梦，自汗，胸闷，纳差，大便偏干，间日或数日一行，历时数月，症情不减，剧时甚则一日数次战栗。叠进诸药未效。诊查：舌淡，脉细。据证乃作"脏躁"论治。

处方： 拟甘麦大枣汤为主方，随症加味，先后加入酸枣仁、柏子仁、首乌藤、代赭石（先煎）、太子参、茯神、磁朱丸等药。

5剂得效，约服至20剂时，战栗得止，饮食增加，睡眠良好，逐渐恢复正常劳动。四年后因其他疾病来院诊治，言及恙未再发。

［董建华，王永炎.中国现代名中医医案精华[M].北京：北京出版社，2002.］

【评析】　"脏躁"一证，以"喜悲伤欲哭""数欠伸"为特征，但此例患者以战栗、心悸、失眠为主症，并非脏躁的主要表现，何亦也从脏躁？《金匮要略浅注补正》指出"妇人脏躁，脏属阴，阴虚而火乘之，则为燥。不必拘于何脏，而既已成燥，则病证皆同。但见其悲伤欲哭，如神灵所作，现出心病。又见其数欠喜伸，现出肾病。"脏阴虚而燥是其本质，临床中所见的阵发性发作，或较有规律性脏阴虚症状，是脏躁的症状特点。本例患者虽未有悲伤欲哭，但也有情志久郁，血燥伤神，心神失养的心悸、失眠、多梦；战栗，欠伸之重者也，是肝肾同病。据此可知，本例是心肝肾三脏躁同病，而以肝肾较明显，故也属于脏躁。治疗以甘麦大枣汤养心安神，和中缓急为治。随症加入酸枣仁、柏子仁、首乌藤、

代赭石、太子参、茯神、磁朱丸等肝肾同治。药中病机，故效如桴鼓。

本例周筱斋所治脏躁，系非典型脏躁，可知脏躁病在临床上，症状表现有一定差异，诊治仍从脏躁大法，诚如案 1 岳美中所说"是知医学典籍不可不读，不读则无所比较遵循；亦不可死读，死读则刻舟求剑，守株待兔。"

3. 赖良蒲——养心缓肝法治疗脏躁案

邓某，女，32 岁。

刻下症见：头昏冒，喜欠伸，精神恍惚，时悲时喜，自哭自笑，默默不欲饮食，心烦失眠，怔忡心悸，多梦纷纭，喜居暗室。颜面潮红，舌苔薄白，脉象弦滑。

辨证：心肝血虚化热，虚热相搏，扰乱神明。

治法：养心缓肝。

处方：《金匮要略》甘麦大枣汤合百合地黄汤加减。粉甘草 18 克，淮小麦 240 克，大枣 10 枚，炒酸枣仁 15 克，野百合 60 克，生牡蛎（先煎）30 克，水煎服，日服 2 剂。

数剂见效，20 剂痊愈。

［赖良蒲. 蒲园医案 [M]. 南昌：江西人民出版社，1965.］

【评析】 此例患者既有"喜欠伸，精神恍惚，时悲时喜，自哭自笑"的脏躁表现，又有"默默不欲饮食，心烦失眠"的百合病症状，是因心肝血虚，心神不安，治法宗百合地黄与甘麦大枣汤合方加减，配酸枣仁、牡蛎养心安神，滋阴潜阳。养心缓肝，颇为中彀殼，故不易方而愈。

4. 祝伯权——清肝泻火，甘缓安神法治疗脏躁案

陈某，女，34 岁。

病史：因纠纷被殴打，精神失常，哭笑不止，自语谩骂，两目直视，不食不眠，出门游走，二便不调，症已十余日。在当地卫生院服镇静催眠药，开始有效，以后无效，反而前证加剧，有时打其爱人。舌苔白厚。诊其脉沉伏不定，乃以甘麦大枣汤、四七汤和龙胆泻肝汤等方加减治之。

处方：龙胆草 10 克，柴胡 10 克，黄芩 10 克，生地黄 10 克，清半夏 6 克，

茯苓 12 克，川厚朴 6 克，紫苏梗 10 克，小麦 15 克，生甘草 6 克，炒酸枣仁 10 克，木香 6 克。

患者共就诊四次，宗上方服药 8 剂，诸症消除痊愈。

［北京中医医院 . 名老中医经验全编 [M]. 北京：北京出版社，1994.］

【评析】　患者系气怒伤肝，肝气失调，肝木乘脾，脾为生化气血之本，脾伤则气血不足，心失所养，情志失常，故发则为哭笑无常，不能自主，证属脏躁。是以用柴胡、木香疏肝理气；龙胆草、黄芩清足厥阴肝经之热；生地黄滋肾阴、养心清热；清半夏、川厚朴降逆散结，开郁除满；茯苓去饮消痰而能安神；紫苏梗散气开郁；小麦和肝阴、养心血；生甘草泻火补虚、生津缓急，炒酸枣仁养心安神。药后肝气调，肝热清，脾得补得缓，心血得养，则脏气和而哭笑等症自除。

注：四七汤，《太平惠民和剂局方》引《易简方》，《汤头歌诀》云："四七汤理七情气，半夏厚朴茯苓苏，姜枣煎之舒郁结，痰涎呕痛尽能舒。"《易简方》中指出："喜、怒、悲、思、忧、恐、惊之气，结成，状如破絮，或如梅核，在咽喉之间，咯不出，咽不下，此七气所为也。"半夏、厚朴、茯苓、紫苏叶四味药，合用疗七情，故名四七汤。

5. 谌运甫——疏肝解郁，佐以养血安神法治疗产后脏躁案

余某，女，28 岁，1985 年 3 月 6 日初诊。

病史：患者于产前曾水肿，经妇幼保健院诊为"中度妊娠中毒症"。已于 2 月 7 日产婴，出血较多，艾水洗浴后，即出现意识模糊，自言自语，时有哭笑。诊查：现将近满月，恶露犹未净，面黄水肿，贫血貌，严重失眠，梦多。舌体胖嫩色淡，边有黯红斑，苍白不华，脉沉细微弦。

辨证：先有气郁，后由产后血虚引起诸症。

治法：疏肝解郁，佐以养血安神。

处方：炒柴胡 6 克，当归 15 克，炒杭白芍 15 克，川芎 10 克，川郁金 10 克，菖蒲 10 克，紫丹参 15 克，粉丹皮 12 克，青龙齿（先煎）15 克，紫贝齿（先煎）15 克，北沙参 15 克，麦冬 15 克。5 剂。

3 月 11 日二诊：药后神志清楚，不再自言自语，哭笑无常亦止，自我感觉良好，唯稍感全身微痛，食欲虽增，但消化仍差，舌脉同前。原方去北沙参、麦冬，

加广陈皮 10 克。5 剂。

3 月 18 日三诊：面微浮，肤痒，子宫脱垂，脘微痛，均属虚象，再拟益气养血法。处方：炙黄芪 30 克，潞党参 15 克，炒白术 15 克，当归 15 克，茺蔚子 15 克，仙鹤草 15 克，炒杭白芍 15 克，沙苑子、刺蒺藜各 10 克，广木香 10 克，炙甘草 10 克，龙牡（先煎）各 15 克。5 剂。另：五倍子 30 克，分 3 次煎洗熏阴部。

3 月 25 日四诊：前方药继进，面浮、肤痒、子宫脱垂已除，仍稍感少腹沉坠，全身无力，失眠，舌边黯斑已大减，脉细。系气虚未复，血尚未和，再仿前方加减。处方：炙黄芪 30 克，当归 15 克，潞党参 15 克，焦白术 15 克，炙甘草 10 克，升麻 6 克，柴胡 6 克，炒杭白芍 15 克，茺蔚子 15 克，黄精 15 克，藿香梗、佩兰梗各 10 克。7 剂。

〔董建华，王永炎 . 中国现代名中医医案精华 [M]. 北京：北京出版社，2002.〕

【评析】　此例患者似属于产后抑郁症。患者产后出血过多，以致气血两虚，心神失养，复因情志刺激，导致心神涣散，故出现悲伤欲哭等脏躁症状，治疗先投疏肝解郁，佐养血安神法，药用柴胡、郁金疏肝解郁；当归、芍药、川芎、丹参养血柔肝；菖蒲开窍；龙齿、紫贝齿镇心安神；沙参、麦冬滋养心阴；牡丹皮清郁火；二诊加陈皮理气健脾助运化。三诊患者神清，但面浮、肤痒、子宫脱垂，是病本脾气虚，不能运化水湿和清阳下陷，脏器下垂，故大剂补益气血佐升举和胃的补中益气汤加减而收效。

6. 何世英——疏肝降逆，调和心脾法治疗脏躁案

朱某，女，37 岁。1983 年 11 月 3 日初诊。

病史：素有神经衰弱，于今年初因嗔怒而心烦意乱，胸膈憋闷。至 5 月某日洗澡后回家，觉心中烦躁不安，周身无力，并出现不自主的大哭大笑，约达半小时之久。两个月后又复发作，且较前为重，以后则每日均发作。承德某医院诊为神经官能症，给服大量镇静剂，但效果不著，反而病情加重。现日发数次，甚至询问病情即可发作。患者思想压力很大，有厌世之想，走路需人搀扶，生活不能自理。诊查：患者表情淡漠，懒言，多太息，纳可，二便正常，心肺及各项检查未见异常，舌润、尖红、苔白微腻，脉沉缓。

诊断：脏躁。

辨证：肝郁气逆，心脾不和。

治法：疏肝降逆，调和心脾。

处方：菖蒲 10 克，灯心草 3 克，郁金 10 克，莲子心 5 克，竹叶 10 克，紫贝齿（先煎）25 克，珍珠母（先煎）30 克，厚朴花 10 克，佛手花 10 克，代代花 10 克，青皮 5 克，茯神 10 克。

二诊：服药一周，胸膈堵闷减轻，未见哭笑失常，仍时有烦躁太息，精神不安。治法不变。

三诊：病情继续好转，已能上班工作，唯食后腹胀，大便不畅，苔白微腻。心神虽已安定，肝郁亦渐缓解；唯湿浊中阻，滞脾乏运，清浊难分，改拟祛痰理气为主。处方：瓜蒌 20 克，薤白 6 克，青皮 5 克，厚朴花 10 克，佛手花 10 克，香附 10 克，谷麦芽炭各 10 克，莲子心 5 克，菖蒲 10 克，紫贝齿（先煎）25 克。7 剂。

四诊：腹胀大减，一般情况较好，舌苔薄白，脉沉略滑，仍宗上法化裁。处方：醋柴胡 5 克，青皮 5 克，瓜蒌 20 克，紫贝齿（先煎）25 克，竹叶 5 克，朱茯神 10 克，合欢花 10 克，薤白 10 克，厚朴花 10 克，谷麦芽炭各 10 克，桑叶 10 克。

五诊：腹胀消失，一般情况好，停药观察。

［董建华，王永炎. 中国现代名中医医案精华 [M]. 北京：北京出版社，2002.］

【评析】　患者大怒伤肝，肝气凌盛，横逆犯脾，肝逆挟痰上冲，扰动神宅，心火不降，弥漫于清净之府，心神浮动，形诸于外，乃为脏躁之证。

历来诸家对脏躁之治，多宗仲景甘麦大枣法以调理心脾，而本例则为肝郁气逆证，不适于单纯用甘麦大枣汤补虚。何世英洞察病饥，故以疏肝降逆为主，调和心肝为辅。方用菖蒲、郁金、青皮疏肝解郁，紫贝齿、珍珠母降逆安神。莲子心、茯神安神定志，灯心草、竹叶清心火以宁神宅。厚朴花、佛手花、代代花助运健脾，降中有升，使清浊各顺其道，以成斡旋之势。连服匝月，终至痊愈。

7. 步玉如——甘缓养心，清热化痰法治疗脏躁案

巩某，女，42 岁。1985 年 4 月 20 日初诊。

病史：由于精神受刺激，自 1976 年以来胆小易惊，烦急易怒，哭笑无常，

自觉气逆上冲，全身及头部麻木疼痛；经前诸症加剧睡眠不实，纳差少食（每日2～3两），大便燥结不畅。诊查：舌苔黄，脉弦小。

诊断：脏躁。

治法：甘缓养心，清热化痰。

处方：竹茹30克，生姜10克，云茯苓16克，法半夏10克，陈皮10克，炒枳壳10克，炙甘草10克，浮小麦30克，大枣8枚，炒秫米12克。

9月6日二诊：自诉服前方药1剂，大便即变软；服药4剂哭笑无常止。近缘家中事故，则眠差、心烦、纳少复作。脉仍弦滑，舌苔黄腻。证属肝气上逆，心胆郁热，拟清化镇抑，平肝安神。处方：竹茹30克，生姜10克，茯苓16克，法半夏10克，陈皮10克，枳壳10克，甘草10克，浮小麦30克，大枣8克，荷叶3克，合欢皮10克，珍珠母（先煎）30克，刺蒺藜12克，野菊花12克，栀子10克，夏枯草10克，莲子心10克。

药后未见复诊。

［董建华，王永炎．中国现代名中医医案精华 [M]．北京：北京出版社，2002.］

【评析】 本证因情志受挫，精神抑郁，木失条达，中宫壅滞，气血生化乏源，心失所养，神无所归，虑无所定；复因脾运不健，痰邪内生而成。故初诊处以半夏秫米汤化痰燥湿，和胃安神；温胆汤以清化痰热，疏利气机；复以甘麦大枣汤，甘以缓急，养心守神。三方合用，标本相得，方虽杂而法明药当，故神安志定，诸症若失。

8. 颜德馨——食麦祛瘀交替法治疗经前脏躁案

杨某，女，24岁。

病史：患者每次行经前辄有性情变化，表现为性情急躁、多语，但有时也沉默寡言，易怒，夜不能寐，乱梦纷纭，影响工作而来求诊。初诊：经前烦躁，自言自语，易怒，情绪忧郁，时而恐惧，时而哭泣，夜分少寐，多梦，手心灼热，脉细弦，舌苔薄净，巩膜瘀丝，睊周黧黑。乃肝郁气滞，郁久化热，肝经气火上扰，瘀热内阻，阴液暗伤，心病者，宜食麦；瘀滞者，宜逐之，据以立法。

处方：①甘草6克，浮小麦30克，大枣6枚，牡丹皮6克，栀子6克，菊花9克，双钩藤（后下）15克。每日1剂。②柴胡4.5克，生地黄12克，当归6克，赤芍9克，红花9克，桃仁9克，枳壳4.5克，桔梗4.5克，牛膝6克，川芎4克，甘草3克，白薇9克。

每次月经前停服第一方，服用第二方7剂。经上法治疗，缓解1年，恢复如常人。翌年因投考大学，思虑繁重，旧疾复发而来复诊。仍以血府逐瘀汤加入菖蒲4.5克，每日1剂，1个月后康复。

［颜乾麟．国医大师颜德馨[M]．北京：中国医药科技出版社，2011.］

【评析】　"脏躁"属于情志之病，多见于女性。类似西医学中的神经衰弱症、自主神经紊乱、更年期综合征、癔症和精神分裂症（轻型）等。《金匮要略》中云："妇人脏躁，喜悲伤欲哭，象如神灵所作，数欠伸，甘麦大枣汤主之。"自此以降，历代医者论治大多从养心安神，健脾益气施药，常以甘麦大枣汤求治。然临证所见，脏躁一症，大多病程日久缠绵难愈，病情繁杂，变生多端，若仅以上法施药，则取效甚微。颜德馨教授认为脏躁当先辨虚实。大凡情绪不宁，胸胁胀痛，烦闷急躁，易怒善哭，失眠多梦，脉实形盛者，多为实证；若见情志抑郁，心悸少寐，寡言多疑，形体消瘦，病程日久，脉沉细无力，多属虚证。实证者多由情志不舒，肝郁气滞所致，治疗当以疏肝理气，活血化瘀，所谓"木郁者达之，血瘀者逐之"。虚证者多因病久，精血暗耗，心气阴不足，心血亏损，心失所养而致，治疗当以益气养心，宁心安神为主。无论虚实，治疗当重气血，拟疏肝理气，活血化瘀，予以血府逐瘀汤治之。颜德馨教授经验，对于久病、血瘀明显者，若见面部色素沉着，肌肤甲错，形体消瘦，或经行腹痛，月经有血块，或经闭，舌见紫黯，脉细涩者，加服水蛭粉1.5克，或入益母草、泽兰各9克；若见郁郁寡欢，寡言少语者，佐菖蒲、郁金，或以逍遥、柴胡疏肝散之属，可重用柴胡15克，疏肝解郁；若见烦躁不安，心急易怒，有气郁化火者，佐以栀子、牡丹皮各10克，或入黄芩、龙胆草，以清肝泻火；火势盛者，狂躁不安，可重用龙骨、牡蛎等镇潜之品。

9. 何任——养心安神，疏肝解郁法治疗脏躁案

沈某，女，40岁。1974年3月31日初诊。

刻下症见：脏躁烦恚，郁闷失眠，原于焦急，带下频仍，纳滞。

处方：炙甘草6克，淮小麦60克，白术15克，山药30克，枳实6克，白芍9克，

柴胡 4.5 克，焦酸枣仁 12 克，大枣 15 克。7 剂。

4月10日复诊：药后郁闷已解，睡眠安好，自感舒如。以完带法为续。处方：党参 9 克，炙甘草 4.5 克，柴胡 4.5 克，炒白芍 9 克，车前子（包煎）9 克，苍术 6 克，炒荆芥 4.5 克，山药 30 克，陈皮 6 克，焦酸枣仁 12 克，白术 30 克。6 剂。

［何若苹.何任医论选[M].北京：人民卫生出版社，2015.］

【评析】 本案叙症、叙因，简明扼要。缘于焦急，当为肝气郁结，郁而化火；脏躁当是郁火耗伤了心阴血；郁火内扰，心阴血不足，心神失养，而有脏躁、烦恚、失眠；肝郁乘脾，脾虚不运生湿，故有带下、纳滞。治疗处方则以甘麦大枣汤养心补血；合四逆散，疏肝解郁；增入酸枣仁以宁心安神，白术、山药以健脾治带，药皆对症，七剂而脏躁解除。复诊以傅青主完带汤健脾益气，化湿止带，用古方治今病，贵在善于掌握运用，才能得到显著疗效。

10. 谢海洲——滋养肝肾，佐以疏肝法治疗脏躁案

林某，女，39 岁。

病史：1965 年 10 月，适值医疗小分队前往该地巡诊，乃来就医。诉其病情曰：半年前，因其长女突然病故，遂精神恍惚，心悸怔忡，头晕烦躁，夜寐不宁，骨蒸潮热，或悲或喜，反复无常，欠伸频作，时而喃喃自语，时又放声号哭，周身疼痛，引及两胁，其痛楚难以名状。素多忧喜虑，喜叹息。查患者面容憔悴、形体消瘦，神情不能自制，手足心热，舌质偏红、少津、苔少，脉来弦细而弱。曾多方求治，迄今未效。

患者多忧善感、头晕、喜太息，乃肝阴虚，失其条达，风阳上扰之象；周身痛楚牵及两胁，为肝气横逆经脉阻滞所致；或自语或嚎哭，或喜或悲，反复无常，精神恍惚，心悸怔忡，烦躁不宁，舌红少苔，是心血亏虚神不守舍之征；面容憔悴，形体消瘦，脉弦细而弱，乃因脾阴不足，不能为胃行其津液，中焦不健，化源衰微，形体失其所养。况病程迁延半年，阴精气血殆耗较久。骨蒸潮热一症，示痨瘵已现端倪。该病症状繁多，纷纭杂沓，且病势较重，殃及肝、心、脾、肾四脏，然肝气郁，脏阴亏损实为症结之所在。究其病因病证，属脏躁一病无疑。病系肝郁化火，累及中宫，上扰心神，下灼肾阴。《金匮要略》甘麦大枣汤为张仲景治妇人脏躁之首方，意在甘润生阴、补脾养心，滋血柔肝，润肝之体，缓

肝之急。但恐甘麦大枣汤力缓不能胜任四脏俱累之证，取其治脏躁之法，毅然舍其方，选魏之秀一贯煎为主，滋养肝肾，略参疏利，化裁治之。

处方：北沙参9克，川楝子9克，粉丹皮9克，生地黄6克，当归身9克，乌梅3克，枸杞子12克，瓜蒌皮6克，麦冬9克，炙桑白皮6克。水煎服，2剂。

二诊：纳增寐安，诸症悉除，偶觉头晕。拟增疏肝扶脾之品于前方之内，酌加石决明（先煎）8克以平肝息风；刺蒺藜18克以养血柔肝息上扰之阳；山药12克，薏苡仁18克以甘平补脾；石斛6克以养肺胃之阴。再进2剂，病告痊愈。并嘱其家属劝慰开导，以免再发。

［广安门医院．医话医论荟要[M].北京：人民卫生出版社，1982.］

【评析】　患者多忧善感，病系肝郁化火，日久累及中宫，上扰心神，下灼肾阴，以肝气郁，脏阴亏损为症结之所在。谢海洲因甘麦大枣汤力缓不能胜任四脏俱累之证，而取其治脏躁之法，舍其方，选魏之秀一贯煎为主，同病异治也。方中川楝子一味，遂其肝经调达之性，乌梅味酸，取"肝欲酸"补用酸之意。川楝子、乌梅一开一合，相反而相成；牡丹皮凉血活血，凉而不滞，散而不燥，切中病情；瓜蒌皮配桑白皮，有消金抑木之功；用生地黄易熟地黄，乃因中运不健，熟地黄有腻膈之嫌故去之，生地黄养阴清热故取之。诸药协同，共奏滋养肝肾、安神定志之功。二诊再加石决明平肝息风；刺蒺藜养血柔肝息上扰之阳；山药、薏苡仁甘平补脾；石斛养肺胃之阴。如此重症，三诊而愈，除与谢海洲治疗中的精神疏导有关外，更与谢海洲切中病机的用药息息相关。

11.方和谦——和肝养血法治疗更年期脏躁案

韩某，女，48岁。

刻下症见：正值更年期，时感心慌气短，腿软乏力，多虑心烦，胸闷胁胀喜叹息，夜寐多梦，耳鸣如蝉，舌淡、苔白，脉弦细。投"和肝汤"加熟地、黄精6剂，诸症皆愈。

［李文泉．方和谦用"和肝汤"的临床经验[J].中医杂志，1992，33（12）：25-26.］

【评析】　脏躁之症，一般多用甘麦大枣汤治之。方和谦认为脏躁患者"年四十而阴气自半也"，阴之不足表现为肝血心血不足，脏躁患者常伴有肝气郁结，

"和肝汤"可谓柔补通调之剂,既可养血又可解郁,故可达和调阴阳、养心安神之效。

"和肝汤"系方和谦的自拟方,方药组成有当归12克,白芍9克,白术9克,柴胡9克,茯苓9克,薄荷(后下)3克,生姜3克,炙甘草6克,党参9克,紫苏梗9克,香附9克,大枣4枚。"和肝汤"为逍遥散化裁而来。逍遥散为疏肝理脾的常用方剂,为肝郁血虚之证而设。它体用兼顾,肝脾同治,立法用意很为周到。方和谦在此方基础上加用党参、香附、紫苏梗、大枣4味药,使其和中有补,补而不滞,既保留了逍遥散疏肝解郁、健脾和营之内涵,又加重了培补疏利之特色,从而拓宽了逍遥散的用途,调肝以理气,和血而养心安神,故可用于心肝血虚的心神不安之证。

12. 印会河——养心益血法治疗脏躁案

李某,女,年三十余。

病史: 1954年春郁郁寡欢,内心畏怯,渐至不言不笑,畏光,多呵欠,闻声则惊恐倍增,不时悲伤痛哭,涕泪纵横。询之,患者自谓两三个月来身畔经常见有一人跟随,终日不离左右,呼之不应,驱之不退,颇以为累。诊得脉沉细而微,舌白,面色黯然。

《金匮要略》谓:"邪哭使魂魄不安者,血气少也,血气少者属于心,心气虚者,其人则畏,合目则眠,梦远行而精神离散,魂魄妄行。"因之诊为妇人脏躁,以甘麦大枣汤为主。

处方: 生甘草四钱,小麦一两,大枣十枚,当归身三钱,柏子仁三钱,茯神三钱,远志三钱,炒酸枣仁三钱,五味子一钱,赤油桂五分。

煎服3剂而愈。

[印会河.印会河医案[J].中医杂志,1959(9):35.]

【评析】 甘麦大枣汤原方用甘草三两,小麦一升,大枣十枚,药味虽少而用量则大。就这三味药的主要作用来看,印会河认为最根本的是养心益血,脏躁病"邪哭使魂魄不安者,血气少也,血气少者属于心"故用之。本例患者悲伤痛哭、胆怯、幻觉,是"心气虚者,其人则畏,合目则眠,梦远行而精神离散,魂魄妄行",心气虚为主要病理,故以张仲景甘麦大枣汤合柏子养心丸方加减,药用甘草、小麦甘润缓急,补益心气;大枣、当归养心血;柏子仁、酸枣仁、远志、茯神安神定志；五味子收敛心气；滋润之中用小量的肉桂，少火生气，和调阴阳。本案紧遵经旨，看似方药平淡，但与病机丝丝相扣，反佐用肉桂，更知印会河炉火纯青，不愧被称为中医大师，收效自在情理之中。

印会河用甘麦大枣汤治愈脏躁病多例，在此只选取此例示后学者。印会河在使用时，常常配合一部分"养心汤"的药物进去，如兼气虚则用参、芪，心气不收则加远志、酸枣仁、茯神、五味子之类，一般效果良好。看似用药平淡无奇，但据证分析，甘麦配养心汤，能起到很好的养心益气、安神定志的作用。

13. 李振华——健脾养心，解郁安神，清化痰火法治疗脏躁案

赵某，女，33 岁，2005 年 5 月 21 日初诊。

主诉：失眠多梦 1 年余。病史：2004 年 3 月份因事务纠纷致心绪烦乱渐致失眠，经市中医院检查无异常发现，诊断为神经官能症，经服安神补脑液及镇惊养心安神汤剂效果不显，须借助西药方可入眠。3 个月前因情绪波动，失眠加重，现每日服用谷维素，每晚须服艾司唑仑 3 片方可入睡 4 小时左右，且多梦，易于惊醒。白天脑中纷纭，不能自已，心烦，急躁，易怒，常有悲伤欲哭之感，记忆力明显减退，心慌，惊悸，四肢无力，头晕，胸闷气短，全身不定时游走性疼痛。面色萎黄呈慢性病容，精神疲惫。舌体胖大，舌质淡红，苔薄腻，脉数弦。

中医诊断：脏躁（心脾两虚，肝气郁结，痰火扰心）。

西医诊断：神经官能症。

治法：健脾养心，解郁安神，清化痰火。

处方：清心豁痰汤加减。白术 10 克，茯苓 15 克，远志 10 克，柏子仁 15 克，橘红 9 克，半夏 9 克，香附 10 克，小茴香 9 克，胆南星 9 克，石菖蒲 9 克，栀子 9 克，莲子心 6 克，龙骨（先煎）15 克，淡竹叶 10 克，琥珀粉（冲服）3 克，甘草 3 克。15 剂，水煎服。

嘱：自我精神调节，按时作息，适当活动。

2005 年 6 月 8 日二诊：心烦，心悸胸闷气短，急躁，欲哭感及头晕症状大减，现已停服谷维素，每晚服艾司唑仑 2 片可睡 6 小时左右，夜梦减少，唯胃部有时隐痛。舌体胖大，舌质淡红，苔薄腻，脉数弦。上方去淡竹叶，加砂仁（后下）6 克，木香 6 克理气止痛。25 剂，水煎服。

2005年7月6日三诊： 已停服艾司唑仑，夜晚可安稳睡眠7小时左右，精神、饮食及面色均恢复正常，唯走路快时感觉心慌，余无不适。舌体胖大，舌质淡红，苔薄白，脉弦。现诸症基本消失。行走较快感觉心慌，为病后正气未复之象，拟健脾安神，疏肝清火之剂善后。处方：加味逍遥散。当归12克，白芍15克，白术12克，茯苓15克，炒酸枣仁15克，石菖蒲10克，龙骨（先煎）15克，柴胡6克，香附10克，小茴香9克，炒栀子9克，菊花10克，甘草3克。15剂，水煎服。

患者夜寐安，诸症消失而痊愈。2005年12月21日电话随访，知已正常驾驶出租车三个多月，现每晚10时左右即睡，早晨6时许起床，身体一切正常，无任何不适感。

[李郑生，郭淑云．国医大师李振华[M]．北京：中国医药科技出版社，2011．]

【评析】 国医大师李振华先生认为"脾虚肝郁"是脏躁的发病之本；脾宜健、胃宜和、肝宜疏的脏腑生理特性，治疗当健脾以化湿，疏肝以解郁。李振华在治疗妇人痰湿壅盛的经典方剂《女科切要》的导痰汤（半夏、胆南星、陈皮、枳实、茯苓、人参、石菖蒲、竹茹、甘草）基础上，自拟"清心豁痰汤"主治脏躁，方剂组成：炒白术10克，茯苓15克，陈皮10克，半夏10克，香附10克，枳壳10克，郁金10克，乌药10克，栀子10克，莲子心5克，石菖蒲10克，小茴香10克，胆南星10克，甘草3克，琥珀（冲服）3克。每日1剂，水煎，分2次服。功能：健脾疏肝，清心豁痰。主治脏躁，情绪低落，精神萎靡不振，神志恍惚，或精神紧张，情绪激动，暴躁易怒，常伴有头晕头痛，胸闷气短，悲伤欲哭，舌边尖红或稍胖大、苔白厚腻，脉弦细等。

本案患者因事务纠纷所致，未能正确解决，精神长期受到刺激，以致不能自已，心烦，急躁，易怒，常有悲伤欲哭之感，记忆力明显减退等精神症状。其病机为患者忧愁思虑过度，思虑伤脾，脾失健运，湿浊内生，土壅木郁，肝失条达，化火成痰，痰火内盛，上扰心神，心神不宁，魂魄不安而发病，其月经的异常，纳食减退俱为脾虚肝郁，痰火上扰心神之证，治疗以李振华自拟的清心豁痰汤加减，药用白术、茯苓、橘红、清半夏健脾和胃，燥湿化痰为本；郁金、菖蒲开窍醒神；炒栀子、莲子心、竹叶清心肝之火；小茴香、香附、乌药疏肝理气，行气解郁；龙骨、琥珀、远志、柏子仁镇静安神宁志。二诊加砂仁、木香化湿理气和胃；三诊诸症基本消失，改用加味逍遥疏肝养血健脾以收功。李振华不泥守于《金匮要略》所载方药，为中医辨治脏躁提供了新的思路和方法。

第三章
百合病

百合病是一种以精神恍惚，行卧、饮食、寒热均不能自主（欲卧不能卧、欲行不能行、食欲时好时差），以及口苦、尿黄、脉象微数为主要临床表现的疾病。

百合病首见于张仲景《金匮要略·百合狐惑阴阳毒病脉证治第三》，阐述了百合病的病机（"百脉一宗，悉致其病也"）、典型的临床表现（"意欲食，复不能食，常默默，欲卧不能卧，欲行不能行，欲饮食，或有美时，或有不用闻食臭时，如寒无寒，如热无热，口苦，小便赤，诸药不能治，得药则剧吐利，如有神灵者，身形如和，其脉微数"）、详细的辨证施治（百合地黄汤、百合知母汤、滑石代赭汤、百合鸡子汤、百合洗方、瓜蒌牡蛎散、百合滑石散证）等，这些论述和治法方药，一直为后世论百合病者所宗。

《医宗金鉴·订正仲景全书》云："伤寒大病之后，余热未解，百脉未和；或平素多思不断，情志不遂，或偶触惊疑，卒临异遇，因而形神俱病，故有如是之现证也。"指出本病的病因一由热病之后，真阴受损，神失所养，阴虚内热；二由情志不遂，气郁不舒，神志失和。

根据临床表现，百合病与西医的癔症、神经症、抑郁型精神病等疾病的某些表现相似，可以参照本病辨证论治。

1. 程门雪——滋阴安神法治疗百合病案

庄某，男，37 岁，1965 年 4 月 13 日初诊。

刻下症见： 肝升太过，右降不及，烦躁不宁，头痛偏右，眩晕不清，筋脉拘挛，夜寐不安，大便艰，脉虚弦，苔薄腻。甘麦大枣合百合地黄汤加味。

处方： 野百合（先煎）五钱，生地黄四钱，淮小麦一两，炙甘草一钱，炒酸枣仁三钱，川贝母二钱，夜合花二钱，珍珠母（先煎）五钱，大枣四枚。5 剂。

二诊：前诊用百合地黄汤、甘麦大枣汤合法，尚合度，烦躁不寐、头偏痛、眩晕已瘥，筋脉拘挛依然如故。仍守原法加重。处方：野百合（先煎）一两，生地黄四钱，淮小麦一两，炙甘草一钱半，炒酸枣仁三钱，左牡蛎（先煎）五钱，珍珠母（先煎）五钱，大枣四枚。5 剂。

［上海中医药大学．程门雪医案 [M]．上海：上海科学技术出版社，2002.］

【评析】 烦躁不宁、夜寐不安等精神恍惚之症，颇似《金匮要略》所谓"百合病"，是肺阴心营两虚之故，所以用百合补肺阴，地黄滋心营，再配合甘麦大枣汤养心安神，珍珠母介类药潜降，颇有效果。本例用百合补肺以助其右降，又用珍珠母、牡蛎平肝以制其左升，相辅相成，而达到两脏的相对平衡。方中的贝母有两种作用。一是同百合配伍以解郁，二是清肺虚有热之痰，对治疗精神烦躁也起作用。

2. 赵锡武——理气化痰，润养心神法治疗百合病案

孙某，男。

刻下症见：述畏冷，虽三伏而非皮衣不暖，胸闷，脘痛、腹胀。诊查：来诊时值秋季，患者头戴皮帽，身着皮袄棉裤棉鞋。三九之装已俱全，屡治无效。

治法：理气化痰，润养心神。

处方：百合知母汤加味。紫苏叶 12 克，半夏 12 克，厚朴 9 克，生姜 9 克，旋覆花（包煎）12 克，赭石（先煎）15 克，陈皮 9 克，百合 30 克，知母 12 克，生地黄 12 克。

服药一个月后来诊时，冬装已换成适时之秋装，自述已不畏冷，他症已除；唯每于因事急躁时，自胸膈发热上冲，口苦，以上方合小陷胸汤。处方：旋覆花（包煎）12 克，赭石（先煎）18 克，滑石 12 克，紫苏叶 12 克，知母 12 克，百合 30 克，厚朴 9 克，半夏 12 克，生甘草 9 克，川黄连 6 克，蚕沙（包煎）15 克，瓜蒌 30 克。

药后病情已愈，未再复诊。

［董建华，王永炎．中国现代名中医医案精华 [M]．北京：北京出版社，2002.］

【评析】 《金匮要略》云"百合病者，百脉一宗，悉致其病也……如有神灵者，身形如和"言其病变广泛，虽身形无异常，但症如有神灵，临床表现也就多样性。此案叙述比较简短，赵锡武据患者感觉异常，寒热不别，阴阳颠倒，亦是"如有神灵，身形如和"，故诊为百合病；治疗用润养心肺的百合知母汤，与理气化痰的半夏厚朴汤，患者兼有的胸闷、脘痛、腹胀，当系气滞痰湿；二诊胸膈发热，口苦，系痰湿化热，合用治疗小结胸的小陷胸汤，清热化痰散结，而病除。

3. 彭履祥——清除余热，滋养心肺法治疗百合病案

张某，女，34 岁，1974 年 4 月 21 日就诊。

病史：1971 年底患重感冒，高热之后，经常头昏头痛，神志恍惚，失眠少寐，甚则彻夜不眠，苦恼万状。身软乏力，不欲饮食，或食之无味。常口苦、尿黄，舌尖红，苔薄白，脉略弦数。系热病之后，余热未尽，心肺阴伤，百脉悉病。治宜清除余热，滋养心肺。

处方：百合一两，生地黄三钱，知母三钱，滑石三钱，首乌藤一两，牡蛎（先煎）一两。

连服 5 剂，稍有好转，守方 15 剂后，热去津还，百脉调和，半年以后偶遇，据云亦未复发。

［成都中医药大学老中医经验整理组. 成都中医学院老中医医案选 [M]. 成都：成才中医药大学，1977.］

【评析】 本例发于"感冒高热"之后，温热病邪，从口鼻而入，伤人则熏灼心肺，消烁津液，病去而阴液未复，心肺阴虚。心主血脉而藏神，肺主气、朝百脉而司治节。心肺阴虚，心伤则神明无主，故精神恍惚，失眠；肺伤则百脉失养，治节不行，故行、食等皆不能自主；口苦、尿黄、脉略弦数，心肺阴虚内热之象，亦尤在径说的"全是恍惚去来，不可为凭之象。唯口苦，小便赤，脉微数，则其常也"。因此，诊为百合病。治疗以百合润肺清心，益气安神；生地黄、知母养阴清热；滑石清热并使热邪从小便而走；首乌藤、牡蛎养心安神。热去津还，百脉调和，而病愈。

4. 盛循卿——润养心肺，凉血清热法治疗百合病案

刘某，女，12 岁，1974 年 10 月 3 日初诊。

主诉：高热之后，日晡低热，延来半年有余。诊查：口苦溺赤，情绪时静时躁，神志恍惚，意欲食而不能食，寤而不寐，脉象微数，口干舌燥。

诊断：百合病。

处方：百合地黄汤加味。百合 15 克，生地黄 12 克，制玉竹 12 克，青蒿梗 10 克，炙甘草 10 克，炙白薇 10 克，炒知母 10 克，地骨皮 10 克，炒谷芽 12 克，淮小麦 15 克，大枣 15 克。

二诊：进前方药 5 剂后，低热已除，烦躁较宁，寤寐略安，胃纳渐振。拟原方药再进 4 剂。

三诊：寤寐已安，纳谷亦香，口苦口干已愈，精神日趋正常。拟前法加减。处方：制玉竹 12 克，炙白薇 10 克，淮小麦 30 克，炙甘草 6 克，地骨皮 10 克，生白芍 10 克，蔓荆子 10 克，茺蔚子 10 克，炒僵蚕 10 克，白芷 4.5 克，刺蒺藜 10 克。5 剂。

［董建华，王永炎. 中国现代名中医医案精华 [M]. 北京：北京出版社，2002.］

【评析】 本证为大热伤津，心肺阴虚，心阴不足则神不明，出现精神恍惚；肺阴内损，百脉受累。《金匮要略》云："百合病年，百脉一宗，悉致其病也。"由于阴虚日久，必生内热，故有口苦、尿赤、脉象微数等热象。百合地黄汤加玉竹、知母，增强生津之力；地骨皮、青蒿、白薇以除虚热，炙甘草、大枣、小麦养心神缓急躁，谷芽和胃以生津，连服九剂，病情基本好，十四剂则津复热除，精神复平。

5. 何任——滋阴清热，安神清心法治疗百合病案

徐某，女，30 岁。

病史：因家庭不和，工作不顺，郁闷日久。近月复受外感，身热头痛。愈后不久，始则烦躁易怒，精神不宁，继则沉默少言，不能睡眠，行动懒乏，似热无热，似寒无寒，衣裳不整，夜不合目，小便黄赤，口苦苔腻，脉微数。某医院诊断为精神分裂症。

治法： 滋阴清热，安神清心。

处方： 百合 15 克，生地黄 18 克，炙甘草 9 克，淮小麦 30 克，大枣 20 克，淡豆豉 9 克，焦栀子 9 克。

5 剂后烦躁减轻，夜寐渐安。治疗 1 个月后，症状基本消失。

［陈永灿.国医大师何任治疗神志病经验拾零 [J].中医药通报，2011，11（1）：15-16.］

【评析】 患者先因于情志所伤，复因热病液耗之后，心肺阴伤。阴不足，阳有余，则神情不宁，沉默少言，少寐，似热无热，似寒无寒，口苦，小便赤，脉微数之百合病。百合地黄汤、甘麦大枣汤和栀子豉汤，三方治疗百合病，是何任应用经方的宝贵经验。他说："三方合用，对百合病之阴伤有热者，实为有效之剂，且无任何不良反应。余临证试验甚多病例，恒喜用之。"陈永灿跟何任体会，何任治疗神志病，非常重视经方的灵活运用；三方除治疗百合病、脏躁、虚烦外，可推而广之。只要有阴血不足，心火较旺，心神不宁见症，所有神志病都可用之。诚经验之谈！

6. 张琪——滋阴潜阳，收敛神气法治疗百合病案

卫某，女，37 岁，1979 年 9 月 21 日初诊。

病史： 因与邻居不和，长期心情抑郁。于 1976 年 10 月开始自觉有人与自己说话，开始声音小，继则声音大。至 1978 年加重，甚至在嘈杂声中，幻听说话之声亦不减弱。某日曾幻听有人教以持刀刎颈，幸被家人发现，未致肇事。经当地各医院精神科会诊，有谓神经官能症者，有谓精神分裂症者，皆未能定，经中西医治疗无效，来哈尔滨市投亲求诊。诊查：除上述表现外，精神痴呆，表情淡漠，沉默不语，少眠多噩梦，恐惧，心悸，头昏。舌尖赤苔白干，脉象浮滑。

诊断： 百合病。

辨证： 阴虚阳浮，神不归舍。

治法： 滋阴潜阳，收敛神气。

处方： 百合 50 克，生地黄 20 克，生龙骨（先煎）20 克，生牡蛎（先煎）50 克，远志 15 克，麦冬 15 克，五味子 15 克，茯苓 20 克，陈皮 15 克，甘草 10 克，竹茹 15 克。

10月4日二诊：服药10剂，精神好转，痴呆之状有明显改善，有时眉宇之间微露笑容。幻听仍有，但较少较好，自言自语大为好转。再以前方增减加重养心之剂。处方：百合50克，生地黄20克，生龙骨（先煎）20克，生牡蛎（先煎）50克，远志15克，麦冬15克，茯苓20克，合欢花30克，小麦50克，甘草15克，大枣6枚、五味子15克。

10月16日三诊：服药10剂，精神状态进一步好转，时有笑容，能入睡5～6个小时，噩梦减少；仍幻听有人说话，但已大减，自言自语能够控制。脉象浮滑，舌苔薄干，继用前方药治疗。

10月30日四诊：服上方药10剂，精神恍惚明显好转，睡眠好转，噩梦减少；但仍有幻听，声音已小。胸烦闷。脉象沉，继用前方药稍加理气之剂。处方：百合50克，生地黄20克，生龙骨（先煎）25克，生牡蛎（先煎）20克，合欢花20克，甘草15克，小麦50克，大枣6枚，香附15克，柴胡15克，青皮15克，赤芍15克，陈皮15克。

11月13日五诊：服上方药12剂，病情继续好转，精神状态大为改观；但仍有幻听，已极轻，胸烦闷，脉沉。改用疏郁活血理气之剂。处方：桃仁25克，香附15克，青皮15克，柴胡15克，半夏15克，木通15克，陈皮15克，大腹皮15克，赤芍20克，紫苏子15克，桑白皮15克，甘草15克，小麦50克，大枣5枚。

服上方药10剂后，幻听基本消失，睡眠亦好，食纳增加，谈笑自如，神色较前判若两人。嘱停药观察。

［董建华，王永炎．中国现代名中医医案精华[M]．北京：北京出版社，2002．］

【评析】　本案诊断为百合病，似与《金匮要略》百合病的症状"欲食不食、欲卧不卧、欲行不行"不甚符合，但神志恍惚、精神不定的表现则完全相同，故亦诊断为此病。根据《诸病源候论》及《医宗金鉴》，谓本病除起于伤寒大病之后者外，也可由于平素情志不遂所引起，与本案的致病因素十分符合。

精神魂魄各安其所，则生机勃勃，精力健旺，《黄帝内经》有五神脏之说。阴虚阳浮则神魂游荡，悠悠忽忽，幻觉幻听，此本实病机之所在，治用百合地黄汤合龙骨、牡蛎及甘麦大枣汤，滋阴潜阳益心气，收摄浮越之神气，使归其宅，诸症大减；最后尚遗有幻觉，心胸烦闷。考虑此属气血凝滞于心窍，神气为之所阻，是以余症未能充全消除，改用《医林改错》癫狂梦醒汤以活血疏郁，治之而愈。

7. 刘茂林——清心养肺，滋补肝肾法治疗百合病案

邱某，女。

病史：患者的丈夫在一次突发事件中罹难，患者奔赴现场，悲痛欲绝，数次晕倒在地。事后昼则食少，夜不成寐，整天默默无言，常欲卧又起，欲行又止；近来时而思水，复不能饮；像是怕冷，又不欲衣；意欲食，又不能吃，病已半月余。观其形证，表情淡漠，精神恍惚，沉默寡言，面色㿠白，两颧潮红，唇舌有小疮，舌红缺津，诊其脉弦细微数。问其所苦，自述头晕目眩，心悸耳鸣，口苦咽干，尿少黄赤，时时自汗。证实由意外精神创伤，忧思过度郁结化火，阴血暗耗所致。因心主血脉，肺朝百脉，阴虚内热，热伏血中，故百脉俱病，从而形成以心肺阴虚内热为主要病理变化的百合病。

处方：北沙参30克，生百合30克，生地黄15克，栀子12克，麦冬15克，知母12克，川楝子10克，白茅根30克，水煎服。

上方连服9剂后，精神、语言、饮食均已有所好转，脉亦较前缓和；舌上生津，唇舌疮疡已愈，唯有头晕、少眠、自汗；又见善太息，喜悲伤欲哭。遵《金匮要略》"妇人脏躁，喜悲伤欲哭……甘麦大枣汤主之"之意，以前方去白茅根，加浮小麦30克，大枣10枚，杭白芍15克，炙甘草6克，继服。

上方连进12剂，诸症悉愈。

后嘱其服天王补心丹（每日早晚各服1丸）以善其后。

[孙继芬. 黄河医话[M]. 北京：北京科学技术出版社，2005.]

【评析】《医宗金鉴》说本病是由"伤寒大病之后，余热未尽，百脉未和，或平素多思不断，情志不遂，或偶触惊疑，卒临景遇，因而形神俱病，故有如是之现证也。"本例实由意外精神创伤，忧思过度郁结化火，阴血暗耗所致。因心主血脉，肺朝百脉，阴虚内热，热伏血中，故百脉俱病，从而形成以心肺阴虚内热为主要病理变化的百合病。心失血养，神明失守，故见心悸，神志恍惚，以及衣食住行皆若不能自主之势；血虚头面失荣，则头晕，面色㿠白；两颧潮红，口苦咽干，时时自汗，舌红缺津，唇舌生疮，脉弦细微数，尿少黄赤等，均为阴虚内热所致。病久不愈，由心肺阴虚而致肝肾精血不足，故有目眩、耳鸣等证。一

诊方由百合知母汤合一贯煎加减而成，目的在于清心养肺，滋补肝肾。刘茂林曰："因其时时自汗，《金匮要略》有云：'百合病发汗后者，百合知母汤主之'；合一贯煎之理在于：病属'子盗母气'心病及肝，'母令子虚'肺病及肾，故心肺阴虚日久，必致肝肾精血不足，合一贯煎，恰投病机。"二诊方中用浮小麦善养心阴，止汗尤佳；加杭白芍合川楝子，以强其疏肝养肝之力。刘茂林在临床上凡遇符合阴虚内热之病机者，在辨证论治的基础上，以上述3方为主体，适当配合清骨散，通常达变，见效守方，多获良效。

8. 郭志远——滋肾济心，柔肝养心，清肺宁心法治疗百合病案

王某，女，51岁，2006年6月7日初诊。

病史： 患者因家事不和，郁闷成疾，近日精神恍惚，少言寡语，坐立不安，似寒如热，欲睡而不得眠，食而无味，口苦微渴，小便黄赤，舌淡红、苔少薄黄，脉微数。证属肝失疏泄，气郁化热，热扰心神，颇似仲景之百合病，余未加思索便拟百合汤加味。处方：百合50克，生地黄30克，酸枣仁、知母各10克，甘草5克。8剂，每天1剂，水煎服。药后病情如故，而延郭志远诊治。郭志远辨证后拟黄连阿胶汤治之。

处方： 黄连5克，鸡子黄（冲服）1枚，阿胶（烊化）、白芍、当归、五味子、酸枣仁各10克。

服2剂，症大减，续服4剂病痊愈。

［曾伟刚，焦敏.郭志远教授应用经方治验2则［J］.新中医，2007，39（4）：73.］

【评析】 郭志远教授认为，百合病乃心肺阴虚，热扰心神所致。百合甘润而微寒，具有养阴润肺，清心安神之功，故仲景单用一味疗疾，"百合病"之名由此而来。现代人饮食多为荤素结合，甚则以荤为主，体质由此变化，而以草木之百合滋润，药力远不及阿胶、鸡子黄等血肉有情之品。黄连阿胶汤出自《伤寒论》，原用于治疗伤寒少阴病化热证。郭志远认为，方中黄连清心君之火，阿胶与鸡子黄配伍，滋填真阴以上济心火，濡养肝血而兼润肺燥，佐以白芍之酸涩，收敛阴气，摄魂宁心。如《黄帝内经》所言"形不足者温之以气，精不足者补之以味"。诸药合用，滋肝肾而功在心肺，水火相济，君相两清，功似百合而远胜于百合，共奏滋肾济心、柔肝养心、清肺宁心之功。

魏念庭《金匮要略方论本义》说"百合病，用百合，盖古有百合之名，即因用百合一味而疗此疾，因得名也"，误导了诸多医家，在治疗百合病时，拘泥于百合一味药。《金匮要略》"百合病者，百脉一宗，悉至其病也"明确给出了百合病的概念，是百脉导致的病，书中第七条原文"百合病，渴不瘥者，用后方主之"的瓜蒌牡蛎散方，就没有用百合。郭志远认为"百合滋润，药力远不及阿胶、鸡子黄等血肉有情之品"而用黄连阿胶汤治疗此病，也是发张仲景治疗未言之旨矣。

9. 伍炳彩——调肝解郁，养心安神法治疗百合病、脏躁案

贾某，女，24岁，2016年5月30日初诊。

病史：两个月来无明显诱因出现少食少言，静默喜卧，身体肌肉僵硬，悲伤欲哭，易饥饿，易紧张，胆怯易惊。平素对自己的生活管束较严，长期独自在国外学习。舌体稍胖，苔白稍腻，咽红，脉弦不静，寸尺偏浮。

辨证：肝郁血虚，心神不宁，兼有湿热。

治法：调肝解郁，养心安神，兼清湿热。

处方：银翘马勃散合甘麦大枣汤合百合地黄汤。金银花10克，连翘10克，马勃5克，牛蒡子10克，射干10克，浮小麦30克，大枣4枚，生甘草6克，百合12克，生地黄10克，7剂。

2016年6月6日二诊：药后诸症日渐好转。刻下症见：纳寐安，精神体力较前好转，二便平，仍静默少言，肌力正常，时悲伤欲哭，近期压力较大，喜叹息，自主运动量较少，情绪仍消沉，偶心烦，流泪，出汗减少，全身汗出，仍易疲劳、胆怯易惊。近2个月来月经推迟，量色正常，无血块。舌红苔白稍腻，脉弱寸旺。守初诊处方，7剂。

2016年6月13日三诊：诉自6月7日开始出现烦躁、恐惧、躁动不安，甚则时有轻生念想，情绪低落，时有悲伤流泪，对外界刺激敏感，时觉胸闷，易叹气，食欲差，食后无所苦。近日汗出较多，眠浅，易惊醒，烦躁不安，二便平。舌质红苔薄黄，咽稍红，脉沉稍数寸浮。处方1（汤剂）：守初诊处方加茯苓10克，杏仁10克，7剂。处方2（安神定志丸）：茯苓10克，茯神10克，远志10克，石菖蒲10克，龙齿（先煎）10克，党参15克，5剂。上为细末，蜜丸为梧桐子大，每日2次，每次9克，开水冲服。

2016年7月4日四诊：服药后易受惊吓好转，仍悲伤欲哭、易叹息，烦躁好转，纳眠可，二便调。月经2个月未至。舌淡红苔薄白，脉弦寸浮。处方1：汤剂守三诊处方加淡豆豉10克，焦栀子10克，7剂。处方2：丸剂守安神宁志丸。

2016年7月11日五诊：服药后胆怯、悲伤欲哭较前好转，自主活动量较前增加，烦躁好转，叹息减轻。刻下症见：仍感胆怯、悲伤欲哭，喜叹息，声音小，偶尔烦躁，食欲一般，食量小，眠浅易醒，二便平，脉滑。月经2016年7月10日，量中等，色鲜红。处方：汤剂守四诊处方加首乌藤10克，7剂；丸剂同前。

2016年7月18日六诊：病情好转，叹息、悲伤减少，会和家人交流，纳眠可，舌苔稍腻，脉软稍滑。处方：汤剂守五诊处方加赤小豆10克，白豆蔻仁（后下）6克；丸剂同前。

2016年7月22日七诊：药后悲伤欲哭减轻，叹息减少，睡眠较深，纳食增加，和家人交流仍少。现双侧额头近太阳穴处疼痛，近期较易头晕，不伴呕吐，无天旋地转，眠至午夜12点醒来，夜尿1次，喜热食，偶打嗝，口不干不苦不黏，汗出少，大便两天1次或一天数次，成条，小便平，无胸闷心慌。舌边尖红苔黄，咽红，脉软寸旺。处方：汤剂守六诊处方加刺蒺藜10克，7剂；丸剂同前。

2016年8月1日八诊：精神较前明显好转，能正常与人交流。处方：汤剂、丸剂均守七诊处方善后。

［钟石秀，吴向武．伍炳彩运用经方治疗抑郁证验案1则 [J]．江西中医药，2017，48（2）：47-48．］

【评析】　此患者病情复杂，涉及肝、心、脾、肾等脏，表现为食少懒言，静默喜卧，身体肌肉僵硬，悲伤欲哭，易饥饿，伍炳彩教授认为其与《金匮要略》中百合病的描述"意欲食复不能食，常默默，欲卧不能卧，欲行不能行，饮食或有美时，或有不闻食臭时，如寒无寒，如热无热"相符，有心肝血虚的症状，故用百合地黄汤；此患者有喜悲伤欲哭，易紧张，胆怯易惊，脉弦不静等症，伍炳彩教授认为其与《金匮要略》中"妇人脏躁，喜悲伤欲哭，象如神灵所作，数欠伸，甘麦大枣汤主之"相吻合，且患者平时对自己要求严格，长期在外留学压力较大，导致肝失疏泄，心阴受损，故用甘麦大枣汤；此外患者还有咽红、胸闷等症状，咽喉为诸经脉循行交会之处，诸经病变均可在咽喉有所反映，伍炳彩教授临证颇重视咽喉的望诊、问诊，常言诊察咽喉实有司外揣内、见微知著之妙，银翘马勃散主入手少阴心经，可清心火，利咽除湿。胸部乃心、肺寄居之所，故胸闷一症多与心、肺二脏气机不畅有关，而导致气机不畅的原因，伍炳彩教授认为以湿、痰、饮、瘀邪为多，此患者观其症状乃痰湿郁阻，肺气不畅，郁久化热所致，故用银翘马勃散清痰郁之热，加茯苓杏仁甘草汤宣肺化痰除湿，使门户升合正常，气机升降有序。投以丸剂安神定志丸，补益气血，祛邪安神，使精血日渐恢复，五脏得以藏神。

伍炳彩教授以善于治疗各种疑难杂症而闻名。精神情志疾病常涉及多个脏腑，临证时常须兼顾各脏腑或须分步治疗，因证施治，可一法独施或数法交替使用，贵在知常达变，谨守病机，随证变法，此案可谓典范。

10. 仝小林——养阴清热安神法治疗百合病案

李某，女，57 岁，2009 年 6 月 10 日就诊。

主诉：口腔、口唇黏膜反复溃疡 3 年。病史：2006 年因生气，食辛辣后出现口腔、口唇黏膜溃疡反复发作 2 个月，至当地医院就诊，诊断为扁平苔藓，给予维生素 B_{12}、维生素 C、秋水仙碱、口炎清、白芍总苷治疗，黏膜溃疡仍反复发作，每因食刺激性食物发作，自服阿奇霉素后可缓解。因口腔溃疡疼痛难忍，不能食硬物及热食，常年以流质饮食为主。刻下症见：口腔、口唇黏膜溃疡、疼痛，牙根酸痛。左侧头面时有窜痛，每于生气时反复发作。畏寒、时有汗出，五心烦热，心烦易怒，时有胸闷气短。呃逆，饮食可，咽干，二便可，眠差，多梦。时悲伤欲哭。晨起咯黄痰。舌干少苔，根部苔黄，脉弦。既往体健，孕 7 产 1，55 岁绝经。

中医诊断：百合病。

西医诊断：扁平苔藓。

辨证：阴虚燥热。

治法：养阴清热安神。

处方：生百合 30 克，生地黄 30 克，知母 30 克，黄连 15 克，牡丹皮 30 克，炒酸枣仁 45 克，14 剂，水煎服，每日 1 剂。

2009 年 6 月 24 日二诊：服上方 14 剂，口唇黏膜溃疡疼痛减轻，牙根酸痛减轻，已能进米饭、葡萄等稍硬食物。左侧头面窜痛减轻，心烦易怒减轻。遇冷则双足抽筋，无五心烦热，仍胸闷气短，晨起咯黄痰。二便调，纳可，眠差，夜间易醒，余无不适。舌干，舌苔根部黄，底瘀，脉弦数。

处方：上方加重生地黄 120 克，酸枣仁 120 克，加五味子 9 克。14 剂，水煎服，每日 1 剂。效不更方，后以上方为基础方加减，门诊随诊。

2009 年 8 月 5 日复诊：口腔溃疡明显好转，现仅左侧颊黏膜处有一直径 0.5 毫米左右的溃疡，仍牙根酸软，能进馒头、脆饼干等食物，仍不能食花生、苹果等坚硬食物；咽干痛明显减轻；足抽筋较前减轻；仍头部窜痛，时头痛，时眼痛，时牙痛；情绪不稳定，易怒。睡眠改善，仍眠欠安多梦。血压 135/100 mmHg，舌苔厚、底滞，脉偏弦略数。处方：百合 30 克，生地黄 120 克，知母 30 克，黄芪 30 克，黄连 30 克，紫苏叶 9 克，炒酸枣仁 60 克，五味子 15 克。

2009 年 8 月 26 日复诊：口腔溃疡、牙痛消失，时有牙酸，能正常饮食几乎所有食物。咽干、咽痛消失。睡眠较前好转，睡眠时间 6 ~ 7 小时，夜尿 0 ~ 1 次 / 晚，烦躁易怒，纳可。头痛已基本愈。血压 125/80 mmHg，舌干，舌底滞，脉数偏弦。处方：百合 15 克，生地黄 120 克，知母 30 克，炒酸枣仁 30 克，生牡蛎（先煎）120 克，黄芩 30 克，黄连 30 克，五味子 15 克。以本方服用汤剂 14 剂后，改制水丸，9 克，每日 2 次。随诊 1 年，口腔溃疡未复发，睡眠安。

［周强，赵锡艳，逄冰，等 . 仝小林教授应用百合地黄汤、百合知母汤验案分析 [J]. 中国中医急症，2013，22（4）：581-582.]

【评析】　百合为治疗百合病的专药，百合地黄汤、百合知母汤为治疗百合病的主方。仝小林教授临床常两方合方，诸药同用。百合润肺止咳，清心安神。主治肺病久嗽，咳唾痰血；热病后余热未清，虚烦惊悸，神志恍惚；脚气浮肿等。《日华子本草》载："（百合）安心，定胆，益志，养五脏。治癫邪啼泣、狂叫，惊悸，杀蛊毒气，熁乳痈、发背及诸疮肿，并治产后血狂运。"百合既能清热，又能养阴，善"解利心家之邪热则心痛自瘥"（《本草经疏》），为治疗精神性疾病安神定惊的要药。生地黄，味苦甘，气寒，沉也，阴也。乃补肾家之要药，益阴血之上品，长于滋阴清热，又能凉血，"其补阴补血之功。气味和平，凡脏腑之不足，无不可得其滋养"（《本草正义》）。知母甘寒润，能滋阴清热，其用有：泻无根之肾火，肃清龙雷；疗有汗之骨蒸；止虚劳之热；滋化源之阴。故能滋肺肾之阴，又清肺肾之热，既可清实热，又可滋阴而清透虚热。百合、生地黄、知母 3 药配合，具有滋肺肾之阴，清虚热凉血之功。仝小林教授指出运用此方当以剂量取胜，百合为食疗药物，用药安全，治疗失眠等情志疾病当重用 30 ~ 60 克为君。患者阴虚燥热，臣以生地黄、知母。用生地黄而非熟地黄，因生地黄长于清热又不如熟地黄滋腻，重用 60 ～ 240 克以养阴清热凉血。知母为质润滋阴而清虚热。临床运用时见失眠者，加酸枣仁、五味子；见口疮者，加生黄芪、生甘草；火热盛，见便秘或大便黏腻、苔黄厚腻者，加黄连、黄芩；阴虚甚，见口干渴重者，加生牡蛎、玉竹、五味子等；肺热甚，见咽痛、黄痰者，加紫苏叶、黄芩；肝火旺，见心烦易怒者，加郁金、白芍、柴胡、酒大黄；肝气郁滞，见情绪抑郁者，加白矾、郁金。仝小林教授指出治疗有缓急之分，治疗也有轻重之分，剂量有大小前后之别，有是证，用是药，更要用是量。

第四章
梅核气

梅核气病症，以其发如梅核窒碍咽喉，故名。如《古今医鉴》说："梅核气者，窒碍于咽喉之间，咯之不出，咽之不下，核之状者是也。"

本病症早在秦汉时期，就有相关的记载，如《灵枢·邪气脏腑病形》中"胆病者，善太息……恐人将捕之，嗌中介介然，数唾"；张仲景《金匮要略·妇人杂病脉证并治》说"妇人咽中如有炙脔"；齐仲甫《女科百问》则将其喻为"状如破絮"；《赤水玄珠·咽喉门》："梅核气者，喉中介介如梗状"。凡此种种，虽然病名各异，但皆指梅核气而言。

综述文献，参阅下述名家医案，可知本病症多见于青中年女性，多因情志抑郁而起病，咽中梗塞的感觉与情绪波动密切有关，在心情愉快、工作繁忙时，症状可减轻或消失。而当心情抑郁或注意力集中于咽部时则梗塞感觉加重。证属痰气郁结者多，病久也可以气郁化火、火盛伤阴、瘀血内生等。治疗以理气化痰为主。

本病主要见于神经症的癔球综合征，又称为咽部异物感症，也称咽喉神经官能症、癔球症、咽喉部阻塞感、咽球综合征等。

本病症亦属于中医"郁证"范畴，但由于以突出的咽喉症状为主，是目前临床中常见到的病症，故单列一节。

1.蒲辅周——开胸降逆法治疗梅核气案

张某，男，42岁，1964年5月27日初诊。

病史：1963年4月起，自觉咽喉不舒畅，渐有梗阻之象，继则食道天突穴处似有堵物，咯之不出，咽之不下，西藏数家医院皆疑为肿瘤，患者心情更加忧郁，据述某些中医认为工作繁忙，劳累致虚，服中药共200多剂，病情亦未改善，自觉梗阻之物增大如鸡子，妨碍吞咽，甚则微痛，不能吃硬的食物，经常大便秘结难解，便秘时伴有腹胀且痛，咽喉更觉不舒，不思饮食，胸部不适，平时常有头晕头痛，形体渐瘦，特来北京诊疗，在某医院检查，已除外食道癌，食道亦未发现其他异常，唯十二指肠有痉挛现象，自觉症状依然如前，近4日未大便，脘腹胀满，伴有嗳气厌食，得矢气较舒，小便黄，工作劳累之后常有心跳心慌，睡眠不安，多梦，1961年曾在新疆手术切除肠系膜囊肿。脉觉弦迟，舌质正红，苔薄白带秽。

辨证： 气滞热郁，三焦不利。

治法： 开胸降逆。

处方： 全瓜蒌15克，薤白9克，法半夏9克，黄连2.4克，炒枳实3克，郁李仁6克，川厚朴4.5克，降香（后下）3克，路路通6克，姜黄3克。3剂。

6月1日二诊： 服药后喉部堵塞感减轻，肠鸣矢气多，腹胀转松，食欲好转，大便每日1次，量少成形，睡眠略安，脉沉弦有力，舌质正常，秽腻苔减。续调三焦，宣通郁热，以原方加通草3克，续服5剂。

6月6日三诊： 服药后腹胀已除，矢气亦少，小便已不黄，饮食接近正常，唯大便干燥难解，有时只能便出杏核大的黑色粪块，咽部已觉舒畅。脉沉弦细，舌正苔退。原方去黄连，加柏子仁6克，火麻仁（打碎）9克，连进5剂。

6月8日四诊： 服上药2剂后，大便转正常，精神转佳，若吃硬物咽喉尚有轻微阻滞，因工作关系，明天即将离京，患者自觉病除八九，脉缓有力，舌质正常无苔，郁热已解，肠鸣渐和，宜继续调和肝胃，并清余热，嘱将5剂汤药服完后，继续再服丸剂1个月，以资稳固，每日上午煎服越鞠丸6克，以解郁热；每晚用蜂蜜30克，冲开水和匀服，以资阴液。并嘱改善性情急躁，庶不再生此病。

［高辉远．蒲辅周医案［M］.北京：人民卫生出版社，2005.］

【评析】 该患者心情素急，容易生气，肝郁乘脾，脾运失健，生湿聚痰，致病之初，痰气郁结于胸膈之上，故自觉咽喉不舒畅，渐有梗阻之象；咽喉有梗阻之物，疑惑为肿瘤，而情绪更加抑郁，"思则气结"病情渐增无减。盖气行于三焦，气本无形，忧则气滞，聚则似有形而实无形，气机阻滞，气滞于上焦，故咽阻有物、叹息、胸闷；气滞于中焦故脘腹胀、嗳气、不欲食；气滞于下焦，则大便不通、矢气；气滞日久则化热，热郁则耗津伤液，故便秘、小便黄；气滞生痰日久，故苔腻带秽。此患者虽系梅核气，但病的重点不只是上焦气郁，而是属于上、中、下三焦均不利。故蒲辅周用经方半夏厚朴汤、诸瓜蒌薤白汤、小陷胸汤等加减，用全瓜蒌苦寒下气，开胸散中下焦之结气，而宽畅胸膈；薤白辛散温通，通阳行气宣上焦郁结；法半夏、黄连辛开苦泄，枳实、厚朴除中焦结气；瓜蒌配半夏、枳实又有化痰蠲饮之功；郁李仁泄肝而兼通利阳明，除下焦气滞；降香解血中滞气，路路通、姜黄皆疏畅气机之品。改变了前医作虚治，避免滋腻之品，壅滞气机，助长郁热，而无实实之弊。

在治疗过程中，反复给患者分析病因病机，对疾病起了很大作用。蒲辅周常说："七情内伤之病，说理劝导，使其思想开朗，心情舒畅，杜绝致病诱因，再以药石调理，可达事半功倍之效。"

2. 吴少怀——行气开郁，降气化痰法治疗学生梅核气案

顾某，女，15 岁，1966 年 2 月 17 日初诊。

病史：久苦胸闷，气短，太息，前额胀痛，咽中如有物贴之，咽之不下，咯之不出，呛咳少痰，饮食可，二便调。检查：舌苔薄白，脉沉弦滑。

辨证：痰气凝结，肺胃失于宣降。

治法：行气开郁，降气化痰。

处方：半夏厚朴汤加减。紫苏叶 3 克，半夏 6 克，厚朴 4.5 克，茯苓 6 克，炒杏仁 3 克，炒枳壳 3 克，生枇杷叶 6 克，旋覆花（包煎）4.5 克，生甘草 3 克。水煎服。

服药 3 剂，诸症消失。

［王允升，张吉人，魏玉荣.吴少怀医案 [M].济南：山东科学技术出版社，2021.］

【评析】 此例患者咽中梗阻，如有物贴之，咯之不出，咽之不下，太息、脉沉弦滑，是由七情郁结，气滞痰阻，上逆阻于经络所致。治疗上主要以行气开郁、降逆化痰为原则，郁开则气行痰消，诸症自除。吴少怀认为此患者同时兼有久苦胸闷、气短、太息、呛咳、前额胀痛，皆是痰气凝结，肺气不宣，胃失和降之症，必须药因症用，故在半夏厚朴汤的基础上，合以茯苓杏仁甘草汤，在降气化痰的同时加强宣肺健脾的作用。再加枳壳、生枇杷叶行气和胃，旋覆花降逆和肝。药味不过九味，然配伍精炼，剂量也轻，3 剂取效，久病获愈。可见治病须辨证明确，方与法合，用药在精不在多，切不可以药堆积乃为胜。

3. 吴考槃——理气化痰法治疗梅核气案

赵某，女，32岁。

刻下症见： 咽中如有物阻，吞之不下，吐之不出，颈转不利，胸闷，脉涩。此即《金匮要略》所谓"炙脔"是也。

治法： 理气化痰。

处方： 半夏厚朴汤加味。洗半夏9克，厚朴9克，茯苓12克，紫苏叶6克，鲜生姜6克，葛根9克，黄药子9克，凤凰衣3克。3剂。

二诊： 诸恙悉退，嘱怡情悦志，以免复发。原方加绿萼梅5克。3剂。

［董建华，王永炎. 中国现代名中医医案精华 [M]. 北京：北京出版社，2002.］

【评析】 本例亦为典型的梅核气，故吴考槃治疗也用治梅核气的良方半夏厚朴汤。因患者脉涩，气滞较甚，有气病及血之虞，故再加葛根、黄药子、凤凰衣、绿萼梅，增强其宣络解郁散结之效也。而二诊时吴考槃嘱怡情悦志的话虽简，而其意甚远。

4. 李克绍——理气养阴法治疗梅核气案

患者，1980年12月3日初诊。

病史： 十五年前因受凉而发热恶寒，咽喉肿胀经治疗好转，但咽喉部有异物感，咯之不出，咽之不下，咽唾受阻。西医检查：喉部慢性充血，咽后壁淋巴滤泡增生。诊为慢性咽炎。曾多处求治，疗效不显而转请李克绍诊治。诊查：舌质稍红，苔薄白，脉细数稍弦。

处方： 麦冬12克，玄参10克，半夏10克，白薇9克，桂枝3克，紫苏梗3克，甘草3克。

服上方药5剂后，咽部异物感大减。嘱其原方药继服10剂。后来信告知，病已痊愈。

［董建华，王永炎. 中国现代名中医医案精华 [M]. 北京：北京出版社，2002.］

【评析】 本患者慢性病久，痰气交阻。祛痰当应理气，故以麦冬配半夏，养阴而不滞腻，开结而不伤津，佐以少量紫苏梗，更能增强散结之功。由于咽喉慢性充血，故以白薇凉降入血分，配桂枝辛温以畅血行。尤其桂枝一味，有行血通阳之效，凡病久服凉药太多，致局部血行不畅者，此为必用之药，可谓反佐使用出奇功，十五年沉疴仅治半个月而愈。

5. 何世英——养阴润燥，活血化瘀法治疗梅核气案

骆某，女，54岁，1983年9月21日初诊。

病史： 1982年10月中风后感咽部堵闷，语声低微，唇舌麻木，口燥而苦，咽干少津，无食欲，口中和，曾服中药二百余剂，无明显效果。诊查：舌质黯红，舌面干光，脉沉弦细数。

辨证： 中风之体，肝肾阴亏，津不上承，兼有血瘀。

治法： 养阴润燥，活血化瘀。

处方： 茺蔚子15克，桃仁10克，红花10克，天花粉10克，佩兰10克，麦冬10克，石斛10克，知母10克，玄参10克，金果榄10克，锦灯笼10克，佛手花10克，炒麦芽10克。6剂。

二诊： 口苦有所减轻，食欲略增，唾液亦有所增加，说话时仍觉咽部堵闷，午后感觉疲劳。处方：佩兰10克，炒麦芽10克，香橼10克，枇杷叶10克，麦冬10克，石斛10克，生地黄10克，玄参10克，茺蔚子15克，桃仁10克，红花10克，天花粉10克，知母10克，川贝母10克。7剂。

三诊： 药后未觉有效果，考虑为减去金果榄、锦灯笼治标之剂所致，仍当标本兼顾。处方：青黛5克，诃子10克，金果榄10克，玄参10克，麦冬10克，佩兰10克，桃仁10克，红花10克，炒麦芽10克，知母10克，天花粉10克，香橼10克，锦灯笼10克。14剂。

四诊： 上方药服第5剂后，症状明显好转，说话清晰有力，一改过去低微音调。口燥、咽干、口舌麻木均大减，咽部堵闷感消失，食欲增进，饮食已有滋味，精神转振，舌质由紫黯而干转为色红，仅舌心尚微褪。脉由沉弦细数转为沉缓。根据脉证，显系气机通畅，阴津来复上承，药既中病，治法不变，但可去活血化瘀之药，更增益阴生津之力。处方：炒麦芽10克，诃子10克，天花粉10克，金果榄10克，玄参12克，知母10克，麦冬15克，青黛5克，锦灯笼10克，

陈皮 10 克。14 剂。

［董建华，王永炎. 中国现代名中医医案精华 [M]. 北京：北京出版社，2002.］

【评析】 本例患者曾罹中风，系瘀血内阻、阴虚阳亢之体，虚热上蒸，津不上承，咽喉失养，故咽干燥而堵闷不适，以致语声低微，纳食不香。首诊治疗用玄参、麦冬、石斛、天花粉等养阴润燥，用桃红等活血化瘀，金果榄、锦灯笼等利咽治标；二诊时因去治标之品，效果稍差，后治标本兼顾而获得好的效果。可见辨证施治必须全面分析，衡量标本虚实多少，既要抓住其本，但又不可顾此失彼，才能获得捷效。

6. 董建华治疗梅核气案

🍅 病案 1：解郁散结，清化痰热法治疗梅核气案

韩某，72 岁，女，1987 年 12 月 3 日初诊。

病史： 咽中不适，如有炙脔，咯之不出，咽之不下，胸中窒闷，腹胀纳呆，罹疾十余年，每逢生气加重。舌红苔黄厚而干。脉细弦滑小数。

辨证： 痰气郁结，痰热内阻。

治法： 解郁散结，清化痰热。

处方： 旋覆花（包煎）10 克，广郁金 10 克，香附 10 克，全瓜蒌 15 克，栀子 10 克，黄芩 10 克，芦根 20 克，清半夏 10 克，陈皮 10 克，香橼 10 克，紫苏梗 10 克。6 剂。

药后咽中梗阻感减轻，胸闷腹胀缓解，始能进食，苔黄厚化薄，脉细弦滑。守法继续调治月余，咽梗大愈。

［麻仲学. 董建华老年病医案 [M]. 北京：世界图书出版公司，1994.］

【评析】 本例即梅核气是也。《金匮要略》记载："妇人咽中如有炙脔，半夏厚朴汤主之。"所提出的治疗方法亦经久不衰，沿用至今。然验之临床，是方每嫌药力单薄，故本例董建华治疗，守古意而不泥其方。取旋覆花、郁金、香附、陈皮、紫苏梗、香橼解郁行气；全瓜蒌、栀子、黄芩、芦根、半夏清化痰热。原评云，董建华用是方于临床加减运用，治疗本病每获良效。

病案 2：开胸散结，和胃化痰法治疗梅核气案

茅某，男，25 岁，1977 年 8 月 27 日初诊。

病史： 咽部如有物发堵已三年，经五官科多次检查，诊为慢性咽炎。近三个月来更觉胸部及胃脘有气窜走疼痛，喜太息，口干苦，饮食尚可，大便结，曾用抗生素、止痛药等西药及半夏厚朴汤、牛黄解毒丸等中药疗效不显。就诊时咽部有轻微胀痛感，舌质红苔薄而腻，脉象弦细而滑。

辨证： 气滞热郁，痰气结阻。

治法： 开胸散结，和胃化痰。

处方： 全瓜蒌八钱，薤白三钱，丹参四钱，檀香（后下）一钱半，砂仁（后下）一钱半，黄连一钱，山豆根三钱，菖蒲一钱半，广郁金三钱，藿香梗、紫苏梗各三钱。6 剂。

9 月 3 日二诊： 药后症减，咽喉发堵已不明显，胸及胃脘仍有窜痛，再以原方出入。藿香梗、紫苏梗各三钱，全瓜蒌六钱，黄芩三钱，法半夏三钱，郁金三钱，苍术三钱，厚朴一钱，薏苡仁五钱，香附三钱，滑石五钱。6 剂。

9 月 12 日三诊： 咽堵近除，胸部仍感闷，口干，舌尖红苔黄腻，脉弦细，守原法加清热生津之味。处方：旋覆花（包煎）三钱，郁金一钱半，川芎一钱半，香附一钱半，川楝子三钱，全瓜蒌一两，芦根一两，天花粉四钱，厚朴花一钱半，连翘三钱。服 6 剂，诸症近期消失。

［杜怀棠，田德禄，侯力那．董建华医案选 [M]．北京：北京中医药大学东直门医院，1978.］

【评析】 梅核气多因七情郁结，凝痰结气所致，应用传统方半夏厚朴汤以调气散结，每每有效，但本案屡用此方却不效，原因何在？细审脉证，知患者不仅痰凝气滞，且有气郁日久化热、灼津之象，非单纯调气散郁能建功；且患者还有便秘、脘胀痛，是病变不只限于上焦气滞，而是三焦气机不利，治用瓜蒌开胸散结，薤白通阳行气，半夏、黄连辛开苦降，砂仁、藿香梗、紫苏梗理气和胃，疏利肠胃气滞，郁金疏肝解郁更用菖蒲化痰开窍，山豆根清热解毒利咽，檀香理膻中之气滞，丹参活血化瘀，是以服药后，咽部堵塞感即减，咽堵好后，伤阴现象较重，最后在开胸散结之中，辅以天花粉、连翘、芦根治热生津之品善后，所以，在辨证论治中，既要掌握常法，又要运用变法。

7. 朱宗云——平肝理气，佐以滋阴法治疗梅核气案

陈某，女，57 岁。

刻下症见：咽部异物感，似痰卡阻已半年，咽之不下，吐之不出，进食正常，胸闷不适，夜寐多梦，平素性情急躁，遇事易怒，咽部轻度充血，脉细弦，舌偏红苔薄白腻。症属阴分不足，肝气上逆。治拟平肝理气，佐以滋阴。

处方：八月札 9 克，绿萼梅 4.5 克，代赭石（先煎）12 克，旋覆花（包煎）9 克，川楝子 9 克，郁金 9 克，海浮石（先煎）12 克，石斛 12 克，玄参 9 克。7 剂。

二诊：咽梗好转，口干改善，近日痰多而黏，胸闷未解，苔脉如前，上方去川楝子，加竹茹 9 克，白残花 4.5 克，再进 7 剂。

三诊：咽梗明显好转，黏痰减少，咽仍干，脉细弦，苔薄白。原法更进，善其后。上方加女贞子 9 克。7 剂。

［上海市卫生局．上海老中医经验选编 [M]. 上海：上海科学技术出版社，1980.］

【评析】 患者平素性情急躁，肝火偏亢，火郁日久必伤阴，即"郁则气滞，久必化热。热郁则津液耗而不流，升降之机失度，初伤气分，久延血分"（华岫云）。梅核气者，初伤气分，痰气郁结，可用半夏厚朴汤辛温苦降；若久延血分，郁火伤阴，则非所宜矣。应"用药大自以苦辛凉润宣通，不投燥热敛涩呆补，此治疗之大法也"。本例脉细弦，提示久病入血，郁热伤阴，故药用代赭石、旋覆花、海浮石降气化痰；八月札、绿萼梅、川楝子、郁金理气解郁而不伤阴；石斛、玄参滋养肝肾之阴，与大队理气药同用，理气而不伤阴，养阴而不呆腻，符合苦辛凉润宣通之法，用之而获效。

朱宗云系上海朱氏喉科奠基人，认为梅核气，虽表现为咽部梗阻不适，但究其根源，实为七情郁结，气机失调，治疗以疏肝理气，解郁化痰为主，又因气郁长久，郁而化热，故治疗中应兼顾阴津，常选用理气不伤阴，养阴不助湿的药物，如八月札、绿萼梅、郁金、制香附、白残花、海浮石、白芍、麦冬、生甘草等，用于肝郁化火，痰火交阻之梅核气者，往往有良效。

注：白残花，别名野蔷薇，为蔷薇科植物白残花的花朵，性味苦、涩，寒。能清暑热，化湿浊，顺气和胃。理气而不燥，且能止血活血。

8. 汪履秋——养肺胃，清气泻火，消痰法治疗梅核气案

李某，女，50岁，1993年2月19日初诊。

病史：胸闷咽喉似痰阻塞1个月，开始疑为支气管炎，他医用多种抗生素无效。似有痰阻于胸膈咽喉，痰白黏，吐之不出，口苦而干，苔黄腻干燥。

辨证：病者疑虑重重，气郁化火，火郁生痰，气血痰交阻不化，实为梅核气。

治法：养肺胃，清气泻火，消痰。

处方：南北沙参各10克，麦冬10克，半夏10克，厚朴5克，紫苏梗10克，黄连3克，栀子10克，郁金10克，桔梗5克，甘草5克，木蝴蝶3克，桑白皮10克，瓜蒌皮10克，竹茹10克。

服7剂后自感轻松，咽堵痰黏渐化，原方去厚朴，加牛蒡子，继服自愈。

[叶果强. 汪履秋诊治精神神经系统疾病验案[J]. 南京中医药大学学报，1997，13（4）：232-233.]

【评析】 本例患者系疑虑重重，气郁化火，火郁生痰，气血痰交阻不化，痰气搏结于咽喉所致。治疗用例方半夏厚朴汤导痰开郁顺气，消痰治之；加栀子、黄连清郁热泻火，加沙参、麦冬疗郁火伤阴、清养肺胃；加木蝴蝶、桑白皮、瓜蒌皮及二诊所加牛蒡子，利咽喉化痰热治疗病之标。药中病机，两诊而愈。

9. 路志正治疗梅核气案

病案1 宣肺利咽，理气化痰法治疗梅核气案

栗某，男，72岁，1991年4月10日初诊。

病史：咽部如有物阻十余年，或左或右，咯吐不出，吞咽不下，有时咳吐少许黄黏痰，症状亦不减。咽干，重时胸闷如窒。饮食无碍，二便如常。舌质黯红，苔薄黄，脉弦滑。自以为患"噎膈"，精神负担很重，多处延医，久治无效。慕名就诊于路志正。

辨证：肺窍不利，气郁痰阻。

治法：宣肺利咽，理气化痰。

处方：浙贝母9克，杏仁9克，青果10克，玉蝴蝶6克，紫苏叶（后下）6克，清半夏10克，厚朴花10克，醋香附10克，云茯苓15克，旋覆花（包煎）

10克，炒枳壳 10 克，赤芍 10 克，6 剂。并嘱其戒绝烟酒，勿急躁抑郁。

4月17日二诊：咽部觉舒，胸闷口干消失。舌脉同前。上方去旋覆花、紫苏叶，加竹茹 12 克，胆南星 3 克，6 剂。

9月24日三诊：诸症已失，昨晚思虑失眠，晨起又有咽部堵闷，舌黯红，苔薄黄，脉弦滑。于前方中加入养心安神之品：杏仁 10 克，浙贝母 9 克，玉蝴蝶 6 克，竹茹 12 克，胆南星 3 克，清半夏 10 克，茯苓 15 克，厚朴花 12 克，赤芍 9 克，醋香附 10 克，莲子 12 克，炒柏子仁 12 克，6 剂。另予炒酸枣仁（打碎）50 克，每次 6 克，泡水代茶饮。

1 个月后患者来告，药后未再复发。

【评析】 路志正认为，虽梅核气多见于妇人，男子亦不少见。素嗜烟酒或心胸狭隘、长期精神抑郁之人易患此证。嗜烟酒者，刺激咽喉，初时无碍，久之疾成，即为"喉痹"或"梅核气"，欲绝此证，首当戒绝烟酒，方能药到病除；若由情志因素得之，思想开导又为首务。此患者两种病因皆有，忽略其一，难以奏效。路志正释曰：梅核气属中医学"郁证"范畴，主要病机为气结痰阻。此例虽为十年之疾，但病位仍在咽喉，脉证合参，宣肺利咽，仍为正治。

［刘兴山，徐庆会.路志正治疗梅核气验案四则 [J]. 北京中医杂志，1992（5）：3-4.］

病案2　化浊祛湿，摄胆和胃法治疗梅核气案

李某，女，35 岁，1991 年 5 月 29 日初诊。

病史：患者半年前因情志刺激而出现咽部堵闷如有物阻，渐延至胸部，曾做胃镜，食道未见异常，示慢性浅表性萎缩性胃炎。患者平素急躁易怒，讲话稍多即声嘶欲呕，胃脘嘈杂不适，纳呆，二便正常。舌质黯红，苔薄黄腻，脉弦滑。

辨证：痰热湿阻，胆胃失和。

治法：化浊祛湿，摄胆和胃。

处方：紫苏叶（后下）6 克，杏仁 10 克，薏苡仁 15 克，云茯苓 12 克，郁金 9 克，茵陈 12 克，竹茹 12 克，清半夏 12 克，旋覆花（包煎）9 克，枳壳 10 克，甘草 3 克，6 剂。

1991年6月5日二诊：胸部舒畅，咽喉于急躁之后有堵闷感，胃脘嘈杂已除。舌苔薄黄，脉弦。湿浊已去大部，复加宣肺利咽之品。处方：紫苏梗 9 克，桔梗

10克，杏仁10克，枇杷叶12克，旋覆花（包煎）9克，牛蒡子10克，胆南星3克，竹茹12克，清半夏9克，赤芍10克，炒枳壳10克，甘草3克，7剂后，症状消失。连续讲课90分钟无任何不适。路志正嘱之，注意调摄饮食，移情易性庶不再发。

［刘兴山，徐庆会.路志正治疗梅核气验案四则 [J].北京中医杂志，1992（5）：3-4.］

【评析】 该患者性情急躁，肝气郁滞，肝病及脾，痰湿漫生，终致胆虚痰热内蕴，胃失和降。路志正仿温胆汤意，调治半月余而收全功。路志正认为，若忽略"湿邪"，则痰去，湿可复聚成痰；气舒，湿邪仍阻于三焦，焉能得愈。针对其病因，路志正嘱咐患者，注意调摄饮食，移情易性庶不再发。

10. 屠金城——理气化痰，清热散结法治疗梅核气案

徐某，女，48岁。

病史： 自觉咽中有异物感已两年。曾至某医院查：怀疑食道憩室。胃镜提示：未见异常。几经中西医治疗罔效，故请屠金城诊治。刻下症见：异物感近四个月来加重，咽中时时如梗状。饮食尚可，每逢情志不畅则更甚。胸部憋闷，善喜叹息，口干口苦，两目干涩发酸，时有黄痰如块，但量不多，舌质红苔黄厚腻，脉象沉弦滞。

辨证： 此患者平素多愁善感，肝气抑郁，"气有余便是火"，肝气郁久化热，与痰交滞，凝聚而成，气不得宣畅，上阻于吭嗌之间而作。

治法： 疏肝解郁，理气化痰，清热散结。

处方： 海浮石（先煎）10克，旋覆花（包煎）9克、广郁金9克，黛蛤散（包煎）15克、昆布12克，生牡蛎（先煎）20克、瓜蒌皮15克，苦桔梗9克，粉丹皮9克，青陈皮各6克，川厚朴9克，7剂。

二诊： 药后胸憋好转。咽中梗阻仍作，大便四日未解，时感烦躁。上方加生大黄（包煎）9克，焦栀子9克，7剂。并嘱其见大便即停用生大黄，另配散结灵5片，内消瘰疬丸1/3袋，每日服2次。

三诊： 药服第5剂后，顿感咽中梗阻似乎减轻，胸憋再减，口苦亦轻，情绪稍好。上药再进7剂，丸剂续服。

四诊： 自感咽部明显好转，余症皆减，舌苔黄厚腻渐退，大便时有黏腻之物

排出，唯时感午后稍头晕，舌质红，脉细数且沉。辨证：药中病所，肝气疏调，痰热渐退，阴虚显现，再拟以理气散结，清热养阴之法调之。处方：昆布10克，夏枯草12克，黛蛤散（包煎）15克、粉丹皮10克，苦桔梗9克，生牡蛎（先煎）30克，广郁金9克，生地黄12克，麦冬12克，双钩藤（后下）12克，生石决明（先煎）30克，赤白芍各12克，7剂。丸药散结灵5片，杞菊地黄丸1丸，每日服2次。

五诊： 头晕已两日未作，余症悉减。上方上药加减又进2个月左右，随访病已痊愈。

［金宇安.屠金城临床经验集萃[M].北京：中国中医药出版社，1994.］

【评析】 此例患者平素多愁善感，肝气抑郁，气滞生痰，"气有余便是火"，肝气郁久化热，与痰交滞，凝聚而成，气不得宣畅，上阻于吭嗌之间而作。苔黄厚腻，脉象沉弦滞，提示本例患者系顽痰积热内伏、气机郁滞较甚，治疗亦当用重剂，药用海浮石、黛蛤散、瓜蒌清热化痰兼清肝火；旋覆花、桔梗化痰兼宣降气机；郁金、牡丹皮解郁而又能清肝热；昆布、牡蛎化痰散结滞；青陈皮、厚朴理气降逆，合用达到疏肝解郁，理气化痰，清热散结之功。二诊加大黄使痰热从下分泄；加散结灵等中成药，加重理气散结之力，使沉积之顽痰结气得散。四诊药中病所，肝气得舒，痰热渐除，而阴虚之象显露，在理气化痰散结的基础上，加滋养肝肾之阴之品而收功。

注：①散结灵片，处方来源于明代《外科正宗》小金丹方，组成：草乌（甘草、炙金银花）、木鳖子、地龙、乳香（醋炙）、没药（醋炙）、枫香脂、五灵脂（醋炙）、石菖蒲、当归、香墨。功能活血止痛，消结解毒，用于阴疽初起，皮色不变，肿硬作痛，瘰疬鼠疮。②内消瘰疬丸，方见于《医学启源》卷三方，由夏枯草、玄参、青盐、海藻、川贝母、薄荷、天花粉、海蛤粉、白蔹、连翘、熟大黄、生甘草、生地黄、桔梗、枳壳、当归、硝石等组成。治痰凝气滞的痰核瘰疬，颈项瘿瘤。

11. 吕继端——活血祛瘀，化痰散结法治疗梅核气案

张某，男，43岁，1993年1月14日初诊。

病史： 诉咽部如有物堵塞已有2年，伴有声音嘶哑，经五官科检查，诊断为

声带息肉，建议手术摘除，患者拒绝，转诊中医，曾用半夏厚朴汤、牛黄解毒丸等中药治疗不显。就诊时声嘶较重，说话沙哑难辨，咽部如有物梗塞，吞吐不下，伴局部疼痛，舌黯红苔白，脉弦细。

辨证： 痰瘀阻滞。

治法： 活血祛瘀，化痰散结。

处方： 当归、桃仁、赤芍各 12 克，辛夷（包煎）、川芎、甘草各 6 克，红花、射干、川牛膝、陈皮各 10 克，生地黄、香附各 15 克，生葱 5 根，浙贝母 24 克。

1 月 27 日二诊： 药后症减，咽部堵塞已不明显，疼痛豁然而愈，守上方去辛夷、生葱，加杏仁 10 克。

2 月 6 日三诊： 咽堵已除，舌红苔白，脉弦细，守 1 月 14 日方去川牛膝、生葱、辛夷，加旋覆花（包煎）10 克，法半夏 12 克。服药 7 剂，诸症消失，声音恢复正常，经五官科复查，声带息肉完全消散。

［邱德文，沙凤桐．中国名老中医药专家学术经验集 2[M]．贵阳：贵州科学技术出版社，1995．］

【评析】 梅核气多因七情郁结，凝痰结气所致，传统方半夏厚朴汤以调气散结多获良效。本案屡用此方化裁，收效不显，原因在于患者久病致痰凝、血瘀、气滞，咽喉经脉不利，非单纯调气散郁所能建功，经用活血化瘀散结之法而愈。初用桃仁、赤芍、川芎、红花活血化瘀，使凝阻之瘀血得以祛除，配当归、生地黄养血活血，使瘀血去而又不伤血；浙贝母化痰散结，射干解毒利咽，川牛膝破血行瘀，引血不行，以降上炎之火，辛夷载药上行，使药力发挥于咽部，甘草缓急，通百脉以调和诸药。二诊虑其辛散太过，去辛夷、生葱，加杏仁宣达肺气。至三诊，虽病已向愈，但虑其痰瘀交结不去，原方去川牛膝、生葱、辛夷，加旋覆花开结下气、消痰，法半夏加强化痰散结而告愈。

12. 单兆伟——清养润肺，化痰利咽法治疗梅核气案

顾某，男，58 岁，1996 年 5 月 8 日初诊。

病史： 慢性咽炎病史 5 年，经练气功而缓解。两个月前因感冒咳嗽而诱发。咽中如有炙脔，吞之不下，吐之不出，干咳咽痒。经服先锋Ⅵ、氧氟沙星等多种抗生素无效。舌质红，苔薄黄，脉细弦数。

辨证：肺失润养，夹有郁热。

治法：清养润肺，化痰利咽。

处方：百合固金汤加减。①南北沙参各 12 克，麦冬 15 克，石斛 15 克，生地黄 15 克，玄参 10 克，百合 20 克，黄芩 10 克，木蝴蝶 3 克，冬瓜子 15 克，枸杞子 10 克，桔梗 5 克，甘草 3 克。7 剂。②木蝴蝶 2 克，枸杞子 5 克，胖大海 3 克，麦冬 5 克，西洋参 2 克。泡茶频饮，每日 1 剂。

5 月 16 日二诊：药后诸症均有好转，唯冷气等外界刺激后，仍有阵发性干咳，舌红苔少脉正。上方去生地黄、玄参、冬瓜子，加生黄芪 15 克，白术 10 克，防风 5 克；泡茶方去胖大海，加石斛 10 克。继进 14 剂而愈。

［范小珍，王九林. 单兆伟杂病验案三则 [J]. 中医文献杂志，1997（1）：27−28.］

【评析】　咽喉为肺之门户，喉为肾之主。《类证治裁》说："肺为音所自出，而肾为之根，以肺通会厌，而肾脉挟舌本也。"肺肾阴虚，咽喉失却滋养而使咽部异物感持久不消。《医学举要》云："肺必燥金，为水之母，阴损于下，则阳孤于上，水涸金枯，火过于燥，肺燥则痒，痒则咳不能已。"考阴虚之由，多为热病后期，邪热灼伤，加之滥服抗生素，或早用苦寒，失之浮散，遏伏外邪，苦寒伤阴。故当务之急，重在养润。养阴以沙参、麦冬、玄参、石斛、百合、生地黄、枸杞子；润喉则以桔梗、甘草、木蝴蝶；黄芩、冬瓜子清热化痰。

泡茶频服法起局部养润之作用，其中西洋参乃为益气养阴之最佳品。对于此类病证，单兆伟喜用泡茶法，每获良效，值得学习。

第五章
奔豚气

　　奔豚气，简称奔豚，是指患者自觉有气从下（多起自少腹）上冲（可到胸脘、咽部，甚至头部）的病症（气如急窜奔走的小猪），发时痛苦异常，不发则如常人的一种病症。

　　《说文》曰："奔，走也。"《辞源》谓豚为"小猪"。奔豚一词最早见于《黄帝内经》，但《灵枢·邪气脏腑病形》"肾脉急甚为骨癫疾；微急为沉厥奔豚，足不收，不得前后"之"奔豚"为下肢不能前后活动的病，与本章节的奔豚气不是一个病。《难经》中亦有记载，《难经·五十六难》中"肾之积名奔豚，发于少腹，上至心下，若豚状，或上或下无时，久不已，令人喘逆骨痿少气"。此"奔豚"为五积之一，因"积为有形"，《难经》所说的肾积奔豚也应是腹中之有形积块，也与当前的奔豚不是一个概念。

　　东汉张仲景在《伤寒论·辨太阳病脉证并治》提及奔豚病证治，而在《金匮要略》中更是单列一篇（"奔豚气病脉证治"），对奔豚的病因（"皆从惊恐得之""发汗后"）、临床特征（"气从少腹起，上冲咽喉，发作欲死，复还止"）做了较为详细的描述，并制订出具体而有效的治疗方药（奔豚汤、桂枝加桂汤等），影响至今。张仲景所论之奔豚，是本章节所说之奔豚。

　　根据文献研究，结合本节所选名老中医验案分析，本病病因多为惊恐、忧思、焦虑、悲伤、暴怒、委屈等情志因素。病机多为肝郁化火，气逆上冲；或为心肾阳虚，阴寒或水饮上冲，治疗给予平肝降逆或温阳散寒降逆。目前，由于生活节奏的加快，本病症的发病率有上升的趋势，故也将本病症单列一节。

　　奔豚气，多见于现代医学的神经症、癔症、更年期综合征等。部分胃肠疾病、腹主动脉异常搏动等，有类似表现者，也可参考本病症进行辨证治疗。

1. 张子琳——大补阳气，温中散寒法治疗奔豚气案

崔某，男，40 岁，1971 年 4 月 20 日初诊。

病史： 自觉腹部脐周有一积块，顶冲跳痛。急性发作时，上吐下泻，出冷汗。本病从六七岁开始一直未愈。现在，食欲欠佳，腹痛畏冷，手足不温，二便一般。苔白，脉沉迟。

辨证： 沉寒痼冷，盘踞中焦。

治法： 大补阳气，温中散寒。

处方： 理中丸合附子汤加减。炒白芍 10 克，焦白术 10 克，干姜 10 克，东参 9 克，炮附子 10 克，茯苓 10 克，炙甘草 5 克。

4 月 29 日二诊： 上方服 2 剂后，食欲、二便均好，手足转温，不畏冷但仍脐腹疼痛，往上顶冲，不拒按。脉沉紧。宜继用暖肝降逆，温阳理气。处方：茯苓 10 克，半夏 10 克，陈皮 10 克，炒白芍 12 克，炙甘草 5 克，川楝子 10 克，荔枝核 10 克，高良姜 6 克，吴茱萸 6 克，小茴香 10 克，肉桂（后下）6 克，牛膝 10 克，沉香（后下）5 克。

5 月 1 日三诊： 上方服 2 剂后，脐腹痛、顶冲见好，腹内舒服，食欲增进。脉沉紧较缓。诸症向愈。继服原方 4 剂，以巩固疗效。

［赵尚华. 张子琳医疗经验选辑 [M]. 太原：山西科学技术出版社，1996.］

【评析】 本例张子琳辨为沉寒痼冷，盘踞中焦，肝肾之气上逆冲心。治用理中汤合附子汤加减大补阳气，温中散寒。药后二诊阳气渐复而气上顶冲未愈，系水饮未除，用茯苓桂枝甘草大枣汤合程钟龄奔豚丸加减，通阳化饮，暖肝降逆，温阳理气，因其气逆太甚，故加牛膝、沉香增加降逆之力。数十年之顽疾，三诊竟获良效，张子琳用药经验，值得玩味深思。

2. 岳美中——调和阴阳，平冲降逆法治疗奔豚气案

故乡老友娄某的爱人，年七十，患呕吐腹痛一年余，于 1973 年 4 月 16 日偕同远道来京就诊。询其病状，云腹痛有发作性、先呕吐，即于小腹虬结成痞块而作痛，块渐大，痛亦渐剧，同时气从小腹上冲至心下，苦闷"欲死"。既而冲气渐降，痛渐减，块亦渐小，终至痛止块消如常人。按主诉之病状，是所谓中医之

奔豚气者，《金匮要略》谓得之惊发，惊发者，惊恐刺激之谓。患者因其女暴亡，悲哀过甚，情意经久不舒而得此症。

处方：桂枝加桂汤。桂枝 15 克，白芍 9 克，炙甘草 6 克，生姜 9 克，大枣（劈）4 枚。水煎温服，每日 1 剂。

4 月 30 日二诊：共服上方 14 剂，奔豚气大为减轻，腹中作响，仍有 1 次呕吐。依原方加半夏 9 克，茯苓 9 克，以和胃蠲饮。嘱服 10 剂。

5 月 13 日三诊：有时心下微作冲痛，头亦痛，大便涩，左关脉弦，是肝胃气上冲，改予理中汤加肉桂（后下）、吴茱萸，以暖胃温肝，服后痊愈回乡。两个月后函询未复发。

［中国中医科学院. 岳美中医案集 [M]. 北京：人民卫生出版社，2005.］

【评析】　本例患者因其女暴亡，悲哀过甚，心神大伤，心阳不足，不能制约肾水，心肾不交，肾阴气冲逆而上，而发奔豚气。病虽肾阴上冲，但其本在于心阳不振，故治疗当以温心阳降逆气为主。《神农本草经》言桂枝"主上气"，《本经疏正》说其"曰利水，曰下气"，用桂枝加桂汤，温心阳降逆冲，二诊再加半夏茯苓蠲饮；三诊据脾胃为后天之本，健脾温中阳，以补先后天之阳气，善后。岳美中云："桂枝原治上冲证，若加重其量，自可治气上冲甚欲作奔豚者无疑了。"方剂用量，至关至要，"桂枝汤原本治太阳中风、汗出、发热、恶风证。而仅加桂枝量后，则治奔豚气。因此医生在处方用量上，岂可以掉以轻心"。

3. 俞长荣——疏肝理气，降逆和中法治疗奔豚气案

张某，女，49 岁，1977 年 10 月 20 日初诊。

病史：四年来常感心悸心慌，自觉有气由腹部上冲胸，胸闷喜捶，有时胸次如裂。异常畏冷，虽夏秋亦须着重衣。口中觉麻，食欲不振，常嗳气反酸。疲乏无力，动则短气，生活不能自理。性情急躁，睡眠不佳（长期服利眠宁），焦虑忧郁不舒，偶头晕痛。大便或干或溏。月经已断 8 个月，近又来点滴。诊查：脉沉细弦，舌质黯，苔白腻微黄。

辨证：奔豚气。

治法：疏肝理气，降逆和中。

处方：奔豚汤化裁。钩藤（后下）12 克，葛根 10 克，白芍 10 克，半夏 10

克，李根皮 10 克，当归 6 克，黄芩 6 克，木蝴蝶 6 克，川芎 4.5 克，豆蔻花 3 克，小麦 15 克。

11 月 14 日二诊：上方药共服 9 剂，畏寒好转，夜睡较佳，但增肢节疼痛、疲乏无力。舌苔转为白厚，脉同前。仍继前法进退。处方：怀山药 15 克，李根皮 10 克，葛根 10 克，当归 10 克，白芍 10 克，半夏 10 克，麦芽 10 克，黄芩 6 克，川芎 4.5 克，吴茱萸 4.5 克。

11 月 19 日三诊：药后诸症续见减轻，上方去吴茱萸、麦芽，加酸枣仁 10 克，远志 4.5 克。

12 月 22 日四诊：上方药共服 20 剂（方中酸枣仁、李根皮一度缺药，改用首乌藤、合欢皮各 15 克），怕冷解除，无明显不适，体力恢复，初能自己料理生活，后能做些轻微家务劳动。患者心情愉快。遂以滋肾养肝，与六味地黄汤合甘麦大枣汤加钩藤、白芍以巩固疗效。

［董建华，王永炎．中国现代名中医医案精华 [M]．北京：北京出版社，2002.］

【评析】 本例患者性情急躁，焦虑忧郁，病起于肝气郁结，横逆不平，肝木侮土，中气久虚不振而致诸症。肝气上逆，故胸次窒闷而攻冲、嗳气，脾土虚，故有食少乏力；脾虚生化不足，营卫不和，内则心慌心悸，外则畏寒喜重衣。种种见证，都在肝脾，病系左升太过。治疗宜损其逆，故取奔豚汤意，用李根皮、钩藤清肝热，降逆气；黄芩清少阳郁火；芍药、川芎、当归养血调肝和营；葛根升清降逆，豆蔻花、半夏和胃降逆；"肝苦急，急食甘以缓之"，用小麦养神缓急。后以滋肾养肝，用六味地黄汤合甘麦大枣汤加钩藤、白芍以巩固疗效。

4. 刘渡舟治疗奔豚气案

🍅 病案 1　助心阳，伐阴降冲法治疗奔豚气案

崔某，女，50 岁。

病史：其证颇奇，自觉有一股气从两腿内踝，沿阴股往上冲动，至少腹则腹胀；至心胸则心悸胸闷，头出冷汗，精神极度紧张，有将死之恐怖感；少顷气下行，则诸症随减。每日发作三四次，平时常服镇痛片，稍得缓解。兼见膝酸带下，面色青黄不泽，舌胖质嫩，苔白而润，脉弦数无力。

诊断：奔豚气。

辨证：心阳虚于上，坐镇无权，下焦肾之阴邪得以上冲。

治法：助心阳，伐阴降冲。

处方：桂枝加桂汤，另服黑锡丹 6 克。

共服药 5 剂，其病即止，不再发作。

［董建华，王永炎.中国现代名中医医案精华 [M]. 北京：北京出版社，2002.］

【评析】　《伤寒论》谓："烧针令其汗，针处被寒，核起而赤者，必发奔豚。气从少腹上冲心者，灸其核上各一壮，与桂枝加桂汤，更加桂二两也。"本例患者无"烧针令汗，针处被寒"的病史，但据膝酸带下，面色青黄，舌胖质嫩，苔白而润，脉弦数无力等，分析其病机显属心肾阳虚，心阳虚于上，坐镇无权，下焦肾之阴邪得以上冲所成。用桂枝汤加肉桂温心肾之阳，黑锡丹温肾镇纳，活用伤寒辨证，故而收效。

病案 2　化气行水法治疗奔豚气案

郭某，男，56 岁。

病史：患奔豚气，发作时气从少腹往上冲逆，至心胸则悸烦不安、胸满憋气、呼吸不利，头身出汗。每日发作两三次。诊查：切其脉沉弦无力，视其舌质淡而苔水滑，问其小便则称甚少，而又有排尿不尽之感。

辨证：水气下蓄，乘心脾阳虚而发为奔豚气。

处方：茯苓 30 克，桂枝 12 克，大枣 12 枚，炙甘草 6 克。

嘱患者以大盆贮水，以杓扬之，水面有珠子五六千颗相逐时，用以煮药。

患者服药 2 剂，小便通畅而"奔豚"不作。转方用桂枝 10 克，炙甘草 6 克，以扶心阳，其病得愈。

［董建华，王永炎.中国现代名中医医案精华 [M]. 北京：北京出版社，2002.］

【评析】　刘渡舟自评曰：前案奔豚用桂枝加桂汤，本案奔豚用苓桂枣甘汤。前案无小便不畅，心肾之阳甚虚。本案小便不畅，水气下蓄而上冲，治疗重点在于化气行水，水气去则愈。故也不用肉桂、黑锡丹。

《医学源流论·煎药法论》说："煎药之法，最宜深讲，药之效不效，全在于此。"《伤寒论》谓："发汗后，其人脐下悸者，欲作奔豚，茯苓桂枝甘草大枣汤主之……作甘澜水法，取水二斗，置大盆内，以杓扬之，水上有珠子五六千颗相逐，取用之。"注明此方用甘澜水，取其轻扬而不助水邪之性，助药力以利水通小便也。刘渡舟不愧是一代伤寒大师，辨证精准，而善用经方，获效甚捷。

5. 盛循卿——助阳散寒平冲法治疗奔豚气案

徐某，女，25岁，1972年5月14日初诊。

病史：产后两个月，因惊恐而起，心悸不宁，先有呕吐，继则腹痛，发时自觉有块从少腹上冲至胸，苦闷甚剧，发后痛止块消。延来两个月，经治未效。诊查：精神萎弱，夜寐惊恐，畏寒肢冷，脉象细弦，舌苔白腻。

诊断：奔豚气。

治法：助阳散寒平冲。

处方：桂枝加桂汤。桂枝9克，炒白芍4.5克，炙甘草4.5克，柴胡4.5克，生姜2片，郁金9克，大枣3枚。

二诊：前方药连进2剂，冲气已减，饮食略思，神色转佳。仍守原意，再进3剂而愈。

[董建华，王永炎.中国现代名中医医案精华[M].北京：北京出版社，2002.]

【评析】 本例奔豚气为产后体虚，受惊又感寒，惊恐伤肾，寒邪客于下焦，阴邪上逆而成，故治以温中散寒助阳降逆之桂枝加桂汤而取效。

6. 董建华——疏肝降逆，温肾利水法治疗奔豚气案

李某，70岁，女，1937年3月5日初诊。

病史：平素脐下筑筑而动，逢惊恐恼怒则气从少腹上冲胸，形寒肢冷，腰膝酸痛，心烦少寐，大便时干，脘腹胀满，舌尖红苔薄黄，脉细弦。

辨证：肝郁肾虚，气水作逆。

治法：疏肝降逆，温肾利水。

处方：柴胡10克，广郁金10克，白芍10克，青陈皮各6克，枳壳10克，

李根白皮 10 克，鸡内金 6 克，生龙牡（先煎）各 15 克，桑寄生 10 克，茯苓 10 克，沉香粉（冲服）3 克。6 剂。

二诊： 脐下悸动减轻。服药期间，恼怒一次，但仅感气欲上冲而未冲，脘腹痞胀稍减，大便干结，心烦少寐，畏寒肢冷，舌尖红苔薄黄，脉细弦。再以原义出入。处方：柴胡 10 克，广郁金 10 克，绿萼梅 10 克，槟榔 10 克，酒大黄（后下）3 克，椿皮 10 克，白芍 10 克，桑寄生 10 克，菟丝子 10 克，茯苓 10 克，合欢皮 15 克。6 剂。

三诊： 脐下悸动趋于平稳，气上冲胸未作，大便通畅，脘腹胀满好转，胸闷少寐，腰部稍酸。再以原义出入。处方：旋覆花（包煎）10 克，广郁金 10 克，白芍 10 克，生龙牡（先煎）各 15 克，香附 10 克，肉苁蓉 10 克，枸杞子 10 克，丹参 10 克，炒酸枣仁 10 克，太子参 10 克，桂枝 6 克。6 剂。

药后诸症稳，随访 3 个月，未见明显复发。

［麻仲学. 董建华老年病医案 [M]. 北京：世界图书出版公司，1994.］

【评析】 本例患者肾气虚寒，水蓄下焦，故平素脐下悸动，形寒肢冷，腰膝酸痛；肾经水寒，复为恼怒惊恐所伤，则气上冲逆，时时上冲而为奔豚病也；肝郁气滞，横逆克土而致脘腹胀；肝郁化火，火扰心神则心烦少寐，火灼肠津则大便干。故首诊方以柴胡、郁金、白芍、青陈皮、枳壳疏肝理气，和胃；李根白皮苦咸寒、入足厥阴肝经，"下肝气之奔冲，消风木之郁热"（《长沙药解》）；生龙牡平肝潜阳、镇惊安神；沉香粉温肾纳气；桑寄生补益肝肾；茯苓淡渗利湿，健脾和中；鸡内金化痰理气、利湿导滞。二诊方中，冲逆之势趋平，腑气不通明显，故入槟榔、酒大黄；易李根白皮为椿皮，因后者苦涩凉，入手足阳明经血分，功用除热燥湿，用之此例有和土以疏木之功；另外，增强了益肾药力，并辅以安神、解郁的合欢皮。三诊中，肝郁突出反映在胸闷上，乃易柴胡，使旋覆花与郁金配合，既能疏肝理气以疗胸闷，又寓降冲脉逆气之力；另以太子参、桂枝温养脾胃，与益肾药相互配合，以图从根本上解除水寒内聚问题。

7. 汪履秋——疏肝理气，通阳化气，调养心肺法治疗奔豚气案

吴某，女，40 岁，1992 年 7 月 31 日初诊。

病史： 少腹筑筑跳痛，上窜胸胁咽喉，已有多年，妇科诊治多次，一无效果，

据情节为肝气窜络和奔豚之征。

治法：疏肝理气，通阳化气，调养心肺。

处方：柴胡疏肝饮、茯苓桂枝甘草大枣汤、百合知母汤、甘麦大枣汤加减。柴胡5克，甘草3克，白芍10克，百合10克，知母10克，麦芽10克，茯苓10克，桂枝10克，泽泻10克，制香附10克。

二诊明显好转，从少腹上冲咽喉已不明显，仅有左侧咽喉不适，原方出入，加利咽化痰之甘草、桔梗、僵蚕、木蝴蝶而瘥。

［叶果强.汪履秋诊治精神神经系统疾病验案[J].南京中医药大学学报，1997，13（4）：232-233.］

【评析】 奔豚气发病机制与肝肾有关，冲脉起于下焦，上循咽喉，故气循冲脉而上冲。本例辨为肝气郁结夹水气上冲，治疗给予柴胡、香附疏肝理气解郁；茯苓、桂枝、泽泻通阳化饮，降逆气；百合知母滋肺养神；二诊对症加甘草、桔梗、僵蚕、木蝴蝶利咽化痰。药证合拍，多年病苦两诊而愈。

8. 张震夏——镇逆下气，引火归宅法治疗奔豚气案

陈某，女，49岁。

病史：患者于1964年10月15日曾做阑尾切除手术，出院时诊断为局限性回肠炎，近来自觉气从少腹上冲，咽喉如火窜灼，剧则欲死。初诊：火不归宅，上冲咽喉，发则气自腹中而上，嗳声频频，气出口外则脘痛不舒，纳食不馨，咽中作痛，周身灼热，眩晕欲仆，舌赤，脉左沉细。

治法：镇逆下气，引火归宅。

处方：肉桂（后下）1.2克，紫石英（先煎）15克，煅龙骨（先煎）12克，煅牡蛎（先煎）30克，旋覆梗9克，煅代赭石（先煎）12克，降香末1.5克，生白芍12克，炙甘草9克。2剂。

二诊：奔豚气，发则冲咽，剧则欲死，脘中自上疼痛不舒，腹中鸣响，按何处，何处动，服上药后已觉舒畅，矢气频频，尚未再发，今则纳食不馨，脘中痛闷，嗳气不息，胸腹尚有热感，舌红脉来沉细，镇逆尚须调胃，引火再参养阴。处方：紫石英（先煎）15克，煅龙骨（先煎）12克，煅牡蛎（先煎）30克，旋覆梗9克，煅代赭石（先煎）12克，沉香（后下）1.5克，制香附9克，煅瓦楞子（先煎）30克，

炒枳壳 9 克, 绿萼梅 4.5 克, 佛手 3 克。3 剂。

三诊: 奔豚气止, 纳谷得馨, 脘中痛已, 胸腹周身, 尚有热盛之感, 嗳气频频, 夜寐梦则惊恐, 肾虚未复, 舌红脉细略沉, 仍守前意。处方: 煅龙骨 (先煎) 9 克, 煅牡蛎 (先煎) 30 克, 沉香 (后下) 1.5 克, 煅瓦楞子 (先煎) 30 克, 炒枳壳 9 克, 制香附 9 克, 枸杞子 9 克, 佛手 4.5 克, 沙苑子、刺蒺藜 (盐水炒) 各 9 克。4 剂。

[上海市卫生局 . 上海老中医经验选编 [M]. 上海: 上海科学技术出版社, 1980.]

【评析】 本例表现为自觉气从少腹上冲, 剧则欲死, 病属奔豚气。《金匮要略》曰: "病有奔豚……皆从惊发得之。" 盖肾气欲上乘心, 故其气从少腹上冲心也。张震夏认为本病症状发作与肾阳虚有关, 咽喉如火是虚阳上浮, 故首诊用肉桂、紫石英温肾下气, 引火下行; 龙、牡、赭石重镇降逆; 旋覆梗、降香下气; 芍药、甘草缓急。二诊药已中病, 镇逆尚须调胃, 引火再参养阴, 再配理气和胃养阴等药, 共服药九剂症状基本消失。

9. 张琪——温寒镇冲降逆法治疗奔豚气案

金某, 女, 14 岁, 1986 年 2 月 3 日初诊。

病史: 患者家住大庆, 来哈医病, 据其母言, 患者阵发面色青, 呼吸困难, 正在述说时, 患者又发病, 面青手足厥冷, 胸憋闷难忍, 稍时即缓解。细询病情, 自述发病时有气从少腹上冲胸部, 异常憋闷, 几有灭绝之感, 面色青, 手足厥冷, 稍时气下行自然缓解。经各医院检查不知何病, 慕名求治, 余诊其脉沉而有力, 舌滑润苔白。反复构思, 此属寒气循冲脉上冲之奔豚气, 宜桂枝加桂汤治之。

处方: 桂枝 30 克, 白芍 20 克, 甘草 15 克, 生姜 15 克, 大枣 5 枚。

2 月 19 日二诊: 服上方 13 剂, 未发作, 自述服药 3 剂后, 气上冲即减弱, 继服未发, 手足转温, 胸闷太息俱随之消失, 脉沉而有滑象, 舌苔渐化, 继以上方加龙骨 (先煎) 20 克, 牡蛎 (先煎) 20 克。

3 月 15 日三诊: 服上方 6 剂, 一直未发作, 遂停药观察, 远期追踪一直未发作而愈。

[张琪余, 新华 . 张琪临床经验辑要 [M]. 北京: 中国医药科技出版社, 1998.]

【评析】　此例与《金匮要略·奔豚气病脉证治》谓："奔豚病从少腹起上冲咽喉，发作欲死，复还止，皆从惊恐得之。"与本案病因证候俱相符合。唯《金匮要略》论奔豚有两方，一为奔豚汤证乃肝气上逆而发；二为桂枝加桂汤证，为寒气循冲脉上冲。本案发作时特征为形寒肢冷，手足厥逆，脉沉舌润，显然属于后者而非前者，故用桂枝加桂汤温寒镇冲降逆而取效。

10. 任继学——桂枝加桂汤原方法治疗奔豚气案

张某，男，33岁，1990年12月1日初诊。

病史：患者于3个月前房事后登厕受凉，翌日发病，自觉有凉气自足跟上窜，继而腹中雷鸣，呈阵发性发作，伴手足发凉及麻木感。求治于西医，诊为"末梢神经炎""自主神经紊乱"，投谷维素、安神补脑液、安定等治疗，病情无缓解，也曾求治中医，诊为"肾虚"，给予"六味地黄丸"及疏肝理气的中药。皆罔效，发作愈频，且症状逐渐加重，气从足跟上冲于腹，乍大乍小，忽左忽右，继而觉凉气自巅顶而出，头上汗出乃止，求余救治。查体见：神情焦虑，坐卧不宁，多言疑病，颜面淡青，两颧微赤，舌质红，苔薄白，脉沉弦，右大于左。

诊断：奔豚气。

处方：桂枝15克，生白芍15克，甘草5克，生姜3片，大枣5枚，肉桂（后下）5克。水煎服。3剂病除。

【评析】　任继学认为，张仲景以六经论伤寒，其方立意幽深，加减随化，应对无穷，增舍一味，意境顿殊，故不宜轻易加减。此案系奔豚气，故任继学投经方桂枝加桂汤，效如桴鼓，不得不叹经方之神！医学与哲学相容而蕴藏着智慧，先哲为此呕心沥血，读书习古，虽不能唯古为尚，总应不失古人之心，所以振兴中医，首在继承。

［颜乾麟.国医大师任继学 [M].北京：中国医药科技出版社，2011.］

11. 余亚东——降阴火法治疗奔豚气案

曾治张氏妇，年40岁，患高血压病十余年。常头昏眩晕，心烦易怒，近年来每于午后或夜晚突然一股热气从小腹上冲头面，顷刻面目赤，热如火燎，口鼻气热，冲热甚则昏不知人，半小时后方苏，且口渴饮冷，脉象洪大，舌赤唇红。热气退则面白唇青，神疲肢倦，少气懒言，脉细舌淡。近半月发作频紧，日达十余次，西医诊断为原发性高血压、自主神经功能紊乱。求医多处，均未获效。余按阴火上冲论治，用补中益气汤加减（黄芪、白参、升麻、柴胡、白术、炙甘草、当归、陈皮、肉桂、龙齿、甘松、朱茯神、怀牛膝），服药12剂，患者发作次数渐减，程度亦轻，20剂后症状基本消失。去肉桂又服10剂，痊愈出院。3年来未见复发。

[詹文涛. 长江医话 [M]. 北京：北京科学技术出版社，2015.]

【评析】　患者典型表现"突然一股热气从小腹上冲头面，顷刻面目赤，热如火燎，口鼻气热，冲热甚则昏不知人，半小时后方苏"和"奔豚病从少腹起上冲咽喉，发作欲死，复还止"表现一致，也可谓是"奔豚病"。本例患者热退后神疲肢倦，脉由洪大转细，故余亚东先生诊为系阴火上冲。余先生云："补中益气汤功在补中益气，升阳举陷，学者多用以治中气下陷所引起的脱肛、阴挺、内脏下垂、久泻久痢、滑脱不禁、崩漏便血诸疾，以其能升也。余于临床还用其治阴火上攻，浊阴不降诸疾，每获良效，方悟此方能升亦能降。补中益气汤可降阴火。"

第六章
不 寐

不寐，一般习称为"失眠"，以经常不易入寐为特征。临床表现为入寐困难，寐而易醒，醒后不能再寐，亦有时寐时醒者等，严重的则整夜不能入寐。即患者相当长的时间不满意睡眠的质和（或）量。

早在《黄帝内经》中就对本病的生理、病理、治疗有精辟的论述，《黄帝内经》中称本病谓"目不瞑""不得卧""不得眠"等，《灵枢·营卫生会》曰："老者之气血衰，其肌肉枯，气道涩，五脏之气相搏，其营气衰少而卫气内伐，故昼不精，夜不瞑。"《灵枢·邪客》说："阳气盛则阳跷陷，不得入于阴，阴虚，故目不瞑……补其不足，泻其有余，调其虚实，以通其道而去其邪，饮以半夏汤一剂，阴阳已通，其卧立至。"

"不寐"之名，见于《难经·四十六难》"卧而不寐"。

东汉张仲景《金匮要略·血痹虚劳病脉证并治》中"虚劳，虚烦不得眠，酸枣仁汤主之"；《伤寒论》"心中烦，不得卧，黄连阿胶汤主之"，创制的酸枣仁汤、黄连阿胶汤，是流传至今，治疗阴血虚不寐、心肾不交不寐的经典方。

明代张介宾《景岳全书·杂证谟·不寐》把不寐病根据有邪与否分为两大类："不寐证虽病由不一，然唯知邪正二字则尽之矣……一由邪气之扰，一由营气之不足耳。"明代李中梓在《医宗必读·不得卧》中进一步细分说"不寐之故有五"，曰"气虚""阴虚""痰滞""水停""胃不和"等。

综述文献，参阅下述名家医案，可知本病症病机关键是阳不入阴；病因多由情志所伤、劳逸过度、久病体虚、饮食不节、五志过极等；虚证不寐多责心脾两虚、阴虚火旺、心胆气虚，实证不寐多为肝郁化火、痰热内扰、瘀血内阻等。治疗除药物治疗外，还应重视精神调理、放松治疗等。

不寐常见于西医学的失眠障碍、焦虑障碍、抑郁症、更年期综合征等。

1. 范文虎——活血化瘀法治疗不寐案

徐某，壮年。患者操劳忧虑，心神交瘁，久之酿成失眠往往通宵不能合目。西药治疗可睡眠数小时，然梦魂颠倒，过后益增疲乏。今岁入夏以来，失眠变本加厉，历经医治罔效，自8月14日起已达3夜还未入睡，头脑懵，衣不知热，食不知味，面虽㿠白而神采飞扬，谈笑自如，双目隐现红丝，脉象两关均弦长，舌边有青纹。

处方： 桃仁12克，红花9克，当归9克，川芎9克，怀牛膝9克，参三七9克，生地黄9克，柴胡6克，赤芍9克，炒枳壳6克，炙甘草3克。

1剂后即夜卧贴然，连服15剂，未见再发。

后此两个月，复来求治，言旬日来又苦失眠，但不若前次之甚。两关仍弦，仍然实证也，因头痛目赤，胁胀等肝火上炎之象，改用龙胆泻肝汤。处方：黄芩9克，龙胆草4.5克，生地黄9克，泽泻9克，车前子（包煎）9克，生甘草3克，柴胡6克，焦栀子9克，当归6克，川木通9克。

上方共服5剂而夜眠全安，肝火上炎征象亦除。

［孙幼立．范文虎先生失眠医案一则 [J]. 中医杂志，1963（7）：15.］

【评析】 范文虎辨瘀血重视望诊，凡见有双目红丝，舌边有青纹者，乃瘀血之征。患者爰因思虑郁结日久，气与血进而为瘀，瘀血不去则眠终不安，故连投血府逐瘀汤而获效，实乃对活血化瘀法的发挥。两个月后复诊时见肝火上炎，正如柯韵伯所说"肝火旺，则上走空窍，不得睡"改用龙胆泻肝汤而愈，是同病异治也。范文虎系清末民初浙东名中医，本不在此书编著范围，但其医德高尚，医术精湛，处方立案，不拘一格，此文章系其传人孙幼立老先生所整理，故列于此。

2. 李继昌——滋阴清火，养心安神法治疗不寐案

何某，女，31岁，1943年夏初诊。

病史： 自诉近1个月来烦躁不寐，夜起妄言，头昏眼花，口燥咽干。诊视患

者，脉两寸独大，舌绛少苔，眼眶因长期失眠而致青黑凹陷。

辨证：心肾不交，心火独亢。

治法：滋阴清火，养心安神。

处方：生地黄 15 克，竹叶卷心 9 克，莲子 9 克，玄参 9 克，灯心草 1 束，甘草 9 克。

复诊：上方 1 剂得效，烦躁减轻，夜间不再妄言，并能安卧 4 小时左右。遂令其再服 3 剂后，每晚睡前以灯心草、竹茹汤送服补心丹 2 丸，旬日而愈。

［李继昌. 李继昌医案 [M]. 昆明：云南人民出版社，1978.］

【评析】　患者症有夜起妄言、眼眶青黑凹陷、舌绛少苔，当有肾阴虚，以夜属阴，肾主黑；阴虚火旺，心火内扰，神不守舍，故见烦躁不寐，夜起妄言；心火上炎灼伤阴津，故见口燥咽干，头昏眼花；肾精亏虚无以上济于心，心火独亢于上，而使失眠反复发作持续不愈，并见眼眶青黑凹陷；舌绛少苔为火盛阴亏之征。治疗当以滋阴清火，养心安神为法。药用生地黄、玄参，滋养阴液，清热制火；竹叶卷心、灯心草清心降火除烦，且可使心火从小便利出；莲子，交通心肾，养心安神；甘草调和诸药，并能和中安神而为使药（是方为用灯心草易木通的导赤散加玄参滋阴、莲子安神）；二诊继以滋阴养心为主治疗，补心丹益气养心，滋阴补肾，交通心肾；灯心草、竹茹汤清心经火热除烦，二者配服，消补并进，相得益彰，故疗效显著。

3. 曹梓材——清肝泻火法治疗不寐案

一少年患不得卧，将一个月矣。余投以酸枣仁汤去川芎，加玄参、生地黄等，未效，细察其脉，左关甚弦，转方用龙胆泻肝汤，一剂已去病七八。再剂痊愈。《素问·六节藏象论》曰："肝者罢极之本，魂之居也。"肝火盛则肝魂扰，其何能卧，息其火而宁其魂，卧立至矣。《证治准绳》"不得卧"门，集说颇多，未尝及此一种。柯韵伯云："凡胃不和，则卧不安，如肝火旺，则上走空窍，亦不得睡。"数语可补《证治准绳》之缺。

［曹孟建. 曹梓材医案 [J]. 中医杂志，1959（12）：26.］

【评析】　不寐病，虚证居多，尤以心肝血虚常见，故医圣张仲景的酸枣仁汤为临床最常用的处方。本案患者初诊，也是以习惯性经验给予酸枣仁汤治疗。

服后无效，曹梓材不是固执经验，守方继用，而是再审脉证，因患者少年患病，左关甚弦，左关候肝，弦为肝脉，断为肝胆火旺，"肝火盛则肝魂扰，其何能卧？"而用龙胆泻肝汤，息其火而宁其魂，卧立至矣。

此案虽无具体用药，且寥寥数语，但一句"柯韵伯云：'凡胃不和，则卧不安，如肝火旺，则上走空窍，亦不得睡。'数语可补《证治准绳》之缺。"足够后人值得学习体会。

4. 李斯炽——养阴法为主治疗不寐案

曾某，男，41岁，1959年9月9日初诊。

病史：患者十年前患肺结核，经检查已钙化，向来睡眠欠佳。最近因情志不畅，思虑过度，突然吐血数次，乃至彻夜不能入寐，饮食不思，体倦乏力。诊得脉象弦数，舌苔黄厚。此乃素禀阴亏之体，复加五志化火，致使阴不制阳，肝胃伏热上冲。热伤阳络则吐血，胃气上逆则纳呆，肝阳亢则魂不敛，胃不和则卧不安。其脉象弦数，舌苔黄厚，亦符肝胃郁热之征。

治法：养阴平肝，清热凉血为。

处方：杭白芍12克，玄参9克，牡蛎（先煎）9克，女贞子9克，墨旱莲12克，首乌藤9克，生地黄炭9克，藕节18克，阿胶珠9克，侧柏炭9克，甘草3克。5剂。

9月16日二诊：服上方5剂后，近几日未见吐血，胃纳有所增加。但仍感头部紧张，夜不成寐，脉已不弦数，舌上黄厚苔已去，舌质干而少津。此虽邪热稍平，但阴分仍有枯涸之感，再本上方意酌减止血之品，加重涵养肝胃阴分，并佐以运脾消食，意使胃和则卧安。处方：玉竹9克，生地黄9克，玄参9克，麦冬9克，鲜石斛9克，枳壳9克，生谷芽9克，牡蛎（先煎）9克，杭白芍9克，枯黄芩9克，藕节9克，首乌藤9克，甘草3克。

10月5日三诊：上方加减，服10剂后，已没有吐血现象，睡眠有所好转，每晚已能睡四至五小时，饮食虽有增进，但尚未恢复正常，脉象渐趋平和，舌苔微白。阴分虽亏，勿过于滋腻，改用育阴潜阳，健胃安神并进。处方：泡参（米炒黄）12克，金钗石斛9克，白芍9克，龙骨（先煎）9克，刺蒺藜9克，橘红9克，白豆蔻壳6克，厚朴9克，茯神15克，生谷芽15克，鸡内金（炒黄）6克，合欢皮 9 克，生甘草 3 克。

10 月 19 日四诊：服上方后，睡眠已渐趋正常。由于最近思想又遭受刺激，肝家郁火再起，致使失眠加重，肝热冲肺而发咳嗽，小便黄，脉弦数。宜解郁调气泄热法。处方：制香附 9 克，青皮 9 克，厚朴 9 克，枳实 9 克，白芍 9 克，牡丹皮 9 克，瓜蒌壳 9 克，甘草 3 克。5 剂。

11 月 2 日五诊：服上方 5 剂后，郁热渐解，咳嗽减退，气亦稍舒，睡眠稍有好转，小便不黄，脉尚弦数。此肝气仍有上逆之象，再予平肝、疏木、泄热，使其气机调达，肝胆不横，然后再议治法。处方：刺蒺藜 9 克，牡丹皮 6 克，法半夏 9 克，杭白芍 9 克，枯黄芩 9 克，焦栀子 9 克，龙胆草 12 克，竹茹 12 克，薄荷（后下）6 克，泽泻 9 克，甘草 3 克。5 剂。

11 月 16 日六诊：服上方 5 剂后，肝气郁热症状均基本好转，睡眠亦有增进，但总感睡眠不稳。改用育阴潜阳安神，疏肝健脾泄热并进。处方：牡蛎（先煎）12 克，龙骨（先煎）9 克，杭白芍 9 克，柏子仁 9 克，酸枣仁 9 克，青皮 9 克，牡丹皮 6 克，神曲 9 克，茯神 9 克，焦黄柏 9 克，甘草 3 克。5 剂。

12 月 9 日七诊：服上方 5 剂后，虽能入睡，但睡眠时间仍属不足，脉象躁疾未退。再用育阴安神健胃法，方中并加入半夏秫米汤以增强和胃安神之力。处方：玉竹 9 克，生地黄 9 克，茯神 9 克，柏子仁 9 克，丹参 9 克，炒酸枣仁 9 克，法半夏 9 克，高粱米 15 克，金钗石斛 9 克，鸡内金 6 克，甘草 3 克，神曲 9 克。10 剂。

1960 年 1 月 4 日八诊：服上方 10 剂后，睡眠已基本正常，饮食虽有增加，但食欲仍不旺盛，脉象弦细。再用养阴安神健胃法，以巩固疗效。处方：明沙参 9 克，玉竹 9 克，杭白芍 9 克，菟丝子 9 克，女贞子 9 克，牡蛎（先煎）9 克，天冬 9 克，炒薏苡仁 9 克，木香 4.5 克，茯神 9 克，柏子仁 9 克，丹参 9 克，天花粉 9 克，枳壳 9 克，生甘草 3 克。10 剂。

2 月 27 日九诊：近两个月来睡眠一直正常，只在饮酒后睡眠不安，诸症均已向愈，脉来纯和，未见弦劲之象。再拟丸方常服以杜其再发，仍以育阴潜阳疏肝健胃为主。处方：明沙参 30 克，玉竹 30 克，丹参 30 克，牡蛎（先煎）60 克，石决明（先煎）30 克，菟丝子 15 克，女贞子 60 克，刺蒺藜 30 克，墨旱莲 60 克，生地黄 30 克，玄参 15 克，柏子仁 30 克，生酸枣仁 15 克，麦冬 30 克，首乌藤 60 克，山药 30 克，茯神 30 克，天冬 30 克，枣皮 30 克，知母 60 克，牡丹皮 30 克，金钗石斛 30 克，鸡内金 15 克，甘草 15 克。

以上诸药，共研极细末，炼蜜为丸，每丸重 4.5 克，另用朱砂约 6 克盖面，每次服 2 丸，白糖开水送下，每日早晚空腹各服一次。

[李斯炽，李克淦 . 李斯炽医案 [M]. 北京：中国中医药出版社，2016.]

【评析】　患者曾患肺结核，系阴亏之体，此次发病，因情志不畅，五志化火，致使阴不制阳，肝胃伏热上冲。热伤阳络则吐血，胃气上逆则纳呆，肝阳亢则魂不敛，胃不和则卧不安。其脉象弦数，舌苔黄厚，亦符肝胃郁热之征。治疗法当以养阴平肝、清热凉血为主，初诊用杭白芍、玄参、牡蛎、女贞子、墨旱莲、首乌藤以养阴益胃平肝；用生地黄炭、藕节、阿胶珠、侧柏炭以清热凉血止血。二诊血止，邪热稍平，舌干少津，阴分仍有枯涸之感，用玉竹、生地黄、玄参、麦冬、鲜石斛、牡蛎、杭白芍涵养肝胃阴分；枳壳、生谷芽运脾消食，意使胃和则卧安；枯黄芩、藕节清虚热凉血；首乌藤安神。其后因患者阴虚为本，故始终以滋养阴液、安神为治，随症佐用调气、平肝、和胃等药。有形之阴不能速生，故后以育阴潜阳疏肝和胃丸药常服以杜其再发。

5. 吴少怀治疗不寐案

🍅 病案 1　养心脾，以生气血法治疗不寐案

张某，男，28 岁，1961 年 10 月 23 日初诊。

病史： 久患失眠，时有腹泻。现少寐，多梦，气短清瘦，饮食欠佳，四肢酸软，体倦乏力，面少华，大便稀薄，每日 2 ~ 3 次，小便清。检查：舌苔薄白，质淡红，脉沉细缓，两寸细弱。

辨证： 心脾两虚，气血不足。

治法： 养心脾，以生气血。

处方： 归脾汤加减。炙黄芪 9 克，茯苓 9 克，沙参 9 克，生白术 9 克，制远志 4.5 克，当归 9 克，龙眼肉 6 克，炒酸枣仁 9 克，丹参 9 克，炒谷芽 6 克，合欢花 6 克，炙甘草 4.5 克，连服 7 剂，诸症减轻，改服归脾丸，巩固疗效。

[王允升，张吉人，魏玉英 . 吴少怀医案 [M]. 济南：山东科学技术出版社，2021.]

【评析】　本型失眠乃思虑劳倦太过，损伤心脾。心伤则心血暗耗，神不守

舍；脾伤则无以生化精微，营血亏虚不能奉养于心。《景岳全书·不寐》中说："无邪而不寐者，必营气之不足也，营主血，血虚则无以养心，心虚则神不守舍。"心脾亏虚，生血无源，运血无力，血不养心则失眠多梦；脾不健运，气机不畅故见饮食欠佳，大便稀薄，次数增多；气血亏虚，四肢失养，血虚不能上奉于面，故见气短消瘦，四肢酸软，体倦乏力，面色少华，舌质淡，脉细弱。治疗当以补益心脾，养心安神为法。方用归脾汤去木香以防耗气伤津，加丹参、合欢花、炒谷芽以养心脾，升胃气；黄芪、当归、茯苓、白术益气养血，健脾和胃；远志、龙眼肉、酸枣仁养心安神。

🍅 病案2　清泻肝胆，降胃安神法治疗不寐案

景某，女，50岁，1966年12月20日初诊。

病史：失眠多梦，头痛如劈，胸闷，脘满，嗳气少食，心烦易怒，口苦咽干，周身无力，腰酸腿痛，月经已绝。检查：舌苔黄腻，质红，脉弦有力。

辨证：肝火上炎，扰动心神。

治法：清泻肝胆，降胃安神。

处方：龙胆泻肝汤加减。龙胆草3克，黄芩6克，炒栀子3克，柴胡3克，当归6克，生地黄6克，通草4.5克，炒枳实4.5克，青陈皮各4.5克，半夏4.5克，薄荷（后下）3克，生甘草3克。水煎服。

12月30日二诊：服药6剂，夜寐很好，诸症均减。舌苔薄灰白，脉沉缓。按上方去柴胡、黄芩、枳实、通草，加生龙骨（先煎）、生牡蛎（先煎）各9克，制香附9克，菊花9克，赤芍9克，茯苓9克。水煎服。

后因感冒来诊，询问未再失眠。

［王允升，张吉人，魏玉英．吴少怀医案[M].济南：山东科学技术出版社，2021.］

【评析】　该病得于绝经之后。此系肝阴不足，肝阳过旺，气郁化火，扰动心神，故见失眠多梦，心烦易怒；肝火上扰清窍，故头痛如劈；肝失条达故胸闷；肝气横逆，肝火犯胃，胃热炽盛，灼伤胃津，故见脘满，嗳气少食，口苦咽干；舌红，苔黄腻，周身无力，腰酸腿痛为本虚之候。本病治疗当以清泻肝胆，降胃安神为法。意在泻其有余，以通其道，否则气火不降，阳不交阴，纵有安神之剂，也难奏效。方用龙胆泻肝汤去木通、泽泻、车前子渗利之品，加枳实、青皮、半

夏行气疏郁，降逆和中，通草轻平以通其道，薄荷升清以助疏散条达之功，药后病除寐安。二诊见效后，去行气疏郁之品，意恐行气太过而伤阴，加生龙骨、生牡蛎以镇心安神，并配以疏肝解郁，平清肝热而无伤阴之弊的香附、菊花、赤芍及健脾之茯苓。整个治疗过程辨证准确，治疗得当，疗效较佳。

6. 肖俊逸——滋阴清火，补血安神法治疗不寐案

万某，男，55岁，1974年9月初诊。

病史：彻夜不能交睫，头晕，神疲，不能坚持工作，治疗年余，病不稍减，且日益严重。诊查：口干苦，大便干结，夜溲短数，舌偏红少苔，脉弦细数。

辨证：阴虚血乏，水亏火旺，心神不安，故不能寐。

治法：滋阴清火，补血安神。

处方：党参12克，麦冬12克，天冬12克，北沙参12克，枸杞子12克，酸枣仁12克，女贞子12克，墨旱莲12克，首乌藤18克，生地黄18克，黄柏9克，当归9克。

嘱服药后如无不良反应，即当守方久服。但患者急于速效，常来改方。余对患者说："病非不治，贵在守方，必须坚定信心，满意小效，服至百剂以上，必有痊愈希望。"嗣后，患者坚持守方，病情逐渐好转，服药至百剂以上，痊愈。随访十年多来，邻居虽有锣鼓声或其他噪声，亦能安眠，不为所扰。

［董建华，王永炎.中国现代名中医医案精华[M].北京：北京出版社，2002.］

【评析】 患者临床表现为口干、便干、舌红少苔、脉细数系一派阴虚之象；失眠、头晕、夜尿是病在心、肝、肾；阴液不复，心肾不交，故彻夜不能交睫。治疗当以滋养心、肝、肾三阴为主，兼以补心气养心血安心神，阴液复，心神始得安。是案处方是用滋阴安神名方天王补心丹与二至丸加减而成。药用二冬、二至（女贞子、墨旱莲）、沙参、枸杞子、生地黄滋补阴液；酸枣仁、首乌藤养心安神；党参补心气、健脾气；当归补血；黄柏清虚火。由于有形之阴液不能速生，治疗时日较长，故肖俊逸对患者说"病非不治，贵在守方，必须坚定信心，满意小效，服至百剂以上，必有痊愈希望"。守方久服，肾水充足，心火下降，自能安眠。

7. 张泽生治疗不寐案

病案 1　养阴潜阳，安神法治疗不寐案

汪某，女，36 岁，1964 年 1 月 10 日初诊。

刻下症见：烦劳过度，心血暗耗。加之情志抑郁，肝经气火偏旺，神不安舍，肝不藏魂，头额昏胀作痛，两耳轰鸣，肢体酸痛，入夜少寐，喜怒无常。舌质红，脉弦滑。

治法：养阴潜阳，以安神魂。

处方：南沙参 12 克，麦冬 9 克，珍珠母（先煎）20 克，青龙齿（先煎）12 克，炙远志 6 克，朱茯苓 12 克，首乌藤 12 克，川贝母 6 克，白芍 9 克，焦栀子 6 克，淮小麦 15 克，炙甘草 3 克，大枣 5 个。

另：辰砂 0.3 克，琥珀粉 1 克（每晚临睡前吞服）。

1 月 18 日二诊：前投养阴潜阳宁神之剂，服药 5 剂，夜寐能睡 5 小时。唯仍头昏作胀，两耳轰鸣，四肢酸痛。脉弦细，舌红苔黄。肾初安，虚阳未靖。原方加清阿胶（烊化后冲服）6 克，鸡子黄（冲服）1 枚。

1 月 25 日三诊：夜寐颇酣，食欲亦振，两耳轰鸣减轻，但尚觉闭气。脉弦细。神魂已能安舍，阴血尚亏，虚阳未潜，原方再进。原方去阿胶、川贝母，加灵磁石（先煎）24 克。

［张继泽. 张泽生医案医话集 [M]. 北京：中国中医药出版社，2020.］

【评析】　患者烦劳过度，心血暗耗，肝肾阴虚；复因情志刺激，肝经气火偏旺，肝阳上亢，故头额昏胀作痛，两耳轰鸣；阴虚火旺，内扰于心，神不安舍，肝不藏魂，故入夜少寐，喜怒无常。证属阴虚阳亢，心肝之阴不足，心肝之阳偏亢。治疗应当以滋阴潜阳，宁心安神为法。是案处方用甲乙归藏汤加减，方中珍珠母味咸性寒，入心肝两经，能平抑肝阳，又能重镇心神的作用，"涉神志病非此不可"（《中国医学大辞典》）；青龙齿功专镇静安神；茯苓、远志、首乌藤养心安神；沙参、麦冬、白芍育阴柔肝；焦栀子清泄肝火，甘麦大枣汤养心和阴，加川贝母兼化其痰，另以辰砂、琥珀研粉吞服。二诊虽获效，唯症状改善尚不满意，复增阿胶、鸡子黄滋肾阴养心血，与原方配伍，使心肾相交，水升火降，而夜寐得酣。三诊再加磁石潜阳。

注：辰砂、琥珀宁神安魂，研细和匀，于睡前吞服，用治不寐有效果。过去人们看病较少有长期服用的，不同于当下，方中辰砂含硫化汞，不宜久用，有肝

肾功能障碍者慎用，临床用药，当中病即止。

🍅 病案 2　化痰和胃宁神法治疗不寐案

姚某，男，54 岁。

病史：入夏以来，夜间少寐，每晚仅能睡 2 ～ 3 个小时，饮食不香。舌苔黄腻而厚，脉象小滑。

辨证：痰浊中阻，胃气不和，扰于心神。

治法：化痰和胃宁神。

处方：法半夏 6 克，广陈皮 5 克，炙远志 3 克，炒枳实 6 克，陈胆南星 3 克，炙甘草 3 克，熟酸枣仁 12 克，炒竹茹 5 克，珍珠母（先煎）15 克，北秫米 12 克。

二诊：进半夏秫米汤合温胆汤法，夜寐颇酣，能熟睡 6 ～ 7 个小时，舌苔黄腻亦化，唯能食而不知饥，仍以原法治之。原方加炒薏苡仁 12 克，冬瓜子 12 克。

［张继泽. 张泽生医案医话集 [M]. 北京：中国中医药出版社，2020.］

【评析】　本例病案发于入夏以来，夏季湿热较盛，引起脾不健运，痰湿内生。痰浊壅遏于中，积而生热，痰热扰心，故夜间少寐；痰湿中阻，气机不畅，胃失和降，故饮食不香；脾胃运化失司，痰热中阻，气血壅遏，故舌苔黄厚而腻，脉象小滑。综观本案为痰热内扰，胃气不和，痰浊扰心，心神不宁。治疗当以化痰清热，和中安神为法，方用半夏秫米汤合温胆汤。其中法半夏、广陈皮、炒竹茹、北秫米健脾化痰，和胃降逆；枳实、陈胆南星理气降逆，清化痰热；酸枣仁、远志养心安神，炙甘草增其养心之效；珍珠母镇惊定志。二诊加薏苡仁、冬瓜子以增原方健脾化湿之效。

8. 邹云翔——养血化瘀，疏泻肝胆，交通心肾法治疗不寐案

巩某，男，39 岁。

病史：自 1958 年起失眠，日趋严重，不服安眠药则难以入睡。近一年来，服用安眠药疗效亦不满意，有时服用大剂量安眠剂也不能成寐。1963 年 10 月住某神经精神病防治医院诊治，疗效亦不甚显著，1963 年 11 月 7 日转来本院治疗。严重失眠，不服催眠药则通宵不能入寐，烦躁，头昏痛，痛在后脑和两太阳穴，口味干苦，苔色黄厚，大便干结，两日一行，小溲黄赤，脉象细弦。

辨证：血虚肝旺，胆气横逆，心肾失交。

治法：养血化瘀，疏泄肝胆，交通心肾。

处方：全当归9克，炒生地黄15克，川芎2.4克，燀桃仁9克，杜红花9克，细柴胡3克，炒黄芩9克，焦栀子6克，刺蒺藜9克，川黄连0.9克，生蒲黄（包煎）9克，炙龟甲（先煎）9克，麦冬9克，枳壳3克，炒竹茹9克，陈胆南星3克，青龙齿（先煎）9克，熟酸枣仁（杵）12克，川牛膝9克，夏枯草9克，火麻仁15克，生甘草3克。

琥珀多寐散（即琥珀多寐丸改为散剂）1.5克，每晚睡前服1次。

服药5剂，即见效果，20剂时，除能每夜睡眠四五个小时外，其他症状基本消失。

至12月初，因环境关系，睡眠一度又较差并出现烦躁出汗现象，脉象细弦而滑。乃于水药中增入海蜇、荸荠各30克，平肝化痰，并另吞紫雪丹0.9克，每日2次，以泻心散结，宁心安神。

一旬后睡眠每夜在五小时以上并能午睡一小时，烦躁出汗等症状消失，停服紫雪丹，用水药和多寐散巩固至1964年2月8日。

［黄新吾，邹燕勤，苏明哲. 邹云翔医案选[M]. 北京：中国中医药出版社，2019.］

【评析】　本例为顽固性失眠，久治无效。前医认为病者肝火偏旺，心肾失交，用大剂量的龙胆草、黄芩、黄连等未效。尤在泾《静香楼医案》内伤杂病门中说："阴不足者，阳必上亢而内燔，欲阳之降，必滋其阴，徒恃清凉，无益也。"有医师认为烦躁不寐，应用镇静催眠法，西医用大剂量的镇静催眠剂，中医用大剂量的琥珀、酸枣仁、五味子、珍珠母等也未见效。此属见症治症，治病不求本，故亦无益。《黄帝内经》说："今厥气客于五藏六府，则卫气独卫其外，行于阳，不得入于阴。行于阳则阳气盛，阳气盛则阳蹻陷，不得入于阴，阴虚，故目不瞑……补其不足，泻其有余，调其虚实，以通其道，而去其邪……阴阳已通。其卧立至……此谓决渎壅塞，经络大通，阴阳得和者也。"邹云翔根据《黄帝内经》这一理论选用血府逐瘀汤、龙胆泻肝丸加减，合以琥珀多寐散，后又增入紫雪、雪羹，补其不足，泻其有余，以通其道，而去其邪，经络大通，阴阳得和，使五年之久的顽固不寐症，三个月而愈。

注：琥珀多寐丸的组成：明琥珀30克，潞党参30克，云茯苓30克，远志30克，羚羊角30克，甘草30克。上药研末，以灯心草9克、生蒲黄15克煎水泛

丸如绿豆大小，辰砂为衣。

9. 岳美中——消胆豁痰安神法治疗不寐案

肖某，男，35 岁。

病史：夜难安眠已久，乱梦纷纭，睡后易惊，每晚非服安眠药物不能入睡。精神不振，易于烦躁，纳食乏味，食后则脘腹胀满不适，口干不欲饮水，舌苔黄厚，左关脉滑，余部脉象虚小，曾服酸枣仁汤一周未获显效。

辨证：肝胆郁热夹痰，扰及心神。

治法：消胆豁痰安神。

处方：温胆汤加味。广陈皮 4.5 克，清半夏 9 克，云茯苓 9 克，炙甘草 6 克，枳实 3 克，竹茹 9 克，石菖蒲 6 克，吴茱萸炒黄连 1.5 克。

服药一周后，已不服安眠药即可入睡 3 ~ 4 小时，烦躁亦减，腹仍胀满不舒，舌脉如故，又以此方加减，服至月余，上症基本痊愈。

［中国中医科学院. 岳美中医案集 [M]. 北京：人民卫生出版社，2005.］

【评析】 《景岳全书·不寐》语："痰火扰乱，心神不宁，思虑过伤，火炽痰郁而致不眠者多矣。"本例患者苔厚、脉滑，系有痰湿内郁；纳食无味，食后脘胀，脾虚不运也，脾虚则生痰湿，痰湿内郁，郁而化热，痰热扰及心神，则烦躁不寐。治疗给予消胆豁痰安神之温胆汤加味为治而基本痊愈。

岳美中强调不寐是临床常见之症。自《黄帝内经》立半夏秫米汤为治以来，历代医家迭有发明，究其机理，无外虚实二端，实则为食滞肠胃，即《黄帝内经》所谓："胃不和则卧不安。"虚则当分外感内伤，外感失治邪陷少阴，可成黄连阿胶汤证；误治，可成栀子汤证。唯内伤不伤不寐最为复杂，必先辨明所伤脏腑，方可遣方用药。然情志内伤，往往多脏受累，扑朔迷离，区别不易，辨证时须于本质处着眼，找出主要矛盾，针锋相对，否则即成隔靴搔痒。

10. 程门雪治疗不寐案

🍅 **病案 1 和胃安中法治疗不寐案**

姚某，女，45 岁，1955 年 2 月 3 日初诊。

刻下症见：不寐胸闷，心悸不安，时噫，纳食不馨，苔薄脉濡。

治法：和胃安中。

处方：制半夏二钱，北秫米（包煎）二钱，炙远志一钱，云茯苓三钱，陈广皮一钱半，春砂壳八分，紫苏梗一钱半，白豆蔻壳八分，佛手一钱半，炒谷麦芽各三钱。

二诊：不寐、胸闷、心悸较前减轻，仍从原法出入，继进以治。处方：制半夏二钱，北秫米（包煎）三钱，炙远志一钱，佛手一钱半，云茯苓三钱，杏仁三钱，白豆蔻壳八分，煅瓦楞子（先煎）四钱，生薏苡仁四钱，陈广皮一钱半，紫苏梗一钱半，炒谷麦芽各三钱。

三诊：不寐、心悸、胸闷时噫均已见安。仍从原方加减治之。处方：制半夏一钱半，北秫米（包煎）三钱，炙远志一钱，炒酸枣仁三钱，云茯苓三钱，杏仁三钱，白豆蔻壳八分，生薏苡仁四钱，瓜蒌皮三钱，枳壳八分，炒竹茹一钱半，佛手八分，煅瓦楞子（先煎）四钱，淮小麦四钱，炒香谷芽四钱。

［上海中医药大学. 程门雪医案 [M]. 上海：上海科学技术出版社，2002.］

【评析】　本例不寐心悸，胸闷噫嗳，纳谷不馨，程门雪断为"胃不和则卧不安"，用半夏秫米汤、温胆汤、三仁汤等和胃府、化痰湿而获效。程门雪认为所谓胃不和者系包含胃有湿热、痰浊、积滞以及肝胃不和等，治疗时必须分别主次，注意兼顾。《黄帝内经》有以半夏秫米汤治"胃不和则卧不安"之说，此例除用半夏、秫米外，又以温胆汤分消走泄、化痰和中，以杏仁、白豆蔻、薏苡仁宣通三焦，并辅以诸调气和胃、养心安神之品。病属痰湿，故安神不用重镇，这种选药方法，很有参考意义。

🍅 病案2　交通心肾，化痰和胃法治疗不寐案

姚某，女，成年，1955 年 3 月 4 日初诊。

刻下症见：纳呆、脘中不舒，泛泛欲恶。不寐、心悸不安，夜半发烦，阳不入阴也。拟交泰丸加味。

处方：肉桂心（后下）四分，姜川连五分，制半夏二钱，北秫米（包煎）三钱，云茯苓三钱，炙远志一钱，炒酸枣仁三钱，淮小麦四钱，陈广皮一钱半，春砂壳一钱，炒谷麦芽各四钱，佛手一钱半，枳实八分，炒竹茹一钱半。

二诊：夜寐渐安，心悸减而未尽。脘痛不舒，胃纳不馨，脉数。原方出入，

续进以治。处方：肉桂心（后下）四分，姜川连三钱，制半夏二钱，北秫米（包煎）三钱，炙远志一钱，炒酸枣仁三钱，淮小麦四钱，陈广皮一钱半，春砂壳八分，炒川楝子二钱，煅瓦楞子（先煎）四钱，佛手八分，炒香谷芽四钱，片姜黄八分。

［上海中医药大学．程门雪医案[M]．上海：上海科学技术出版社，2002.］

【评析】　本例用交泰丸治失眠，以夜半发烦，辨为阳不入阴之证。桂心与黄连二味之配合，《韩氏医通》原方肉桂五分而黄连一分，黄连用作反佐，借以引阳入阴，引火归原。患者兼有肝气犯胃、胃失和降之证，故合温胆汤、半夏秫米汤等以和胃降逆。

🍅 病案3　镇肝潜阳，安神和胃法治疗不寐案

吴某，男，成年，1944年10月31日初诊。

辨证： 肝阳上亢，水火不交。

处方： 珍珠母丸合温胆汤加减。珍珠母（先煎）五钱，煅龙齿（先煎）三钱，泡麦冬（去心）二钱，竹沥半夏一钱半，北秫米（包煎）一钱半，抱茯神三钱，炙远志一钱，川黄连三分，炒酸枣仁三钱，薄橘红一钱半，枳实五分，炒竹茹一钱半，首乌藤四钱，灯心草一扎，淮小麦四钱。

二诊： 木旺水亏之体，水不涵木则肝阳上扰，水不济火则心神不安，举凡心悸不眠、头眩耳鸣、肢胀诸恙，均缘乎此。治法：滋水涵木，柔肝养心，安神和胃。既已得效，今再于前方中加入黄连阿胶汤法，以资调理。处方：蛤粉炒阿胶珠二钱，川黄连三分，炒酸枣仁三钱，白芍一钱半，煅牡蛎（先煎）四钱，炙龟甲（先煎）三钱，辰茯神三钱，炙远志一钱，淮小麦四钱，炙甘草八分，北秫米（包煎）三钱，竹沥半夏二钱，大枣四枚。

三诊： 水不济火，则为不寐。前进清心平肝、安神和胃法，尚合病机。仍从原法加味，以治其本。处方：蛤粉炒阿胶珠二钱，炙龟甲（先煎）三钱，白芍二钱，煅牡蛎（先煎）六钱，川黄连三分，炒酸枣仁三钱，抱茯神三钱，盐水炒知母一钱半，夜合花二钱，首乌藤四钱，灯心草一扎，鸡子黄（包煎）一个，青盐（服时调入）一撮。

［上海中医药大学．程门雪医案[M]．上海：上海科学技术出版社，2002.］

【评析】　本例用珍珠母丸镇肝安神；半夏秫米汤、黄连温胆汤和胃化痰。但镇肝与和胃，只是先治其发病之标。其本则由于肾水之亏，以致心火失济、肝

胆失涵。故二诊以后进而治心、肾，转为黄连阿胶鸡子黄汤、甘麦大枣汤、大补阴丸、大定风珠等法，补肾柔肝、养心安神，以治其本。

"咸能补心、软心""咸能润下"，是《黄帝内经》之法。本方取阿胶、龟甲、青盐以滋肾阴、降心火，达到水火交济之目的。

程门雪治不寐用黄连，很注意配合。他认为对心阴不足（或肾水不足）、心火有余而烦躁者，黄连用量宜小，一般在三分至五分之间，用水炒、盐水炒或蜜水炒主要是防其"苦从燥化"。程门雪尝有因黄连用量较大而致彻夜不寐，后经减轻剂量，加入柔润，而得以见效的一些例子，所以曾提出轻用的告诫。他常以黄连与阿胶同用，以得其滋润；与酸枣仁同用，以得其酸制。程门雪的意见：补心"体"宜酸，强心"用"宜辛，故归脾汤、补心丹等成方中均以酸枣仁、远志相配，且远志交通心肾，解郁开结，辛而不猛，比之川芎与酸枣仁为伍，似更为妥善（川芎过于升散），所以他常用茯神（或朱茯苓）、远志、酸枣仁三药相配以养心安神。

11. 黄文东治疗不寐案

🍅 病案 1　平肝潜阳，和胃安神法治疗不寐案

秦某，女，20 岁，1963 年 8 月 2 日初诊。

病史： 头痛失眠已一年余，仅能睡一小时左右，精神反感兴奋，纳呆，常有嗳气，舌质淡而带青，脉象弦细。

辨证： 肝阴不足，肝阳上亢，心火偏旺，胃失和降。

治法： 平肝潜阳，和胃安神。

处方： 石决明（先煎）四钱，珍珠母（先煎）四钱，钩藤（后下）三钱，菊花三钱，丹参三钱，赤芍三钱，首乌藤四钱，合欢皮三钱，淮小麦四钱，炙甘草一钱半，鲜竹叶三钱。7 剂。

8 月 9 日二诊： 夜寐尚好，已能睡三四小时，梦多，胃纳不馨，常有嗳气，舌淡青、中剥，脉弦细。再予前方加减。处方：石决明（先煎）四钱，珍珠母（先煎）四钱，菊花三钱，丹参三钱，赤芍三钱，首乌藤四钱，合欢皮三钱，淮小麦四钱，炒酸枣仁（研）三钱，鲜竹叶三钱，炙甘草一钱半。7 剂。

8 月 16 日三诊： 睡眠续有进步，可睡四五个小时，胃纳亦转佳。因开学期近，

即将赴宁，嘱再配服 7 剂，服完后，改用补心丸，每晚吞服三钱，以收全功。

［上海中医药大学附属龙华医院．黄文东医案 [M]．上海：上海科学技术出版社，2008．］

【评析】　女子以肝为先天，肝藏血、体阴而用阳，心主血、藏神。本例患者系高校学生，由于埋头读书，废寝忘食，而暗耗阴血。阴血不足，心神失养而失眠；初诊时，"精神反感兴奋"是肝阴不足导致肝阳上亢的虚性亢奋；纳呆嗳气，是肝病及胃，肝胃不和。故首诊治疗用平肝潜阳、和胃安神之法。药用珍珠母、石决明、钩藤、菊花平肝潜阳；首乌藤、酸枣仁养肝血安心神；合欢皮疏肝理气解郁；竹叶清心火除烦；甘草、小麦养心气缓急、和胃；舌质带青，是气病及血，参用丹参、赤芍等祛瘀之品。初诊方服七剂后，睡眠从每晚一小时，增加到三四个小时。复诊稍事加减，续服七剂，竟能睡四五个小时，胃纳亦转佳。后以滋阴补血的补心丸，缓剂常服。

🍅 病案 2　先调气畅中，后滋阴潜阳安神法治疗不寐案

何某，女，31 岁，1963 年 4 月 9 日初诊。

刻下症见：胸闷腹部作胀，时觉腹冷，夜不安寐，时作惊悸，口淡内热，大便如常。脉细，舌尖红，根苔薄黄。气滞热郁，表里失于宣通，以致阳不入阴，夜难成寐，总已年余。

治法：调气畅中。

处方：薤白头三钱，瓜蒌皮三钱，广木香一钱半，枳壳一钱半，大腹皮二钱，刺蒺藜三钱，陈皮一钱半，六神曲四钱，交泰丸（吞）五分。7 剂。

4 月 26 日二诊：胸闷腹胀觉冷已减，夜寐未安，神疲气短，舌根腻有红刺，大便干结，脉细带弦。气机渐和，阴阳尚未协调。再拟和胃调气，而交心肾。处方：炒枳壳二钱，沉香曲三钱，瓜蒌皮三钱，刺蒺藜三钱，广木香一钱半，乌药一钱半，路路通一钱半，火麻仁三钱，柏子仁三钱，首乌藤四钱，合欢皮三钱，交泰丸（吞）五分。7 剂。

5 月 2 日三诊：腹胀已舒，夜寐欠安。舌尖红有裂纹，脉细。阴亏阳不潜藏，再拟潜阳安神之法。处方：生地黄三钱，左牡蛎（先煎）一两，珍珠母八钱，炙远志一钱半，首乌藤四钱，合欢皮三钱，淮小麦四钱，炙甘草一钱半，大枣五枚。7 剂。

5 月 10 日及 31 日四、五诊：小便频数，经事超前，心烦易怒。前方加黄芩、

栀子各三钱，龙胆草一钱，以泻肝清热。14剂。

6月7日六诊： 迭进潜阳安神，泻火滋阴之剂，夜寐渐有进步，午后头胀，胆怯易惊，筋惕肉𰒡，面目略有虚浮。脉细。舌尖红。阴亏火旺，肾水不足，心阳独亢。再拟育阴潜阳，养心安神。处方：珍珠母（先煎）一两、左牡蛎（先煎）一两、炙甘草二钱、淮小麦一两、柏子仁四钱、玄参三钱、川石斛四钱、生地黄三钱、紫丹参三钱、大枣七枚、交泰丸（吞）一钱。6剂。

6月21日七诊： 面浮已退，夜寐显著好转，故已停药一周。目前工作劳累，神情紧张，因此夜寐又有不酣之象，心悸胆怯，口干咽燥。脉细，舌尖红。平时月经超前数日，即将来潮。再予前法加减。处方：生地黄三钱、川石斛三钱、墨旱莲三钱、玄参二钱、珍珠母（先煎）一两、龙胆草一钱、炙甘草二钱、淮小麦一两、茜草三钱、大枣十枚、交泰丸（吞）一钱。

7月26日八诊： 停药已将一个月，睡眠甚佳。目前月经来潮，夜寐稍觉不酣，心悸、咽干、肢软等症均有好转，饮食二便如常。苔薄腻，舌尖红，脉细。再守原方。处方：玄参三钱、川石斛四钱、淮小麦八钱、炙甘草二钱、大枣十枚、炒酸枣仁三钱、龙胆草一钱、珍珠母（先煎）一两、云茯苓三钱、灯心草三扎、交泰丸（吞）八分。6剂。

[上海中医药大学附属龙华医院.黄文东医案[M].上海：上海科学技术出版社，2008.]

【评析】 本例患失眠已年余，曾先后服中西药物治疗，未见改善。初诊时，脘胀不舒，腹部觉冷，夜寐不安。黄文东认为单用保和丸、半夏秫米汤之类以和胃，恐难见效。因腹部怕冷，故用薤白头以通阳，使阳气通畅，则腹冷可除。此例寒热交错，虚实夹杂，要密切观察可能从两个方面转化：一为素体阴虚，转向肝火亢盛；二为气机失调，转向阳气痹阻。第一步，先用和胃通阳、调气畅中，以除"胃不和则卧不安"之象，但用药要避免过于香燥；第二步，着重滋阴潜阳、泻肝宁神。这样，抓住不同阶段的主要矛盾，分别轻重缓急，予以各个击破，始能逐步奏效。而交通心肾之法，则贯彻始终。最后，失眠基本治愈，其他各症也渐趋消失。

病案3 补养心脾法治疗不寐案

王某，女，33岁，1975年4月10日初诊。

病史：失眠十余年，今年起尤为严重。近三个月来临睡服安眠药，入睡不到三小时，甚至仅睡一小时。醒后心悸不宁，烦躁，不能再入睡。上午头昏，下午头胀痛，晚上头痛尤甚，头部筋脉紧张，颈部板紧不舒，食欲不振，嗳气，每餐仅吃一两，健忘，思维不易集中，情绪抑郁，以往便秘，近一个月来大便日行两三次，精神疲乏，怕冷，腰酸带下。脉弦细，舌质淡青，苔薄腻。脾胃运化不健，生化之源不旺，气血亏虚，血不养心，以致心神不安，肝阳上扰，由失眠心悸引起头昏胀痛之症。

治法：补养心脾，

处方：甘麦大枣汤合定志丸。炙甘草三钱，淮小麦一两，大枣五枚，郁金三钱，菖蒲三钱，炙远志一钱半，党参三钱，木香二钱，珍珠母（先煎）一两。6剂。

4月17日二诊：大便转稠，每天一次，胃纳略振，每餐一两余，但食后仍胀气，睡眠三四个小时，晚上头痛亦有减轻。脉弦细，舌淡舌苔薄腻。再守原意。处方：炙甘草三钱，淮小麦一两，大枣五枚，郁金三钱，菖蒲三钱，党参三钱，珍珠母（先煎）一两，大腹皮三钱，墨旱莲四钱，佛手二钱。7剂。

4月26日三诊：睡眠续有进步，可达四小时，安眠药片已减少，头痛亦轻，腰酸带下，左胁胀痛，乏力，脉弦细，舌淡青。再予补养心脾为主，加入益肾止带之品。处方：炙甘草三钱，淮小麦一两，大枣五枚，郁金三钱，菖蒲三钱，党参三钱，青陈皮各三钱，佛手三钱，狗脊四钱，椿皮三钱。7剂。

5月3日四诊：各症续减，胃纳进步，每餐一至二两，头晕。再守原意。原方去郁金、菖蒲，加枸杞子三钱、墨旱莲五钱。6剂。

5月17日五诊：上周感冒，近已好转，咳嗽已减，神疲乏力。原法出入。处方：炙甘草三钱，淮小麦一两，大枣五枚，炙紫菀四钱，前胡四钱，陈皮三钱，半夏三钱，墨旱莲五钱，狗脊四钱。6剂。

5月24日六诊：睡眠可达四五个小时，偶服少量安眠药，胃纳进步，大便成形，舌淡青，苔薄腻。再予养心安神，益气健脾。处方：炙甘草三钱，淮小麦一两，大枣五枚，郁金三钱，菖蒲二钱，党参三钱，墨旱莲五钱，首乌藤一两。7剂。

[上海中医药大学附属龙华医院.黄文东医案[M].上海：上海科学技术出版社，2008.]

【评析】 患者病由多思善虑、七情内郁。思虑过度，暗耗心血，损伤脾气，导致心脾两亏，气血两虚，心血不足，则心神失养，故精神疲乏、失眠、健忘；

七情内郁，肝气郁结，气机不畅，故情绪抑郁；肝藏血，阴血虚，肝失濡养，肝阳虚亢，故烦躁、头痛、思维不易集中。治疗宜养血安神，健脾柔肝。患者有脾虚不运（食欲不振，嗳气，每餐仅吃一两，便溏），黄文东治病之法，首先抓住顾护脾胃这一关键。盖胃纳增加，大便正常，则营养吸收较好，气血渐充，而心神得以安宁矣。药用甘麦大枣汤养血安神，和中缓急，除烦；党参健脾益气；郁金疏肝解郁安神，性微寒可清肝热；菖蒲、远志交通心肾，开心郁，而养心宁神；珍珠母味咸性寒，重镇安神，又能平肝亢之虚阳，治疗失眠头痛，《中国医学大辞典》说珍珠母"兼入心肝两经……故涉神志病者，非此不可"；木香理气，燥湿，和调脾胃。处方不过数味，细细揣摩，却包含有甘麦大枣汤、定志丸方，还有治疗顽固性失眠的珍珠母丸、健脾和胃的香砂六君子汤等方意。治疗一月余，患者睡眠明显进步，胃纳转佳，大便成形。可见阴血虚而脾运不健，不一定用滋养阴血之品，以免妨碍运化功能。黄文东用药经验技巧，反映了其准确辨证论治的深厚底蕴。

12. 宋鹭冰——清热化痰和胃法治疗不寐案

刘某，男，22岁，1978年6月11日初诊。

病史： 自述头晕心悸、心烦、胸闷多痰，口苦呕恶，午睡夜卧均不能入寐，病已两个月，舌苔白腻而黄，舌质红、脉弦细而数。拟用黄连温胆汤、半夏秫米汤合治。

处方： 陈皮6克，法半夏10克，云茯苓18克，炒枳实6克，陈高粱30克，黄连4.5克，生姜10克，竹茹10克，远志4.5克，甘草3克，大枣3枚。

6月22日二诊： 服上方4剂，口苦、呕吐已平，夜寐能卧，但睡眠不实，头晕心烦胸闷稍减，吐痰涎甚多，仍用上法继进。处方：陈皮6克，法半夏10克，云茯苓18克，炒枳实6克，竹茹10克，黄连4.5克，远志4.5克，陈高粱20克，生牡蛎（先煎）18克，川贝母10克，大枣3枚，甘草3克。4剂后病愈。

［成都中医药大学老中医经验整理组.成都中医学院老中医医案选[M].成都：成都中医药大学，1977.］

【评析】 张景岳云："火炽痰郁而致不眠者多矣。"患者胸闷多痰，口苦、卧不能寐，脉象弦细而数，苔黄腻系痰热所致。《类证治裁》云："胃不如则卧，不安，盖胃气主降，若痰火阻痹，则烦扰不寐也……痰多作眩。"治疗以黄连温胆汤、半夏秫米汤清热和胃，痰热得除，胆胃热清，因此服初诊四剂药后，病势衰其大半，二诊守其法而扩展之，病患立除。

13. 彭履祥——益气调肝法治疗不寐案

梁某，女，43 岁，1979 年 7 月 2 日初诊。

主诉： 恐惧失眠，心悸短气 9 年。自述 1970 年做甲状腺切除术后，经常恐惧难眠，多噩梦，心悸短气，性急易怒，神倦乏力，全身水肿，手足胀硬，月经约 20 日 1 次，淋沥不尽约半个月，量多，色红有紫块，月经前后腰骶胀痛，经期失眠恐惧更甚。2 年前某医院检查为子宫肌瘤。大便坠胀、稀溏不爽、1 日 2 次、尿频数、淋沥不尽，食欲正常，舌质淡红、苔薄白，脉寸关弦，尺弱。

辨证： 胆虚气怯。

治法： 益气调肝。

处方： 仁熟散。熟地黄 12 克，柏子仁 12 克，枣皮 10 克，五味子 10 克，太子参 18 克，茯神 15 克，陈皮 10 克，枸杞子 12 克，白芍 12 克，制何首乌 12 克，牡蛎（先煎）30 克。

二诊： 服上方 9 剂，诸症减轻，但胸闷咽阻，属肝郁气滞之征。改用运脾益气法。处方：泡参 15 克，黄芪 24 克，炒白芍 10 克，麦冬 12 克，葛根 15 克，柴胡 10 克，当归 15 克，陈皮 10 克，建神曲 12 克，五味子 10 克，甘草 3 克。

二诊： 服上方 2 剂，睡眠好转、恐惧噩梦消失，余证显著好转，上方去麦冬、建神曲、五味子、泡参，加枸杞子 12 克，菟丝子 10 克，党参 12 克，调理以巩固疗效。

[成都中医药大学老中医经验整理组.成都中医学院老中医医案选 [M].成都：成都中医药大学，1977.]

【评析】 该例患者病程较长，临床表现多样，但彭履祥抓住患者以恐惧难眠为主症，伴心悸气短，舌淡，辨证为胆虚气怯之不寐，治用仁熟散加减。药用熟地黄、枣皮、枸杞子、白芍、何首乌补益肝肾；柏子仁、茯神、五味子养心宁神；太子参补气；牡蛎镇惊益阴；陈皮理气和胃，防止滋腻之品碍胃。二诊因患者出现胸闷咽阻，辨兼有肝郁气滞，不用太子参，改用具有轻清上浮的泡参与黄芪补气；柴胡疏肝理气；白芍、麦冬、当归、五味子养肝阴；葛根、陈皮、建神曲、甘草运脾和胃。

注：①仁熟散出自《医学入门》，由柏子仁、熟地黄、人参、五味子、枳壳、山茱萸、肉桂、菊花、茯神、枸杞子等组成，主治胆虚易惊或不得眠。②案中所记载的枣皮，是山茱萸的别称，是部分四川中医习用的处方名称。四川中医处方中的泡参，是南沙参的别称，因其干后中空有泡，故称泡参，不是指西洋参（西洋参也有别称为泡参）。

14. 姚贞白——日服涤痰，夜服安神剂法治疗不寐案

患者，男，40岁，1964年3月初诊。

病史：久患失眠之疾，每日午睡及夜间，必服用安眠药方能勉强入睡，然睡而不熟，多梦易醒，甚或彻夜难眠。入睡前又必咯出多量黄白浓痰，而后胸膈舒畅，始能入睡。日常有乏力、气短、自汗、头昏、心烦、口苦或口淡、手足心热、尿频等症。适度假来昆，邀余会诊。诊脉细弦，舌红，苔白腻。此系脾虚湿邪不化，痰热内蕴，心胆受扰。《黄帝内经》云："阳气不得入于阴故目不瞑。"法当祛痰除湿，滤胆清热，养心安神。宜日午进温胆涤痰之剂，夜服养心安神之方，标本并治，俾阴阳交合，自能安卧入寐。

处方：①法半夏9克，茯苓15克，枳实（炒冲）3克，化橘红6克，生甘草3克，竹茹6克，川贝母（冲服）6克，杏仁9克，瓜蒌壳（碎）1个。②酸枣仁15克，茯神15克，川芎6克，炒知母4.5克，柏子仁9克，炙远志6克，法半夏9克，广橘络9克，浮小麦16克，小红枣11枚，净枇杷叶3片，首乌藤15克，生甘草3克。

以上二方午、夜服用一周后，患者咯出大量痰浊，渐感神清气爽，胸膈舒畅，睡前已不吐痰。减少或停用安眠药亦能入睡，梦境减少，自汗、头昏诸症渐失。脉象调和，舌红，苔薄白。此痰热、湿邪涤后，心胆安宁。续以第二方加减调治，诸症痊愈。处方：酸枣仁（冲服）15克，茯神15克，川芎6克，炒知母6克，首乌藤15克，广橘络9克，荷叶顶3个、炙远志6克，浮小麦15克，炙甘草3克，小枣11枚。

［姚承济，姚克敏.姚贞白医案 [M].北京：人民军医出版社，2013.］

【评析】　宋朝许叔微《普济本事方》，在服药时间上，特别提出了"日午夜卧服"的观点，主张在中午、晚上休息前分 2 次服药。正好利用药物在服用后起效时间内，发挥其镇静安神作用，从而使不寐患者得到理想的治疗效果。

此例患者不寐伴咯痰、胸闷、苔腻系脾虚湿邪不化，痰热内蕴，心胆受扰，法当祛痰除湿，滤胆清热，养心安神。姚贞白灵活地利用许叔微的"日午夜卧服"的观点，日午进温胆涤痰之加味温胆汤，涤痰化浊，以升清阳，夜服安神宁心之加味酸枣仁汤，以养真阴。气机调畅，阴阳交合，即能安寐。

15. 俞长荣——引火归元法治疗不寐案

杨某，男，60 岁，1974 年 5 月 9 日初诊。

主诉：失眠近二十年。有时腰、胸、背部有灼热疼痛感，卧时尤甚。头晕，走路有摇晃感，眼涩羞明。大便多软，有时溏泄，小便清长。诊查：脉细数，舌质红少苔。

辨证：阴虚阳浮，心肾不交。

处方：熟地黄 15 克，怀山药 15 克，茯苓 15 克，枸杞子 9 克，泽泻 9 克，牡丹皮 9 克，附子 6 克，肉桂（另冲）3 克。

服上方药十余剂，失眠显著好转，伴症解除。继以六味地黄汤合甘麦大枣汤巩固疗效。一年半后随访，睡眠良好，精神愉快。

［董建华，王永炎．中国现代名中医医案精华 [M]．北京：北京出版社，2002.］

【评析】　不寐病多是属于"阳不入阴，阴虚"，即阴偏虚阳偏盛者。阳虚为主者多属于多寐病。《证治要诀》曰"年高人阳衰不寐"，是因为年高人，本是肾精已衰，阴阳俱虚，即如本例，阴阳两虚，阴虚不能敛阳，而阳气上浮。肾在下而主水，心在上而主火。肾水上济于心，心火下交于肾，阳阳协调，水火既济，始能相安无事。反之，肾水独盛于下，心火独亢于上，心肾不交，而病发。肾阴虚，心失所养，故失眠、多梦、心烦性急；虚阳上浮，故见头晕、发热；命门火衰，不能温煦中土，故大便多软甚或溏泄。方中肉桂、附子引浮阳下归于肾，泽泻、牡丹皮、茯苓泻其邪火，熟地黄、枸杞子、山药补肾阴而收敛精气，使肾阳安位则无失眠之患。此案所用方药，系金匮肾气丸，主治肾阳虚。此处借用之，育阴而引火归元，治疗肾阴阳俱虚，虚阳上浮之失眠，实乃知常达变之典范。

《症因脉治》有"虚烦不得卧之治……真阳不足，心神失守者，枣仁远志汤，甚至于肾气八味丸"之记载，可资说明。

16. 刘春圃——温胆豁痰，镇惊安神法治疗不寐案

李某，男，26岁。

病史： 于两年前因开汽车失事，精神受到严重刺激，此后失眠逐渐加重，即便入睡且多噩梦，时作头晕，心悸，神志不安，久经治疗未效，诊其舌略赤，脉滑数。

辨证： 受惊过甚，胆虚不眠。

治法： 温胆豁痰，镇惊安神。

处方： 天竺黄10克，胆南星10克，首乌藤30克，知母10克，黄柏10克，远志10克，珍珠母（先煎）25克，杭白芍12克，莲子心4克，生龙齿（先煎）12克，竹茹12克，枳实6克。

服上药1剂已能完全入睡，噩梦消失，但仍感头晕、心悸，舌赤而津少，脉稍数，再于上方加磁石（先煎）25克，柏子仁15克，服药后眠颇佳，心悸大减，余正常，脉略数左关弦。再以上方加生地黄12克，玄参15克，合欢皮12克，连续服用十余剂，一切正常。睡眠安稳，临床治愈。

[北京中医医院.名老中医经验全编[M].北京：北京出版社，1994.]

【评析】 患者病由汽车失事，受惊过甚而致。惊者，恐怖之谓，属于胆气，惊伤胆液，惊则气乱。患者心虚胆怯，"胆涎沃心"（《证治要诀》）生痰，痰舍心经，拒其神不得归舍，故患不寐、心悸不安；舌略赤是有郁火，脉滑数是痰热之征。胆为中正之官，理当温和，化痰利胆即是"温胆"；惊则气乱，治当镇惊安神。方中天竺黄、胆南星、远志、竹茹、枳实化痰理气；珍珠母、龙齿重镇之品，镇惊安神；知柏、莲子心清郁火；白芍益阴养血；首乌藤养心安神，合而共奏温胆豁痰，镇惊安神之效。二诊再加磁石、柏子仁镇心安神。

刘春圃根据多年临床实践，特别指出首乌藤一味入心肾两经，具有养心安神的作用，此药在交心肾方面可用于各种类型的失眠症中，不影响表里，如在其他杂病中兼有失眠则可在治本症方剂中加入首乌藤使可起安神作用，临床效果较好。

本例刘春圃辨为胆虚痰扰，故用温胆汤加首乌藤加减治之，取效良好。

17. 何世英——养心安神法治疗不寐案

郭某，女，50 岁，1983 年 6 月 9 日初诊。

病史： 素罹风湿性心脏病，时时心悸（阵发性心动过速）。由于反复发作，因而精神负担较重，常致失眠。近半年来经常彻夜不寐，有时最多只能睡 1 ～ 2 个小时，但也常被噩梦惊醒。由于长期失眠，故见头晕、头沉、精神恍惚不振，食欲不佳，目前服西药各种安眠药虽不断加大剂量，但均无效。诊查：患者面色不华，精神比较紧张，恐惧心理甚浓，近期整夜不成眠，白天也不能入寐。舌质稍谈，舌苔白腻，脉细而弱。

辨证： 心气不足，心阴亏损，胆虚不眠。

治法： 养心安神。

处方： 茯神 12 克，陈皮 10 克，酸枣仁 15 克，丹参 10 克，生龙齿（先煎）15 克，麦冬 12 克，远志 6 克，竹茹 10 克，炙甘草 5 克。3 剂。

6 月 12 日二诊： 服药 1 剂后，夜可入睡，连续三天均如此，且很少做梦。精神好转，紧张心情略减，头晕头沉减轻，纳食稍增。苔腻已不著，脉细略数，弱象稍差。治已初效，仍按原方加党参 10 克，再进 7 剂。患者共服此方药 9 剂。

6 月 23 日三诊： 汤药共服 12 剂，其间未服任何西药，但每夜均能熟睡，最少六小时，很少做噩梦。心情转佳，面色转华，纳时显增。头晕、头沉、心烦、心悸等均消失。疗效既彰，不宜更方，照原方再进，仍每日 1 剂。

7 月 4 日四诊： 一般情况均好，睡眠始终安谧，为方便改服丸药，原方不变，加蜜成丸，每丸 9 克重，每日早晚各服 1 丸。

7 月 28 日五诊： 所配丸药，已服两周，效果一如汤药，睡眠能巩固，近日虽炎暑闷热，也照样能睡。患者一般情况均好，心情较愉快。

[董建华，王永炎. 中国现代名中医医案精华 [M]. 北京：北京出版社，2002.]

【评析】 本例因情志不舒，思虑过度，劳伤心脾，导致心阴亏损、气血亏耗，以致神不守舍，胆虚不眠。故初诊处方以丹参、麦冬、酸枣仁、远志、炙甘草等养心，茯神、龙齿安神，伍以温胆汤加减，除烦入寐，而取得心神安谧之功。

首战初捷，药力尚须加强，故二诊加党参补益中气，以助心主。不怠从此长驱直入，疗效益彰，战果巩固。

18. 冉品珍治疗不寐案

病案 1　温阳化湿法治疗不寐案

曾某，男，50 岁，1975 年 5 月初诊。

病史：自诉失眠数年，服西药安眠药可暂时入睡，但每日靠服安眠药维持睡眠终非长久之计，故希望服中药能彻底治愈。近年来已服中药百余剂，所有中医皆诊为阴虚，所服百余剂中药皆系养阴之品，不但未能获效，且日渐加重。每于失眠严重时，足心痒甚，夜半十二时后呃声连连而洪亮，呕吐清稀痰涎不止，痛苦难忍，必去附近某医院看急诊，成为某医院的老急诊患者，该医院诊断为神经官能症。平时常感头晕，倦怠，足后跟痛，腰酸，夜尿频。观其肤白形胖，舌体胖嫩，苔白滑。脉沉细，两尺脉尤沉若无。视其足心痒处，恰指涌泉穴。

失眠一证，多属阴虚，但此患者经服养阴药百余剂，不但无效，反而病情加剧，可知非阴虚。此患者肤白形胖，似阳虚体质，舌胖嫩苔白滑，脉沉，为阳虚湿盛之象；两尺脉沉、足后跟痛、涌泉穴痒、腰酸、夜尿频均为肾阳虚之征；肾中阳气虚，不能温养脾胃，致脾不升清而头晕、倦怠，胃不降浊而呃逆呕吐，咳清痰，夜半阴尽阳生，湿邪阻滞，阳气不能升发，故夜半十二时后发作。治以温阳化湿法，用苓桂术甘汤、附子理中汤、真武汤、术附汤等方加减，治疗半个月而愈。1978 年偶遇患者，询其近况，告之失眠已彻底痊愈，诸症均除，阳痿亦愈（以前患者未诉有阳痿）。

［成都中医药大学老中医经验整理组. 成都中医学院老中医医案选 [M]. 成都：成都中医药大学，1977.］

【评析】　患者肤白形胖、舌胖嫩苔白滑、脉沉，为阳虚湿盛之象；两尺脉沉、足后跟痛、涌泉穴痒、腰酸、夜尿频、阳痿均为肾阳虚之征；肾中阳气虚，不能温养脾胃，致脾不升清而头晕、倦怠，胃不降浊而呃逆呕吐清痰，夜半阴尽阳生，湿邪阻滞，阳气不能升发，故夜半十二时后发作。一般规律是阴虚多不寐，阳虚为多寐，此例阳虚之体，何也发生不寐？盖患者阳虚阴盛，浊阴上冲，清阳不降，阴阳不交，阳亦不能入于阴，故发生不寐矣。

用苓桂术甘汤、附子理中汤、真武汤、术附汤等方加减，温阳中又主于化湿降浊逆，湿祛浊降，阴阳相交，故愈。

本案虽无具体药物品种与剂量和煎服方法，但阳虚湿盛而不寐在以往论著中较少，此案例体征、症状较典型，且阳虚湿盛在老年人中较多，随着老龄化社会到来，这样的病例有可能增多，故录于此为记。

🍅 病案2　益气升阳法治疗不寐案

张某，男，32 岁，1977 年 7 月初诊。

病史： 自诉失眠 17 年。从 15 岁开始，因常看书至深夜而逐渐导致失眠。17 年来，服过不少西药安眠药及中药重镇安神、养心安神之剂，均未能解除失眠之痛苦。刻下症见：彻夜失眠，白天头晕，神疲，食少，时自汗，有时渴喜热饮。视其精神萎靡，苔白少津。脉虚缓无力。

患者失眠已 17 年，经中、西药治疗已久。目前所现症状均为脾胃气虚之象，脾胃气虚故食少，神疲；气虚不能卫外故自汗，清阳不升故头晕；脾不输津故苔白少津而渴喜热饮；脉虚缓无力亦属气虚之象。分析其脾胃气虚之原因，可能系重镇安神、养血安神之药过剂所造成。由于脾胃气虚，清阳不升，心肾不得相交故失眠。

治法： 益气升阳。

处方： 补中益气汤。党参 15 克，黄芪 18 克，升麻 10 克，柴胡 10 克，当归 10 克，陈皮 10 克，白术 10 克，甘草 3 克。

连服 2 剂而不寐愈，清阳得升，阴阳相交而不再失眠。

［成都中医药大学老中医经验整理组. 成都中医学院老中医医案选 [M]. 成都：成都中医药大学，1977.］

【评析】　思为脾志，脑由髓生而赖后天气血营养，患者常看书至深夜，是思虑用脑过度，必耗伤脾气，且重镇之剂，常服也易伤胃，导致患者脾胃气虚，故食少，神疲，脉虚缓无力。脾主升清，清阳不升故头晕；"食气入胃，浊气归心，淫精于脉"，即《慎斋遗书·内伤》说"脾气散精，上输于心，心输于肺"，患者久病脾胃气虚，则"营气衰少而卫气内伐"故失眠顽固。治疗当健脾益气为主。《症因脉治·外感不得卧》说"虚烦不得卧之治，脉见空大者，补中益气汤加黄柏、知母"；冉品珍用补中益气汤治疗，患者药后清阳得升，阴阳相交而不再失眠。

19. 钟一棠——调畅心脾为主法治疗不寐案

患者，女，32 岁，1983 年 5 月 14 日初诊。

病史： 就诊时由其母陪同并代诉，1968 年支农在乡，上山挑土时踏着尸骨受惊，由于从小胆小，当夜即梦寐不宁，兹后遂发展为不能入睡，坐卧不安，时感恐惧。曾去精神病医院诊治，疑为神经官能症，用镇静剂效果欠佳。刻下症见：形体消瘦，两目稍滞，面色不华，默默不语，有心烦意乱之状，舌质淡白而脉象细。

辨证： 心脾俱虚，血不养心，内生郁火。

治法： 调畅心脾为主，佐以重镇。

处方： 当归 15 克，白芍 20 克，川芎 6 克，柴胡 10 克，黄芩 10 克，龙齿（先煎）40 克，生牡蛎（先煎）30 克，麦芽 30 克，灯心草 3 束、甘草 3 克。

二诊： 其母代诉，服药 7 剂后，夜寐得安，心境好转，唯偶感胸闷叹息。前方加桂枝 6 克，小麦 40 克，7 剂。

三诊： 患者已能独自来门诊，自诉心悸恐惧均减，思维甚至较前清楚。观其舌色尚偏淡，为整体血虚，继以益气养血安神，以固其本。归脾汤加小麦，又调治月余，诸症消失，随访 1 年未复发。

［陈击右. 钟一棠治疗情志病验案选 [J]. 中医药临床杂志，2004，16（3）：210–211.］

【评析】 患者由于惊恐伤神而致不寐，心脾俱虚，血不养心，内生郁火为病。治疗给予柴胡四物汤（用柴胡易熟地黄），疏肝解郁，理气养血；黄芩、灯心草清郁火；龙齿、牡蛎重镇安神；麦芽、甘草和胃；二诊因患者仍有胸闷叹息，再加桂枝温通胸阳、下气补中，小麦养心气；三诊患者心神得安，但久病之人，心脾两虚仍在，故以归脾汤加减而收功。

20. 俞慎初治疗不寐案

病案 1　宁心补肾，平肝益脾法治疗不寐案

张某，男，65 岁，1977 年 5 月 7 日初诊。

病史： 几年来睡眠一直不佳，甚至彻夜不能入寐，头晕，食少，精神疲倦，四肢乏力，经多方诊治，终难见效，殊为痛苦。诊查：按其脉象细数有力，察其

舌苔薄白质绛。

辨证：心肾不交，肝脾不和。

治法：宁心补肾，平肝益脾。

处方：朱茯神 12 克，杭白芍 10 克，枸杞子 12 克，珍珠母（先煎）30 克，法半夏 6 克，怀山药 15 克，首乌藤 10 克，双钩藤（后下）10 克，五味子 3 克，合欢皮 10 克，远志 5 克，柏子仁 10 克。

5 月 11 日二诊：上方药服 5 剂后，症状有所改善。仍就前法加减。处方：双钩藤（后下）10 克，明天麻 12 克，清半夏 6 克，怀山药 15 克，白术 6 克，首乌藤 10 克，合欢皮 12 克，远志 5 克，五味子 3 克。水煎服，3 剂。

5 月 17 日三诊：药后头晕、食少改善，不寐仍未减轻。此为心脾受损，营血不足所致。故以补益心脏，宁心安神为主。处方：潞党参 24 克，炙黄芪 18 克，柏子仁 10 克，当归身 6 克，生地黄 12 克，粉丹皮 10 克，杭白芍 10 克，枸杞子 12 克，阿胶（烊化）18 克，酸枣仁 10 克，枯黄芩 5 克，怀山药 12 克，炙甘草 5 克，北小麦 24 克，大枣 8 枚，首乌藤 18 克，合欢皮 6 克，真琥珀 6 克。

5 月 21 日四诊：上方药服 3 剂后，睡眠有好转。仍就前法加减。处方：潞党参 24 克，炙黄芪 18 克，柏子仁 10 克，当归身 6 克，生地黄 12 克，粉丹皮 10 克，杭白芍 10 克，枸杞子 12 克，阿胶（烊化）18 克，酸枣仁 10 克，枯黄芩 5 克，怀山药 12 克，炙甘草 5 克，北小麦 24 克，大枣 8 枚，首乌藤 18 克，合欢皮 6 克，真琥珀 6 克。

6 月 14 日五诊：上方药服 3 剂后，睡眠有显著好转，但心火仍炽，烦而不寐。应以泻火、宁心、安神、和胃为主。以十味温胆汤、酸枣仁汤、黄连阿胶鸡子黄汤、半夏秫米汤四方出入施治。处方：潞党参 24 克，竹茹绒 12 克，枳壳 6 克，朱茯神 15 克，蜜橘红 5 克，远志 5 克，柏子仁 12 克，肥知母 10 克，酸枣仁 12 克，五味子 3 克，首乌藤 15 克，合欢皮 15 克，川黄连 6 克，阿胶（烊化）18 克，真琥珀 6 克，清半夏 6 克，北秫米（包煎）1 撮，鸡子黄（冲服）1 个。

上方药服 5 剂后，不寐已基本痊愈。

［董建华，王永炎. 中国现代名中医医案精华 [M]. 北京：北京出版社，2002.］

【评析】　本例为心肾不交、肝脾不和引起的不寐之证。盖肝脾不和，则有头晕、食少现象；心肾不交，则睡眠不佳，甚至彻夜不能入寐；营血不足，心脾受损，亦可导致不寐。经云："胃不和则卧不安。"今营血不足，心脾受损，胃中失和，所以卧不安；心火炽盛，则烦而不寐。治疗当以宁心补肾、平肝益脾为主。初诊药用朱茯神、首乌藤、远志、柏子仁、五味子养心安神；用杭白芍、枸杞子补阴养血；珍珠母镇肝、镇心安神；双钩藤平肝止头晕；法半夏、怀山药和胃；用合欢皮疏肝理气解郁。三诊四诊，因病久心脾两虚，用归脾汤、甘麦大枣汤等加减益气补血养心安神；气血虚得补，但体虚之体，不耐多补，且阴血不易速生，气充则显阴虚火旺，故五诊再加用滋阴清火，交通心肾的黄连阿胶鸡子黄汤，而收效。本例为多年不寐症，病因病机复杂，故审证求因，审因辨治，随症用药，尤为重要。

🍅 病案 2　益气养阴，宁心安神法治疗不寐案

李某，男，76 岁，1981 年 8 月 20 日初诊。

病史：始则头晕、纳减，四肢乏怠，继而不寐，经省医院心电图检查诊断为心房纤颤。诊查：诊见形容消瘦，舌淡无苔，两寸沉细，两关弦急。

辨证：心气不足，心脾不调，阴亦亏乏。

治法：益气养阴，宁心安神，佐以调摄心脾。

处方：太子参 15 克，漂白术 6 克，茯苓 10 克，炙甘草 3 克，酸枣仁 12 克，远志 9 克，五味子 3 克，珍珠母（先煎）15 克，麦冬 15 克，北沙参 12 克，枸杞子 10 克，生龙牡（先煎）各 30 克，莲子 15 克。水煎服，7 剂。

5 月 10 日二诊：药后头晕已减，睡眠转佳，唯纳呆倦怠未瘥。当调中益气为治，予五味异功散变方。处方：明党参 12 克，漂白术 6 克，茯苓 10 克，炙甘草 3 克，盐陈皮 5 克，怀山药 15 克，白扁豆仁 12 克。水煎服。6 剂。

［董建华，王永炎. 中国现代名中医医案精华 [M]. 北京：北京出版社，2002.］

【评析】　本例初诊时不寐舌淡无苔，寸脉沉细，关脉弦急，是心病，气阴两虚，肝阳偏亢，肝木乘脾土。治疗给予四君子汤补心气健脾气；加酸枣仁、远志、莲子养心安神；五味子收敛心气防耗散；沙参、麦冬、枸杞子滋阴；珍珠母、生龙牡重镇潜阳、镇心安神。但此例患者脾气不振乃其根源，脾虚气血生化乏源，引起气阴两虚，故治心之后，调中为其要务，二诊给予五味异功散变方，健脾益气。药毕症瘥，此即李东垣补土益火之义也。

21. 董建华——化瘀养血，清热安神法治疗不寐案

徐某，60岁，男，1987年1月3日初诊。

病史：失眠经久不愈，服用十几年安眠药，近月来每晚服"安定"8片，仅能勉强入睡4小时，醒后头痛头晕，耳中鸣响，心烦急躁，体倦神疲，面色少华，舌质暗红苔中微腻，脉弦细小数。

辨证：久病入络，虚瘀夹火。

治法：化瘀养血，清热安神。

处方：丹参15克，炒酸枣仁10克，当归10克，生龙牡（先煎）各15克，黄连3克，栀子10克，柏子仁10克，首乌藤15克，合欢皮15克，菖蒲6克，远志6克。6剂。

二诊：药后即可入睡，停用安眠药，诸症随减。患者系从吉林省来诊，嘱其带方返里，继续服用。

三诊：1988年9月26日，患者又来京诊治。述其去年返里，继服三十余剂，睡眠正常。然2个月前，因事生气，失眠复发，入夜难受欲死，每晚须服8片"安定"，始能睡4小时，继则毫无效果。余症峰起，头痛头晕，心烦急躁，大便干燥，乏力神疲，面色㿠白，舌黯红，苔少，脉细数。阴血不足，瘀阻心络，热邪内扰。再从化瘀养血，清热安神。处方：丹参10克，炒酸枣仁10克，生白芍10克，生地黄10克，玄参10克，鳖甲（先煎）10克，生龙牡（先煎）各15克。水牛角粉（冲服）10克，钩藤（后下）10克，首乌藤15克，刺蒺藜10克。6剂。

四诊：药后即能入睡，未服安眠药，余症随减，入夜手足心热，舌黯红，苔薄黄少津，脉沉细。于原义略作出入，嘱其带药返里继服二十余剂，宽心静养，避免情绪刺激。

[麻仲学.董建华老年病医案[M].北京：世界图书出版公司，1994.]

【评析】《灵枢·营卫生会》曰："老者之气血衰，其肌肉枯，气道涩，五脏之气相搏，其营气衰少而卫气内伐，故昼不精，夜不瞑。"说明老年人之不寐，每多因于气血虚衰，气道涩滞，营失其常。本例兼症中，头痛、头晕、耳鸣、心烦、舌红、脉弦数，乃心肝火盛；体倦乏力、面色少华、脉细，乃气血不足；苔中微腻，乃夹痰浊；舌黯，为有瘀血。故"火""瘀""痰""虚"四者相互影响，扰动心神，以致失眠难愈。针对这四方面，方中取丹参、炒酸枣仁、当归、柏子仁、首乌藤、合欢皮养心安神，其中丹参、当归、合欢皮又能活血，首乌藤

又能通络；黄连治心火，栀子清三焦之火，生龙牡平肝潜阳、重镇安神；菖蒲、远志化痰开窍，二者又都具有宁心作用。药中病机，故能速效。

三诊中，患者因怒而诱至痼疾复发，这次原有的"虚""瘀"仍存，而肝火亢盛之势较前猛烈。肝藏血，血舍魂，由于暴怒伤肝，郁火炽盛，迫使魂不能藏，从而发生不寐。又加上往昔不寐病根，则失眠之势较前更重，即或安眠药亦无济于事。治疗中，针对病根，仍投以丹参、炒酸枣仁、首乌藤类养血安神，活血解郁；更伍以生龙牡、水牛角平肝潜阳、重镇安神；生白芍、钩藤、刺蒺藜平肝息风，以防风阳暴张；生地黄、玄参、鳖甲滋阴降火潜阳。肝火一清，则愈大半矣。

22. 颜德馨——除痰降火法治疗不寐案

童某，男，43 岁。

病史： 因青光眼术后即有不寐，初发时每晚睡数小时，伴有头目晕眩，神疲乏力，外院服用镇静剂效果不佳。近 1 个月来上症加重，每晚仅睡 1 个小时，甚则彻夜不寐，耳鸣，口干苦，头胀，精神焦虑，脉细弦，苔薄黄，舌紫黯，为进一步诊治而入院。曾予化瘀安神镇惊之血府逐瘀汤加磁石、生大黄、苍术，第 1 天稍效，但症情依然，请会诊。"不寐者，病在阳不交阴也"，《灵枢》有阳气不得入于阴则目不暝之说患者形体丰腴，痰湿奇盛，复因术后有瘀，瘀血内阻。术后气虚，脾运失健，痰浊内生。痰瘀交阻，心肝之火上扰，发为斯证。今当痰瘀同治并加气血药，柴胡加龙牡汤加减。

处方： 柴胡 9 克，桂枝 2.4 克，龙牡（先煎）各 30 克，大黄 9 克，丹参、半夏、朱砂拌茯苓各 15 克，炙甘草 2.4 克，白芍 9 克，太子参 9 克，生姜 2 片，大枣 7 枚，代赭石（先煎）30 克。

二诊： 服上方后，上半夜能安睡，但后半夜仍不寝，头目昏胀而痛，郁郁寡欢，口气秽浊，口干苦，大便干结，数日一行。证属痰火偏盛，心神受扰。改予除痰降火汤，宁心神，除痰火。处方：柴胡 9 克，黄芩 15 克，半夏 12 克，青皮 9 克，枳壳 9 克，竹茹 9 克，珍珠母（先煎）30 克，龙胆草 9 克，栀子 9 克，首乌藤 15 克。

药后症情逐步好转，夜能安睡数小时，精神为振，出院随访。

［颜乾麟. 国医大师颜德馨 [M]. 北京：中国医药科技出版社，2011.］

【评析】 本例先用血府逐瘀汤，继用柴胡加龙牡汤，症情仍反复，最后用除痰降火汤而应手，可见痰浊在情志病中的重要。亟如《医通》所言"凡人肥盛多郁……从郁结痰火治"，这亦说明治病贵在辨证，方能丝丝入扣，取得疗效。颜德馨教授常谓，此病全在患者移情易性，疾病痊愈虽离不开药物的作用，但怡悦心志、开怀静养的精神调摄更是康复的关键。

23. 何任——化痰浊，安心神法治疗不寐案

章某，男，35 岁。1971 年 12 月 1 日初诊。

病史： 1966 年曾患精神分裂症住院治疗，现通宵不寐，烦躁，大便坚结，痰多，脉细，苔黄白相兼而厚腻，以化痰浊、安心神为治。

处方： 郁金 6 克，藿香 9 克，陈胆南星 4.5 克，丹参 12 克，石菖蒲 6 克，珍珠母（先煎）30 克，姜半夏 9 克，姜竹茹 9 克，陈皮 4.5 克，灯心草 1.5 克，琥珀 1.8 克。5 剂。

12 月 6 日复诊： 药后睡眠可五小时，较前为安，大便较畅，痰多，脉细，舌质黯而苔厚。再予化浊安神为治。处方：丹参 9 克，郁金 9 克，陈胆南星 6 克，石菖蒲 6 克，姜半夏 9 克，姜竹茹 9 克，灯心草 1.5 克，制何首乌 9 克，琥珀 1.8 克。4 剂。

［何若苹. 何任医论选 [M]. 北京：人民卫生出版社，2015.］

【评析】 此例患者失眠程度重，伴烦躁，多痰，便结，舌苔厚腻，是痰热内郁，扰乱心神。此证如果阴阳发生偏盛偏衰，极易转入"重阴者癫，重阳者狂"的恶候。案中治法，抓住痰浊内滞的主因，兼顾到心气不足，方用温胆汤加胆南星、菖蒲以导痰涤浊，藿香、郁金芳香化浊，丹参养心活血，珍珠母、琥珀宁心镇静。全方仿"蠲饮六神汤"方法，对痰浊内蕴而出现精神不安的症状有一定疗效。

注：蠲饮六神汤，出自沈尧封《女科辑要》中，由石菖蒲、胆南星、旋覆花、茯苓、橘红、半夏曲组成。原方用于孕期胸胁胀满，王孟英用于产后恶露行而昏谵者，多属痰饮，不可误投攻补，此方最著神效。如方服之良愈（《王孟英医案·产后》）。赵锡武老中医治疗中风用本方，有利于神识功能的康复。

24. 张琪治疗不寐案

🍅 **病案 1** **清肝利胆，泻热安神法治疗不寐案**

邓某，男，46 岁，2000 年 6 月 16 日初诊。

主诉： 失眠 1 年半。患者入睡困难，每晚必服安定片 10 ~ 15 毫克方能入睡，入睡后亦多梦纷纭，日间焦虑，紧张，恐惧，倦怠，手抖，胸闷心悸，心烦易怒，舌边尖红、苔白厚，脉弦。

中医诊断： 不寐。

辨证： 肝胆气郁，内生痰湿，郁而化热。

治法： 清肝利胆，泻热安神。

处方： 柴胡加龙骨牡蛎汤化裁。茯苓 20 克，白芍 20 克，生地黄 20 克，百合 20 克，酸枣仁 20 克，珍珠母（先煎）20 克，甘草 20 克，柴胡 20 克，生龙骨（先煎）20 克，生牡蛎（先煎）20 克，五味子 15 克，远志 15 克，红参 15 克，黄芩 15 克，麦冬 15 克，半夏 15 克，桂枝 15 克，代赭石（先煎）30 克，首乌藤 30 克，石菖蒲 25 克，大黄 7 克。每天 1 剂，水煎服。

14 剂后患者诉每晚服安定 5 毫克即可入睡，对睡眠比较有信心，焦虑消失，恐惧减轻，手不抖，舌红、苔白，脉弦。郁热已减，魂仍未安，前方去黄芩，茯苓改为茯神，继服 14 剂。

复诊： 诉焦虑、恐惧感消失，睡眠好转，偶尔服安定 5 毫克，舌尖红、苔白略厚，脉弦。前方加竹茹 15 克，继服 14 剂后，诸症悉除未再复诊。

［赵德喜.张琪教授以古方治疗神志病验案 3 则 [J]. 新中医，2008，40（6）：117-118.］

【评析】 柴胡加龙骨牡蛎汤，出自医圣张仲景的《伤寒论》，原方主治太阳病误下，导致邪陷少阳，出现表里同病，寒热虚实错杂的坏病，是以少阳胆火内郁，扰乱肝魂为主症。由柴胡、龙骨、黄芩、生姜、铅丹、人参、桂枝、大黄、茯苓、半夏、牡蛎、大枣等组成，用柴胡、黄芩、大黄清泄少阳郁火，龙牡镇摄肝魂为主；辅用人参、大枣补益中气，扶正祛邪；桂枝通阳、发散郁邪，从外而解；茯苓、半夏、生姜化饮宁神；本方寒（黄芩、大黄）温（半夏、桂枝）并用，攻（大黄）补（人参等）兼施，升（柴胡、桂枝等）降（半夏、龙牡等）并调，达到通达上下，宣畅内外，使错杂之邪从内外尽解，旨在调整阴阳以平为期。

张琪常以本方治疗不寐、癫、痫等神志病，均收到良好效果。是因情志病，由肝气郁结，气郁化火，火扰肝魂者居多，与本方原治的病机相同；其辨证要点在于以失眠多梦、或癫或痫、或烦或惊等神志异常表现，伴口苦、舌红、苔白厚或黄厚、脉弦或弦滑。本例患者心烦不寐较甚，故合用百合地黄汤，并加酸枣仁、远志、珍珠母、石菖蒲、五味子、首乌藤、白芍、麦冬等养阴柔肝安神之品。

🍅 病案 2 清心火育阴潜阳法治疗不寐案

张某，男，32 岁，1985 年 9 月 15 日初诊。

病史：自述因事不遂，情志抑郁而不能寐，两个月来每日几乎通宵不眠，五心烦热，有时方有睡意随即突然惊醒。精神疲倦，痛苦异常，历用中、西安眠镇静药皆未收效。诊查：观其面色憔悴，目黯少神，舌光红无苔，察其脉象弦滑而数。

辨证：综合分析，当属情志怫郁，志极动火，心血暗耗，阴不涵阳，心肾不交之证。

治法：清心火育阴潜阳。

处方：黄连阿胶鸡子黄汤加味。黄连 10 克，黄芩 10 克，阿胶（烊化兑服）15 克，白芍 15 克，生地黄 20 克，玄参 20 克，生赭石（先煎）30 克，珍珠母（先煎）30 克，五味子 15 克，酸枣仁 20 克，首乌藤 30 克，甘草 10 克，鸡子黄（冲服）1 个。

9 月 29 日二诊：服上方药 12 剂，心烦大减，能入睡 4 小时。药证相符，原方不变，继服。

10 月 6 日三诊：服药 6 剂，睡眠大好，能入睡 6 小时；心烦大减，精神转佳。脉象弦滑，舌红有薄苔。此心火初平、心肾相济之兆。药证既符，毋庸更张。处方：川黄连 10 克，阿胶（烊化兑服）15 克，白芍 15 克，生地黄 20 克，玄参 20克，珍珠母（先煎）30 克，生赭石（先煎）30 克，首乌藤 30 克，酸枣仁 30 克，五味子 15 克，甘草 10 克，茯苓 15 克，鸡子黄（冲服）1 个。

10 月 13 日四诊：服药 6 剂，睡眠继续好转，能入睡 7 ~ 8 个小时，但尚有心烦，不耐怫郁。脉弦中带缓象，舌红白苔。阴分已复，继用上方药以善其后。

[董建华，王永炎 . 中国现代名中医医案精华 [M]. 北京：北京出版社，2002.]

【评析】 患者因事不遂，五志化火，耗伤阴液，肾阴虚不能上济心阴，心火亢盛于上，故心烦难忍不能卧寐。阴虚火旺，心肾不交，方选《伤寒论》黄连阿胶汤。黄连、黄芩清心火，阿胶、芍药滋肾水敛阴液，妙在鸡子黄既宁心涵液，又滋肾育阴。然本患者两个月彻夜不寐，病情十分顽固，用此方虽药证相符但终嫌力薄，故加入生地黄、玄参育阴，珍珠母、生赭石潜阳，酸枣仁、首乌藤、茯苓安神宁心，以辅助之，俾热清阴复，则心肾水火既济，是以效如桴鼓而迅速痊愈。

25. 靳士英——补脾养心法治疗不寐案

孙某，女，86 岁，1984 年 12 月 8 日初诊。

病史： 近年来由于操心烦劳，思虑过多，以致睡眠欠佳，几乎整夜难寐。其特点是睡眠甚浅，且睡中噩梦多，无法熟睡。以致次日终日困乏，疲惫不堪。另外，周身有位置不定之疼痛或热气游走，忽起忽灭。因此经常服用安定、甲喹酮、去痛片等药物。诊查：见患者步履尚称矫健，精神略有不振，面色不华，唇淡，舌质淡，苔薄白，脉浮大无力。

辨证： 心脾两虚。

治法： 补脾养心。

处方： 归脾丸加减。并劝止服催眠药和止痛药。黄芪 18 克，白术 9 克，茯神 12 克，远志 6 克，酸枣仁 9 克，枸杞子 9 克，当归 6 克，龙眼肉 12 克，陈皮 6 克，炙甘草 6 克。

二诊： 服药 4 剂后，自觉睡眠渐深，噩梦减少，疲劳感减轻，不服甲喹酮亦能入睡。舌脉同前。嘱续服前方药 4 剂。

三诊： 睡眠情况虽有明显改进，但周身疼痛出现，左右手无名指、小指发麻，痛引肩臂，时轻时重，大便秘结，手足心热。舌脉同前。乃在前方基础上加减。处方：黄芪 18 克，何首乌 12 克，当归 6 克，枸杞子 9 克，酸枣仁 9 克，老桑枝 9 克，怀牛膝 12 克，威灵仙 9 克，忍冬藤 9 克，瓜蒌子 9 克。

四诊： 服药 4 剂后，睡眠较好，夜梦已减，大便通畅，肢痛减轻。嘱再服药 4 剂。

五诊： 诸证好转，食欲有增。为今后计，嘱服归脾丸。

［董建华，王永炎 . 中国现代名中医医案精华 [M]. 北京：北京出版社，2002.］

【评析】 《灵枢·营卫生会》曰："老者之气血衰，其肌肉枯，气道涩，五脏之气相搏，其营气衰少而卫气内伐，故昼不精，夜不瞑。"本例患者，86岁高龄，年老体衰，精血亏损，复因操劳过度，忧虑思念伤心脾，营血内耗，血不养心，遂致失眠多梦。病者步履尚称矫健，而唇舌淡、脉浮大无力，是肾精虽亏，但不如心脾两虚明显，故治以补养心脾，益气宁神的归脾汤；阳气易长，而有形之阴血不能速生，二诊便秘、手足心热，是气虚得补而阴血不足突出，加用滋阴养血之剂，阴血得补，心神得养，故睡眠好转，大便通，后以丸剂缓而收功。

26. 张震——疏肝理气安神法治疗不寐案

李某，男，32岁，2015年6月8日初诊。

病史：3年前因成立公司后压力较大出现失眠，期间间断服用安眠药，症状反复。刻下症见：入睡困难，易醒，睡眠时间每晚总计1～2个小时，焦虑及紧张后加剧整夜难眠，纳可，二便调，舌淡红苔薄白，脉弦微数。

辨证：肝郁气滞。

治法：疏肝理气安神。

处方：疏调安神汤加减。柴胡10克，赤芍10克，茯神15克，薄荷(后下)6克，香附15克，郁金15克，佛手6克，酸枣仁20克，合欢花10克，首乌藤15克，白芍10克，丹参15克，生甘草6克，炙远志10克，五味子10克，白术10克，3剂，水煎服，每日3次，2日1剂。

2015年6月15日二诊：服上方3剂后，可入睡，夜间仍易醒，情绪有所缓解，舌脉同前，于上方基础上予龙骨(先煎)12克，牡蛎(先煎)12克。嘱患者服药6剂。

2015年6月29日三诊：睡眠有所好转，偶汗出乏力，腰酸不适，舌常，苔薄白，脉细。于上方基础上予浮小麦30克益气固表止汗，牛膝15克补肝肾、强筋骨，嘱患者服药6剂。

[普文静.国医大师张震从肝论治失眠经验总结[J].云南中医药杂志，2020，41（1）：2-4.]

【评析】 本案患者3年前因成立公司后压力较大，出现失眠，乃肝失疏泄，气机失调,肝主谋虑喜条达,气机调畅,则心情开朗夜卧得寐,肝失疏泄,气机不畅,则情志抑郁。若数谋不决,或情志不畅则肝气郁结,气枢不转则内扰神魂而致不寐。治宜从疏肝理气、解郁守神的角度改善睡眠。疏调安神汤为张震经验方,处方组成:柴胡 10 克,赤芍 10 克,茯苓 15 克,薄荷 6 克,香附 20 克,郁金 15 克,佛手 6 克,酸枣仁 20 克,合欢花 10 克,茯神 10 克,首乌藤 15 克,白芍 10 克,丹参 15 克,生甘草 6 克。治疗失眠等神志病,张震立足整体,着眼于肝,通过调理肝脏、从肝出发,并且强调注重心理疏导。

27. 吕继端——化湿清热法治疗不寐案

陈某,男,37 岁,1991 年 8 月 12 月初诊。

病史:诉 10 年来经常失眠,甚则通宵不眠,每次持续 4～5 天,最长达十余天,省某医院诊断为神经衰弱,开始服安定、谷维素等药有效,逐渐失去作用。诊时诉失眠多梦,烦躁不安,思想波动大,记忆力减退,伴脱发,头发变白,时有耳鸣、恶心,口中不适,食欲正常,二便调。舌质红苔黄厚腻,脉细缓关脉稍弦。

治法:滋阴降火,化湿清热。

处方:藿香、神曲、法半夏、佩兰、黄芩、薄荷(后下)各 10 克,炒黄连 3 克,茯神 20 克,生地黄 15 克,煅磁石(先煎)30 克,琥珀末(冲服)6 克。

服药 7 剂失眠明显改善,续方稍酌加减,再用 14 剂,随着睡眠正常,诸症随之消失。

[张赤志 . 吕继端治疗精神疾病经验举隅 [J]. 湖北中医杂志,1994,16(6):7-8.]

【评析】　本例不寐伴烦躁、恶心、苔黄厚腻,辨证当属于痰热扰心,即《景岳全书》说"痰火扰乱,心神不宁,思虑过伤,火炽痰郁而致不眠者多矣"。一般用方为黄连温胆汤或涤痰汤类。但吕继端于长夏之季,别具匠心,药用藿香、佩兰、薄荷芳香化湿,宣上焦气机;神曲、法半夏和中化痰,调中焦气机;连、芩清热除烦;茯神,健脾养心安神;磁石、琥珀重镇安神;生地育阴,且防辛温之药香燥伤阴,药后顽疾很快消除。可见,中医要辨证施治,守其法,具体用药,更要三因制宜,不可拘泥于一方一药。

28. 李济仁——镇肝纳肾，阴阳并调法治疗不寐案

严某，女，成年，1965 年冬初诊。

病史： 患者因创作新戏目，竭尽心计，用脑过度，严重失眠 1 年有余，现竟日夜目不交睫，屡服进口高效安眠药及中药鲜效。头昏烦躁，腰膝酸软，口渴咽干，大便秘结，眼眶四周青黑凹陷，脉弦数，两寸尤显，舌绛少苔。

诊断： 不寐（肾虚肝旺型）。

治法： 镇肝纳肾，阴阳并调。

处方： 生牡蛎（先煎）30 克，生地黄 30 克，白芍 15 克，黑玄参 20 克，杭麦冬 15 克，莲子心 12 克，酸枣仁 15 克，生竹茹 15 克，合欢花皮各 15 克，首乌藤 20 克，灯心草 3 克，每日 1 剂，水煎分 2 次。午后、睡前各服 1 次。

二诊： 服 7 剂后得睡 4 小时，腑气已行，头昏减轻，眼眶青黑色渐淡，唯仍心烦，睡时梦多，舌脉同前，拟前法增炙远志 12 克，茯神 15 克，继服 7 剂。

三诊： 上方服 5 剂后能很快入寐，睡时酣香，极少梦扰，眼眶青黑色淡，精神转佳，脉弦，舌起白薄苔，守方去竹茹、首乌藤，加柏子仁 10 克，蒸百合 12 克，滋养心阴，再进 10 剂，疗效巩固。随访半年，未见复发。

［颜乾麟. 国医大师颜德馨 [M]. 北京：中国医药科技出版社，2011.］

【评析】 不寐之证，病因多端，临床现多分为心脾不足、心肾不交、心胆气虚、胃失和降四型。本案无心胆气虚又无胃失和降之证，前医又曾拟心肾不交和心脾不足证施治无效。故上述四型看来难以概括本案病变。患者眼眶四周青黑凹陷，是否系血瘀所致不寐呢？清代王清任认为血瘀可以导致不寐，而用血府逐瘀汤施治。但本案患者除眼眶青黑凹陷外，无其他瘀血征象，所以认为此案是瘀血不寐似无充足根据。

因患者系著名黄梅戏演员，国内外声誉很大，每次演出均日夜筹划，过度谋虑，以便锦上添花，此实乃不寐之因。《黄帝内经》曰："肝者，将军之官，谋虑出焉。"谋虑过度，必损肝本，而肝色青，主弦脉，经脉布胁走眼，患者症见胁肋酸胀，眼眶青黑凹陷，脉弦等，显然与肝相关。头晕眼花，口渴咽干，脉弦数，舌绛少苔等是阴虚之证。明代张景岳说："寐本于阴、神其主也，神安则寐，神不安则不寐。其所以不安者，一由邪气之扰，一由营气之不足。"可见无论何种病因导致不寐均涉及神。本案不寐因肝而致，病机在于肝阴不足，产生虚火，

火性炎上，上扰心神，心神不安，故而成不寐顽证。

治疗采用滋阴养肝，以除虚火产生之源，清火宁心安神以抑虚火妄动之标。方中生地黄、白芍、玄参、麦冬等滋阴养肝，清虚火；首乌藤、酸枣仁、合欢花皮，益肝宁心，解郁安神；莲子心、竹茹、灯心草既能清心除烦，又可引热下行。因见多梦依然，故增用远志、茯神、柏子仁，以便加强宁心安神之效，用百合在于清热除烦。本案施治还注重了服药时间安排，在午后及晚睡前各服一次，此因由于人体阴阳昼夜消长变化规律。凡属病本在阴者，每于午后、夜晚加重，故嘱于其时服药，以便药效及时发挥。

本案失眠时久顽固，诸治不应，经从肝治，滋肝阴为主，辅以安神，并注意服药时间，终获痊愈。

29. 葛琳仪——活血化瘀法治疗不寐案

患者，女，46 岁，2017 年 6 月 5 日初诊。

主诉：反复失眠 3 年余，加重 1 周。患者 3 年来反复失眠，夜寐不宁，易醒，间断服用安眠药控制。1 周前因郁怒不解失眠再发，3 天来昼夜少寐，每日仅1 ～ 2 个小时，伴烦躁易怒，头目昏胀，夜间尤甚，胸腹胀满，曾服"舒乐安定"无效。刻下症见：情绪激动，烦躁不安，诉胃脘胀满、嗳气频作，大便偏干，舌黯、苔白腻，脉弦滑有力。

西医诊断：慢性失眠。

中医诊断：不寐（肝气郁结、痰瘀内阻证）。

治法：疏肝宁神，兼以豁痰化瘀。

处方：癫狂梦醒汤加减。桃仁 20 克，通草 5 克，柴胡 9 克，郁金 10 克，香附 10 克，姜半夏 9 克，石菖蒲 9 克，炒酸枣仁 15 克，首乌藤 15 克，柏子仁 15 克，珍珠母（先煎）30 克，青龙齿（先煎）30 克，厚朴 12 克，鸡内金 9 克，生山楂12 克，炒稻芽 30 克，生甘草 6 克，14 剂，每日 1 剂，水煎温服。

2017 年 6 月 19 日二诊：患者诉前药后夜寐稍好转，目前每夜睡眠 3 ～4 个小时，大便较前畅，苔仍厚腻，脉弦滑。予原方去炒酸枣仁、首乌藤、珍珠母，加煅青礞石（先煎）15 克，胆南星 6 克，陈皮 9 克，14 剂，每日 1 剂，水煎温服。

续服 14 剂后，夜寐如常，偶有胃胀不适，加以理气和胃，调养而愈。

［夏涛涛，严莹，吴雨谦，等．国医大师葛琳仪运用癫狂梦醒汤治疗慢性失眠经验［J］．中华中医药杂志，2021，36（3）：1430-1432.］

【评析】　患者中年女性，素有不寐，近日因郁怒不解，症见寐劣，烦躁，胃胀，便干，舌黯、苔白腻，脉弦滑有力，证属肝气郁结，痰瘀内阻，治以疏肝理气，豁痰化瘀，宁心安神，方选癫狂梦醒汤加减，方中桃仁活血化瘀；柴胡、香附、郁金疏肝理气；石菖蒲、姜半夏化痰开窍；炒酸枣仁、首乌藤、柏子仁养心安神；珍珠母、青龙齿潜阳安神；厚朴、鸡内金、生山楂、炒稻芽消食和胃；生甘草调和诸药。二诊，患者夜寐改善，安神助眠之药不可久用，去首乌藤、炒酸枣仁等；而舌苔仍厚腻，考虑顽痰内阻，遂加煅青礞石、胆南星、陈皮攻逐痰邪，使久病停聚于体内的气、痰、瘀之邪消散，标本同治，阴阳交合则寐安。

癫狂梦醒汤有行气、活血、化痰之功，用于治疗因气血凝滞脑气而致癫狂一症。临床实践中，不应拘泥于单一"癫狂"一证，对于日久肝气郁滞、气病及血、气痰瘀互结之慢性失眠、郁证、头痛等皆可应用，该方以气、血、痰三者为病机关键，临床随症加减，以达其镇静安神之功，对于慢性失眠多有良效，值得进一步推广应用。

［夏涛涛，严莹，吴雨谦，等．国医大师葛琳仪运用癫狂梦醒汤治疗慢性失眠经验［J］．中华中医药杂志，2021，36（3）：1430-1432.］

30. 伍炳彩——清热利水，养阴安神法治疗不寐案

王某，女，60 岁。

病史：患失眠 10 年余，近日加重，须服用安定片 1 粒才能入睡 4 个小时左右，伴头昏，乏力，心烦，口干不欲饮，小便短赤，大便无殊，舌质红、苔少，脉沉细，尺脉更沉。细问病史，患者有反复尿道感染史。

辨证：阴虚内热，水热互结。

处方：猪苓汤加减。猪苓、茯苓、泽泻、滑石、阿胶（烊化）各 10 克，酸枣仁、首乌藤各 15 克，7 剂。

二诊：患者诉服药后小便转清长，身体轻松，头昏好转，睡眠改善，后守上

方加生地黄 10 克继服，巩固治疗月余诸症消失。

　　［余晓清 . 伍炳彩治疗顽固性失眠三案 [J]. 浙江中医杂志，2019，54（8）：615.］

　　【评析】　《伤寒论》云："少阴病，下利六七日，咳而呕渴，心烦不得眠者，猪苓汤主之。"肾阴亏虚，水热互结于下焦，除导致小便不利外，还可伤阴引起心烦失眠。该患者有慢性尿道炎史，常出现小便短赤，是水热互结下焦之表现，出现心烦、口干、脉沉细是阴虚内热的征象。故伍炳彩辨证为湿热伤阴，肾阴虚不能上济心火，导致心肾不交的不寐。采用猪苓汤清热利水，养阴安神治疗。

第七章

多　寐

多寐，即嗜睡，又称嗜眠症，泛指患者不论白昼黑夜时时欲睡，呼之即醒，醒后复眠的一类病证。与古书中的"嗜卧""多卧""喜眠""好卧""目瞑""多眠睡"等称谓概念相同或相似。一般认为多寐的机制是阳虚或阳气痹阻。临床上，在老年人中时常见到多寐，故选录几例名家验案，供大家参考。

1. 张伯臾——温肾阳，化痰湿，理气化瘀法治疗多寐案

时某，男，52岁，1973年2月28日初诊。

病史：患者于解放战争时期曾有脑震荡病史，从1960年起常有嗜睡及不眠之象，症情逐渐加重，近四五年来，嗜睡与不眠交替而作，眠则30～40天日夜不醒，饮食须由家属呼而喂之，边食边睡，有时小便自遗，醒则十数天日夜不寐，烦躁喜动狂乱，头晕且胀；平时腰酸怕冷，手足逆冷，面色晦黯。得病之后曾赴各地，迭治不效，遂来沪诊治。刻下症见：神倦呆钝，边诊边睡。家属诉纳食尚可，口干便艰解燥屎。苔白腻，舌边紫黯，脉沉细濡。多年顽疾，寒热虚实，错综复杂，恐难骤效。书云"怪病属痰"。

辨证：痰浊蒙蔽心窍，神志被困。

治法：先拟清心涤痰，镇潜宁神法，以观动静。

处方：炒川黄连1.8克，茯苓12克，橘红4.5克，制天南星9克，广郁金9克，石菖蒲9克，灵磁石（先煎）30克，当归12克，钩藤（后下）12克，淮小麦30克，白金丸（吞服）4.5克，礞石滚痰丸（吞服）9克。7剂。

3月10日二诊：神倦嗜睡之象略见好转，便艰亦顺，然手足依然逆冷，面色晦黯，舌脉如前。审证求因，究其根源，病由肾阳不振，阴霾弥漫，痰浊内阻，

痰凝气结所致。法当标本兼顾，改投温肾阳、化痰湿、理气化瘀之剂。处方：熟附子（先煎）9克，川桂枝9克，炒茅苍术12克，茯苓12克，制天南星9克，制半夏12克，石菖蒲15克，陈皮6克，当归12克，桃仁12克，川芎6克，全鹿丸（吞服）9克，礞石滚痰丸（包煎）12克。14剂。

3月27日三诊：投温肾通阳、化痰祛瘀之剂后，已见应手。既往寐则数十天，推之难醒，今服药后2天即自行起床，起床后无烦躁狂乱诸症，且感神情爽朗，四肢转温，苔白腻减而转润，舌黯转淡红、边紫，脉沉弦小。神情已得正常，肾阳不振有恢复之机，痰浊瘀虽化未净。前方既效，毋庸更张，壮肾阳以治本，化痰瘀以治标。处方：熟附子（先煎）9克，川桂枝9克，茯苓12克，陈皮4.5克，半夏9克，制天南星9克，石菖蒲9克，当归12克，红花9克，全鹿丸（吞服）9克，礞石滚痰丸（包煎）9克。

服药后诸症若失，体力日见好转，前方略为出入，续服三十余剂，得以收功。

［张伯臾.多寐、厥证、腹痛验案［J］.新医药学杂志，1978（9）：11-14.］

【评析】　患者罹病多年，病情错综复杂，张伯臾在诊治中，据其不寐与嗜睡交替而作，但不寐短于嗜睡的特点，认为嗜睡乃病之真谛，不寐为病之假貌，故抓住嗜睡一症加以辨证治疗。

张仲景《伤寒论》中有"少阴之为病，脉微细，但欲寐""阳气虚阴气盛则目暝，故多眠，乃邪传于阴而不在阳也"。《类证治裁》也指出："多寐者，阳虚阴盛之病。"患者兼有腰酸、怕冷、手足逆冷、苔白腻、脉沉细等症，属肾阳式微，痰浊弥漫；而不寐烦躁，口干便艰，乃阳不入阴，郁热内生，寒热错杂；面色晦滞，舌紫黯，知有留瘀。肾阳不足是为本，痰浊瘀热是为标。故方中以附、桂、全鹿丸等温补肾阳以图本，所谓离照当空，阴霾自散也。其中取桂枝而不用肉桂者，是因桂枝之温通较肉桂之温守对本病更为贴切。对其标则以导痰汤、礞石滚痰丸等泄化痰热；归、芎、桃仁、红花等化瘀。肾阳得温补而渐振，痰浊得泄化而渐清，从而嗜睡之症得除，浮游之火亦得下敛。此为补泻同用之法，标本兼顾之方，症既错综复杂，治法亦当复方图之，多年痼疾方才得愈。

2. 朱锡祺——温阳化湿，导痰开窍法治疗多寐案

栾某，男，42岁。

病史：长期精神委顿，四肢倦怠无力，遍体虚浮，嗜睡，静坐片刻即呼呼入睡，有时乘车亦会入睡，呼之则醒，醒后复睡。平素畏寒而不怕热，大热天亦很少出汗。诊查：纳谷不振，大便溏薄。体形矮胖。脉沉迟，苔白腻。

治法：温阳化湿，导痰开窍。

处方：茅苍术9克，川厚朴6克，陈皮6克，半夏6克，陈胆南星6克，石菖蒲6克，补骨脂9克，附子9克，益智仁6克。

以上方加减，连续服药两个月后，水肿消退，大便转实，精神得振，胃纳亦佳，嗜睡症获得治愈。

［董建华，王永炎. 中国现代名中医医案精华 [M]. 北京：北京出版社，2002.］

【评析】 阳主动，阴主静，阳虚阴盛，故而嗜睡。中医学理论认为："脾气虚则怠惰嗜卧""脾胃受湿，沉困乏力，怠惰嗜卧"。患者体格丰腴，体肥者多湿，脾恶湿喜燥，湿困脾阳，脾阳不振，运化无权，临床可见：纳呆，便溏，身重，嗜睡等症。苔白腻，脉迟缓，系痰湿内阻所致。脾主四肢肌肉，脾气虚弱，水湿内停，溢于肌肤，故而遍体虚浮，精神疲乏。方中茅苍术、川厚朴、陈皮，取平胃散之意，以燥湿健脾；半夏、胆南星、石菖蒲，化痰降逆开窍；命火式微，故不怕热，但畏寒，拟以附子、补骨脂、益智仁，温壮真阳，益火之源，以运脾阳，脾运得健，诸症均解。全方宗温阳化湿、导痰开窍之法，连续服药六十余剂，临床症状消失而愈。

3. 赵绍琴——芳香宣化，宣展气机法治疗多寐案

吕某，男，45岁，1992年7月13日初诊。

病史：自述春节期间酗酒后嗜睡，现每日昏昏欲睡，时有低热，反应迟钝，面色黯浊，大便不畅，舌红苔白而腻，脉濡数。

辨证：湿阻热郁，气机不畅。

治法：芳香宣化，宣展气机。

处方：蝉蜕、姜黄、炒栀子、前胡、紫苏叶各6克，僵蚕、淡豆豉、藿香、佩兰、大腹皮、槟榔各10克，大黄1克。

服药7剂后，嗜睡减轻，发热未作，再以上方去藿香、前胡，加防风6克，

白豆蔻仁（后下）4 克，服药二十余剂，嗜睡愈，精神爽，饮食二便如常。

［彭建中，杨连柱. 赵绍琴验案精选 [M]. 北京：学苑出版社，2007.］

【评析】　酗酒后出现嗜睡，必与嗜酒相关。酒乃谷物酿造而成，其性湿热大盛。凡嗜酒之人多湿热壅盛，湿热蒙闭，气机不畅，神明失聪，故昏昏欲睡安。今面浊，舌红苔白腻，脉濡数，皆是湿热之征。治用升降散疏调气机，加前胡、紫苏叶宣展肺气，气化则湿邪亦化；藿香、佩兰芳香化湿，大腹皮、槟榔、淡豆豉发越陈腐，疏利三焦。服之气机展，三焦畅，湿热去，则热退神清矣。

4. 吕学太——滋补肝肾，益气填精，健脾升阳法治疗多寐案

李某，男，28 岁，1974 年 6 月 24 日初诊。

病史：三年来因阵发性嗜睡曾以癫痫论治无效。证见每饭必喊醒就餐，食未竟发睡。一日家人扯起逼令刨木，勉强推一两下即又趴刨上睡去。望之精神萎靡困顿，两眼朦胧，厉声问之，答言"愿睡"。再问有何痛苦，闭目告曰"腰痛"。验其瞳孔不扩大，对光反射存在。舌质淡苔薄白，脉弦缓无力。

辨证：肝肾虚，中阳衰，精髓不足，清阳下陷。

治法：滋补肝肾，益气填精，健脾升阳。

处方：四君子汤加味。党参 9 克，白术 9 克，茯苓 12 克，炙甘草 5 克，桑葚 12 克，黑芝麻 10 克，何首乌 12 克，葛根 12 克，水煎服。

二诊：服 9 剂，腰痛有减，气力稍增，午前嗜睡如故，午后能自起活动，但头沉胀，斯醒复睡，守前方合入清震汤以助升发脾胃之清阳。处方：党参 9 克，白术 9 克，茯苓 9 克，桑葚 12 克，黑芝麻 12 克，何首乌 12 克，葛根 9 克，苍术 6 克，升麻 5 克，干荷叶 15 克。

三诊：续服 5 剂，头沉胀消失，嗜睡时间大减，唯感身倦乏力，依上方去葛根，加黄芪 30 克，五味子 6 克。再进 5 剂后，诸症悉除，为巩固疗效，又令服 5 剂，迄今未复发。

［吕学太. 多寐四则 [J]. 山东中医学院学报，1980（3）：60-61.］

【评析】　本例患者嗜睡，精神萎靡困顿，两眼朦胧，主症独言腰痛，"腰为肾之主"，故知为肾所病。肾藏精，主骨生髓。肾精充溢，则骨坚髓满，神清气爽；肾精不足，则髓海空虚，骨软神乏，正如《灵枢·海论》云："髓海有余

则轻劲多力，自过其度。髓海不足则脑转耳鸣，胫酸眩冒，目无所见，懈怠安卧。"肾中藏的精，除禀受于父母的先天之精外，主要是"受五脏六腑之精而藏之"，依靠脾胃化生的水谷精微的滋养，脾虚健运无权，清阳难举，血海为之不充，生精填髓无源，终至髓海空虚，神明失奉。故吕学太治疗帅以四君，使其补气健脾以助神；用桑葚、黑芝麻、何首乌滋补肝肾、填精益髓；葛根合清震汤者，能鼓舞胃气，升发下陷之清阳，又燥湿解毒；后增入黄芪、五味子者，协四君大补其气兼敛神明。

注：清震汤：《素问病机气宜保命集》方药组成：升麻、苍术、荷叶，主治雷头风。

5. 路志正——疏泻肝胆，清热化湿祛痰法治疗多寐案

胡某，男，47 岁，1973 年 7 月 29 日初诊。

病史：患者头晕头痛已四年，经常嗜睡，少顷即醒，未予注意。1973 年 2 月在车床工作时，因一时入睡，致右手无名指第一节被轧断，而引起重视。曾到某医院诊治，未能确诊，而来门诊。刻下症见：胸脘憋闷，咽中有物如梗状，自觉有痰难出。纳谷呆滞，食后即沉困欲睡，两胁胀痛，性情急躁，两目干涩，视物模糊，便干溲黄，大便不爽，并夹有白色黏液，夜寐梦多，日间神倦思困，舌质红、苔厚腻微黄，脉来弦滑。素喜浓茶、烟、酒及甜食。盖茶能助湿，甘能满中，日久脾虚湿聚生痰，郁而化热，湿热蕴于肝胆，痰热阻塞气机，郁遏清阳所致。

治法：疏泻肝胆，清热化湿祛痰。

处方：北柴胡 6 克，白芍 9 克，川芎 6 克，黄芩 9 克，连翘 9 克，炒枳壳 9 克，槟榔 6 克，瓜蒌 12 克，大豆卷 12 克，白豆蔻仁（后下）9 克，生薏苡仁 18 克，清半夏 9 克。水煎服，5 剂。

药后胃纳见增，饮食有味，大便得畅，唯头痛时作，夜寐不安，尿少色黄，舌质红、苔仍厚腻，脾运有来复之机，而肝胆湿热有壅盛之势。治宜清泻肝胆，渗湿清热，仿龙胆泻肝汤意。处方：龙胆草 9 克，柴胡 9 克，黄芩 9 克，栀子 6 克，生地黄 9 克，生薏苡仁 18 克，泽泻 9 克，车前子（包煎）12 克。水煎服，5 剂。

三诊：头痛瘥，眠酣，溲清，苔腻见退。但眩晕时作，舌质仍红，脉沉弦小数。湿热见化，宜防苦寒化燥伤阴，拟养血柔肝、理脾渗湿法。处方：四物汤加桑叶、钩藤（后下）、蝉蜕、玄参、怀山药、生薏苡仁、炒枳壳、茵陈。并以荷叶 60 克，分 3 次以开水冲泡代茶饮，以升清降浊。

四诊：嗜睡仅发作一次，但为时甚暂，咽中仍痰黏难出，随以肃肺化痰、清胆泻热法治之。至 8 月 25 日共八诊，嗜睡一直未作，于 1973 年 9 月上班工作，经随访 3 年未复发。

［路志正. 多寐的辨证施治 [J]. 中医杂志，1980（3）：16–18.］

【评析】 《素问·厥论》说"厥阴……好卧"，宋金元时期诸多医家认为多寐系热淫邪害，实热蕴胆，如《圣济总录》曰："胆热多睡者……令肝胆俱实……则清静者浊而扰，故精神昏愦，常欲寝卧也。"盖因胆为清净之腑，决断所自出，实热蕴胆，浊扰清静，则决断无权，神魂颠倒而多寐。本例多寐伴两胁胀痛，性情急躁，两目干涩，视物模糊，大便不爽，并夹有白色黏液，舌质红、苔厚腻微黄，脉来弦滑，即是系湿热蕴于肝胆，痰热阻塞气机，郁遏清阳所致。治当清胆泻热，即可定神。

6. 何任——补益心气，温煦肾阳法治疗多寐案

黄某，女，成年，1962 年 12 月 7 日初诊。

刻下症见：嗜卧，夜寐多梦，呓语，口干溲频，记忆力减退，面肢肿，时时畏寒，重衣始解，腰背酸楚，骨节亦然，经来量多，色紫黯有瘀块，七天始净，脉弱软，苔光。

治法：补益心气，温煦肾阳。

处方：生酸枣仁 9 克，党参 9 克，枸杞子 6 克，炒白术 9 克，知母 6 克，补骨脂 6 克，炙龟甲（先煎）12 克，炙黄芪 9 克，菟丝子 6 克，远志 3 克，石菖蒲 4.5 克。5 剂。

12 月 12 日复诊：嗜卧已有改善，夜寐口干及溲频见瘥，畏寒亦减，自感牙龈浮起已久。循原意为治，上方去远志，加炒白芍 6 克。5 剂。

［何若苹. 何任医论选 [M]. 北京：人民卫生出版社，2015.］

【评析】 嗜卧即多寐，特点为不论昼夜时时欲睡，喊之即醒，醒后复睡。

该患者夜寐溲频，畏寒腰酸，脉象濡软，为命火不足，阳不化阴。津液不能上承，乃为口干；经期长而量多，为脾肾气虚，不能固摄冲任，色黯夹块是为气虚而滞。在治疗中以补益心气，温养肾阳为主，辅以滋养，阴阳互济，并应扶后天之脾气，方以菟丝子、补骨脂温肾阳；枸杞子、龟甲济肾阴；知母泄肾之阴火；石菖蒲芳香开窍以醒神；参、术、芪补中元之气，滋生化之源。寐时多幻梦，心神欠宁，故加酸枣仁、远志。合而用之，心肾得补，五脏之阳亦振，嗜睡随之而解。

7. 夏问心——健运脾胃，升阳益胃法治疗多寐案

朱某，1982 年 5 月初诊。

病史：发病已十余天。每天早餐后疲倦难支，目不能开。伏于餐桌上旋即入睡，呼之不醒，推之不动，一睡数小时。明知有违农时，却苦于不能自振。同时尚有头昏身酸之症，饮食一般，大便或溏，小便尚调，脉象濡缓，舌苔淡黄薄腻。

处方：升阳益胃汤去白芍，白术改为苍术，加藿香、石菖蒲。服 4 剂。

二诊：患者饭后能强自站立并行走，然后睡意渐消。但精神仍然困倦。又予原方 4 剂。

三诊：患者病情继续好转。饭后已不再欲睡，精神亦振。脉象缓小，舌苔薄白。原方去黄连、苍术，加白术。服 5 剂。后十余日随访，患者病已告愈。

[詹文涛 . 长江医话 [M]. 北京：北京科学技术出版社，2015.]

【评析】　嗜睡可见于湿胜、脾虚、胆热、伤暑、少阴病、病后体弱等方面，而以前二者为多见。脾虚不运者可致湿胜；湿邪壅盛者亦可致脾虚，故湿胜与脾虚又往往相兼并见。湿若与热相合，则病势尤为缠绵。《灵枢·大惑论》以猝然多卧者因上焦闭而不通"，已食若饮汤，卫气留于阴而不行。猝然多卧显然是出现在饮食之后，当饮食之时，胃中气血（胃气）旺盛，以消化食物，若与谷气相搏，则久留于阴（里）而不行，湿热蒸腾，脾运暂壅，湿热上清窍，以致"上焦闭而不通"，故倦及而猝然多卧焉。此其人，究属脾胃虚弱。到长夏湿盛之时，内外相召，感而发病。治宜健运脾胃，升阳益胃汤较为合适，方名益胃，实亦健脾。脾胃健，清气升，湿热自除，嗜睡可愈。

8. 任琢珊——健脾益气升阳法治疗多寐案

孙某，女，43 岁，1999 年 10 月 12 日初诊。

病史：患者患多寐已有 1 年余，精神不振，头昏乏力，不思饮食，大便不实，嗜睡欲卧，近半年加重。舌质淡，舌体胖，边有齿痕，舌苔薄白，脉沉缓。查头颅 CT、脑电图均正常。

中医诊断：多寐。

辨证：中气不足，清阳不升。

治法：健脾益气升阳。

处方：补中益气汤加减。黄芪 30 克，白术 10 克，党参 15 克，陈皮 10 克，升麻 10 克，柴胡 10 克，当归 10 克，山药 20 克，芡实 10 克，甘草 6 克。6 剂，每日 1 剂，水煎服。

二诊：患者述上述症状有所好转，但不甚明显，大便转实。诊其舌脉如前。处方：原方去芡实，加入麻黄 3 克。患者服用 5 剂，上述症状体征全部消失。随访半年未复发。

［成秀梅.任琢珊论治多寐的经验[J].北京中医药大学学报，2003，10（4）：25.］

【评析】 患者神疲乏力、不思食、大便不实、舌淡胖边有齿痕，皆是脾气虚的表现。脾虚失其健运，中气不足，清阳不升，则精明之府失于荣养而嗜卧多寐。如《脾胃论》曰："脾胃之虚怠惰嗜卧。"《古今医统》亦指出"脾胃一虚，则谷气不充，脾愈无所禀；脾运四肢，既禀气有亏，则四肢倦怠，无力以动，故困乏而嗜卧也。"故治疗要健脾补气升阳，方用李东垣补中益气汤以补益中气，伍入麻黄升发鼓舞阳气上行，以助清阳上荣于精明之府，故收立竿见影之效。麻黄辛温可以升发阳气令人不寐，故一般失眠之人不用，相反嗜睡的因阳气不升，就可以用之，从太阳上开启气机，使阳气升则愈。

第八章
癫　证

　　癫证是临床上较为多见的一种精神病。癫证以精神抑郁、表情淡漠、沉默痴呆、语无伦次、静而少动为其临床特征。起病或缓或急，病程多较迁延。癫，《正字通》释之为"喜笑无常，颠倒错乱也"。

　　癫证、狂证都是邪迷心窍、神机逆乱而致的一种精神失常的疾病。由于宋金元前，众多医家对癫、狂、痫三者并无明显的界限区分，所述内容也多混淆不清，临床上癫证、狂证可相互转化，也可同时并见，故以前的文献多癫狂并称。癫狂病名出自《黄帝内经》。该书对于本病的症状、病因病机及治疗均有较详细的记载。《素问·至真要大论》说"诸躁狂越，皆属于火"，《素问·脉要精微论》有"衣被不敛，言语善恶，不避亲疏者，此神明之乱也"，《素问·病能论》"有病怒狂者……使之服以生铁落为饮"为此病治疗用清热泻火、开窍醒神、重镇安神法提供了理论支持。《丹溪心法·癫狂》说"癫属阴，狂属阳……大率多因痰结于心胸间"，提出癫狂的发病与"痰"有关的理论，并首先提出"痰迷心窍"之说，对于指导临床实践具有重要意义。《医林改错·癫狂梦醒汤》指出癫狂"乃气血凝滞脑气，与腑脏气不接"，对后世影响颇大。

　　综述历代文献，参考名家验案，可知癫证发生的原因，总与七情内伤密切相关，或以思虑不遂，或以悲喜交加，或以恼怒惊恐，皆能损伤心、脾、肝、胆，导致脏腑功能失调和阴阳失于平秘，进而产生气滞、痰结、火郁、血瘀等，蒙蔽心窍而引起神志失常。癫证多见抑郁症状，呆滞好静，可由气郁、痰郁、气血虚导致；癫证主于气与痰，治宜解郁化痰，宁心安神，补养气血为主要治法。

　　现代医学的躁郁症、抑郁性精神病等有精神失常症状者，类似于本病。

1. 张仲元——滋肾柔肝，理气化痰，宁心安神法治疗癫证案（谢海洲）

邻人谷姓男患者，终日不得眠睡，思想上为一些毫无意义的想法所纠缠。如走路时地板为什么响、电灯为什么会亮等。喜静、畏声、怕乱、恶人，自知力尚属完整。每日服氯普噻吨、安宁、奋乃进、谷维素等。药后昏昏而睡，醒后如故。药量渐增至日服几十片之多，效仍不显。后又妄服"滴滴畏"自杀，经抢救脱险。我投以养心益脾、安神镇惊、豁痰开窍之方，佐以安宫牛黄丸，虽取小效，仍未能除根。遂介绍去张仲元处进行治疗。患者精神呆滞，夜寐欠佳，纳差胃呆，有疑虑妄想之征，脉息沉缓，略呈弦意，两关为盛，苔腻舌质红。

辨证：肝胃郁结，阴津不足。

处方：熟地黄 10 克，远志 9 克，半夏曲 10 克，石斛 9 克，炒稻麦芽各 10 克，菖蒲 9 克，紫丹参 9 克，茯苓 10 克，木香 9 克，橘红 10 克，生蒲黄（包煎）3 克，砂仁（后下）9 克，酸枣仁 9 克，川芎 9 克，莲子心 2 克，食盐少许，服 4 剂。

二诊：精神好转，方从前议，略事增删。去砂仁、川芎、橘红，加首乌藤 15 克，玄参 9 克，当归 9 克，杭白芍 10 克，服 4 剂。

三诊：显效，已无疑虑妄想之象，再议前法出入为治。处方：生地黄 10 克，熟地黄 12 克，麦冬 9 克，首乌藤 15 克，杭白芍 9 克，远志 9 克，橘红 9 克，干荷叶 9 克，当归 10 克，酸枣仁 9 克，香附 10 克，生蒲黄（包煎）5 克，玄参 9 克，钩藤（后下）10 克，茯苓 10 克，柏子仁 9 克，半夏 9 克，鸡内金 9 克，丹参 9 克，炒稻麦芽各 10 克，莲子心 3 克，食盐少许，连服 4 剂。

四诊：再进上方 4 剂。

五诊：一般情况好。患者询问能否结婚。此属虚火内动之象。投以泻南补北方 4 剂。处方：川黄连 9 克，杭白芍 10 克，生阿胶（烊化兑服）9 克，生牡蛎（先煎）12 克，炒酸枣仁 9 克，首乌藤 12 克，生鸡子黄（兑服）1 个。

六诊：神采好转如常人，食纳佳，眠安。时有脑鸣，脉弦细而数，苔洁舌润。处方：钩藤（后下）12 克，竹茹 12 克，牛膝 9 克，通草 6 克，琥珀（冲服）3 克，辰砂（冲服）3 克，竹沥水（兑服）30 克，水煎服 200 毫升，兑竹沥水和匀，分四次冲服琥珀、辰砂粉，每日早晚各一服，服 4 剂。

七诊：患者告愈，已能上班。处方：当归 9 克，杭白芍 10 克，香附 10 克，茯苓 9 克，酸枣仁 9 克，炙甘草 9 克，半夏 9 克，远志 9 克，木香 9 克，陈皮 9 克，鸡内金9克，柏子仁8克，五味子5克，首乌藤10克，炒稻麦芽各9克，冬瓜子9克，生珍珠母（先煎）10克，莲子心3克，食盐少许，服4剂。并嘱其调摄精神。

前后七诊，服药不足30剂，基本治愈，已能上班工作。

［广安门医院.医话医论荟要[M].北京：人民卫生出版社，1982.］

【评析】　谢海洲先生评：患者精神呆滞，有疑虑妄想之征，病属于癫证；脉沉主肾，关弦在肝，苔腻舌质红，为痰热阴津不足之证。初诊药方用地黄饮子加减，药用熟地黄、石斛滋阴补肾；菖蒲、远志、茯苓、半夏、陈皮化痰开窍，与稻麦芽、砂仁、木香理气和胃；丹参、酸枣仁清心安神；用莲子心、食盐（用粗盐或大青盐），意在交通心肾，安神定志。五诊张仲元据患者所思结婚之述，断为有相火妄动，实乃临床经验所得，值得我们学习思考。

张仲元云：癫狂病因，一为意伤，二为风淫。意伤者，思虑伤脾也。风淫者，暴怒伤肝也。《难经》云："重阳则狂，重阴则癫。"意伤是重阴之证属癫，风淫是重阳之证属狂，两者临床表现不同。如张景岳所说："因狂之病，病本不同，狂病之来，狂妄以渐而经久难已，癫病之至，忽然僵仆，而时作时止。狂病常醒多怒而暴；癫病常昏多倦而静。由此观之，则其阴阳寒热，自有冰炭之异。"就癫证而论，虽则癫为重阴，但阴中有阳，思虑伤脾，脾虚不运水湿停滞而生痰。痰郁可以化火，出现狂证表现，治疗以归脾汤为主，出入化裁。有狂证者，加入治狂之品，狂证平仍宗原方治脾为本。

张仲元自拟一治狂证验方，用之辄效。处方：钩藤10克，竹茹10克，牛膝12克，通草6克，琥珀3克研末，辰砂3克研末，竹沥水30克或90克。若证情较重，还可随证加入重镇之品，如生龙牡、珍珠母、石决明之类。

但无论用何方何药，待病情安定后，要用开郁之法善其后，方用六郁汤（栀子、川芎、木香、郁金、白豆蔻、生薏苡仁），医者不可不知。

此外，张仲元老先生还谈到，癫证中见狂证，不一定要有逾垣上屋、登高而歌、弃衣而走等证，但见"脑鸣"，也可认为是狂证表现，即可用治狂之方。癫狂不语者，可用资寿解语汤，凉热并用，然后用安宫牛黄丸，以菖蒲、郁金、麦冬三味煎汤送丸。治癫证用莲子心、食盐（用粗盐或大青盐），意在交通心肾，安神定志。若见胃纳呆滞，舌苔厚腻，质红，又常加入石斛、冬瓜子、沙参养脾胃之阴，佐以茯苓，炒稻麦芽，鸡内金等醒脾开胃而获效。

注：张仲元（1863—1939）不在此书编撰范围年代。张仲元为清末太医院院使，为清末民初中医大家。此案系谢海洲先生经历整理，故列于此。

2. 施今墨——通络脉，调气机法治疗癫证案

张某，女，60岁。

病史： 一个半月前，曾经煤气中毒，急救治疗后，生命无虞，但已精神失常，吃饭穿衣均由家人服侍。不说话，不睡觉，人似痴呆，经常以手把头。二便不能控制。经北京某医院诊断为一氧化碳中毒后遗神经官能症。诊查：六脉均弦，沉取则有涩象。

辨证： 煤气中毒之后，心脑受损，控制无权，气血均现阻滞。

治法： 通络脉，调气机。

处方： 菖蒲10克，茺蔚子（酒炒）10克，刺蒺藜12克，嫩桑枝18克，炒远志10克，地龙10克，桑寄生18克，怀牛膝10克，夏枯草10克，白薇6克，双钩藤（后下）12克，首乌藤25克，酒川芎5克。

二诊： 药服10剂，神识渐好转，虽仍不语、不睡已非痴呆之状。不再以手抱头，动作尚迟钝，大便较干。处方：朱茯神10克，嫩桑枝18克，麦冬10克，桑寄生18克，磁朱丸（北秫米12克同包煎）6克，茺蔚子10克，双钩藤（后下）12克，菖蒲10克，白薇6克，龙胆草（酒炒）5克，酒川芎5克，炒远志10克，地龙10克，刺蒺藜12克，酒当归10克，蒲黄粉（包煎）10克，制全蝎3克。

三诊： 前方服药16剂，甚见功效，已能说话，声音甚低，神识较前更为清楚，睡眠较前好转，能自己大小便，自云心闷头晕，上肢能动，但不灵活，下肢弯腿困难。处方：茺蔚子10克，生蒲黄（包煎）10克，菖蒲10克，酒川芎5克，川独活5克，制蝎尾3克，双钩藤（后下）12克，嫩桑枝18克，朱茯神10克，刺蒺藜12克，桑寄生18克，麦冬10克，酒当归10克，地龙6克，炒远志10克，蕲蛇3克，甘草6克，血琥珀粉（分2次冲服）3克。

四诊： 服前药12剂，见效甚速，讲话已如常，自云心闷而乱，头有时昏，烦躁时即睡眠不好，四肢动作仍不灵活。处方：决明子10克，陈橘红5克，嫩桑枝18克，石决明（先煎）18克，陈橘络5克，冬桑叶6克，茺蔚子（酒炒）5克，菖蒲10克，朱茯神10克，蒲黄粉（包煎）10克，炒远志10克，制全蝎3克，

刺蒺藜 12 克，麦冬 10 克，川黄连 3 克，酒川芎 5 克。

　　[董建华，王永炎.中国现代名中医医案精华 [M].北京：北京出版社，2002.]

　　【评析】　患者形似痴呆，精神失常，故属于阴证癫病；不语不睡，动作迟钝，脉弦涩不调，均属肝虚心气不足、经络脉道不通之象，主治心肝二经并及气、血、痰三方面。每次来诊，均见好转。四诊方药服半个月后，经随访，食、睡、二便、精神均如常人，但动作仍显迟缓而已。此类疾病临床上并非常见。施今墨经验丰富，辨证有方，一派通活之药，不峻不猛，恰如其分。前后共服药五十余剂，逐渐痊愈。

　　蒲黄为治血止痛之药，熟用止血，生用活血，可作用于舌根，治不能说话，屡试屡效，亦为经验之方也。

3. 魏舒和——平肝潜阳，育阴安神，化痰治热法治疗癫证案

　　陈某，女，26 岁。

　　病史：患者病已九个月，头晕心悸，哭笑无常，语言错乱，心烦起急，夜寐不安，症由受惊所致。时作恶心，痰多胸闷，月经前后不定，舌苔白厚，质绛，脉弦滑。经某医院诊断为精神分裂症，经治疗无效，又在某医院疗养亦无明显好转，改请魏舒和会诊。

　　辨证：惊由外至，阴虚肝热，扰及心神，致成癫证。

　　治法：平肝潜阳，育阴安神，化痰治热。

　　处方：明玳瑁（先煎）10 克，珍珠母（先煎）15 克，朱茯神 15 克，生龙齿（先煎）15 克，生牡蛎（先煎）15 克，焦远志 10 克，菖蒲 4 克，天竺黄 5 克，胆南星 10 克，柏子仁 10 克，川贝母 10 克，青黛 3 克，半夏曲 10 克，炙甘草 3 克，磁朱丸（包煎）12 克。

　　服前方药 4 剂后，诸症明显减轻，神志较清，吐出痰量甚多，夜寐稍稳。继续治疗两月余，服药四十余剂，其证皆安，观察数月未再复发，临症取得治愈效果。

　　[北京中医医院.名老中医经验全编 [M].北京：北京出版社，1994.]

　　【评析】　本案患者青年气盛志高不遂，发此疴疾，屡经诊治无效，魏舒和

观其脉证，认定阴虚肝热为内因，受惊为外因，内外合邪扰及心神，神明失守，致成癫证。故用明矾瑁气味咸寒，质坚体重，解毒清热之功近于犀角，镇心安神之力相等珍珠母，清心热而疗心风，止惊癫而泻肝火；磁朱丸镇惊安神，潜阳纳气；龙齿、牡蛎、珍珠母镇静安神；远志、菖蒲、茯神补心安神，化痰定志；天竺黄、胆南星、川贝母、半夏曲清热豁痰定惊；青黛解毒清热，凉血平肝。诸药协和共奏平肝潜阳，育阴安神，化痰清热之功效。服药四十余剂，经治两月余而获痊愈。

4. 刘赤选——清心除烦，消痰化浊法治疗癫证案

张某，男，40岁，1972年3月16日初诊。

病史： 家人代诉自1966年起，因思虑太过，久而成疾，初见精神抑郁，继而出现头重病，心中烦热，胸闷，失眠，有时喃喃乱语，或呆若木鸡；1971年昏倒一次，曾经当地中医治疗，服药未效，症状逐渐加重。诊查：诊时患者表情淡漠，神态呆滞，不欲言语，心中烦热，胸闷不适，头痛失眠，须服安眠药才能入睡，并见手颤，胁痛，牙痛，胃纳欠佳，大便秘结，小便频数，脉数而沉实，舌苔霉酱样色。

辨证： 痰火内郁，扰乱心神。

治法： 清心除烦，消痰化浊。

处方： 栀子豉汤加味。淡豆豉9克，栀子18克，石菖蒲9克，莱菔子9克，桔梗9克，橘皮6克，紫金锭（送服）1.5克。

3月20日二诊： 服上方药3剂后，患者自觉心胸舒畅，症状明显好转，两胁痛、头痛均减，大便已通，尚见手颤失眠，下午仍觉烦热，脉数，苔霉酱样色。前方已效，继服药3剂。

3月23日三诊： 患者已能自诉病情，各症俱已日减，精神较开朗，脉转弦数，舌苔灰黄。病已好转，但痰火未全消，继用消痰清热法。处方：栀子15克，胆南星9克，枳实9克，川厚朴9克，淡豆豉9克，莱菔子9克，瓜蒌子15克，石菖蒲9克，甘草3克。3剂。

3月27日四诊： 患者每日下午胸中仍烦热，下半夜已能入睡，头痛、胁痛俱已消失，胃纳好转，舌脉如前。继用前法而加重清心除烦之品。处方：法半夏

12 克，胆南星 9 克，黄连 3 克，竹茹 9 克，枳实 9 克，莱菔子 9 克，川厚朴 9 克，瓜蒌子 12 克，石菖蒲 9 克。3 剂。

3 月 30 日五诊：患者精神好，睡眠安宁，各症基本消失，唯觉时有头胀。继用前方加减，再服药 9 剂而愈。

［董建华，王永炎. 中国现代名中医医案精华 [M]. 北京：北京出版社，2002.］

【评析】 刘赤选，昔广东名中医，从医 60 多年，精于内科，擅用伤寒方起沉疴。本例患者精神抑郁，头痛，失眠，神态呆滞，如《灵枢》所曰："癫疾始生，先不乐，头重痛，视举目赤，甚作极，已而烦心。"故诊为癫证。病由精神受刺激，思虑太过，损伤脾气，脾气不运，痰浊内生，久而化热，痰火互结，扰乱心神所致。心烦胸闷，脉数沉实，均为痰火内郁之候；失眠、神态呆滞、时或喃喃乱语等症，是由痰火上扰而引起。舌苔霉酱样色，系痰湿秽浊邪蕴；故立清心除烦、消痰化湿除秽之法治之。用经方栀子豉汤加味，以清心除烦。方中之胆南星、莱菔子、陈皮、瓜蒌子除痰化浊；患者手颤，是癫证痰火郁甚，有转狂之倾向，故用紫金锭送服，是取其解诸毒、利关窍、辟秽化浊之功。诸药合用，除痰浊，清烦热，故各症俱解。刘赤选善用紫金锭（又名玉枢丹）于湿热秽浊所致的温病发热患者，然亦用于治癫证，可谓别具一格。

5. 孙鲁川——清热涤痰开窍法治疗癫证案

刘某，男，44 岁，1972 年 7 月 31 日初诊。

病史：半年以来，因生闷气，初见精神淡漠，继而神志错乱，语无伦次。经某医院诊断为精神分裂症，服苯妥英钠等药已无效果。目前，头昏目糊，少寐多梦，心烦多虑，惊恐、心悸胜于往昔，常常自言、自笑、自啼、嗳气，大便秘结，小便黄短，脉象弦滑，舌红少苔。

辨证：木喜条达，最恶抑郁，郁而化热，痰浊蒙闭心窍，神明无所附丽，故病癫疾。

治法：清心开窍，涤痰潜阳。

处方：黄连 9 克，石菖蒲 9 克，远志 9 克，胆南星 6 克，竹茹 12 克，茯苓 9 克，麦冬 12 克，瓜蒌皮 25 克，珍珠母（先煎）30 克，水煎服。

8月3日二诊：上方连服3剂，精神较前清爽，惊恐、心悸亦较前减轻，睡眠多于往常。唯自言、自笑、自啼不已。再以原方加朱珀散3克，冲服。

8月7日三诊：精神好转，头昏目糊亦瘥，仍大便秘结，郁热未下也。再以上方，重佐养阴通腑。处方：生地黄25克，麦冬18克，石斛25克，玄参12克，瓜蒌30克，竹茹12克，石菖蒲6克，远志3克，珍珠母（先煎）25克，生龙牡（先煎）各18克，生大黄9克，玄明粉（冲服）3克。水煎服。

8月9日四诊：上方服3剂，大便畅通，神志逐渐清醒，寐亦转酣，饮食渐增，自言、自笑、自啼亦相继而愈。脉尚弦数，余热未清，再予清热生津之品以复其阴。处方：生地黄25克，麦冬18克，石斛25克，玄参18克，沙参12克，黄连3克，生龙牡（先煎）各18克，生甘草3克。水煎服。

上方连服6剂，阴复热退，诸症悉平，恢复劳动。迄今未再复发。

［孙朝宗．孙鲁川医案 [M]．北京：人民卫生出版社，2009．］

【评析】　木喜条达，最恶抑郁。设若情志怫郁，所欲不遂，肝气不疏，气机郁滞，久而化热，灼津成痰，痰热交蒸，闭蒙心窍，心神被灼扰，故有癫病之作。头昏目糊，少寐多梦乃痰蒙清窍之象；痰热扰心故心烦、心悸、自言自语或啼笑；心神不宁故有惊恐之状；肝郁不舒，情志不畅故多虑、嗳气；热结肠腑故便结、溲黄；舌红少苔脉弦滑亦为痰热内蕴之征。朱丹溪谓："痰迷心窍，当下痰宁志。"故治以清化痰热，开窍，重镇安神。方中黄连、胆南星、竹茹消化痰热；石菖蒲、远志宁神开窍；珍珠母重镇安神；瓜蒌皮宽胸化痰；茯苓健脾安神；麦冬养阴生津，以防痰热郁久劫阴之弊。二诊时加朱珀散以增强镇心安神定志之力。三诊由于郁热伤阴，偏重养阴，合增液承气汤育阴通腑泻热。四诊时，热去痰清，心神得宁，但营阴耗伤，余热萎清乃该病发展之必然。故以麦冬、沙参、石斛、枸杞子、玄参、川黄连等养阴清热之剂收功。论治层次井然，用药恰到好处，故能症随药减而收全功。甚合《类证治裁》"治癫先逐其痰，次复其神，养其阴"之义。

6. 钟育衡——涤痰法治疗癫证案

赵某，男，23岁，1936年春初诊。

主诉：神情抑郁不寐两月余，一日突然目睛直视，恚怒不语，口角流涎，痰多黏结成块，大便干结。诊查：面色青，目窠黑。舌边尖红绛，白厚苔，脉弦滑。

辨证：郁怒伤肝，思虑伤脾，肝郁化火，脾虚停湿，湿火相搏，煎炼成痰，痰迷心窍，神不守舍，遂成癫疾。

治法：涤痰。

处方：猪牙皂9克，柴胡6克，半夏10克，化橘红10克，炙远志10克，沉香末（分2次冲服）3克，茯神15克，胆南星10克。1剂，水煎分2次温服。

二诊：服药后排便较多，且夹有大量黏液，流涎减少，咯痰如故，面目之色稍浅，脉象弦滑。证系顽痰仍在，继用前方加味。猪牙皂改为10克，加煅青礞石（先煎）15克，麝香（冲服）0.02克。2剂，每日1剂，服法同前。

三诊：患者能正确回答问话，自觉头晕，欲寐，痰多易出，大便通畅，仍多黏稠之液。目睛灵活，面青大减，目窠仍黑。舌边尖黯红，舌苔如前，脉弦滑。痰邪尚在，继服上方药4剂。

四诊：患者独自前来就诊，神清，头晕已止，可操持工作，纳食增加，夜寐安稳，痰涎已无，时而胸闷，面目颜色正常。舌边尖淡红，脉象弦缓。再投上方药2剂，以防痰邪滞留。

五诊：患者如常人，无何不适。舌尖红，脉弦缓。且以疏肝解郁之法，除致癫之因，投越鞠丸加味。处方：川芎20克，苍术20克，神曲10克，香附30克，木香20克，沉香（后下）10克，焦栀子25克，枳壳15克，青皮15克，柴胡15克，合欢花20克，共为细末，炼蜜为丸，6克重，每日3次，每次1丸，白开水送下。

［董建华，王永炎．中国现代名中医医案精华［M］．北京：北京出版社，2002.］

【评析】　患者郁怒伤肝，思虑伤脾，脾虚生痰，痰气壅盛，痰迷心窍，神不神舍，遂成恚怒不语之癫疾。患者口角流涎，痰多黏结成块、苔厚，痰盛之征。患者体壮邪实，治疗急者治其标，先重在涤痰开窍，用祛痰猛烈的猪牙皂治之，取其宣壅导滞，利窍涤痰之功；半夏、胆南星、陈皮、远志化痰燥湿健脾；化痰必理气，用柴胡、沉香疏肝理气机；二诊再加功专镇坠，善下气消痰、平肝镇惊的礞石；芳香开窍的麝香，增强豁痰开窍之力。痰祛窍开，故效如桴鼓。五诊给予疏肝解郁的越鞠丸加减，理气除致癫之因。

7. 关济民——镇心安神，清热除痰法治疗癫证案

曹某，女，22 岁，1975 年 12 月初诊。

病史：患者素体壮实，性格欠开朗。约三周前因工作差错及口角，心中郁闷，数夜不眠，遂致烦躁惊惕，语无伦次，在某医院诊为精神分裂症。就诊时自诉头晕脑胀，胸中烦热，口鼻焮热；家属代诉生活不能自理，小便短黄，睡眠差，甚至彻夜不眠。检查：神态呆滞，情绪低落，淡漠寡言，对答迟钝，口苦口臭。舌质黯红、苔白厚腻，脉弦数。

辨证：气郁化火，心肝火盛，痰热内闭。

治法：镇心安神，清热除痰。

处方：朱砂安神丸加减。辰砂（冲服）七分，黄连二钱，麦冬四钱，地黄四钱，胆南星三钱，郁金三钱，赤芍四钱，丹参四钱，刺蒺藜四钱。3 剂，每日 1 剂。

二诊：服药后情绪较佳，睡眠仍差。头晕头痛减轻，仍感前额痛，后脑麻痹，溺黄，舌苔白厚微黄，脉弦细数。为痰热内闭未清，心肝之火仍盛，故仍以上方为基础，加菖蒲开窍涤痰，龙骨镇静安神，并以白芍易赤芍，以加强平肝阳，养阴血之效。3 剂，每日 1 剂。

三诊：精神好转，情绪较前开朗，言语对答正常，唯记忆力及睡眠仍差，口干，头晕胀，胃纳、二便正常，舌脉同前。药已中病，仍宗前法，照初诊处方 3 剂。

四诊：睡眠渐佳，但入睡后多梦，觉时有头胀，口涸，咽干，时有灼热感，二便自调。舌苔不黄、微薄白，脉仍弦细略数。宗上方再进 4 剂，因热势稍折，仍改用白芍易赤芍，着重平肝阳，养阴血。

五诊：睡眠渐佳，神志恢复正常，二便自调，唯感眉心痛，口干涸，舌苔白，脉弦细。热势虽减，但阴血已伤，拟祛邪与扶正并用。处方：辰砂（冲服）七分，川黄连二钱，当归三钱，熟地黄五钱，麦冬四钱，白芍五钱，郁金三钱，刺蒺藜四钱，远志半钱，胆南星二钱。4 剂，每日 1 剂。

本方即朱砂安神丸，去炙甘草之甘滞，有镇心安神，清热养血之效，加入麦冬清心，白芍养阴，郁金、蒺藜祛风解郁，远志、胆南星开窍除痰。

六诊：精神佳，头痛减，胃纳、二便均好，睡眠尚可，但睡后仍时有梦呓惊

惕，苔白，脉弦缓。此乃痰热方泄，心火已折，恐其死灰复燃，再进清心平肝之剂。处方：麦冬三钱，丹参三钱，钩藤（后下）四钱，菊花四钱，刺蒺藜四钱，甘草一钱半。5 剂，每日 1 剂。

七诊：病者觉如释重负，神清，病已渐瘥，唯偶有头痛，仍有夜梦，下肢重坠感，二便调，舌胖苔白，脉弦缓。再进上方，加郁金、辰砂清心安神，连进 4 剂，神气清爽，调养旬余，诸症悉平。

［广东中医药大学 . 老中医经验选 [M]. 广州：广东中医药大学，1975.］

【评析】 本例患者神态呆滞，情绪低落，淡漠寡言，对答迟钝，故属于癫。体壮邪实，气郁最易化火，导致心肝火盛，痰热内闭。患者胸中烦热、失眠、溲黄，系心火偏亢较为明显，故治以朱砂安神丸加减，药用黄连、丹参、地黄、麦冬以清泄心经偏胜之火；朱砂镇惊安神；加用郁金、刺蒺藜解郁；胆南星除痰；二诊再加菖蒲开窍涤痰，龙骨镇惊安神，药合病情，收到预期效果。

8. 张孝纯——开窍化痰，解郁宁心法治疗癫证案

贺某，男，41 岁，1967 年 10 月 6 日初诊。

病史：患者其性抑郁寡言，因惊恐成病。某日癫证忽发，不能作言语，神识不清，表情呆滞，不知冷，不知饥饿，衣裳不整，不知羞耻。其妻无奈，即将之关入堂房内。其伯岳曾某，医也，邀余赴诊。

辨证：心郁既甚，积忧成疾。

治法：开窍化痰，镇心定悸。

处方：朱茯神 15 克，炙远志 9 克，广郁金 9 克，酸枣仁 24 克，建菖蒲 9 克，半夏 12 克，川贝母 9 克，胆南星 9 克，杭白芍 15 克，生龙牡（先煎）各 30 克，炙甘草 9 克。2 剂。经服一周，病情大有好转，人较安定，略知进食。

10 月 15 日二诊：原方去杭白芍，加云茯苓 15 克，白术 9 克，白扁豆 12 克，先后又继服 8 剂。

11 月 5 日三诊：服药至此，精神自能镇静，言语清晰，食欲亦增，唯易感疲乏。理宜大补气血，固肝肾，健脾胃，以资恢复。处方：地黄 24 克，何首乌 24 克，酸枣仁 18 克，柏子仁 12 克，潞党参 15 克，云茯苓 12 克，白术 9 克，半夏 9 克，怀山药 15 克，白扁豆 12 克，炙甘草 9 克。继服 7 剂。

11月22日四诊： 原方药共进11剂，患者完全恢复正常。

[董建华，王永炎. 中国现代名中医医案精华 [M]. 北京：北京出版社，2002.]

【评析】 患者其性抑郁寡言，因惊恐成病，当属于心气本虚之体，虚则受邪而病。如《备急千金要方·风眩第四》说"夫风眩之病，起于心气不定……痰热相感而动风，风心相乱则闷瞀，故谓之风眩"。本例患者，因七情郁结，气滞痰生，痰迷心窍，发为癫矣。治当开窍化痰、宁心安神。药用菖蒲、郁金开心窍醒其神，其中菖蒲尚能化痰，郁金还有理气解郁、活血清心之功；茯神配远志、酸枣仁、郁金宁心安神；茯神配远志、半夏、胆南星、贝母；白芍配酸枣仁、郁金柔肝解郁；龙牡配酸枣仁、茯神镇静安神。最后以气血兼顾，脾肾双调善后调理而痊。

9. 马骥——安神解郁，清热涤痰法治疗癫证案

张某，三十余岁。

病史： 体素丰，设肆于靖宇街之西端，偶以谋为不遂，致发癫疾。婴疾半载，入院求治未效。余以细故访其邻，父闻而因请之。诊查：入室，见病者面色通赤，气促而频太息，睹客来则疾起欲避走，经善温慰，始允诊视。余察其胸懑短气，喉中痰鸣；舌质赤，苔白厚燥；脉象弦滑微数。转质家人以颠末，妇谓：伊之初病，精神恍惚，语无伦次；进而两目直视，口中呢喃，入夜独坐，时怒时笑，与食则餐，与饮则饮，若其不自知者。再询其前后，谓：大便三日未行，溲短而赤。

辨证： 思则气结而神伤，神伤则恐惧自失而心无主；气结则肝脾不调而涎沫生，致发短气痰鸣；且气郁必化火，故脉、舌均见热候。

治法： 安神解郁，清热涤痰。

处方： 仿柴胡加龙骨牡蛎汤与小陷胸汤二方之意，增入香附、枳实、郁金、菖蒲为一方，嘱服药10剂。

复诊： 神志渐清，膈畅痰消。不更方，损其量，续服之。

经半个月，神志清爽，知饥索食，言笑复常矣。

[董建华，王永炎. 中国现代名中医医案精华 [M]. 北京：北京出版社，2002.]

【评析】　本例气郁发癫，病起于谋为不遂，愁忧思虑，极易伤及心、肝、脾三脏。盖忧思则气结，脏气闭塞而不行，五脏之神伤矣。心伤则神明无主，"若其不自知者"。肝失将军之权，脾中枢失运，饮食不化而聚为痰涎，引发痰鸣、口中呢喃，入夜独坐，时怒时笑种种怪证。治疗以柴胡、香附、郁金疏肝以解郁；龙牡、菖蒲开窍以安神；芩、连、大黄除烦而清热；瓜蒌、半夏、茯苓豁胸而逐痰，诸药协力，得奏捷效。徐灵胎谓："柴胡加龙骨牡蛎汤，能下肝胆之惊痰，以之治癫痫必效。"由是案可知，用以治癫，也有良好效果。

10. 杨润芳——安神补脑，镇心通窍法治疗煤气中毒后癫证案

安某，男，47岁，1963年3月31日入院。

病史： 患者春节时在本单位值班，不慎煤气中毒，人事不知，经送往某医院抢救，苏醒后神智全清即出院。出院后一度恢复工作，在工作中因气怒随即出现痴呆、精神淡漠、所答非所问、二便失禁等症，又送往某医院，诊断为一氧化碳中毒性精神病。入院时观察，患者二便不知，并将排出大便用手捻弄乱抹，或在同室患者鞋内小便，或拿同室患者皮外衣当裤子乱穿，或裸体走出病室，时而痴笑，时而呆默不语，饮食不知饥饱，睡眠尚可。面色黯滞，舌淡白。脉沉涩。

辨证： 毒伤神明，清窍蒙蔽。

治法： 安神补脑，镇心通窍。

处方： 石菖蒲30克，珍珠母（先煎）30克，川芎3克，党参15克，远志30克，麝香（分2次吞服）0.6克，苏合香（分2次服）1丸。

1963年4月3日二诊： 上方药连进2剂，证无改善，前方加益智仁6克，桑螵蛸10克，生黄芪15克，去麝香，停服苏合香丸。连服10剂，大小便次数减少，神智时清时寐，有时已知索取小便器，并知将大便排入痰盂内，继服前方药。

1963年4月29日三诊： 神智已清，稍有痴意，对答清楚，饮食正常，二便均知如厕，并与同室病员交谈，表情稍呈淡漠，前方出入再进。处方：石菖蒲15克，珍珠母（先煎）15克，远志15克，川芎1.5克，天竺黄10克，莲子心4.5克，党参10克。

守方共服20剂，生活完全可以自理，神智全清。遂于1963年5月18日出院。

原方剂量加倍配制丸药，一个月后恢复正常工作，随访至今，已如常人。

[北京中医医院. 名老中医经验全编 [M]. 北京：北京出版社，1994.]

【评析】　本病属于毒秽之气（一氧化碳）中毒，以致气滞津聚，结而为痰，痰气郁结扰于神明，蒙蔽清窍。脑者心之属也，神志为患，首责于心，是以镇心通窍，安神醒脑，辟秽解毒，不可缺一。药用珍珠母镇心安神；菖蒲、远志开心窍化痰浊；心主神志，神志病变，必损心气，用党参补心气扶正；心主血，用少许川芎理血；更用麝香、苏合香丸温开宣窍，辟秽解毒。脑为髓生，髓由精化，二诊加益智仁、桑螵蛸补肾涩精，精复窍开，故收效。

苏合香丸之用，在于温开解郁宣窍，本病临床表现类似癫证，在"重阴者癫"的理论指导下选用之，以其偏于辛香温燥不宜久服，初期可用，适可而止。

11. 颜德馨——调气化瘀法治疗癫证案

尤某，女，40 岁。

病史： 2 年前因春节烦劳过度，复受精神刺激，渐致精神失常，时而兴奋多言，时而整日嗜卧，多方求治未见寸功，无法参加工作，家属颇以为苦。胸腹饱胀，嗳气频频，形体丰腴，舌紫苔薄。

辨证： 血府有瘀。

治法： 清心化痰，以宁心神。

处方： 川黄连 3 克，菖蒲 9 克，柴胡 9 克，赤芍 9 克，桃仁 9 克，红花 9 克，怀牛膝 9 克，枳壳 6 克，川芎 9 克，生地黄 15 克，丹参 15 克，生甘草 2.4 克。14 剂。

二诊： 药后思维渐复正常，精神亦振，舌紫唇黯未退，脉小数，瘀浊初化而未净。再守原法加味以进。处方：上方加生蒲黄（包煎）9 克。14 剂。

清心化瘀，颇合病机，神志已复正常，恢复工作，唇舌紫黯亦退。

[颜德馨. 中华名中医治病囊秘·颜德馨卷 [M]. 上海：文汇出版社，1999.]

【评析】　妇人性情善郁，或有病不能告人，或畏药饵，因此一旦患病，疗之难瘥。女子以血为本，肝为先天，烦劳则张，忧思则怫郁，故易气滞血瘀，阴阳乖违，发为大疴奇症。本案由于烦劳过度，复受七情之扰，气血失调而致精神失常，用血府逐瘀汤调气化瘀，加川黄连清心火，因郁未有不化火也。菖蒲清心开窍，每于抑郁或嗜睡中投之。本案一方而定，守法不变，可谓辨证既确，毋庸更重。凡治难证必是如此。

12. 张志远——活血化瘀，养心安神法治疗癫证案

1968 年张志远于山东莱芜诊一四十岁农家女子，心烦懒言、夜卧梦多、二目直视、无限悲伤，指身旁有"鬼魅"，凶恶骇人。其月经延后、数月一潮，饮食、二便正常，舌质紫黯，有齿痕、瘀斑，脉弦细。曾吃归脾丸、逍遥散、天王补心丹，未获效果。张志远认为其属血瘀而诱发的癫狂，治宜活血破瘀。

处方：生地黄 15 克，百合 15 克，藏红花（冲服）1 克，茯苓 15 克，旋覆花（包煎）15 克，甘草 20 克，浮小麦 30 克，青葱 2 株，大枣（劈）15 枚，水煎分 3 次服。

连饮 3 剂后患者反馈出汗，情况稍有缓解；嘱咐继续服用，共 20 剂，后告知已愈。

［潘琳琳，金坤，孙君艺，等. 国医大师张志远经方治疗神志病医案举隅 [J]. 江苏中医药，2019，51（2）：60-62.］

【评析】 张志远将百合地黄汤、甘草小麦大枣汤两者合一，命名"迷宫解郁汤"，取其养心、安神、祛痰、活血、通络之效以疗癫狂之证，并结合临床增入茯苓、藏红花涤饮祛瘀，效果更佳。此患者月经延期，舌质紫黯，有齿痕、瘀斑，此乃血瘀之证的表现，且瘀中夹湿。湿可化痰，痰瘀蒙蔽心神，心气大伤，故妄见鬼魅。张志远以活血破瘀为突破口进行治疗。方中百合与生地黄滋阴、养血、清热，两药合用，可调和百脉，以安心神；藏红花可活血化瘀，解郁安神；茯苓等健脾渗湿，宁心安神；小麦养心安神，甘草补脾气、养心气，大枣补中益气，润脏燥。诸药配合同用，共奏活血化瘀、养心安神之功。

13. 焦树德——清心豁痰法治疗重度一氧化碳中毒后癫证案

牟某，男，54 岁，1980 年 12 月 19 日初诊。

病史：患者于 1980 年 11 月 10 日因煤气（CO）中毒而昏迷不醒，立即送往北京某医院，诊断为重度一氧化碳中毒，在抢救室治疗 27 小时，病情好转后，即住入普通病房，又治疗 10 天，恢复到如病前一样而痊愈出院。出院后 1 周时，

因生气而先感全身瘙痒，继而精神失常，神识模糊，日渐加重，走路时走错方向，找不到家，洗澡时不认识自己的衣服而穿别人的衣服，逐渐发展成手足不自主挥动、扭转，坐立不安，不愿讲话，大小便不知，常溺泄在床上、裤中，经治疗未见效果而特来就诊。精神痴呆，烦躁违拗，须由家人扶进诊室，强迫坐下，家人一松手，又站起。两臂频频扭动，双目无目的地左右上下寻视，不讲话，不能与医生合作，家人扶口部迫其伸舌，才能察舌。面色较红，舌苔薄黄。呼吸粗壮，不爱讲话，强问时偶有回答，与所问内容不符。两上肢不停地扭动，诊脉时也不安定，经几次反复按摸，才诊出脉象：右手弦滑，左手弱。胸腹、头部未见异常，上肢有违拗。

辨证：一氧化碳中毒痊愈后，但时间尚短，又兼生气而神识不清，知为毒气侵心犯脑所致。脑为髓海，肾主髓，司二便，髓海受伤，肾气不足，故二便不自知而排解。因生气而肝郁生风，故两手不时扭动挥舞。据此脉症诊为毒气侵心犯脑、肝郁生风、肾失收摄之证。

治法：解毒为主，兼以清心、息风、益肾，佐以开窍。

处方：土茯苓 30 克，连翘 12 克，金银花 10 克，甜桔梗 6 克，莲子心 5 克，郁金 12 克，川黄连 10 克，桑螵蛸 12 克，覆盆子 12 克，补骨脂 12 克，煨赤石脂（先煎）15 克，钩藤（后下）30 克，菖蒲 10 克，远志 10 克，生铁落（煎汤代水煮上药）60 克，6 剂。

二诊、三诊：均以上方稍事出入，进行治疗。

1981 年 1 月 2 日四诊：上方已进 14 剂，各种症状仍同前述，吃饭仍须人喂，喂多吃多，喂少吃少，不知饥饱。舌苔黄，根部黄腻，脉象左手也现滑象。可见前一阶段治疗基本无效。总结教训，再次详察脉证，四诊合参仔细辨证，认为患者从一氧化碳中毒至今已五十余天，病邪已久病入血，心主血、主神明。现患者神识昏蒙、呆傻，舌苔黄腻，脉滑，知为痰浊蒙心之癫证，正如朱丹溪所说："痰在胸膈间，使人癫狂或健忘。"历代医家也有怪病皆生于痰之说。近来又兼气郁生火，痰火扰心，蒙蔽心窍而致神志昏乱，手足扭动。治法以清心豁痰为主，佐以镇肝息风。处方：川黄连 6 克，连翘 12 克，郁金 10 克，天竺黄 10 克，菖蒲 12 克，远志 12 克，半夏 10 克，胆南星 10 克，生赭石（先煎）40 克，焦三仙各 10 克，钩藤（后下）30 克，琥珀粉（分冲）3 克，朱砂（分冲）3 克。6 剂。另投礞石滚痰丸每日 2 次，每次 6 克。

1月9日五诊： 进上药 6 剂，服丸药 5 天，神志已好转，较前清楚，能按要求伸舌查舌苔、舌质，手可放到桌上诊脉，能与医生合作。舌质略红，舌苔黄。脉象略滑而沉。上药已见效，仍守原方稍事加减，丸药同前。

1月16日六诊： 神志较上次更清醒，本次方中加重化痰之品，半夏、天竺黄改为 12 克。

1月23日七诊： 精神明显好转，能安静下来与人对话，但近 1 周多困睡，故去生赭石、朱砂、琥珀重镇安神之品，余仍守豁痰清心之方。

1月30日八诊： 大小便已能自知，能讲自己的名字。仍守前方稍事出入。

2月13日九诊： 已不困倦，精神较更清楚，已能认识家中的人和邻人，小便已能自己去解。自云心中想说的事说不准。大便尚有时不知。舌苔薄黄，脉象沉滑。仍投前方。另加十香返生丹 10 丸，每日 2 次，每次 1 丸，温开水送服。

2月20日十诊： 精神已基本正常，3 天来能自己穿脱衣服，大小便正常，能自述病情，生活自理。仍投前方（加白鲜皮 20 克）。

2月27日十一诊： 症情显著好转，已基本接近常人。大便每日 1 行。食睡均佳。自觉身体疲乏无力，有时腹胀。舌质淡红，舌苔黄，脉象滑略弦。投以化痰清心、平肝和胃之法。处方：生赭石（先煎）30 克，旋覆花（包煎）10 克，半夏 10 克，焦四仙各 10 克，炒莱菔子 10 克，全瓜蒌 30 克，天竺黄 10 克，川黄连 10 克，6 剂。

此后，以此方稍事出入，进行调治，身体越来越好，舌脉渐转正常，原来的症状已全部消除而情况稳定。于 1981 年 6 月 16 日开始上班，做半日工作。

上班 1 个多月后，情况稳定，能胜任一般工作。舌苔薄白，脉略滑。拟丸药方以便常服而根治。处方：半夏 25 克，橘红 40 克，菖蒲 40 克，胆南星 40 克，远志 45 克，天竺黄 40 克，郁金 40 克，莲子心 15 克，葛根 90 克，羌活 30 克，蝉蜕 30 克，磁石 100 克，生牡蛎 100 克，焦三仙各 40 克，瓜蒌 80 克，荆芥穗 30 克，蔓荆子 30 克，白矾 15 克，刺蒺藜 40 克，黄芩 40 克。共为细末，炼蜜为丸，每丸重 9 克，每次 1～2 丸，每日 2 次，温开水送服。

1981年9月10日随访： 精神、体力均佳，一两天内可上全日班工作。

1981年11月15日随访： 上全日班 1 个多月以来，精神、体力均正常，能很好地胜任全日班工作，曾参加汽车司机考试获 85 分。

1982 年春，在街上遇到该患者，得知他工作一直正常，未发生精神障碍。

［焦树德. 跟名师学临床系列丛书·焦树德 [M]. 北京：中国医药科技出版社，2010.］

【评析】 焦树德自述治疗此例走了一段弯路。

（1）为什么一、二、三诊，共进药 14 剂而毫无效果？我的体会是当时犯了辨证论治方面的主观错误。辨证时呆板地套用了一氧化碳中毒时侵害了脑，脑为髓海，肾主髓，又结合二便不能自控而诊断为肾虚；在治法上强调了"解毒为主"。从辨证到立法均死板地套用了"害脑"和"解毒"，而忽略了中医传统的辨证论治原则，理法不对，方药也就组织不好，故进 14 剂毫无效果。

（2）为什么四诊开始有效呢？中医学认为精神失常一般说是心失神明的表现。导致心失神明的病因又有气、痰、火、热、瘀血、正虚等的不同。本患者舌苔根部厚腻，脉呈滑象，知为痰浊蒙心、心失神明发为癫狂之证。元代朱丹溪在论癫狂、健忘时说："大率多因痰结于心胸间，治当镇心神、开痰结。"又说："痰在胸膈间，使人癫狂或健忘。"清代沈金鳌说："心包一虚，神气失守，神去则舍空，舍空则液与瘀涎着于心包之间，多致目睛不转，不能言……"再结合本患者发病是由生气引起，知有肝郁，气有余便生火，火热夹痰，蒙蔽心窍而神明失常、烦躁不宁、目不识人、脉弦等症均呈现出来。辨证为痰热蒙心，当然治法随之改为"清心豁痰为主"。处方以川黄连、连翘清心热，天竺黄清心经热痰为主药；胆南星祛风痰，半夏化浊为辅药；生赭石镇肝，钩藤息风，菖蒲、远志开心窍而醒神，香附、郁金理气郁，焦三仙助中焦运化以除生痰之源为佐药；朱砂镇心安神，琥珀入心开窍为使药。更用礞石滚痰丸攻除郁滞的老痰，故服后即见效果。后来又配用了具有开窍化痰、镇惊醒神作用的十香返生丹，而取得治愈的理想效果。

（3）笔者过去曾运用清心豁痰之法治愈不少例癫狂证，为什么这一例没有先用清心豁痰法呢？我认为是由于主观地死搬硬套地结合了自认为是"新"的理论，结果没有效果。因而体会到：必须深入学习运用前人的经验和理论，很好地掌握辨证论治原则，才能提高医疗效果。

由案后焦树德的分析，可知焦树德对于经治患者是非常细致的，每一步的治疗都是不断深思熟虑的。业精于勤，使焦树德成为名医大家，值得我们后人学习。

注：十香返生丹，又名十香返魂丹，可开窍化痰、通灵解郁、镇静安神，详

见首案孔伯华先生案后注。

14. 刘志明——疏肝解郁，养心安神，佐以化痰法治疗癫证案

卢某，女，21岁，学生。

病史：自考入大学1年来，学习紧张，成绩有所下降，遂感精神不快，5天前偶遭其父之厉斥，当夜即不能入睡，精神反常，思绪混乱，语无伦次，悲观疑虑，心悸易惊，寐差纳少，肢体困乏。今诊其脉弦细，观舌苔薄白。

辨证：思虑太过，伤及心脾，更加精神刺激，致肝气不舒，气郁痰结，阻蔽神明。

治法：疏肝解郁，养心安神，佐以化痰为法。

处方：柴胡9克，白芍9克，云茯苓9克，酸枣仁9克，远志6克，竹茹12克，胆南星4.5克，薄荷（后下）4.5克，栀子9克，神曲12克，丹参9克，甘草6克。

服上药10剂情绪转安，再10剂神志如常人，后以本方加减善后而安。

[广安门医院. 医话医论荟要 [M]. 北京：人民卫生出版社，1982.]

【评析】《证治要诀·癫狂》云："癫狂由七情所郁，遂生痰涎，迷塞心窍。"本案病由情志抑郁，思虑过度，伤及心脾，加之精神刺激，气机郁消，屈无所伸，木郁土壅，津液不化，聚而成痰，痰气郁结，阻蔽心神而致。神不安宅，故见精神反常，夜不能寐，继而思绪混乱，语无伦次，心悸易惊；脾失健运则纳少，肢乏；舌苔薄白、脉弦细亦为肝郁脾虚之象。治当解郁理气，化痰养心为法。方以柴胡、白芍、薄荷疏肝解郁以畅气机；茯苓、神曲、甘草、胆南星、竹茹健脾运中且化痰浊；酸枣仁、丹参、远志养血安神以宁神志；更以栀子清热化痰除烦安神。药证合拍，甚切病机，故收木达郁解，脾运痰化，心养神安之著效。

15. 石恩权——温中祛痰，行气化瘀法治疗癫证案

杨某，男，48岁，1993年11月16日初诊。

病史：半年前因经济纠纷受刺激，表现沉默寡言，在家中不停做事，多为重复动作，夜不能眠，渐渐出现呆滞，不言，不食，不动，呼之不应，推之不动，

先后多次在省某医院诊治。1 个月前病复发，表现行动迟缓，表情呆板，生活不能自理，整夜不眠。刻下症见：面无表情，如假面具样，全身肌张力增高，有明显"蜡样屈曲"，反复询问始能回答简单问题。体检无异常，舌淡、边有齿痕、舌尖微红、苔白腻，脉弦数、左脉虚数。

诊断： 精神分裂症。

辨证： 寒痰郁热，气滞血瘀。

治法： 温中祛痰，行气化瘀。

处方： 石菖蒲 9 克，焦白术 9 克，桃仁 9 克，炙远志 9 克，法半夏 9 克，当归 9 克，郁金 9 克，制香附 9 克，桂枝 6 克，黄连 3 克，茯苓 15 克，蜈蚣 2 条，柴胡 10 克。2 剂，每天 1 剂，水煎服。

二诊： 服上药后症状有缓解，开始讲话，呆滞亦有好转，续服 4 剂，证情平稳。1 周后又突然呆滞少语，舌脉如前，守方茯苓用 24 克。

三诊： 服 2 剂，病情变化不大，舌脉如初诊时，遂改处方：制附子 12 克，焦白术 12 克，茯苓 20 克，白芍 12 克，石菖蒲 9 克，炙远志 9 克，桂枝 9 克，法半夏 9 克，郁金 9 克，蜈蚣 1 条、黄连 3 克，甘草 3 克。

四诊： 服 4 剂，症状明显好转，活动增加，自行外出走动，见人能主动打招呼，然表情仍呆板，动作迟缓，舌淡红、边有齿痕、苔薄腻，脉细滑数。处方：黄芪 15 克，茯苓 15 克，太子参 12 克，肉桂（后下）3 克，焦白术 9 克，桃仁 9 克，当归 9 克，法半夏 9 克，石菖蒲 9 克，郁金 9 克，淫羊藿 9 克，炙远志 6 克，黄连 3 克，甘草 3 克。

五诊： 服 2 剂，病情进一步好转，精神症状基本消失。守方加巴戟天 9 克，服 10 剂，生活已能自理，谈吐正常。再服数剂，精神症状完全消失。

[*石恩骏 . 石恩权教授治疗精神疾病经验介绍 [J]. 新中医*，2005，37（1）：17-18.]

【评析】 本例初诊时，辨证属寒痰郁热，气滞血瘀，予温化、理气活血之剂，仅获小效，且症状反复，何也？盖癫证属阴，《石室秘录》说："癫病之生也，多生于脾胃之虚寒，脾胃虚寒，所食水谷不变精而变痰，痰凝胸膈之间，不得化流于心而癫证生矣。"据舌脉辨为脾肾阳虚，气滞血瘀。三诊予附子、桂枝温补脾肾之阳；白术、茯苓、半夏、菖蒲、远志化脾湿之痰，开心窍；芍药、郁金、蜈蚣理气活血；黄连清心，甘草调和诸药后，获满意疗效。

16. 张灿玾——镇心安神，养护心脾法治疗癫证案

李某，男，成年。

病史： 由于精神上受多种因素的刺激，未能及时排解导致精神失常。郁郁少语，言亦无序，行止盲然，且无目的，病情不能自己表达，须家人代叙，时有怕惊吓之感，睡眠减少，目光呆滞无神，食欲欠佳，二便正常。舌红，苔白，脉沉弦至数不稳。此神志被伤，神不归舍所致之癫证，多因心、肝、脾三脏不能自强而致神失常也。可以镇心安神，养护心脾，以振其意智。

处方： 白术一两，茯神五钱，山药五钱，制半夏三钱，党参三钱，肉桂（后下）五分，制附子五分，琥珀（为末，单包分 2 次冲服）一钱，生甘草三钱。水煎温服。

二诊： 服上方 3 剂后，病情已见好转，行为有所收敛，活动减少，睡眠增加，可见神有所归，意识增强。舌脉无变，嘱其家人细心守护，免受刺激，可继服前方。

三诊： 继服上方 5 剂后，精神已逐渐恢复正常。唯感体虚乏力，此以日久未得休息，今日神归其舍，方体倦也，再为调治心脾，以固其本。处方：①原方；②党参三钱，炙黄芪三钱，白术三钱，茯苓三钱，当归三钱，炒酸枣仁三钱，龙眼肉三钱，远志二钱，广木香一钱，丹参三钱，生甘草一钱。水煎温服。以上二方，各 3 剂间服之。

四诊： 服上方后，病情已大见好转，精神已基本恢复正常。遂嘱以前法，再各服 3 剂，可停药调养之。

［颜乾麟. 国医大师颜德馨 [M]. 北京：中国医药科技出版社，2011.］

【评析】 此案属癫病，俗谓呆病，《石室秘录》云"呆病无热症，"即《难经》所谓"重阴者癫"。张灿玾认为此病非阳盛之属，乃神志病重阴一类也。多因情志不遂，郁而不发，心脾之阳不得振起，故致神而不明也。治疗当补心脾之阳，方药张灿玾用《石室秘录》原治痫证的"天师传一方……方用人参三钱，白术一两，茯神五钱，山药三钱，薏苡仁五钱，肉桂一钱，附子一钱，半夏三钱，水煎服。此方助其正气，以生心血，又加桂、附以祛寒邪，加半夏以消痰，逐去其水，自然气回而癫止也"。本案所用桂、附各减半其量，取意于挟心脾之阳，以壮其神，非在祛寒也；又加琥珀一味，以其神志不宁，故加此平和之药以助茯神安定之作。后加归脾汤方与原方间，以固其本、扶其正。归脾汤方中正平和，

平补心脾二脏，诸药温而不火，润而不腻，补而不滞，安而不抑，后取用之，可以收功，即原方后云"今纯用补正之药，不尽祛痰，转能去其病根也。若作风痰治之，虽亦奏功，终不能一止而不再发"。

但张灿玾又强调"然癫病之发，因亦多方，证亦多变，犹须辨证以立法，不可拘守一格也"。兹金玉良言也。

17. 周仲瑛——疏泻郁火，清化痰热，开窍宁心法治疗癫证案

张某，男，成人，已婚。

病史： 患者 1973 年曾患精神分裂症，经精神病院治疗，服氯丙嗪、苯海索等 1 年多病愈。近因精神刺激又复发。今来就诊时斥其岳母为魔鬼，奋起吐唾，云可使其显原形，向其弟索取苹果，而又说已被坏人下毒，必欲其再购，方称忠诚。神情举止失常，言语怪异，语无伦次，多疑幻想，幻视幻觉，夜寐时好时差，咯痰质黏，量较多，大便少行，舌苔腻白，边尖红，脉弦滑数。

辨证： 心肝气火郁结，痰热内生，瘀阻神窍，心神不宁。

治法： 疏泄郁火，清化痰热，开窍宁心。

处方： 醋柴胡 3 克，制香附 10 克，龙胆草 6 克，炒黄芩 10 克，白薇 10 克，法半夏 10 克，陈胆南星 10 克，僵蚕 10 克，矾郁金 10 克，石菖蒲 4.5 克，鬼箭羽 12 克，紫贝齿（先煎）30 克。另：礞石滚痰丸 50 克，每次 5 克，每日 2 次。5 剂。竹沥水 2 匙，分 2 次兑入药中冲服。

二诊： 药后咯痰减少，神情举止较安，言语较有伦次，但仍言多而无控制，大便日行 2 ~ 3 次，时干时溏，寐安，纳振，脉弦滑数不静，口干，苔薄白腻而有黏液，治守原议。原方：去紫贝齿、黄芩，加珍珠母（先煎）30 克。礞石滚痰丸 5 克，每日 2 次，万氏牛黄清心丸 1 粒，每日 2 次。

三诊： 上药连服 20 剂，言语举止正常，咯痰少而不净，自诉易回忆问题，时有幻想多疑，寐差，口干有减，舌苔中后黄腻，脉细弦滑数，再予理气解郁，清火化痰。处方：醋柴胡 3 克，制香附 10 克，龙胆草 4.5 克，白薇 12 克，法半夏 10 克，陈胆南星 10 克，炙僵蚕 10 克，矾郁金 10 克，丹参 12 克，珍珠母（先煎）30 克，朱茯神 12 克，竹沥水（分冲）60 毫升。

四诊： 服上药 15 剂，幻想已能控制，精神安静能寐，或有梦，口干，咯痰

量少质黏，大便干，日行2次，舌苔黄糙腻，质红，脉细弦滑。再予清泄郁火，化痰安神。处方：上方去矾郁金、丹参、竹沥水，加柏子仁12克，麦冬12克。

五诊：药进10剂，一般尚平，近来上半日班2周，全日班1周，劳累后头晕、头顶时有掣痛，咽有痰仄感，口稍干，二便正常，舌苔薄黄，质红，脉细弦。痰火郁结已解，心肝脏阴未复，转予补益心肝以安神志。处方：川百合12克，麦冬12克，柏子仁10克，丹参12克，十大功劳叶10克，朱茯神12克，白薇12克，炙僵蚕10克，珍珠母（先煎）30克，夏枯草10克，墨旱莲10克。5剂。

六诊：夜寐梦多不宁，头部时感昏痛，苔脉如前，心肝痰火，郁结未清，原法参入泄化，调治善后。处方：原方去十大功劳叶、夏枯草、墨旱莲，加龙胆草6克，陈胆南星6克。

［颜乾麟. 国医大师颜德馨[M]. 北京：中国医药科技出版社，2011.］

【评析】 该患者因受精神刺激，恼怒伤肝，气郁化火，灼津成痰，痰瘀蒙阻神窍，心神不宁，发为癫狂之疾。《证治要诀》所谓"癫狂由七情所郁"。故拟疏泄郁火，清化痰热，开窍宁心为治。方中以柴胡、香附、白薇、龙胆草、黄芩疏泄肝经郁火，半夏、胆南星、僵蚕、竹沥、礞石滚痰丸泻火逐痰，矾郁金、菖蒲开窍，鬼箭羽、丹参活血以祛痰瘀，紫贝齿、珍珠母安神镇心，一度配用万氏牛黄清心丸加强清心开窍之力。投药20剂，患者言语举止即告正常。继守原法出入加减巩固疗效。至五诊因痰火郁结渐清，心肝脏阴未复，故转予补益心肝以安神志，调理善后。

18. 高宜民——疏肝解郁，安神宁志，豁痰开窍法治疗癫证案

张某，男，55岁，1977年1月20日初诊。

病史：家属代诉患者平时为人笃厚，沉默寡言。因与他人争吵，自觉有理难申，心小憋气窝火，耿耿于怀而骤然发病。十几天来，精神失常，胡言乱语，哭笑交作，情绪紧张，惶恐不宁，肢体肌肉颤动，心神烦扰，夜不成寐，意欲奔走。胃纳呆滞，大便燥结。诊查：脉沉弦而实，舌苔黄腻。

辨证：情志抑郁，肝失条达疏泄之机，郁而化火生痰，遏阻清窍。

治法：疏肝解郁，安神宁志，豁痰开窍。

处方：生铁落（先煎半小时）50克，大黄15克，郁金25克，香附25克，

木香 15 克，茯苓 50 克，半夏 15 克，炒酸枣仁 35 克，远志 25 克，首乌藤 50 克，石菖蒲 15 克，龙齿（先煎）50 克，合欢花 20 克。3 剂，水煎服。

二诊：药后精神复常，睡眠安静，饮食如初。为巩固疗效，仍本前法服药。处方：远志 25 克，炒酸枣仁 25 克，柏子仁 15 克，丹参 15 克，郁金 20 克，香附 20 克，木香 15 克，枳壳 15 克，合欢花 20 克，半夏 15 克，茯苓 25 克，麦冬 15 克。3 剂，水煎服。

药后精神康复如常，未再复发。

［董建华，王永炎.中国现代名中医医案精华 [M].北京：北京出版社，2002.］

【评析】　患者与人争吵，有理难申，忍曲抑郁，气郁痰生，痰涎包络心窍而为癫，故精神失常，胡言乱语。重阴者癫，阴主静，故有沉默寡言，惶恐不宁。然，气郁常化火，痰火内扰，可有心烦、便燥结；痰火炽盛，若阴不胜其阳，则可发狂，此例患者肢体肌肉颤动、意欲奔走是"登高而歌、弃衣而走"等的前征，是由癫向狂发展的癫狂并见，《医学衷中参西录·治癫方》曰"其初微露癫意者，痰火犹不甚剧也，迨痰火积而益甚，则发狂矣……"，即可用治狂之方，先挫其势，用铁落气寒而重，坠热开结，重镇安神，是仿《黄帝内经》以生铁落饮治狂证之意；大黄性味苦寒，气味重浊，直降下行，走而不守，热淫内结，用之奏功独胜；合欢、郁金、木香、香附理气散郁；茯苓、半夏、远志、菖蒲化痰开窍；龙齿重镇安神、酸枣仁、首乌藤滋养宁神。邪火得折，神明清醒，用开郁化痰、安神宁志法善后。

第九章
狂　证

　　狂证是指痰火扰心所致的以喧扰不宁、躁狂打骂、动而多怒为特征的一类精神失常的疾患。狂，《户韵》认为"心不能审得失之地则为狂"；《淮南子·卷九》释之为"狂，乱也，无常也"；狂证以精神亢奋，狂躁刚暴，喧扰不宁，毁物打骂，动而多怒为其临床特征。《证治准绳》指出："狂者病之发时猖狂刚暴，如伤寒阳明大实发狂，骂詈不避亲疏，甚则登高而歌，弃衣而走，逾垣上屋，非力所能，或与语所未尝见之事。"

　　狂证多由痰火扰心所致，以实证居多，病位在心、肝、胃。但也有虚实夹杂之证，很少有虚证。临证时应根据发病新久，体质强弱，具体脉症，加以区分。一般来说：新病多实，乃实火壅实，扰乱心神；久病耗伤阴津，则以心肾阴虚为主。其治当以涤痰镇心为主，或兼清肝泻火，或兼滋阴降火。对于本病而有瘀血内阻者，又当配合活血祛瘀之法。故狂证主于痰火、瘀血，治疗宜降其火，或下其痰，或化其瘀血，后期应予滋养心肝阴液，兼清虚火。

　　它与现代医学的躁狂症和精神分裂症等所致的精神运动性兴奋症状群有类似之处。临床上可参考本篇论治。

1. 肖俊逸——活血化瘀法治疗外伤后狂证案

　　刘某，女，25 岁，1978 年 10 月 21 日初诊。

　　病史：患者于 12 日中午骑自行车时突然摔倒，头先着地，顿时昏迷不醒，口吐白沫，小便失禁。左额角见 2.5 厘米 ×1 厘米的轻度擦伤痕，同侧颞部见 4 厘米 ×3 厘米的血肿。西医诊断：脑挫伤；脑震荡（重度）。昏迷十余小时，经外科抢救脱险后，于 15 日出现烦躁发狂、头痛、失眠多语、手足乱动。而后病情逐日加重，发展到精神错乱，动手打人，故于 10 月 21 日请中医治疗。诊查：患者烦躁，胡言乱语，时而痛号、不知痛处；左侧肢体不灵，右侧乱动；不识亲疏，甚则打人；口渴喜饮，食欲极差；虽有便意，但常失禁，量少不畅。舌红苔黄灰黑，脉细弦。

辨证：血瘀蕴结化热，热盛化火。

治法：活血化瘀治其本，治火清热治其标。

处方：当归 12 克，川芎 9 克，赤芍 9 克，生地黄 30 克，菊花 9 克，桃仁 9 克，红花 7 克，丹参 20 克，大黄 12 克，羚羊角粉（冲服）1 克。3 剂。

二诊：昨天下午仍发狂打人，纳食稍增，舌脉同前。上方大黄增至 20 克，加黄连 6 克，黄芩 12 克，2 日服药 3 剂。

三诊：服药当天，大便日下十余次，今日大便一次，神志较清醒，但头仍痛，口向右歪。守上方 2 剂，每日 1 剂。

四诊：头痛减轻，已不打人，口和不干，食欲增加，大便通畅，左手亦较灵便，但有时说胡话。舌红苔薄黄中剥脱。继服药 3 剂。

五诊：头痛大减，饮食大增，左手灵便，不说胡话。苔转白。改用补气养血、活血安脑的桃丹饮。处方：桃仁 10 克，丹参 20 克，当归 12 克，川芎 9 克，赤芍 10 克，生地黄 20 克，苏木 9 克，甘草 6 克，党参 20 克，北黄芪 20 克，鸡血藤 20 克。连服上方药二十余剂，痊愈出院。

［董建华，王永炎. 中国现代名中医医案精华 [M]. 北京：北京出版社，2002.］

【评析】 本例系头部外伤引起的血瘀发狂，瘀血蕴结而化热，热盛化火，神明受扰，此即《素问·至真要大论》所云"诸躁狂越，皆属于火"。故出现烦躁发狂、胡言打人、口渴舌红、苔黄黑等症。外伤血瘀是病根，故活血化瘀以治其根本；但瘀血化热化火是其标症，非大剂清心泻火之三黄泻心汤不足以挫其炽盛之火。活血化瘀，清热泻火，标本兼治，双管齐下，故疗效显著。大黄用 20 克，当即泻十余次，神志顿较清醒，大黄一直用至神清、苔化方止。羚羊角入肝，亦入心，治热盛神昏谵语、头痛、发狂有良效，非专为平肝之品。菊花有镇静和清热作用。后期因患者气血虚弱，故采用益气补血、活血安脑的桃丹饮以收全功。

2. 邹云翔——平肝泻火，舒郁开结，重镇安神法治疗狂证案

邱某，女，27 岁，1962 年 3 月 10 日初诊。

病史： 患者狂躁四天，或哭或笑，妄视妄见，骂詈不避亲疏，两手挥动不停，两足站立不稳，胃不纳，便秘，脉象沉紧，苔色淡黄。病起情志抑郁，肝胆气逆，痰火扰乱心主，主不明则十二官危。《黄帝内经》谓之阳厥，加味生铁落饮主之。

处方： 生铁落（先煎一小时）120 克，酒炒龙胆草 9 克，川黄连 3 克，细柴胡 4.5 克，炒黄芩 9 克，浙贝母（杵）9 克，生牡蛎（先煎）90 克，花龙骨（先煎）45 克，青龙齿（先煎）45 克，石决明（先煎）30 克，珍珠母（先煎）30 克，合欢皮 30 克，浮小麦 30 克，绿萼梅（后下）9 克，生甘草 3 克。

患者系一护士，平素多抑郁，因受刺激，郁怒致病。某医院诊断为躁狂症，投药疗效不佳。服上方 3 剂，狂止，神清，便通，自诉头痛，口渴，胸闷不畅，于原方加麦冬 12 克，羚羊角粉（冲服）0.45 克。4 剂后，症状消失。后以原方出入调理月余而愈。随访两年，未再复发。

［黄新吾，邹燕勤，苏明哲 . 邹云翔医案选 [M]. 北京：中国中医药出版社，2019.］

【评析】 《黄帝内经》云"太阳之人多阳而少阴，必谨调之。无脱其阴而泻其阳，阳重脱者易狂。"言禀赋太阳之人易患狂证。肝为风木之脏，内寄相火，体阴用阳，性刚主动主升，喜条达而恶郁遏，本例患者平素多郁易怒，肝木不达，郁无所伸，怒无所泄，肝气郁久化火，火盛生痰，痰火扰乱神明，君主不明，则十二官危，是以视听言动，皆不能自主而病狂。狂证脉多弦滑数大，今反沉紧者，盖气分闭塞，清阳不能发舒之故。方中以生铁落气寒而重，平肝开结，并以牡蛎、龙骨、龙齿、石决明、珍珠母为佐；龙胆草大苦大寒，专泻肝胆之火，芩、连助之；柴胡泄肝胆解热结，得苦降之芩、连，大便故得畅通；浙贝母清痰热；绿萼梅舒肝郁；小麦养心；合欢皮怡悦五脏，生甘草降火协调诸药。后方又益以咸寒平肝之羚羊；清心定魄之麦冬。病属痰火实证，而治不重涤痰，而主以平肝泻火，舒郁开结，何也？以痰由火成，病由郁起，是宗"阴不胜其阳""重阳者狂""多怒为狂"之旨，是图本之治法也。

3. 刘惠民——泻火涤痰调气法治疗狂证案

刘某，女，17 岁，1971 年 1 月 23 日初诊。

病史： 半个月之前，精神遭受刺激，开始日夜不能入睡，头痛，烦躁易怒。继之时而悲伤哭笑，时而骂詈呼号、打人毁物。

辨证： 气郁痰结，蒙闭清窍。

治法： 泻火涤痰调气。

处方一： 厚朴 12 克，槟榔 15 克，枳实 15 克，陈皮 12 克，制天南星 12 克，大黄 9 克，神曲 9 克，木香 12 克，甘草 9 克，青礞石（先煎）15 克，玄明粉（分 2 次冲服）12 克。

处方二： 陈皮 12 克，制天南星 12 克，生龙骨（先煎）15 克，炒酸枣仁 45 克，合欢皮 18 克，枳壳 12 克，瓜蒌 15 克，生代赭石（先煎）18 克，百合 15 克，栀子 12 克，神曲 12 克，钩藤（后下）15 克，青礞石（先煎）15 克，灯心草 2 克。

另：琥珀 2.4 克，朱砂 1 克，共研细末，分 2 次冲服。

先按处方一服药 1 剂，令泻四五次，以清泻痰火；再换服处方二，以清肝化痰，养心安神。

1971 年 2 月 24 日家属来述： 服处方一后，泻下七次，次日开始服处方二，连服 3 剂，休药一天后，又服 3 剂，精神完全恢复正常。

［董建华，王永炎. 中国现代名中医医案精华 [M]. 北京：北京出版社，2002.］

【评析】 本例头痛、烦躁易怒、骂詈呼号、打人毁物，系因暴怒伤肝，气郁痰结，痰火上扰，蒙闭清窍所致，证属实火，治疗当泻火调气涤痰，先给予大承气汤加味清泻痰火，调其气机；火势得挫，再续之生龙骨、生代赭石、青礞石凉肝豁痰，百合、炒酸枣仁、琥珀养心安神法而收效。

4. 黄一峯——先拟芳香开窍，化痰解表，后清肝泻火，镇心涤痰法治疗狂证案

刘某，女，35 岁。

病史： 病因精神刺激而起。喃喃独语，喜怒无常，甚则骂人，夜间喊叫不安，

惊惕不眠。舌黄腻，脉弦滑，乃情志所伤，痰气郁结，痰火扰动心神为患。今由外省来苏，身有小热。先拟芳香开窍，理气化痰为治。

处方：紫苏梗9克，薄荷（后下）5克，紫菀5克，桔梗5克，前胡9克，牛蒡子9克，郁金9克，赤芍9克，竹茹9克，陈皮6克，制半夏9克，陈胆南星9克，菖蒲5克，茯苓12克。3剂。

二诊：服药3剂，低热已退，改服小儿回春丹每日5粒，连服3天。珠黄散2.7克，血琥珀末2.7克，各分3包，每日1包。

二诊：症状好转，继予清肝泻火，镇心涤痰法更进一筹。处方：藿香9克，龙胆草1.5克，制半夏9克，陈胆南星6克，钩藤（后下）12克，郁金12克，制僵蚕9克，远志6克，茯苓12克，菖蒲5克，紫菀5克，桔梗5克。3剂。

药后神识较清，已能与黄一峯谈心事，乃嘱其续服7剂。隔半个月后且能招待黄一峯，嗣后返原籍。1975年曾因家乡遇大水，受惊复发，再来苏住精神病医院，邀黄一峯会诊，定期处方，继用上方治疗，一个月后好转出院。1975年5月其爱人来信，称该病有小发，急需小儿回春丹、珠黄散，服之即有效。

［苏州市中医院. 黄一峯医案医话集 [M]. 北京：中国中医药出版社，2020.］

【评析】　此例初诊因外省来苏，感受外邪，故先轻散表热，标症先解。续而清肝泻火，镇心涤痰以安心神，其病渐愈。值得提出的是黄一峯采用治疗小儿急惊的常用方药"小儿回春丹"，用以治疗癫狂，确有清热化痰、开窍安神之效果。方中牛黄清心解毒，豁痰定惊；黄连清热；礞石、半夏、川贝母、胆南星、天竺黄、珍珠粉化痰；更配麝香、菖蒲开窍；朱砂镇心安神。合清热化痰、开窍安神之剂，似与"痫症镇心丹"相仿。黄一峯认为癫狂一般不宜服滋补药，如六味地黄汤中熟地黄、山茱萸能助湿酿痰，故不宜用，参、术、芪等亦非所宜。饮食方面对猪内脏、蛋黄等也应忌食。

5. 茹十眉——重镇安神，兼清心肝邪火法治疗狂证案

毛某，女，25岁，1974年4月16日初诊。

病史：患者于1974年初由于受惊，彻夜不眠，继而语无伦次，哭笑无常，捶胸号叫，坐立不安。诊断为精神分裂症，治疗2个月无效，前来门诊。脉弦细

数，舌质红，边尖起刺。

辨证： 肝胆之火上扰心神，日久损及心阴。

治法： 重镇安神，兼清心肝邪火，用生铁落饮合百合地黄汤加减（嘱西药全部停服）。

处方： 生铁落 60 克，生地黄 12 克，麦冬 9 克，远志 6 克，淮小麦 30 克，百合 12 克，甘草 6 克，熟酸枣仁 9 克，陈胆南星 9 克，合欢皮 15 克，首乌藤 30 克，辰灯心 0.5 克，白金丸（分吞）9 克。7 剂。

二诊： 夜能入睡，神志较清，舌红见减，脉细数。原方去辰灯心，续服7 剂。

三诊： 神消气爽，谈笑自如，自诉胸闷，叹气较适，脉细，舌尖红。以后守原方用丹参、黄连、太子参、萱草等加减调理，随访至 1978 年 5 月未发。

［上海市卫生局．上海老中医经验选编 [M]．上海：上海科学技术出版社，1980.］

【评析】　本案为惊恐气乱未得平治，日久神伤志乱，神不守舍，故彻夜不眠；引动肝胆之火，肝不藏魂，且上扰心神，故有语无伦次，哭笑无常，捶胸号叫、坐立不安等精神错乱症状。舌红边尖起刺，脉细数皆为心肝郁火，营阴不足之征。治疗正如《黄帝内经》记载"使之服以生铁落饮。夫生铁落者，下气疾也"，重用生铁落重镇安神，以平逆乱之气；生地黄、麦冬、百合清心火、养心阴，除哭笑；胆南星、白矾、远志化痰开窍；合欢皮、淮小麦、首乌藤、熟酸枣仁养心安神定志；辰灯心引心火下行而安神。数法合用相得益彰，俾痰火清，心阴充，神宁态定而收捷效。

6. 韩百灵治疗狂证案

病案1　镇肝理血，开窍安神法治疗狂证案

李某，女，20 岁。

病史： 经期触怒，忧愤不已，一夜辗转，鸡鸣入眠。醒来哭歌笑语，骂詈毁物，家人莫能止。邀邻里臂力过人者，挟持李某来院求治，途中忽然目瞪口噤，颈项强直，一如反张。诊查：余闻其家人所述，观其面色晦黯，唇角赤紫，两目天吊，瞳孔放大，太息频频；切其脉弦涩有力。问及月经，对曰：已止。

辨证： 此亦由狂致痉之证，其本在肝，其标在血，其变在神。

治法： 镇肝理血，开窍安神，刻不容缓。

处方： 石决明（先煎）20 克，当归 15 克，生地黄 15 克，牛膝 15 克，桃仁 15 克，红花 15 克，白芍 15 克，枳壳 15 克，菖蒲 15 克，钩藤（后下）15 克，甘草 10 克。水煎服 3 剂。同服牛黄安宫丸，每服 1 丸。

二诊： 进前方药 3 剂后，痉止神消，月水已通；但胸脘痞闷，颈项四肢动作不便；脉弦缓。依前方加瓜蒌 15 克以开胸中郁塞，连服药 3 剂，可保病痊。

[董建华，王永炎 . 中国现代名中医医案精华 [M]. 北京：北京出版社，2002.]

【评析】 经行之时，体内肝血一时亏虚，阴不敛阳，阳气偏亢，又卒然遭遇大怒，"二阳相并"，则发为狂；疏泄无权，气郁血滞，故经止、面晦；血虚不能养筋，阳亢不息化而为风，则致痉，其责在肝。肝主疏泄、藏血，体阴而用阳，以怒为志，舍魂于血，淫气在筋。夫肝之病，升之不息为风阳，抑而不透为郁气。升则痰动，风则不宁，抑则血滞，郁则不舒，神乱筋急，故能为狂为痉。此案因治仿血府逐瘀汤意，因柴胡性升而去之，加潜阳的石决明、钩藤，理血与镇肝并施，且无枉耗木气之弊。韩百灵认为，患此证者，青年妇女较为多见，临证切记中病即止，不可剩勇追寇，以防他变。

病案 2　调肝降火涤痰法治疗狂证案

杨某，女，23 岁。

病史： 1978 年 6 月，患者返城探亲，因事端与邻人口角，猝发神志失常，哭笑骂詈，语无伦次，渐作颈项强直，舌强语謇，痰涎壅盛，两目直视，呼之不应。其家人惊恐万状，火速来舍求余往诊。诊查：见其挺若膨弓，反张，斜卧榻上，面红唇赤，目瞪不转，牙关紧闭，躁扰不安，神智不清，呼吸气促，时作太息。撬牙窥舌，苔黄而燥；诊其脉象，弦大有力；询问二便，其母曰：大便秘结，小溲短赤。

辨证： 暴怒伤肝，痰火攻心。

治法： 调肝降火涤痰。

处方： 黄连 15 克，栀子 15 克，石决明（先煎）20 克，羚羊角（先煎）5 克，菖蒲 15 克，钩藤（后下）15 克，大黄 5 克，枳实 15 克，白芍 15 克，生地黄 15 克，牡丹皮 15 克。令服上方药 3 剂；同服牛黄安宫丸，每日 2 次，每次 1 丸。

二诊： 三日后其母携其复诊，云：服药后 1 剂痉止，2 剂神安，3 剂能进饮食。现觉眩晕倦怠，手足心热。察其舌红无苔，脉弦细和缓，知是火热伤阴之故，遂守原方减去黄连、栀子、大黄，加牡蛎（先煎）、龟甲（先煎）各 20 克。嘱服药 4 剂以善其后。

[董建华，王永炎. 中国现代名中医医案精华 [M]. 北京：北京出版社，2002.]

【评析】 患者系暴怒伤肝，怒则气逆，正如经云"阳气者，大怒则形气绝，而血菀于上，使人薄厥"，故患者神智不清，舌强语謇；气郁化火，痰火攻心，扰乱神明，故发狂证。治予降气泄火化痰开窍为主，药用黄连、栀子、大黄泄火，引气血下行；石决明、羚羊角、钩藤镇肝止痉；菖蒲、安宫牛黄化痰开窍；芍药、生地黄、牡丹皮育阴潜阳。"气复返则甦"，二诊患者神清但舌红无苔，是火热伤阴之故，仿二甲汤之类，育阴潜阳治疗善后。此案之治，提示降火但须防苦寒伤阴；中病即止，不可剩勇追寇，以防他变。

7. 姚贞白治疗狂证案

🍅 病案 1　涤痰，清心，开窍法治疗狂证案

陈某，男，25 岁，1937 年春初诊。

病史： 素体虚弱，痰凝食少，经常失眠，夜多梦，白日心神恍惚。发病前数日，因与家人口角，又受惊恐，出现心神不宁，言语错乱，啼笑无常，夜不能安。时发狂叫，忽弃衣登高，或扬手掷足，不能制止，延余往诊。患者经余婉言劝导后，勉能合作，诊其脉，弦滑而数，舌苔黄腻，边尖俱红。此乃阴虚肝胆气郁，痰邪蒙闭心胞，并夹风热之邪，上扰清空，遂致神明错乱不安，症属癫狂。拟方试服，防生变端。

处方： 枳实（炒冲）6 克，醋法半夏 9 克，竹茹 6 克，广陈皮 6 克，醋郁金 9 克，广栀子仁 4.5 克，淡豆豉 4.5 克，石菖蒲（醋）4.5 克，煅云母石（先煎）9 克，朱茯神 15 克，甘草梢 3 克，牛黄（分次调服）9 克。

二诊： 上方进 2 剂，患者狂象略趋平定。但仍胡言乱语，不避亲疏，有时嚼舌口衄，有时抓手出血。痰凝气逆，小便短赤，大便燥结。夜间仍烦乱不安。

诊脉弦滑稍平，舌苔黄腻较退，边尖仍红。此心胆胞络痰热未清，为求转机，续用下方：枳实（炒冲）6 克，醋煅青礞石（先煎）9 克，醋法半夏 9 克，广橘络 6 克，代赭石（先煎）9 克，朱茯神 15 克，竹茹 6 克，石菖蒲 4.5 克，醋郁金 9 克，甘草梢 3 克，秦艽 9 克，牛黄清心丸（分次调服）1 丸，琥珀末（分次调服）3 克。

三诊： 上方进 3 剂后，心神渐宁，狂妄已减，口吐痰沫甚多。大便通畅，小便量增，颜色转清。夜能入睡两三个小时，尚多梦语。自觉头眩身困，肢酸无力，能略进饮食。诊脉弦滑渐平，舌赤转淡，苔薄。此风热痰邪外出，势趋好转。续宜养心安神，清热化痰，开郁利气为治。处方：酸枣仁（冲服）15 克，茯神 15 克，炒知母 6 克，川芎 6 克，炒枳壳 6 克，醋郁金（冲服）9 克，麦冬 9 克，醋法半夏 9 克，生甘草 3 克，竹茹 6 克，蛇胆陈皮末（分次调服）2 支，琥珀末（分次调服）3 克。

四诊： 服上方 3 剂后，神识清楚安定，二便正常。思饮食，身软无力。时出虚汗，仍多梦易醒。脉转缓弱，舌淡润。此风热痰邪俱化，病退阴虚，心神不足，以下方调理。处方：干地黄 12 克，白玄参 9 克，麦冬 9 克，茯神 15 克，酸枣仁 15 克，五味子 3 克，生龙齿（先煎）12 克，广木香 2.4 克，炙远志 6 克，炙甘草 3 克，小红枣 9 枚，莲子（去心）15 克。

［姚承济，姚克敏．姚贞白医案 [M]．北京：人民军医出版社，2013.］

【评析】 此案缘由阴虚痰凝之体，复受激怒，发为狂证，《黄帝内经》云："衣被不敛，语言善恶不避亲疏者，此神明之乱也。"《难经》云："重阴者癫，重阳者狂。"初以温胆汤加栀、豉、菖蒲、牛黄等除风涤痰，清心利窍。继加礞石、赭石、秦艽、琥珀末及牛黄清心丸等品，药后二便通畅，风热痰邪外出，神识清苏。病除正虚，则以酸枣仁汤及地黄、麦冬、龙齿、远志等逐次安神定志，育阴潜阳，调和气血。疗程始终贯以邪气盛则实，当泻；精气夺则虚，当补之理法。

🍅 病案 2 　疏肝活血，清心益脾法治疗狂证案

司某，女，24 岁，1972 年 2 月初诊。

病史： 平素急躁易怒，嗜食辛辣，系肝郁脾弱之体。年来经候失调，前后愆期。又因工作繁忙，连遭意外刺激，自 1971 年秋起，月经即闭止不通。日间勉可工作，

入夜烦躁不安，有时竟彻夜不眠，心神恍惚，渐至悲伤哭泣，忧郁多疑。原单位医院曾给予镇静药物治疗，效果不显明，乃由家属扶送我院门诊。其时患者语言错乱，口中詈骂，身体摇晃，坐立不安。脉象沉弦中兼见滞涩，舌绛尖赤，苔薄黄。

辨证：闭经日久，情志怫郁，心胆受邪，神明错乱。

治法：疏肝活血，清心益脾。

处方：全当归 15 克，川芎 6 克，茯神 15 克，川郁金（冲服）6 克，炒云黄连 3 克，炙香附 6 克，粉丹皮 4.5 克，炒柴胡 6 克，紫丹参 9 克，生甘草 3 克，白檀香（后下）6 克，建莲子 12 克，牛黄清心丸（水化开，分次兑入药内）1 丸。

二诊：上方服 2 剂后，患者晚间能静卧两三个小时，醒后仍烦躁不安。心情急躁略见平定，言语错乱稍减。已有饥饿感，但食量仍少。此肝郁渐舒，心脾较调，浮火稍平。脉现弦滞，舌仍绛红。续用下方：当归 15 克，川芎 6 克，茯神 15 克，醋郁金（冲服）6 克，炙香附 6 克，粉丹皮 6 克，紫丹参 9 克，炒续断 9 克，延胡索（冲服）9 克，石菖蒲 3 克，生甘草 3 克，竹茹 6 克，牛黄清心丸 1 丸。

三诊：连用上方 5 剂后，烦乱渐减，入夜能熟睡五六个小时，醒后语言清晰。其形体消瘦，饮食尚少，时感腹胀痛，腰酸楚。此心胆伏热将尽，肝郁脾弱，经脉未调，气不行血，脉仍弦滞，舌红苔薄。再拟下方：当归 15 克，川芎 6 克，茯神 15 克，粉丹皮 6 克，紫丹参 9 克，郁金 9 克，炙香附 6 克，桃仁 6 克，藏红花 4.5 克，竹茹 6 克，建莲子 15 克。

四诊：上方服 5 剂，腰痛腹胀有加，继则月经来潮，色紫黑，量少有块，乃经闭日久，血瘀气滞。而后烦躁诸症均消，食增，眠安，脉转平和，舌红苔润。再拟理气活血，滋养肝脾。处方：薄荷（后下）4.5 克，炒柴胡 6 克，当归 12 克，炒杭白芍 9 克，川芎 6 克，酸枣仁 15 克，茯神 15 克，紫丹参 9 克，炙香附 6 克，砂仁（后下）6 克，炒续断 9 克，桑寄生 12 克，生甘草 3 克，建莲子 15 克。三个月后随访，月经正常，诸症全愈。

[姚承济，姚克敏. 姚贞白医案 [M]. 北京：人民军医出版社，2013.]

【评析】 经云："二阳之病发心脾，有不得隐曲，女子不月。"本案先是经候愆期失调，后来又连遭怫惋，致经闭日久，心胆受邪，神明错乱。治法当重疏解清化，以逍遥散为基础方，疏肝理气和血，郁火扰心而发狂，加牛黄清心，护心气、祛痰热。郁火痰热得减，则三诊兼予桃仁活血调经，经血得下则狂证愈。最后转重舒调滋养以善后。

8. 赵棻——益气宁神，导龙入海法治疗狂证案

王某，女，31 岁，1965 年 10 月 27 日初诊。

病史： 患者由三人挟持前来就诊。神志不清，口中喃喃自语，时或哭笑，而语音不亢。据其爱人口述，患者于 10 月 19 日忽然昏倒，人事不知，经某医院抢救始醒。10 月 23 日，复到某医院妇科门诊，以头眩、心悸为主诉，服药三日，尚无不适。但自 18 日起，忽然神志错乱，语无伦次，彻夜吵嚷不休，迄未宁静。曾去某医院诊查，诊为癫狂，拟送精神病院诊治，因欲用中药治疗，经人介绍，特来我处求治。诊查：诊其脉，细缓无力，两目斜视，面赤如妆，口紧闭未能验舌，指甲白，脚冷至膝。脉症合参，显系戴阳证候，乃断为虚狂之证。当场即用毫针刺入人中、风府、大椎、肝俞、心俞等穴，以通经窍。又急取桂附理中丸 1 粒（9克），研碎冲开水灌下，以振脾肾之阳，并使之平卧于检查床上，移时稍平静。遂议用益气宁神，导龙入海之法，拟方 1 剂，嘱其服后明晨再来。

处方： 潞党参 30 克，泔苍术 6 克，陈皮 9 克，煮半夏 9 克，建神曲 9 克，石菖蒲 4.5 克，远志 6 克，甘草 3 克，首乌藤 12 克，紫石英（先煎）30 克，磁朱丸（分吞）18 克，桂附理中丸（分吞）3 粒，1 剂。

10 月 28 日二诊： 患者只其爱人陪送而来，神志已清，虚狂症状均消。自诉头晕且重，胸腹内觉有烘热之感，周身酸楚。昨夜初能入寐，但两眼不能闭合，口中和，饮食欠佳，大便通而不畅，小溲热赤。脉微而沉细，苔薄白，舌质淡，面色已转正常。心神既定，浮火归原，当再着温肾，以助脾阳。拟照前方加味治之。原方加肉苁蓉 12 克，补骨脂 9 克，北沙苑子 9 克，1 剂。

10 月 29 日三诊： 患者独自一人前来，神志完全清醒，衣饰整洁。自诉药后仅余轻微头晕，饮食欠佳，并无其他不适。二便如常，脉沉细。苔薄白，舌质淡。拟再续前方加减治之。处方：潞党参 30 克，苍术 4.5 克，陈皮 9 克，煮半夏 9 克，麦谷芽 24 克，建神曲 9 克，怀山药 15 克，菖蒲 3 克，远志 3 克，肉苁蓉 12 克，补骨脂 12 克，紫石英（先煎）30 克，磁朱丸（分吞）12 克，桂附理中丸（分吞）3 粒，1 剂。

五天后随访，已无不适感觉。

[董建华，王永炎．中国现代名中医医案精华 [M]．北京：北京出版社，2002.]

【评析】 患者以神志错乱，语无伦次，彻夜吵嚷不休为主，故诊为狂证；但患者脉细缓无力、指甲白、脚冷至膝，脉症合参，显系阳虚，与《黄帝内经》所述的"重阳则狂""邪入于阳则狂""狂怒……生于阳也"等阳盛是狂证的主要病机不相符合。清代陈士铎《石室秘录》中说："凡人发狂而止骂詈人，不口渴，索饮与之水不饮者，乃寒证之狂也，此得之气郁不舒，怒气不能发泄，其人平日必懦弱不振。"此例患者为女性，辨证求因，平日亦当是阳虚之体，复因郁怒不得发泄，虚阳上扰心神，而致虚狂，面赤如妆，戴阳证候矣。赵棻治疗急者治其标，用针刺治疗开窍醒神，桂附理中丸回阳治逆；汤剂中党参温胆健脾化痰，紫石英、桂附理中丸温肾健脾，磁朱镇静安神。其后治疗以补脾为主，脾阳一旺，心营受荫，君火以明，相火以位，病乃愈矣。

9. 郑侨——逐瘀血生新血法治疗产后狂证案

产妇。1963 年仲秋初诊。

病史：家人代诉患者产后七天，恶露不下，发热，腹胀痛不可近手。躁动不宁，两目直视，神识不清，时而两手抓胸，时而谵狂，不避亲疏，语无伦次。诊查：颜面青紫，舌质紫绛，苔薄白。有时呻吟，呼吸息促。脉沉涩，扪之少腹有硬块，拒按。

辨证：产后败血凝结不下，攻心致发狂证。

治法：生血益心，逐瘀通经。

处方：当归 20 克，丹参 25 克，益母草 20 克，泽兰 20 克，炒荆芥穗 5 克，桃仁 15 克，红花 7.5 克，香附 25 克，延胡索 15 克，甘草 10 克。水煎服，1 剂煎 2 次，取汁 300 毫升，早、午、晚分 3 次温服。

二诊：前方药服 2 剂，恶露渐下，色紫黯有血块；腹胀痛止，他证亦趋好转，仍时而语无伦次，谵狂躁动。此系败血未尽，上犯心包，神明被扰之故。前方去荆芥穗、香附，加菖蒲、郁金以利心窍、醒神明。《神农本草经》记载："菖蒲味辛温……开心孔……通九窍"郁金轻扬上行入心包络，治妇人经脉逆行，产后败血攻心、癫狂失心。

三诊：前方药服 3 剂，患者神志清，交谈如常人，扪之少腹濡软，脉转缓滑，血下微量、色正常。此为瘀血化、恶露尽、心气通，嘱前方药再服 2 剂，后神清心爽而痊愈。

［董建华，王永炎. 中国现代名中医医案精华 [M]. 北京：北京出版社，2002.］

【评析】　本案因由产后恶露闭阻胞脉，败血上犯心包而致发狂，与《伤寒论》蓄血证的桃核承气汤证一致，病属邪实，治当速下恶血方能使病愈。然，虑其产后体虚，不宜单纯攻逐，治宜攻补兼施。补中寓攻，使补而不助邪，攻实不伤正，邪祛脏腑气血不损，无遗患于后。配方筛选妇科经产良药，取当归、丹参、益母草、泽兰为主辅，当归甘温和血养血，为血中之气药；丹参色赤入心包络，破瘀血生新血，调经脉，功兼四物；益母草入心包肺经，行血去瘀生新；泽兰和血散郁，通九窍，养血气，破宿血，补而不滞，行而不峻；佐以炒荆芥穗入肝经气分，其气温散，行血气；桃仁入血分，泄血滞生新血；红花入心经生心血，破瘀生血；延胡索治产后暴血上冲，走而不守，行血中气滞，气中血滞；香附乃血中之气药，止诸痛；甘草为使，调和诸药。

10. 俞慎初——活血化瘀，理气解郁法治疗狂证案

俞某，男，15岁，1950年2月8日初诊。

病史： 因考试迫近，日夜苦读，又虑准备不及，忧思过度，致神志失常，少卧不饥，语无伦次，甚则哭笑詈骂，挥拳顿足。诊查：察其舌苔白厚带黄，脉弦而带滑。

辨证： 痰火郁结，气血凝滞。

治法： 活血逐瘀，理气解郁。

处方： 癫狂梦醒汤。桃仁18克，柴胡6克，木通5克，赤芍6克，大腹皮6克，陈皮6克，桑白皮6克，香附5克，青皮5克，紫苏子10克，甘草12克。

二诊： 前方药进3剂，神稍定，但仍烦不得眠，大便秘结。当以安神和胃，通便泻火为主，改予酸枣仁汤合半夏秫米汤。并吞服当归芦荟丸。处方：酸枣仁10克，抱茯神10克，知母6克，粉甘草3克，清半夏5克，左牡蛎（先煎）12克，远志3克，白龙齿（先煎）12克。晚间临睡前，吞服当归芦荟丸15克。

上方药连进4剂，便通得眠，神识复常。

［董建华，王永炎. 中国现代名中医医案精华 [M]. 北京：北京出版社，2002.］

【评析】　本证为思虑过度，痰火郁结，气血凝滞所致，仿王清任法，以活血逐瘀，理气平郁为治，故先用癫狂梦醒汤，继以安神和胃，通便泻火为主，改与酸枣仁汤、半夏秫米汤及当归芦荟丸，使便通火泻而得眠，神识亦渐复常。

本例轻则语无伦次，重则詈骂顿足，说明"癫""狂"并存。俞慎初在辨证论治上，紧扣"癫"与"狂"的轻重缓急不同。虑其癫中有狂，狂中有癫。狂系重证，首投以癫狂梦醒汤治之。是方源自《医林改错》，对气血瘀滞，脑气与脏腑之气不接之癫狂，颇具良效。结合本例辨证虽有痰火之虞，究系气滞血瘀，郁久所化，气行血行，痰火自无化生，此亦治病求本之妙。癫系轻证，继投以酸枣仁汤合半夏秫米汤，并吞服当归芦荟丸，意在安神和胃以调脏腑，通便泻火以涤痰火，俾痰火既无再生之源，又无稽留之地，脑气与脏腑之气自然相接而病愈。本例说明，中医临床上"辨病"亦是十分重要的。

11. 张海峰——泻下燥结，开窍醒神法治疗狂证案

胡某，男，28 岁，1972 年 2 月初诊。

病史：家属代诉因家庭事故，引起突然精神失常，狂乱不识人，终日叫骂、打人，力大无穷，其发作已有半月，大便数日一行，粪下如羊屎，尿少其气特别骚臭。诊查：目赤直视，面色赤而泛紫，舌苔黄褐色，厚腻而干，口唇焦紫，脉滑数有力。

辨证：阳明燥实，狂证。

治法：泻下燥结，开窍醒神。

处方：生大黄（用冷开水泡水冲服）15 克，芒硝（冲服）12 克，枳实 15 克，甘草 6 克，石菖蒲 60 克，郁金 24 克。3 剂，每剂分 3 次服完。

二诊：服药 1 剂后，无任何反应。服药 2 剂后，得泻七八次，臭秽异常，狂态得减，神志稍清。处方：生大黄（泡水冲服如前）9 克，芒硝（冲服）12 克，枳实 15 克，甘草 6 克，石菖蒲 60 克，郁金 24 克。

三诊：大便每天三四次，较为溏薄；狂态得平，神志较前又更清楚，已能与家人谈话。尿转清。脉平和略有弦滑之象，舌苔黄腻较前转薄，改用下方。处方：石菖蒲 30 克，郁金 12 克，炙远志 9 克，淡竹茹 12 克，枳壳 9 克，陈皮 6 克，瓜蒌子 15 克，连翘 9 克，焦栀子 6 克。5 剂。

四诊：服上方药后神清气爽，对答如常人，夜寐安适，略有倦怠之感，饮食正常，解软便每日一次。处以上方，继进10剂。

［董建华，王永炎．中国现代名中医医案精华［M］．北京：北京出版社，2002．］

【评析】　本案患者狂乱不识人，终日叫骂、打人，力大无穷，属于狂证；便秘、面目赤、苔黄褐色，厚腻而干，口唇焦紫，脉滑数有力，证属胃家实，故必须泻其阳明，大便得通，胃实之象乃得解除。

张海峰用大黄经验，攻下者，不可入煎，须泡水冲服，否则，泻后大便复秘，秘则狂证又发，属于经验之谈，值得我们临床注意。

12. 颜德馨——破瘀法治疗狂证案

里某，女，45岁。

病史：患者因家庭纠纷，情绪不稳，喜怒无常、举止乖违，白昼两目羞明，不能睁视。晚上则彻夜不眠，整天头痛见昏，喜席地而坐，站立时不能自持，经精神科多种镇静药治疗无效。患者消瘦，喜笑不常，谵语，郑声，夜不安寐，脉弦紧，舌紫，苔黄腻。

辨证：气郁不伸，郁而化火，君火夹血瘀，蒙蔽神明。

处方：血府逐瘀汤加味。柴胡4.5克，生地黄12克，桃仁9克，赤芍9克，鲜菖蒲9克，枳壳4.5克，桔梗4.5克，生甘草3克，红花9克，牛膝4.5克，当归6克，磁朱丸（另吞）9克。15剂。

二诊：上方服15剂后，神色较定，渐能入寐，脉紧弦，舌紫苔腻渐宣，古人谓，瘀血发狂，仍以前法。

患者服上方月余，逐渐恢复正常，后乃改为间日1剂以防治之，经过良好，已复工。

［颜德馨．中华名中医治病囊秘·颜德馨卷［M］．上海：文汇出版社，1999．］

【评析】　患者喜笑不常，谵语，郑声，夜不安寐，与《黄帝内经》"狂始发，少卧不饥"类似，属于狂证之轻者。患者脉弦紧、舌紫，乃血瘀之征，正如《医林改错》说"癫狂一症，哭笑不休，詈骂歌唱，不避亲疏，许多恶态，乃气血凝滞脑气，与脏腑气不接，如同作梦一样"。辨证求因，当是气郁不伸，郁而化火，君火夹血瘀，蒙蔽神明所致，用血府逐瘀汤合磁朱丸，活血化瘀、镇心安神。因心主血，主神明，神志病变与血相关，病情稳定后改为间日一剂，有预防复发作用。

13. 张琪治疗狂证案

🍅 病案 1　泻热除痰，以宁心神法治疗狂证案

袁某，女，47 岁，1984 年 6 月 14 日初诊。

病史： 素有精神失常病，经治已愈数年，近因思虑太过，精神抑郁，遂又发病。由家人陪伴来诊，代述精神错乱，时语无伦次，骂人，夜不能寐，心中烦热，头痛，常欲出走，大便秘结。诊查：舌苔黄厚，肌象沉实，神态呆滞，表情淡漠。曾服西药安眠镇静之剂罔效。

辨证： 痰热内结，扰乱心神。

治法： 泻热除痰，以宁心神。

处方： 礞石（捣碎）25 克，大黄 10 克，黄芩 15 克，沉香（后下）15 克，生地黄 20 克，麦冬 20 克，玄参 20 克，甘草 10 克。

6 月 25 日二诊： 服上方药 6 剂，大便下行，初则坚硬黏臭，继则黄褐，日行 1 次；精神转佳。据家人述近一周内神志清晰，未见语言错乱骂人之状；烦热亦减；无须服西药也能入寐三四个小时。舌苔转薄，脉象沉滑。此痰热渐除，心神稍安之佳兆，但近两日因停药大便又未行。再拟以癫狂梦醒汤加大黄泻热主治。处方：桃仁 30 克，香附 15 克，青皮 15 克，柴胡 6 克，半夏 15 克，木通 15 克，陈皮 15 克，大腹皮 15 克，赤芍 15 克，桑白皮 15 克，紫苏子 20 克，甘草 15 克，大黄 7.5 克。

8 月 6 日三诊： 一个半月间，共服初诊方与二诊方各 10 剂，二方药交替服之，病已痊愈。

［董建华，王永炎. 中国现代名中医医案精华 [M]. 北京：北京出版社，2002.］

【评析】 张景岳谓："狂病多因于火，或谋为失志，或心思郁结，屈无所伸，怒无所泄，以致肝胆气逆，木火合邪……故当以治火为先，或痰或气，察其微甚而兼治之。"此论与本案病因病机皆相符合，故以礞石滚痰丸泄其热攻其痰，

连服药六剂痰热下神也安，继以王清任癫狂梦醒汤疏郁活血。盖此病皆思虑不遂、气血郁结，故痰热清后，尤必须活血以使气血条达。滚痰丸与癫狂梦醒汤二方药交替服之之意，在于消除痰热复萌之象，巩固气血畅通之效。

病案 2　泄热化瘀而安神定志法治疗狂证案

史某，女，32 岁，1983 年 9 月 16 日初诊。

病史： 患者因家事不和，经常与爱人口角，平时郁郁寡欢，月经逐渐减少，后至经闭 1 年余，同时精神亦渐失常。家属请余诊治。诊见神情兴奋，躁动不安，语言骂詈，对医生诊察不能合作。诊其少腹硬而拒按，舌质紫红，苔薄黄，脉沉弦有力。

辨证： 瘀血闭阻胞宫，邪热上扰神明。

治法： 泄热化瘀而安神定志。

处方： 桃核承气汤加味。桃仁 30 克，大黄 20 克，桂枝 15 克，牡丹皮 20 克，玄明粉（后下冲化）15 克，赤芍 15 克，甘草 15 克。水煎服，每日 1 剂。

连服 10 剂，每日大便 1～2 次，便色黑黏、臭秽。精神渐安，奔走骂詈现象渐轻。月经未潮，腹仍拒按。此瘀血渐消，但尚未尽去。遂嘱上方去玄明粉，加生水蛭 10 克。水煎服。

又 10 剂后，月经来潮，经量较多，夹有紫污血块。精神转佳，数日未出现狂躁外奔现象，渐识亲友。舌转红润，脉见弦缓。此瘀血渐除，气血渐和。以桃红四物合柴胡加龙骨牡蛎汤加减调理 3 月余，精神康复如常。

［张琪余，新华. 张琪临床经验辑要 [M]. 北京：中国医药科技出版社，1998.］

【评析】　患者郁郁寡欢，气机郁滞，气不行血，血液瘀滞不通，月事不行故月经逐渐减少，乃至经闭。瘀血内阻，阳气不通，郁而化热，瘀热上扰心神，故精神失常，躁动不安，语言骂詈，如《伤寒论》之"其人如狂"。其少腹硬而拒按，是瘀阻胞宫之征，治疗给予泄热逐瘀的桃核承气汤。《伤寒论》云"血自下，下者愈"，三诊月经来潮，而病好转。后以桃红四物合柴胡加龙骨牡蛎汤，理气和血，调和阴阳而精神康复如常。

14. 胡建华——养心宁神，镇惊泻火法治疗狂证案

龚某，女，23岁，1975年8月28日初诊。

病史： 1968年由于恼怒过度，突然发狂，经长期服药治疗，病情略见好转。1975年7月20日起，情绪抑郁，精神恍惚，逐渐狂躁不宁。一个月来毁物殴人，力大胜于男子，家具用物，遭到破坏，父母弟妹，均被击伤。近日服大量镇静剂：氯丙嗪50毫克2、2、3（指早、中、晚粒数），奋乃静4毫克0、2、2，苯海索2、2、2，8月27日注射氯丙嗪及东莨菪碱，未能控制狂躁。现由家属、邻居五人伴来就诊。怒目直视，盛气凌人，语无伦次，哭笑无常，面赤唇红，耳中闻有人与之对话，拒绝诊脉，经期则狂暴更甚。舌质红，苔薄腻，脉细数（118次／分）。

辨证： 情志郁怒，不得宣泄，肝火上升，扰乱心神。

治法： 养心宁神，镇惊泻火。

处方： 炙甘草三钱，淮小麦一两，大枣五枚，生地黄四钱，百合四钱，铁落（先煎）二两，生大黄三钱，菖蒲三钱，黄芩四钱。7剂。

9月4日二诊： 服上药3剂，精神略安，大便日泻四五次，三日后次数即减少。已停用注射剂。自诉头晕，再守原意。原方加菊花三钱。7剂。

9月11日三诊： 情绪已见安定，狂躁已减。有时无故嬉笑，夜不安寐。在神情清朗时，已知花费医药用款，增加家庭负担而担心，并能回答问题，口干，脉细数，苔中腻，再予前法加减。处方：炙甘草三钱，淮小麦一两，大枣五枚，生地黄五钱，首乌藤一两，铁落（先煎）三两，菖蒲三钱，炙远志半钱，生大黄（后下）三钱。7剂。

9月18日四诊： 病情好转，偶有哭笑，大便二次，不稀薄，纳少，月经将临。原方加茺蔚子四钱。7剂。

9月25日五诊： 情绪开朗，哭笑现象消失，睡安，因过去毁坏物品而懊悔，仍有耳语声，但明显减少，月经来潮，有时情绪急躁，大便每天一两次，成形。脉细带数（88次／分），苔中腻。西药已减少：氯丙嗪0、1、2，奋乃静0、0、2，苯海索0、1、1。再予前法加减。处方：炙甘草三钱，淮小麦一两，大枣三枚，生地黄五钱，铁落（先煎）二钱，生大黄（后下）三钱，茺蔚子三钱，郁金三钱。7剂。

10月11日七诊： 狂躁、哭笑等症，早已消失，大便每天一次成形，睡安，

情绪宁静，纳少，能做家务，编结绒线衣裤，耳语已少，月经已净。脉弦细，苔薄腻。西药：氯丙嗪0、1、2，奋乃静0、2、2，苯海索0、1、1。再守原法出入。处方：炙甘草三钱，淮小麦一两，大枣五枚，生地黄五钱，菖蒲三钱，炙远志半钱，生大黄（后下）三钱，郁金二钱，陈皮三钱。12 剂。

10 月 23 日八诊： 夜寐甚安，胃纳甚香，情绪较好，耳语消失，主动做家务，面色少华，每天大便两次。脉弦滑，苔薄腻，舌不红，咳嗽已有数日。前方去泻火之品，佐以祛痰止咳。处方：炙甘草三钱，淮小麦一两，大枣五枚，半夏三钱，陈胆南星三钱，炙远志半钱，菖蒲三钱，瓜蒌皮三钱。12 剂。

11 月 20 日十诊： 病情日见好转，睡安，纳香，能阅读书籍。脉细，苔薄腻。西药续减，早中药停服，晚上服苯海索、奋乃静各一片。处方：炙甘草三钱，淮小麦一两，大枣五枚，半夏三钱，陈胆南星三钱，炙远志半钱，郁金三钱，墨旱莲五钱。12 剂。

1976 年 1 月 12 日十一诊： 已停服西药多日，可以安睡 10 小时左右，多疑、幻想、幻觉均消失，情绪安静舒畅，胃纳较香，面色少华。脉细（68 次 / 分），苔薄腻。病已向愈，气血亏虚。治拟补气养血，以资调理。处方：炙甘草三钱，淮小麦一两，大枣三钱，党参三钱，白术三钱，当归三钱，白芍三钱。10 剂。

2 月 16 日十二诊： 西药停服一月余，安睡 9 小时，各种精神症状未发，纳香，面色略有好转，再予补养气血。处方：炙甘草三钱，淮小麦一两，大枣五枚，党参三钱，当归三钱，白芍三钱，熟地黄三钱，白术三钱，陈皮三钱。10 剂。

[江油县卫生局 . 老中医临床经验选编 [M]. 绵阳：江油县卫生局，1980.]

【评析】 狂证的病因以内伤七情为主，正如《证治要诀·癫狂》所说："癫狂由于七情所郁，遂先痰涎迷塞心窍。"而气火痰瘀引起脏腑功能失调，阴阳失于平衡，则是本病的主要病机。本案患者初起痰火之邪扰乱神明，肝胆火盛，故见狂躁不宁，怒目直视，面赤唇红，舌质红，苔薄腻，脉细数。治以养心宁神，镇惊泻火。病久则火灼阴液，元气渐伤，渐变为气阴两伤，而见口干，脉细，面色少华，故治以调补气血为主而愈。

15. 张灿玾——清泄内热，开窍安神法治疗狂证案

萧某，男，中年。

病史：因精神刺激，忽发疾狂，四处奔越，高声呼喊，唇舌均咬破，头亦撞破，发作时两三人按拿不住，目赤怒然而视。舌红苔黄，脉浮洪。

辨证：心肝之火狂越，神不守舍。

治法：急以清泄内热，开窍安神。

处方：①牛黄清心丸二丸，早晚各一丸；②柴胡三钱，黄芩二钱，黄连二钱，制半夏二钱，生龙骨（先煎）三钱，生牡蛎（先煎）三钱，磁石（先煎）三钱，水牛角一钱，大黄二钱，甘草一钱。水煎温服。

二诊：服上方2剂，此间又发作一次，较前为轻，继服前方。

三诊：服药间，不曾发作，唯时觉心悸动，精神亦有所缓和，是心肝之火虽减，然神魂尚未安定。处方：陈皮三钱，制半夏三钱，茯苓三钱，枳实三钱，竹茹三钱，胆南星一钱半，川贝母二钱，黄连三钱，甘草一钱，朱砂（研末，分2次冲服）三分。水煎温服。

四诊：服上方2剂，不曾再犯，心悸亦缓，脉象亦趋平稳，精神亦近于正常，再以清热化痰法调治。处方：陈皮三钱，制半夏三钱，茯苓二钱，黄芩二钱，麦冬二钱，竹茹三钱，黄连二钱，胆南星一钱半，枳壳二钱，桔梗二钱，甘草一钱。水煎温服。

五诊：服上方2剂后，精神已属正常，心悸亦愈，唯觉有些疲惫，舌红苔白，脉沉缓。此火气已泄，神志初定。当以清热安神法，佐以养血滋阴。处方：当归一两，生地黄五钱，黄连二钱，川贝母二钱，竹茹二钱，甘草一钱，琥珀粉（冲服）三分，水煎温服。

服上方数剂后，精神与体力均已恢复，遂停药，唯嘱以在精神方面的养护，至关重要。

［颜乾麟．国医大师颜德馨 [M]．北京：中国医药科技出版社，2011.］

【评析】　狂病之作，必系于痰、火、气、惊，痰则迷窍，火则动魄，气则伤肝，惊则伤神，故狂病作矣。凡初发之时，多呈阳盛之状，正如《难经·二十二难》曰："重阳者狂。"《石室秘录》云："在狂病多是热症。"故当以清热豁痰、定惊安神为主，若迁延日久而不愈，或强暴擒缚而拘禁者，则病情尤为复杂，更难治矣。本例患者心肝之火狂越，神不守舍，故急以牛黄清心化痰开窍；柴胡、龙骨、牡蛎、水牛角等清泄内热安神。而后用芩连温胆清热化痰安神善后收功。

16. 刘祖贻——清肝解郁法治疗狂证案

张某，女，20 岁，1993 年 8 月 20 日初诊。

病史： 妄言妄动反复 3 年，在当地医院诊为精神病。现妄言妄动，烦躁多言，失眠多梦，口干苦，大便干结，舌尖红，苔薄黄，脉细弦数。

辨证： 气郁化火。

治法： 解郁清肝，重镇安神。

处方： 龙胆草 7 克，生地黄 10 克，车前草 10 克，钩藤（后下）15 克，酸枣仁 5 克，首乌藤 30 克，生龙骨（先煎）30 克，生牡蛎（先煎）30 克，延胡索 15 克，山楂 10 克。7 剂。

1993 年 8 月 27 日二诊： 睡眠已可，妄动妄言明显减少，心不烦，口干不苦，大便已软。肝郁之火稍清，上方去延胡索，加蝉蜕 10 克。续服 7 剂以巩固疗效。

［邱德文，沙凤桐 . 中国名老中医药专家学术经验集 2[M]. 贵阳：贵州科学技术出版社，1995.］

【评析】 《景岳全书·癫狂痴呆》说："凡狂病多因于火。此或以谋为失志，或以思虑郁结，屈无所伸，怒无所泄，以致肝阳气逆。"本例患者为年轻女性，因女子以肝为先天之本，易气郁而致疏泄不利，辨证求因，当属于气郁化火，痰火扰乱心神。妄言妄动，烦躁多言乃是狂证之轻者矣。故用龙胆草以清泄肝火，车前草以引热从小便而出，生地黄以养其阴，钩藤、延胡索以息风通络，酸枣仁、首乌藤、龙骨、牡蛎以安其神，肝火得清，神明得安，则癫狂可宁矣。

17. 颜乾麟——下瘀泄热，豁痰开窍法治疗狂证案

潘某，男，78 岁，1995 年 4 月 18 日初诊。

病史： 患者智能减退，反应迟钝 2 年余，头颅 CT 示脑萎缩。刻下症见：表情呆滞，记忆减退。近 1 个月来出现性情急躁，吵闹骂人，哭笑无常，入夜不眠，常自坐起而独言不休。诊见患者颧红面赤，口中流涎，大便三日未解，舌红苔黄腻，脉沉滑有力。

辨证： 痰瘀郁火，上扰神明。

治法： 下瘀泄热，豁痰开窍。

处方：黄连 5 克，黄芩 6 克，黄柏 6 克，栀子 6 克，陈皮 6 克，生大黄 6 克，知母 9 克，枳实 9 克，法半夏 9 克，茯苓 9 克，石菖蒲 15 克，丹参 15 克，桃仁 15 克，生甘草 3 克。

3 剂后大便迭通，臭秽异常，随即狂态顿减，夜寐亦安，口涎消失。原方去黄芩、黄柏、大黄，加葛根、川芎、刺蒺藜、生蒲黄（包煎）等出入续服。患者神志清醒，情绪稳定，记忆力也有所改善。

［邢斌. 颜乾麟从癫狂论治阿尔茨海默病精神行为障碍的经验 [J]. 四川中医，2002，20（10）：4-5.］

【评析】　脑为元神之府，主宰五脏之志，脑失其常，则五脏失和，神机失用。本例患者精神行为障碍性情急躁，吵闹骂人，哭笑无常是以激越行为为主，伴便秘，舌红脉沉滑等，此乃痰火夹瘀，上蒙清窍，扰乱神明所致。亟为清热豁痰，活血开窍，故初诊方取苦寒清热醒神折其邪势的黄连解毒汤、分消化痰的温胆汤、攻下逐瘀的桃核承气汤化裁。二诊患者精神行为障碍稳定，则减清热通腑之品，加重活血开窍之药以醒脑益智，缓收其功。

颜乾麟从临床中观察到，本病精神行为障碍的症状可分为两大类。一类呈抑郁态，以表情淡漠，性情抑郁，忽悲忽喜，如痴如醉，语无伦次或喃喃自语为主症，类似癫证（文痴）；另一类呈兴奋态，以动而多怒，躁狂打骂，喧扰不宁为主症，类似狂证（武痴）。

第十章
痫　病

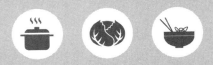

　　《证治百问》说："痫字从病从间，以病间断而发，不若别症相连而病也。"痫病是一种发作性神志异常的疾病，又名"癫痫""癫疾""痫证"，俗称"羊痫风"。其临床特征为发作性精神恍惚，甚则突然昏倒，昏不知人，口吐涎沫，两目上视，四肢抽搐，或口中如作猪羊鸡犬等六畜叫声，移时苏醒，醒如常人。本病具有突然性、短暂性和反复性三个特点，易反复发作，部分患者可有智能落后，呈持续状态者预后不良。

　　古代医家对该病早有认识，《素问·奇病论》称为"癫疾"，谓其"病从胎气而得之"，《素问·大奇论》"……二阴急为痫厥"等，但《黄帝内经》中痫病还未成一个独立的病，多与癫狂、惊风等病证相混淆。隋代巢元方虽对本病的临床特点做了较为细致的论述，但也将痫病与癫狂相混，在《诸病源候论·癫狂候》中："癫者，卒发仆也，吐涎沫、口喝、目急、手足缭戾，无所觉知，良久复苏。"唐代孙思邈《备急千金要方》首次提出了癫痫的病名，此后的多数医家称本病为癫痫，并渐与癫证、狂证、惊风等区别。宋代《济生方》曰："癫痫发则旋晕颠倒，口眼相引，目睛上摇，手足搐搦，背脊强直，食顷乃醒。"

　　综合历代文献与名家经验，可知本病之形成，大多由于七情失调，先天因素，脑部外伤，饮食不节，劳累过度，或患他病之后，造成脏腑失调，痰浊阻滞，气机逆乱，风阳内动所致，而尤以痰邪作祟最为重要。《临证指南医案·癫痫门》按语云："痫病或由惊恐，或由饮食不节，或由母腹中受惊，以致脏气不平，经久失调，一触积痰，厥气内风，卒焉暴逆，莫能禁止，待其气反然后已。"

　　本病以卒暴昏仆和四肢抽搐为主症，属于"诸风掉眩，皆属于肝""诸暴强直，皆属于风"的"内风"证。故多数医家强调，治肝乃是痫病治疗的关键，从肝论治，治宜平肝、疏肝、柔肝等为主，兼治风、治痰。"痫久必归五脏"，日久可影响五脏功能，"肝受气于心，传之于脾，气舍于脾"，木盛克土，脾胃升降运化失健，痰湿内生，导致病情缠绵；肾肝心母子，肝病及心，心神失养，人体精神情志活动失调；肝病及肾，肾精亏虚，导致五脏气血阴阳不足，治疗还宜兼顾五脏。

1. 吴少怀——理气化痰清热法治疗痫病案

赵某，女，20 岁，1967 年 9 月 22 日初诊。

病史： 素有气管炎，经常咳嗽，近 3 个月来，常于黎明口吐涎沫，手足厥冷，不省人事，约半小时后复苏，饮食、二便均正常，月经不调，下肢水肿。舌苔薄白，脉左关沉滑，余脉浮。

辨证： 肝郁气滞，痰扰心神。

治法： 理气化痰清热。

处方： 枳桔二陈汤合栀附丸加减。清半夏 9 克，茯苓 9 克，陈皮 4.5 克，生甘草 4.5 克，枳壳 4.5 克，桔梗 6 克，炒栀子 4.5 克，香附 9 克，车前子（包煎）9 克。3 剂，水煎服。

9 月 25 日二诊： 痫止，头部清爽，咯痰较多，小便畅利，下肢肿消，舌脉同前。按上方去陈皮，加当归 9 克，生白术 9 克，橘红 4.5 克，焦山楂 4.5 克。3 剂，水煎服。

9 月 29 日三诊： 诸症均减，病未再发，舌苔薄白，质红，脉沉细弦缓。病已向愈，改配丸药巩固。丸药方：清半夏 24 克，陈皮 18 克，茯苓 24 克，枳壳 18 克，桔梗 18 克，天竺黄 15 克，当归 30 克，白芍 30 克，香附 24 克，山药 24 克，枸杞子 15 克，黄芩 15 克，车前子 15 克，生甘草 15 克。共研细末，炼蜜为丸，如梧桐子大，每晚服 30 丸。

3 个月后，经随访，病已愈，未再发。

［王允升，张吉人，魏玉英．吴少怀医案 [M]．济南：山东科学技术出版社，2021．］

【评析】　吴少怀认为，痫病之源在肾，但发作时间则应各脏腑，如发于昼者多为阳痫，发于夜者多为阴痫；黎明发病者病在肝经，黄昏发病者病在脾经，平旦发病者病在胆经，中夜发病者病在肾经。因此，施治宜分标本、虚实，与所应之脏腑。发作时，应理气清痰，息风定痫，以治其标，不发作时，应健脾化痰，养血益肾，以治其本，尤其夜间发者，当益阴为要。本案患者为青年女性，于黎明时发作，吴少怀认为，其本在肾，其标在肝经，是肝郁胆热，痰火上逆，乱于胸中，心神被蒙所致。初以理气化痰清热奏效，后以健脾益肾，养血疏郁，巩固疗效。

2.胡希恕——和解少阳，清阳明兼化瘀血法治疗痫病案

患者，男，46 岁，1981 年 3 月 13 日初诊。

病史： 因 1968 年 8 月被电击伤、击倒，昏迷约 1 分钟，身体 7 处被灼伤。自此常发癫痫，大约每半月发 1 次，并每天头痛无休，在当地中西医治疗迄今未愈。刻下症见：胸胁苦满，胃腹胀满，早起恶心，后头痛，喜忘，舌苔白根黄腻，脉沉弦。

中医诊断： 痫证。

辨证： 少阳阳明合病夹瘀。

治法： 和解少阳，清阳明兼化瘀血。

处方： 大柴胡汤合桂枝茯苓丸加生石膏。柴胡 18 克，半夏 12 克，黄芩 10 克，枳实 10 克，生姜 15 克，大枣 4 枚，桂枝 10 克，桃仁 10 克，白芍 10 克，茯苓 10 克，牡丹皮 10 克，大黄 6 克，炙甘草 6 克，生石膏（先煎）45 克。16 剂，水煎，每日 1 剂，分温两服。

上药服 16 剂，恶心、头痛已，癫痫发作较轻，约 1 个月 1 次，仍喜忘。仍上方继服 10 剂，癫痫未再发，喜忘好转渐已。

［朱梦龙，冯学功 . 胡希恕和冯世纶教授六经辨治癫痫经验 [J]. 中华中医药杂志，2016，31（7）：2593-2595.］

【评析】 胸胁苦满、恶心、脉弦为少阳；喜忘、胃腹胀满、苔黄腻、脉沉为阳明里实热；后头痛、痛处固定、喜忘为内有瘀血；故辨六经为少阳阳明合病夹瘀。大柴胡汤证属少阳阳明合病，辨证要点为：胸胁苦满、口苦咽干、心下急、里实者。桂枝茯苓丸辨证要点为：久有瘀血、腹痛胁痛有定处，或有肿块，或下血者。临床中凡因瘀血诸证，不宜桃核承气汤攻下者大多宜本方。里热明显，故加生石膏；结合上述要点，辨为大柴胡汤合桂枝茯苓丸加生石膏方证。方证相应，

因而速效。

3. 董廷瑶——健脾化痰宁心法治疗难产小儿痫病病案

高某，男，5 岁半，1992 年 7 月 27 日初诊。

病史：患儿系难产，6 个月龄时即发痫病，发则头摇手搐肢抖，目珠上窜，喉痰辘辘有声，四肢清冷，时或小便失禁。视其面色青白，形体羸瘦，神慢语少音低，智力迟钝，睡时露睛，食欲不振，大便尚调、舌胖嫩苔薄润，两脉细软。

辨证：先天本元怯弱，元神不足致病。

治法：治应益气养血培补元神，然其脾虚运化无权，难以骤补，宜先健脾化痰宁心。

处方：六君子汤加味。太子参 6 克，菖蒲 6 克，焦白术 9 克，竹沥半夏 9 克，天竺黄 9 克，朱茯苓 9 克，川石斛 9 克，炒谷芽 9 克，橘红 3 克，天浆壳 7 枚，远志 5 克，7 剂。

二诊：药后胃纳日增，神情如前，夜寐睛合，苔润脉软，再拟培补元神。上方去天浆壳、天竺黄，加炙甘草 3 克，煎汤吞服董氏定痫丸，每日 3 克，继服 14 剂。

三诊：上方调理尚合，面色转润，神清目明，舌净少苔，两脉沉细软和，胃纳已馨，痰声亦消，元肾亏耗，髓海空虚，虚象显寡。再拟益气培元，滋肾健脑。处方：太子参 9 克，焦白术 9 克，怀山药 9 克，益智仁 9 克，黄芪 10 克，熟地黄 10 克，鹿角片 6 克，菖蒲各 6 克，远志 5 克，另吞服董氏定痫丸，每日 3 克。

四诊：上方出入调理 3 个月，舌苔薄润，两脉细和，痫病停发。患儿胃纳健旺，面转红润，神情活泼，言语清晰，生长良好，智力进步尤为明显。然本元久耗，当以丸剂培元缓图之。再予补中益气汤加味，并吞服董氏定痫丸以扶元固本。随访 3 年痫未复发。

［王霞芳，林洁 . 董廷瑶治疗小儿癫痫经验 [J]. 中医文献杂志，2001（2）：32-33. ］

【评析】 本例患儿董廷瑶辨证为病得之先天不足及产程过长损伤、本元怯弱，形神不振，痫属元虚。初诊药用参、苓、术健脾益气；二陈、天竺黄、天浆壳化痰；用远志安神；用谷芽养胃。二诊患儿胃纳已开，药食能够吸收运化，加用董氏定痫丸，益气养血，培元宁神；三诊、四诊渐加补肾培元、健脾益气之品，脾肾双补而善后，取得良效。

本案病属气血精俱虚，治疗本应以"益气养血培补元神"，然董廷瑶的初诊治疗，给予的却是健脾化痰为主的平淡方，何也？"元气之充足，皆由脾胃之气无所伤，而后能滋养元气；若胃气之本弱，饮食自倍，则脾胃之气既伤，而元气亦不能充，而诸病之所由生也。"（《脾胃论》）"脾胃一衰，何病不起？"（《卫生宝鉴》）董廷瑶以"脾虚运化无权，难以骤补，宜先健脾"的治疗与《儒门事亲》说的"善用药者，使病者而进五谷者，真得补之道也"，是一样的至理真言，值得临床重视。

注：①董氏定痫丸的组成：生晒参、朱茯神、紫河车、琥珀、珍珠粉、胆南星、天竺黄、朱砂、甘草等研成细末，朱砂为衣蜜丸。方解：人参、紫河车壮元益气为君；茯神、珍珠养心安神；朱砂、琥珀镇惊定志；胆南星、天竺黄豁痰清心。其中紫河车为治痫要药，《得配本草》谓其："大补气血，尤治癫痫"，甚为中肯。功能：培元益气宁神。主治：元虚致痫或久病本虚，痰火初退而形神不足之痫。②天浆壳，味甘、辛，性平；功能止咳、化痰、平喘、透疹、定惊；主治咳嗽痰多，气喘，百日咳，麻疹透发不畅，小儿高热惊痫。水煎服，剂量为 6～9 克。

4. 祝伯权——清热化痰，镇肝息风法治疗痫病案

周某，男，27 岁。

病史：患癫痫病已三年，时发时缓，每三至五日必犯一次。每当发病则狂叫，继则仆地抽搐，牙关紧急，咬舌出血，神昏闷乱，顷刻而醒，醒后一切如常，不知作病。便干，溲黄。曾经多处治疗未根除。苔黄，脉洪数。

辨证：痰热上逆，肝风内动。

治法：清热化痰，镇肝息风。

处方：陈皮 10 克，清半夏 10 克，双钩藤（后下）10 克，云茯苓 10 克，赤石脂（先煎）10 克，白石脂（先煎）10 克，桂枝 6 克，滑石块（先煎）10 克，生石膏（先煎）10 克，干姜 6 克，生牡蛎（先煎）10 克，生龙骨（先煎）10 克，生甘草 6 克。另：牛黄清心丸早晚各服一丸。

服上方药 3 剂病证未发。乃于前方去陈皮、甘草，加焦大黄 10 克，龙胆草 6 克，丸剂照服。继服 3 剂以后，痫病仍未发作，大便通，溲不黄，精神爽。苔薄黄，

脉数而不洪。继于前方去桂枝、干姜，加黄芩 10 克，炒栀子 6 克，去牛黄清心丸，加医痫丸（包煎）1.5 克与汤剂同煎。服药 6 剂，其间曾发病一次，但较前为轻。嘱其守方连服 12 剂，痫病始终未发，乃停服汤剂，嘱继服医痫丸一年，痫病一直未作，治愈。

［北京中医医院.名老中医经验全编 [M].北京：北京出版社，1994.］

【评析】　祝伯权治此病，首辨阴阳，阳证多先身热瘛疭，惊啼而后发病；阴证则先身冷而无惊掣啼叫即发病。前者治以清心降火化痰之法；后者宜用燥湿温补，顺气调中之法。本例便干溲黄、苔黄脉洪数，显系《证治汇补》说"阳痫痰热客于心胃"之痫病阳证，故治以清热化痰镇肝之法，方用风引汤、二陈汤和泻青丸加减。药用钩藤平肝息风清热；赤石脂、白石脂、滑石、生石膏等重镇清热以息风；龙牡育阴以潜阳；陈皮、半夏、云茯苓、甘草化痰理气和中；顽痰胶固，潜伏于里，须辛温以发散，始能清泄，故用桂枝、干姜健脾扶阳、发散郁火、缓和前述寒凉之品。牛黄清心丸清热化痰息风，镇惊安神。服药三剂后，患者便干溲黄未解，系心胃热减而未除，故二诊去陈皮、甘草，加焦大黄、龙胆草导肝热下行。三诊便通，溲不黄，脉数不洪，痫病未作，系郁火得解，乃去桂枝、干姜、牛黄清心丸，加黄芩、栀子以利三焦郁火从小水出；并加服医痫丸散风化痰，安神定搐。痫系顽疾，故改用医痫丸持续服用一年，痰饮蠲除，病即痊愈。

注：医痫丸，即五痫丸，出自《杨氏家藏方》卷二方，由天南星、乌梢蛇、白矾、朱砂、全蝎、半夏、雄黄、蜈蚣、僵蚕、白附子、麝香、皂角等组成，功能祛风化痰，定痫止搐。

5. 邢子亨——清肝息风，豁痰法治疗痫病案

张某，女，20 岁，1974 年 6 月 20 日初诊。

病史：痫病抽搐，发作无定时，去夏病重，冬令见轻，今夏病情又重，发作时突然僵仆，四肢抽搐，牙关紧闭，口吐白沫，不省人事，舌红，脉弦细数。

辨证分析：痰热内生，蒙蔽清窍，故突僵仆昏迷。痰热生风，筋脉失养，故抽搐痉厥。夏日因暑热之邪与内热相搏，故发病较重，冬时天寒，不与内热相搏，故冬令病轻。

治法：清肝豁痰息风。

处方：瓜蒌 24 克，橘络 12 克，半夏 9 克，茯苓 12 克，川贝母 9 克，天竺黄 9 克，胆南星 9 克，石菖蒲 9 克，钩藤（后下）9 克，菊花 9 克，莲子心 9 克，竹茹 9 克，枳壳 6 克，琥珀（分 2 次冲服）6 克，甘草 6 克，朱砂（分 2 次冲服）3 克。

[麻及弟.邢子亨医案 [M].太原：山西人民出版社，1982.]

【评析】 邢子亨认为：风火痰热合邪是痫病最常见的证型之一，因其皆"阳""实"之邪，故发病时症状较重。本案肝经郁热，化火动风，又炼液为痰，风火痰热互结为崇而上蒙清窍，则突然僵仆、不省人事；横窜经络，则四肢抽搐，牙关紧闭，口吐白沫。其夏日症情加重者，缘由阳实之邪值盛暑炎夏之日，阳逢阳旺，风火痰热之邪有加，故症状必重；反之，霜雪之隆冬，则阳气伏藏，阴气旺盛，风火痰热之邪有敛，故症状可轻。此夏重冬轻之因时而异的变化，可作为推断病因，分析病机的依据之一。其舌红、脉弦细数，皆为痰热闭阻之征。治当清化痰热，清心开窍。故药用瓜蒌、橘络、半夏开胸祛痰；茯苓、贝母、竹茹清热豁痰；石菖蒲、钩藤开窍息风；菊花清肝；莲子心去心火；枳壳理气；琥珀、朱砂安神镇静；甘草调和诸药。因痰热之邪难除易生，非制剂长服不足以清化，唯恐痰热之邪死灰复燃，痫病复作。此病之治切勿辍治于即获之效，宜守方服用。

6. 韩百灵——平肝息风，清热涤痰法治疗儿童痫病病案

陈某，男，8 岁，1984 年 8 月初诊。

病史：患儿于 1981 年出现阵发性强直性痉挛抽搐，每日发作一两次不等，以后逐渐加重。近一年来每月发作 4～6 次，每次持续 5 分钟左右，抽搐前偶有惊叫，抽搐时口吐涎沫，喉中痰鸣，抽后嗜睡，醒后如常人。经全身和神经系统检查，未见异常，脑电图呈中度变化，临床诊断为癫痫。诊查：面红唇赤，烦躁不安，口渴，便秘，溲赤。舌红、苔黄腻，脉弦滑数。

辨证：肝风痰热。小儿系稚阴稚阳之体，脏腑娇嫩，神气怯弱，受邪之后，邪易深入。邪郁化热，生风生痰，风痰内作，外为癫痫。

治法：不可急图，缓治为善。

处方：钩藤 50 克，羚羊角 15 克，全蝎 15 克，琥珀 25 克，朱砂 15 克，石决明 50 克，珍珠母 50 克，冰片 10 克，牛黄 5 克，菖蒲 10 克，枳实 50 克，胆南星 25 克，黄芩 50 克，栀子 25 克。共研细末，每次 2 克，每日 3 次，饭前温

水送服。

服药 4 日后，癫痫发作一次，时间持续约 3 分钟。服药后第一个月发作 3 次，第二个月发作一次，仅持续一分钟，症状明显好转。

[董建华，王永炎．中国现代名中医医案精华 [M]．北京：北京出版社，2002．]

【评析】 患儿系稚阴稚阳之体，脏腑娇嫩，神气怯弱，受邪之后，邪易化热，生风生痰，风痰内作，外为抽搐吐沫之癫痫。由于抽搐频繁，风痰邪盛明显，故治疗给以祛邪为主，药用善泻肝经风火的羚羊角，与钩藤凉肝息风；全蝎辛平，为息风止痉之要药，且能化瘀散结除深伏血络之邪；石决明、珍珠母体重镇潜，镇肝潜阳息风；牛黄与冰片、菖蒲、胆南星配伍，开窍豁痰治神昏，与羚、钩、蝎同用，息风定痉；芩、栀清肝胆实火；火盛扰神，加琥珀与朱砂相配，镇静安神，合方而重在平肝、止痉、清热、涤痰、开窍。

注：案中处方为韩百灵自拟方，方名为"癫痫灵"，此方不仅对癫痫有效，而且也适用于小儿多动症、紧张性行为、高热惊厥以及中毒性脑病属痰热为患者。应用本方时，切记中病即止，不宜久服。表证未解者，可伍以解表透邪之剂；阳明腑实者，可与攻下剂同用；若神昏肢冷、大汗淋漓、口开目合者，先回阳救逆，后投此方。

7. 何世英——清心平肝，化痰定痫法治疗儿童痫病案

何某，男，13 岁，1977 年 11 月 25 日初诊。

病史：癫痫三年，前三年约间隔二至三个月大发作一次，近一年次数加多，特别是近二个月最长间隔二天发作。近十天每天发作一至三次。发作后头痛嗜睡，全身无力，长时间服苯妥英钠及苯巴比妥。近十余天自动停服苯妥英钠，单服苯巴比妥 0.015 克，每日 3 次。诊查患儿精神不振，答问比较迟缓。自述夜眠不实，有时被喉中痰液塞醒，舌质红，苔白腻，脉沉弦。

辨证：心肝热盛，发为痫病。

治法：清心平肝，化痰止痫。

处方：抗痫灵（天竺黄 9 克，胆南星 9 克，僵蚕 9 克，白附子 4.7 克，全蝎 3 克，钩藤 9 克，白矾 1.6 克，郁金 4.7 克，青礞石 9 克，煅磁石 31 克，朱砂 1.6 克，

半夏 9 克，菊花 9 克，沉香 1.6 克，龙胆草 3 克，竹沥 15.6 克，神曲 15.6 克，紫石英 18.8 克，牛黄 0.6 克，羚羊角粉 0.6 克，用蜜制成丸剂，每丸 1.6 克重），每日 3 次，每次服 4 丸。西药苯巴比妥原量继续服用。

12 月 2 日复诊：近四天来癫痫发作两次，程度轻，时间短，仍继续给服上约 2 周。

12 月 16 日复诊：癫痫未发作将近两周，一般情况较好，夜间很少被痰堵醒。再服原药两周。

12 月 30 日复诊：癫痫未发作将近一个月，一般情况好暂停苯巴比妥，继续服抗痫灵两周。

1978 年 1 月 13 日复诊：癫痫仍未发作，予抗痫灵续服一个月观察。

［徐振纲. 何世英儿科医案 [M]. 北京：人民军医出版社，2012.］

【评析】　本案病发三年，发作频繁为内宿积痰，舌红脉沉弦系心肝火旺，引动宿痰，上壅而发痫。治予何世英教授自制抗痫灵丸，药用牛黄化痰开窍治其神昏；天竺黄、胆南星、白矾、白附子、礞石、半夏、竹沥豁痰，祛除宿因；羚羊角、龙胆草、钩藤、菊花、郁金清肝火；羚羊角、钩藤、菊花与僵蚕、全蝎两虫合用平肝止痫；磁石、朱砂、紫石英镇心安神定惊；"气行则痰消"用沉香温肾降气；神曲和胃，且可防止重镇之品伤胃，合方而用，达到清火平肝，化痰止痫的功能。

从药物组成来看，何世英的抗痫灵丸综合了历代医家治疗癫痫的经验，结合自己的临床实践。方中既有《备急千金要方》治癫痫的磁朱丸（磁石、朱砂、神曲）、《医方集解》治癫痫发狂的白金丸（白矾、郁金、薄荷糊丸）等成方，更似借用了《证治准绳·幼科》治疗小儿痰热惊风的天竺黄散（天竺黄、郁金、全蝎、僵蚕、朱砂、蝉蜕、冰片等）、《古今医鉴》治癫痫的丑宝丸（牛黄、胆南星、礞石、沉香、犀角、黄芩、大黄等）等名方中的用药经验。

8. 李乐园——清热涤痰开窍法治疗儿童痫病案

盖某，男，9 岁，1978 年 9 月 10 日初诊。

病史：患儿赋性老实，半年前有受惊史。1978 年 4 月初，上课时突然呆若木鸡，两目斜视，神志昏迷，手中铅笔失落，面色苍白，旋即昏倒在地，手足震颤，约数分钟后苏醒，醒后神疲乏力，嗜睡。从此以后，数日或月余发作一次不等，多以惊恐或学习中用脑过度为共诱因，饮食二便尚可。遂休学后治疗，服中西诸药效果不显，近日发作频繁，举家惶然。约余诊治。诊查：脉滑，舌苔白厚、舌质红。

辨证：痰火迷神，兼动肝风。

治法：清热涤痰开窍。

处方：清热涤痰汤加减。生龙牡（先煎）各20克，菖蒲9克，炒远志6克，胆南星6克，天竺黄6克，清半夏6克，茯苓9克，枳实6克，橘红9克，黄芩9克，僵蚕9克，全蝎5克，杭菊花9克，钩藤（后下）9克，竹茹6克，羚羊角粉（冲服）0.5克。

9月18日二诊：上方药连服6剂，痫病未发作。查：六脉滑，舌苔白微厚、舌质红。予前方继服。

9月30日三诊：上方药继服10剂，精神转佳。此间痫病小发作一次，仅精神呆滞，旋即恢复，亦未昏倒。查：六脉弱滑，舌苔薄白、舌质正常。仍用上方去羚羊角粉，加朱珀散（冲服）0.5克。

10月13日四诊：上方药又服12剂，痫病迄未发作，精神、食欲均正常。查：舌脉正常。嘱按原方继服药6剂，以竟全功。

两年后随访，病未复发，又再次随访，一切正常。

[董建华，王永炎.中国现代名中医医案精华[M].北京：北京出版社，2002.]

【评析】　患儿赋性老实，神经脆弱。由于学习用脑过度，耗伤心神，情志抑郁，郁久化热生痰，又受惊恐，引动肝风而致痫病频发。处方乃以涤痰汤去甘草、台参，加黄芩、天竺黄、羚羊角粉，祛痰开窍，清热泻火；再加僵蚕、全蝎、杭菊花、钩藤、生龙牡、炒远志，平肝息风，镇静安神，药后诸症均减。此后于方中去羚羊角粉，加朱珀散，前后共服药三十余剂，诸症皆愈。据吾临证治愈多例病症之经验，认为把痫病概括为肝风上扰、痰火迷神似属恰当。这与《素问·至真要大论》"诸风掉眩，皆属于肝；诸暴强直，皆属于风；诸热瞀瘛，皆属于火"和朱丹溪论痫病独主乎痰的理论相合。故屡治屡验。

9.周仁德——平肝息风，清热涤痰法治疗外伤后儿童痫病案

张某，男，12岁，1976年9月15日初诊。

病史： 患儿于 6 个月时，高坠昏厥，癫痫乃作，每发于晚上 9 ~ 10 时，约 30 分钟，发作则神志不清，四肢抽搐，两目上视，小便失禁，口吐白沫。曾于某院确诊为癫痫，治疗 5 ~ 6 年，不见好转，现每月或每周不定期发作，精神欠振，面色微黄无华，饮食正常，二便亦好，苔薄腻，脉弦。

辨证： 其因高坠受惊，气血失和，心神失宁，肝风夹痰，屡屡扰逆，发为癫痫。

治法： 平肝息风，清上涤痰，镇惊安神。

处方： 朱砂 30 克，白矾 210 克，天竺黄 90 克，胆南星 90 克，广郁金 90 克，羚羊角粉 3 克，磁石 90 克，琥珀惊风片 80 片。上药共研细末，每日服 3 次，每次 3 克，饭后温开水吞服。并嘱忌食猪肉及内脏，至痊愈为止。

11 月 2 日二诊： 药后显著好转，在 10 月 2 日晚上曾发 1 次，夜寐四肢有时抖动，大便干结。原方加全蝎 15 克，蜈蚣 15 克，生大黄 30 克，服法同上。

1977 年 2 月 1 日三诊： 四肢抖动已瘥，大便亦润。发作 1 次，但较轻。原方续服。

5 月 7 日四诊： 发作已停，有时头晕微痛，无其他不适，继续服药 4 个月巩固之。处方：朱砂 30 克，白矾 20 克，天竺黄 120 克，胆南星 120 克，广郁金 120 克，羚羊角粉 4.5 克，琥珀惊风片 100 片，磁石 120 克，蜈蚣 30 克，全蝎 30 克。服法同上。

1978 年 4 月随访，患者 1977 年 5 月小发作 1 次，至今未见发作，疗效巩固。

［上海市卫生局．上海老中医经验选编 [M]．上海：上海科学技术出版社，1980．］

【评析】　周仁德经验，癫痫是痰火内阻窍络，与心肝相通之窍，皆被瘀塞，治疗大致以涤痰平肝息风为主。本例患儿高处坠下，惊恐交加，"惊则气乱""恐则气下"，累及心肝，心伤神乱，则神志不清，肝伤风动，则四肢抽搐，两目上视；病久伤及脾肾，脾虚失运，一则内生痰浊随肝风上涌，则口吐白沫，一则精微无以输布，故面色无华，精神不振；肾伤失摄，故小便失禁。苔薄腻、脉弦皆为风痰内盛之候。因风痰聚散无常，故时常发作而醒后一如常人。故以平肝、息风、涤痰、安神、镇惊治之。方中朱砂镇心清肝，定惊辟邪；白金丸清心涤痰，开窍醒神；胆南星、天竺黄温清并投，化痰开窍；羚羊角粉、磁石镇肝潜阳，息风止痉，配以琥珀惊风片，祛痰安神，通窍止痉得以加强。二诊、三诊见其夜寐四肢抖动，大便干结，加全蝎、蜈蚣助平肝息风，用生大黄泄热通便。本案四诊处方，均采取研末、小量、温开水吞服之法，既适合小儿服用，也便于长期巩固治疗，值得重视。

10. 屠揆先——健脾补肾，兼息风化痰法治疗小儿痫病案

邱某，女，6 岁，1983 年 9 月 9 日初诊。

病史： 患儿出生九个月时，曾突然面色苍白 1 ～ 5 分钟即消除，1 ～ 5 个月发作一次，至 1983 年 3 月每于早晨觉上腹不适，约一分钟即消。食欲欠佳，大便干结。诊查：舌中根微黄腻，脉细。

辨证： 先后天不足，脾肾本虚，肝风肝气易于上逆。

处方： 党参 5 克，白术 5 克，甘草 5 克，茯苓 5 克，陈皮 5 克，煅珍珠母（先煎）12 克，制香附 12 克，紫河车粉（分 2 次冲服）4 克。

11 月 7 日二诊： 上腹不适已消除，食欲增加，脉细，舌微苔。再当调养脾肾，以和胃气。处方：党参 5 克，白术 5 克，甘草 5 克，茯苓 5 克，陈皮 5 克，煅珍珠母（先煎）12 克，制香附 12 克，制何首乌 10 克，紫河车粉（分 2 次冲服）4 克。

11 月 28 日三诊： 11 月 14 日早晨突然昏倒一次，近来食欲尚可，脉细数，舌微苔。再以调养脾肾，兼息风化痰。处方：党参 5 克，生白术 5 克，甘草 5 克，茯苓 5 克，陈皮 5 克，蝉蜕 10 克，僵蚕 10 克，制天南星 6 克，紫河车粉（分 2 次冲服）5 克。

12 月 12 日四诊： 食欲良好，未再昏倒。舌微苔，脉细数。原方加蛇蜕 2 克。

1984 年 1 月 9 日五诊： 1983 年 12 月 27 日又昏倒一次。有时面色苍白，食欲欠佳，查脑电图正常，未见痫样放电。处方：党参 5 克，白术 5 克，甘草 5 克，茯苓 5 克，陈皮 5 克，蝉蜕 10 克，僵蚕 10 克，制天南星 6 克，蛇蜕 2 克，石菖蒲 5 克，紫河车粉（分 2 次冲服）5 克。

1 月 23 日六诊： 未再昏倒，食欲好转，舌苔均匀，脉细数。再用补脾肾、息风化痰法，仍守原方。

以后每日服此方药一剂，至 1984 年 5 月 2 日改为隔日服 1 剂，未再昏倒。

［董建华，王永炎. 中国现代名中医医案精华 [M]. 北京：北京出版社，2002.］

【评析】 此患儿经西医诊断为癫痫，久治未愈，根据其母诉述患儿幼时体弱，哺乳不多，屠揆先辨其病机为先后天不足，脾肾均虚，虚风上扰；治疗原则遵"治病必求其本也"，以培补先后天为主，不同于风痰火标实证为急之癫痫；药方用健脾益气和胃的异功散及补肾填精的胎盘粉为主，佐用僵蚕、胆南星、蛇蜕等息风化痰药物，经长期调治而愈。

11. 金寿山——化痰散瘀，凉血和营法治疗疟疾后痫病病案

徐某，女，40 岁，1975 年 1 月 11 日初诊。

病史：1974 年四月患疟疾之后，时时发作抽筋，同时神志昏迷，半日始醒，平时头昏。诊查：脉右弦滑数，左细数带滑。

辨证：盖属疟邪不彻，痰瘀互结，上扰清空，发为痫病。

处方：制何首乌9克，当归9克，党参9克，生白芍12克，生甘草4.5克，陈皮9克，橘贝半夏曲（包煎）9克，茯苓9克，生薏苡仁12克，炒枳壳9克，白金丸（包煎）15克，大枣5枚，7剂。

1 月 18 日二诊：服药后抽筋未发，但晚上失眠。脉右滑数，左细数带滑，苔净。治用十味温胆出入。处方：生白术9克，朱茯苓9克，陈皮4.5克，炒枳壳4.5克，党参9克，炒酸枣仁9克，远志8克，炙甘草3克，全当归9克，7剂。

1 月 27 日三诊：抽筋迄今未发，时有头昏，睡眠已安。脉沉细，舌红。据云服初诊方药时月经先期而至（距上次月经只有半月余），拖延至今已有半个月未净。此郁热得泄，原属佳象，但亦不可使其血去过多。处方：女贞子9克，墨旱莲9克，制何首乌9克，全当归9克，牡丹皮4.5克，朱茯苓9克，生甘草3克，淮小麦9克，赤白芍各4.5克，生牡蛎（先煎）15克，7剂。

1977 年 10 月随访，痫病以后未发作。

［董建华，王永炎．中国现代名中医医案精华 [M]．北京：北京出版社，2002.］

【评析】 本案首方用何人饮（何首乌、当归、人参、陈皮、煨姜）合温胆汤加减，一治其疟邪之不彻，一散其痰瘀之互结，药后中病，月经早期而至，郁热得有去路。但在三诊时脉由滑数转为沉细，经未止而舌红，阴虚端倪已见，故转方为凉血清热，和营润燥。虽不重用镇痫之药而病自上，盖由"伏其所主而先

其所因"，故能奏效。

12. 贺普仁——针刺治疗痫病病案

患者，男，22 岁，2002 年 3 月 12 日就诊。

主诉：发作性意识丧失、四肢抽搐、牙关紧闭 13 年。患者 7 岁时曾有头部外伤史，当时查头颅 CT 未见异常，9 岁时无诱因突然昏倒，意识丧失，全身抽搐，口吐白沫，牙关紧闭，小便失禁，在外院诊为癫痫（全身性发作），每日发作 1 ~ 2 次，每次发作持续约 2 分钟，醒后头痛、全身乏力。数年来一直服用丙戊酸钠，初起病情控制尚稳定，近 3 年症状加重，发作频繁，药物逐渐加量，但效果甚差，每日发作 5 ~ 10 次，因长期服用丙戊酸钠，白天精神弱，倦怠乏力，不能正常工作。纳眠可，小便调，大便干，2 日 1 行。舌质黯，苔白厚，脉弦滑。

西医诊断：癫痫。

中医诊断：痫证。

辨证：瘀阻脑窍。

治法：活血通络，通调督脉，安神定志。

取穴：大椎、腰奇、百会、膈俞、肾俞穴。

刺法：以上法先点刺大椎、腰奇、膈俞穴放血拔罐，同时用梅花针自上而下叩打督脉，至皮肤红润或微出血为度，后取蟒针刺大椎、腰奇穴，沿皮对刺，泻法；毫针刺肾俞穴，补法；百会穴毫针刺，泻法。留针 50 分钟，每周治疗 2 次。

五诊：患者诉白天精神好转，倦怠感改善，发作次数减少，每日发作 3 ~ 5 次。

十诊：诉发作次数明显减少，3 ~ 4 天发作 1 次。自述精神好，纳佳，心情舒畅，眠可，二便调。舌淡红，苔薄白，脉沉细滑。针灸取穴继用大椎穴对刺腰奇穴，手法改为平补平泻，余穴改为肝俞、心俞、脾俞、肺俞、肾俞、膈俞穴，针用补法。

治疗 3 个月后，患者诉已有近 1 周癫痫未发作，精神较好，效不更方，穴法不变，又巩固治疗 2 个月而愈。2 年后随访，症状未复发，已胜任工作，并已经开始逐渐减少丙戊酸钠用量，3 年后随访，患者已经停用丙戊酸钠，且癫痫未再发作。

［王桂玲，胡俊霞，张帆，等 . 国医大师贺普仁癫痫辨治经验 [J]. 中华中医药杂志，2021，36（6）：3336-3338.］

【评析】 本案患者年幼时头部外伤，瘀血阻络，气血运行不畅，脑窍失养而发病。综观舌脉症，辨证属于瘀血阻滞，清窍失养，当以活血通络，通调督脉，安神定志为治法。大椎、腰奇、膈俞穴放血拔罐可活血通络，使邪随血出；大椎穴是督脉与手足三阳经的交会穴，能畅通诸经，安神醒脑，定抽止痛；腰奇穴位于督脉循行线上，是督、任、冲三脉交会处，可交通阴阳，安神定志，是临床治疗癫痫的经验要穴；大椎、腰奇穴透刺可使督脉经气通畅，醒脑开窍，安神定痫；百会穴醒神开窍；肾俞穴可补肾益精填髓以固本，防止攻邪而伤正。经治患者病情逐渐稳定，发作次数明显减少，根据辨证考虑为气血不足，故改用"五脏俞加膈俞"以补益气血、调理阴阳，扶正固本。癫痫属于临床难治之顽疾，贺普仁主张留针时间宜延至 40 ~ 50 分钟，符合《黄帝内经》"深纳而久留，以治顽疾"的观点。张景岳亦曰："久远之疾，其气必深，针不深则隐忧，病不能及，留不久则固结之邪不能散也。"

13. 张灿玾——针刺治疗痫病案

龙某，女，成年。

病史：患者患痫病已若干年，初期年发数次，每犯时猝倒，不省人事，口吐白沫，顷时即醒，醒后即安，对生活、劳动亦无大碍，家人不介意。近几年，随着年龄的增长，发作愈益频繁，几乎每日必发，甚或每日发作两次，发作时间亦逐渐长，醒后亦感头晕神倦，家中亦不敢离人。曾经多次用药或用偏方治过，均无效。1959 年夏，吾自南京归，询及患者病情，依然如故。遂云，吾新学针刺之法，不妨一试，患者及家人，均深受此病之苦，愿试此法。

取穴：腰奇，刺入骨孔中，入三寸；心俞、肝俞，斜刺。每次留针 30 分钟，日一次。

此间除吾有事外出日，每日坚持为刺一次，直至 9 月中旬吾奉调去济南执教，在家住月余。自首次刺治至吾离家时，患者不曾再发。此后吾每回家，必询及病家，一家欣喜至甚，多年沉病，竟霍然若失，后至八十左右高龄，因别病寿终。

[颜乾麟．国医大师颜德馨 [M]．北京：中国医药科技出版社，2011.]

【评析】　张灿玾自按：昔在吾乡行医者，大多不习针灸，此或与清代王室不重视该术有关。1958 年吾等在南京中医教研班学习时，曾开设此课；后于1959 年去南京东汤山县汤泉镇实习针灸兼采药，时南京中医学院，在此处设一实习点，有萧先生在此驻点指点。听其讨论时，介绍腰奇穴治痫病，效果甚好，但必须刺入骨孔内三寸，若在椎骨上沿皮刺，则无效。详此经乃督脉之属也。《针灸甲乙经》卷十二"小儿杂病"中载古《明堂经》即云："小儿惊痫加瘛疭，脊强，互相引，长强主之。"腰奇穴在长强下，皆督脉经穴，是知此经治痫病，古经已有之，萧先生所言亦可谓有根有据也。

14. 杜雨茂——息风涤痰开窍，益气活血法治疗脑出血后痫病案

钟某，男，32 岁，1994 年 11 月 15 日初诊。

主诉：左侧半身不遂，手脚关节僵硬，口眼歪斜 4 年。伴阵发性晕厥抽搐，口吐白沫，两目上吊，持续 1 ～ 3 分钟，每周发作 1 次，醒后头脑不清爽，神疲，发作 3 年。曾在深圳某区医院住院治疗，服用苯妥英钠等药未见明显好转。舌淡紫胖，舌苔薄白，脉右弦细而左沉。患者平素有高血压病史。1989 年 8 月患脑出血而昏迷，CT 示：右基底节区大面积血肿，出血量约为 70 毫升，在广州等地经抢救及开颅术后清醒。后经西药治疗生活能自理。1994 年 8 月 4 日 CT 复查示：右侧基底节区血肿术后改变，低密度软化灶。此次初诊时查：意识清楚，口角右歪，伸舌偏左。左侧上下肢肌力Ⅳ级，肌张力增强，轻度肌萎缩，左手指、腕、踝关节僵硬。左侧浅感觉减退，掌颌反射阳性，巴宾斯基征阳性，血压 105/72 mmHg。

辨证：肝风痰浊内扰，气虚血瘀。

治法：息风涤痰开窍，益气活血。

处方：定痫丸加减。天麻 10 克，钩藤 30 克（后下），全蝎（焙，研末冲服）5 克，僵蚕 10 克，胆南星 10 克，石菖蒲 10 克，半夏 10 克，陈皮 5 克，黄连 10 克，黄芪 20 克，丹参 10 克，炙甘草 5 克，3 剂，水煎服。期间不中断抗癫痫西药。

11 月 18 日二诊：头目清爽，面目麻木感减轻，舌脉同上。药去黄连，加开

窍化痰之远志 9 克。3 剂，水煎服。

11 月 21 日三诊：患者补诉平时夜尿较多，平均 3 次。脉舌同上。为久病及肾，肾气不阖之象。上方加金樱子 10 克，首乌藤 30 克，7 剂，水煎服。

四诊、五诊、六诊：仍以前方加温肾益精，强筋治痿的巴戟天 15 克，杜仲 10 克，桑寄生 10 克。

1995 年 1 月 3 日七诊：患者头脑清爽自觉腿脚轻便有力，走路轻松。查左侧上下肢肌力Ⅳ级以上，肌张力降低，关节不甚强硬，痫病为发作。患者诉：手足仍发凉，舌胖紫而胖减，脉细尺沉。为肾阳不足，经脉失煦所致。治宜补益肝肾，健脾化痰，活血利筋。处方：地黄饮子加减。熟地黄 10 克，山茱萸 12 克，女贞子 10 克，枸杞子 10 克，桑寄生 10 克，巴戟天 15 克，肉苁蓉 10 克，麦冬 10 克，五味子 12 克，黄芪 20 克，茯苓 10 克，石菖蒲 10 克，远志 9 克，桂枝 8 克，丹参 12 克，田七粉（冲服）3 克。

其后均以此方化裁。并嘱其慎起居，调情志，远房事，节饮食。

随访至 1996 年 12 月，除 1995 年春节期间因风俗习惯停服药 8 天后有一次抽搐外，痫病未再复发。手足发凉消失，左侧上下肢肌力增加至Ⅴ级，肌张力不高，关节较前灵活。

[虢周科，杜治锋.杜雨茂教授指导疑难杂症临床验案两则[J].现代中医药，2011，31（3）：39-40.]

【评析】 《素问·至真要大论》云"诸风掉眩，皆属于肝"；《素问·调经论》云"血之于气，并走于上，则为大厥，厥则暴死，气复返则生，不返则死"。患者因肝阳上亢，肝风内动，夹痰浊上冲于脑，鼓荡脑髓脉络，以致络破血溢，瘀血、痰浊滞于脑窍而风中于脏，经过西医抢救及开颅术等措施后，肝风扩张之势收敛，痰瘀减轻，但肝阳肝风未息，痰瘀未净，故仍有半身不遂，口角歪斜，关节强硬，风阳痰浊瘀血蒙蔽心窍，流窜经络，则痫病发作。其肌肉萎缩，面色黯滞，神疲，头昏，舌淡紫苔薄白，脉弦细沉，表明气虚血瘀痰滞。本病为痫病，中风后遗症，西医诊断为脑出血后继发性癫痫，反复发作 3 年，每周约 1 次，单用抗癫痫西药效果不佳，为风阳不息，痰浊瘀血不化而风痰闭阻清窍，血脉瘀滞，肝脾肾亏损，属本虚而标实之证，故治疗先以治风痰之标为主，着重豁痰息风，开窍定痫，佐以益气化瘀通络。待痫病病情控制，则渐以治本为重，补益肝肾，健脾化痰，活血利筋，以地黄饮子加减。同时注意调摄精神，注意饮食，避免劳累过度，故能收到控制癫痫发作，改善中风后遗症之肌力，恢复关节功能之效。

附：子痫

1. 周筱斋——清热凉肝法治疗子痫案

汪某，女。

病史：患者怀孕足月，忽患肝风痉厥之子痫，当痉厥剧烈时，竟分娩矣，产妇则昏厥不省人事，肢痉肉瞤，面青目赤，龂齿咬唇，恶露不能畅行。邀余诊时，已逾三十小时。检查：按脉数劲，观舌则勉强将牙关撬开，见其舌边红刺。

治法：一反产后忌用凉药以免瘀阻之说而治之。

处方：羚羊角尖（磨汁服）2 克，生石决明（先煎）30 克，明天麻 10 克，淡菜 10 克，钩藤（后下）10 克，生地黄 15 克，鲜石斛 12 克，玄参 10 克，甘菊花 10 克，白芍 10 克，牡丹皮 10 克，阿胶（烊冲）10 克。

制成大剂煎服。药后一剂知，再剂而痉平神清，调理旬余而瘥。

［董建华，王永炎. 中国现代名中医医案精华 [M]. 北京：北京出版社，2002.］

【评析】　此案患者素体阴虚，当怀孕期间，尤须血养，营血不足，则化燥生风。经云"阴虚生热，热生燥，燥生风"，即此理也。况产前已见痉厥，肝阴大伤，产后阴虚，更属明显，故亢阳飞越，风动不定，壮烈之火，势必灼尽有限之阴而后已，倘泥"产后必须逐瘀，产后忌用凉药"，则必致阴伤液竭，不救而亡。周筱斋行医六十余年，尝以"治外感如将，治内伤如相"为训，胆识具备，辨证准确，选方用药中肯，常能转危为安，治愈者众，深得病家颂扬。此用大剂量滋阴息风之品，大剂煎服，一剂而知。

2. 钱伯煊——镇肝息风，清心利水，豁痰化湿法治疗子痫案

白某，女，成人，1959 年 7 月 30 日初诊。

病史：初产妇，孕三十六周，预产期为 1959 年 8 月 24 日。妊娠七个月开始

下肢水肿，八个月时加重，近一周水肿更加明显，近两天来头痛，昨又加剧；今晨头痛剧烈，骤然昏迷，倒仆于地，四肢抽搐，两目上窜，口吐涎沫，先后发作三次，每次持续 1 ～ 2 分钟，遂来院，西医诊断为产前子痫。测量血压 170/110 mmHg，水肿（++），神志半清醒，即给注射吗啡一支，服羚角琥珀散 3 克，以后神志逐渐清醒。诊查：现嗜睡，尚可对答问活，血压下降至 145/110 mmHg；口干喜饮，大便干燥；全身水肿，下肢尤甚；小溲量少。舌苔黄腻中微垢，脉左弦滑、右细弦。

治法： 镇肝息风，清心利水。

处方： 钩藤（后下）9 克，桔梗 6 克，玄参 9 克，桑寄生 12 克，茯苓皮 12 克，桑白皮 12 克，猪苓 9 克，泽泻 9 克，石菖蒲 6 克，陈胆南星 3 克，葛根 6 克，薏苡仁 12 克。1 剂。另：羚角琥珀散 3 克，六小时服一次。

7 月 31 日二诊： 神志清醒，未再抽搐，自觉头晕目眩，嗜睡，血压 170/120 mmHg，下肢肿胀，大便干结，小溲短赤。舌苔淡黄垢腻、边白，脉左弦数，右弦滑数。治以镇肝息风，豁痰化湿。处方：钩藤（后下）9 克，天麻 6 克，橘皮 3 克，制半夏 9 克，陈胆南星 6 克，天竺黄 6 克，苍术 6 克，防己 6 克，五加皮 9 克，茯苓皮 12 克，大腹皮 9 克，薏苡仁 15 克，杏仁 12 克。1 剂。另：羚羊角 3 克，用水 500 毫升，煎至 100 毫升，分 2 次服。琥珀末 3 克，分两次服。

[董建华，王永炎. 中国现代名中医医案精华 [M]. 北京：北京出版社，2002.]

【评析】 此例病因，始为水湿泛滥，继后心肝阳亢，肝风内动，致子痫发生。治法以镇肝息风、清心利水；经治疗后，虽血压较高，但神志渐清，未再抽搐，即行引产，安然分娩。产后血压仍偏高，续用养血平肝、健脾和中之法，服药十余剂，水肿消失，血压稳定，小便增多，纳食睡眠如常，于 8 月 21 日平安出院。

3. 哈荔田——育阴清热息风，化痰活血法治疗子痫案

鱼场下坡王某之妻，24 岁，1952 年仲秋初诊。

病史： 妊娠逾近七月，颜面水肿，头痛目眩，泛恶欲呕，因家道不丰，仍日夜操劳不辍。一日突发肢搐神迷、目吊口噤、全身痉挛、乍作乍止。举家惶惶，不知所措，急遣人邀余往诊。诊查：余至时正值发作，入视其状，见四肢抽搐有

力，面青唇紫，少顷抽定，诊脉弦滑，舌质黯红、边有瘀斑。询之烦热心悸，头目疼痛。

辨证： 余退而语其夫：此子痫也，乃因素体血虚，怀孕期间血聚养胎，致阴血更亏。阴虚火旺，火旺则化风，肝风内动，筋脉失养，遂有此证。前者头痛目眩、泛恶欲呕，已是内风欲动之兆，乃不知静养，以致于此。倘反复发作，对于母体、胎儿恐有危害。其夫坚请：但求保全大人，胎儿虽殒无须顾忌。余然其说，遂书方如下：先予熊胆 0.6 克，研末，冲入竹沥水 15 克，即服，以清热解痉兼涤痰涎（倘无熊胆，可以蛇胆或鸡胆代之），后服下方药。

处方： 秦当归 12 克，杭白芍 24 克，刘寄奴 12 克，桃仁泥 9 克，南红花 9 克，麦冬 9 克，黑芝麻 12 克，嫩钩藤（后下）12 克，紫贝齿（先煎）15 克，僵蚕 9 克，地龙 9 克，条黄芩 9 克，黄连 9 克。水煎，嘱服 1 剂，以观动路。

翌日晨其夫来告，谓头煎服后抽搐渐平，随服二煎头痛亦减。余曰：病虽稳定，恐有复萌，原方药再服 1 剂，冀得无虞。

药后再被邀诊，病妇脉缓神清，抽痛未作，唯口干纳差，肿势依然。再予育阴清热、养血活血、兼舒筋化湿之剂。处方：当归 12 克，赤白芍各 9 克，天仙藤 12 克，南红花 12 克，茯苓皮 15 克，宣木瓜 9 克，香附米 6 克，麦冬 9 克，玉竹 9 克，女贞子 12 克，桑寄生 12 克，黄芩 6 克，黄连 6 克，僵蚕 9 克，六神曲 12 克。2 剂。

数年后，王某携一小儿与余邂逅途中，谈及往事，谓其妻服二诊方后，诸症悉退，搐未再发，并足月顺产一子，即此儿也。

［董建华，王永炎. 中国现代名中医医案精华 [M]. 北京：北京出版社，2002.］

【评析】 哈荔田原案自评：子痫的发病机制，主要为阴血不足，肝阳上亢，化火生风。《素问·生气通天论》说："阳气者，精则养神，柔则养筋。"今肝阳化风，奔逆于上，则阳气不能柔养筋脉，而致筋脉拘挛绌急，气血运行也必因而涩滞不畅；又因阴血既亏，则血液运行无力，也会导致血脉涩滞，络中血瘀，故子痫发病过程中，瘀血的因素是存在的。同时由于肝气上旋，挟气血上奔于头，以致气血逆乱，冲任失调，胞宫供血不足，胎儿也将不得充分滋养。此时若单纯息风潜阳，而不予疏利血脉，导血下流，则逆上之气血即不能速反，《黄帝内经》说"气反则生，不反则死"，因此，"非唯胎妊骤下，将见气血涣散，母命亦难保全"。故对子痫的治疗，在辨证施治的基础上，针对病情，选用适当的活血化瘀之品，有利于舒缓筋脉，调畅血行，导血下沉，调养冲任，不仅能达到"治风先治血，血行风自灭"，从而达到缓解症状之目的，而且能佐助镇肝息风之品，有补阴益血、滋养胎儿之功。余早年也曾恪守古人"用行血治血之剂，胎必坠而祸不旋踵"之戒，对子痫未敢骤用活血化瘀之药，后应患者家属"但保大人，勿虑胎儿"的请求而试用之，竟得母子俱安，由此益感《黄帝内经》"有故无殒，亦无殒也"之论，确是信而有征。

编者注：子痫与痫病，虽说诊断中都有"痫"字，但却是两个不同的、各自独立的疾病，由于都有"痫"字，故附录几例病案于此。子痫是妊娠子痫的简称，指妊娠晚期或临产前及新产后，突然发生的眩晕倒仆，昏不知人，两目上视，牙关紧闭，四肢抽搐，全身强直，是产科的危、急、重症，严重威胁母婴生命。

第十一章
其他神志病案

一、卑愫症

1. 赵金铎——解郁化痰健脾开窍法治疗卑愫症案

马某，男，46岁。

病史：患者素来体质健壮，于八年前逢阴雨之夜，为救一被电击者，风雨袭身，感寒受惊。而后即见头沉、乏力短气、胆怯懒言。复因工作紧张劳累，加之心情不好，时常急躁易怒，病情日益加重。历年屡次延医诊治，多用补心肾益脾胃之药，久服罔效，随又改用泻火之品，亦不对证，缠绵至今，身体日益不支。遂于1984年3月来京延余诊治。刻下症见：心悸而烦，胸脘痞闷；胆怯易惊，夜间尤甚，喜居静室，不欲见人；呃逆少食，腰酸腿软，肛门坠塞；阴茎湿凉、睾丸控痛；二便尚可。望诊：面色晦黯，舌质黯淡、边有齿痕，舌苔黄白相兼而少津，舌中有轻度裂纹。闻诊：语声稍低，呼气有轻度异味。切诊：双手三部均弦滑，唯尺部稍弱。

辨治：四诊合参，病系"卑愫"。乃劳累过度，外感寒湿，加以受惊，内伤七情，外邪内陷与内伤相杂为患，致肝气郁结，脾失健运，虚实夹杂。补不宜，泻亦不宜，应选用解郁化痰健脾开窍法，以达邪祛正自复的目的。

处方：丹栀逍遥散合温胆汤化裁。当归10克，白芍10克，柴胡6克，茯苓15克，牡丹皮9克，栀子6克，陈皮9克，半夏9克，竹茹12克，枳壳9克，菖蒲9克，甘草6克。每剂水煎2次，取汁混合后分2次温服，每日1剂。

上方药选进14剂，诸症缓解，后随症略有增删，又配制丸药以调理善后。八年之沉疴，经治两月余而获痊愈。

[赵金铎.卑愫症[J].山东中医杂志，1985（4）：36-37.]

【评析】 金·成无己注释《伤寒杂病论·平脉法》时将卑慄注为："慄者，心中气动迫怯。卫出上焦，弱则上虚，而心中气动迫怯也。卑者，心中常自羞愧。"与现代"自责自罪观念"或"过度的内疚感"含义相似。《类证治裁》中记载："卑慄症与怔忡类，其症胸中痞塞，不能饮食，心常有歉，爱居暗室，见人则惊避无地，病至数年，不得以癫症治之。"并附用人参养荣汤。

赵金铎认为此例由肝郁脾虚所致，肝藏魂，性条达，肝气郁结失去条达之性，则魂不守舍，出现昼轻夜重、眠差多梦、心虚胆怯、喜居静室、不欲见人，甚则腰膝酸软、精疲乏力等一系列肝肾不足的症状。因于肝气郁结，横犯脾土，致使脾失健运，痰浊内生，日久蕴结化热，湿热阻滞中焦而见胸中痞塞，不思饮食，呃逆吞酸，心烦喜呕等一系列肝脾不和的症状。脾为肾主，脾失健运则肾无所主，肾阳失去温煦之职，加之肝脉绕阴器上行，而出现肛门坠塞、阳痿早泄、阴囊湿汗、睾丸控痛等一系列下焦湿浊阻滞的症状。治疗给予解郁化痰健脾开窍法，方用丹栀逍遥散合温胆汤化裁，着眼于邪实而收效颇佳。

2. 万友生——温心暖肝重镇法治疗卑慄症案

梁某，男，36岁。

病史： 病因大惊而起，日夜恐惧不安，晚上不敢独宿，即使有人陪伴，也难安寐而时自惊醒。白天不敢独行，即使有人陪伴，也能因多惊而畏缩不前。每逢可怕之事（即使并不足怕的事也常引以为怕），即自惊呆而身寒肢厥拘急并引入阴筋，手足心出汗，发作过后则矢气尿多。诊查：饮食减少，舌淡苔白，脉弦。

处方： 桂枝汤去芍药加龙牡等。桂枝四钱，炙甘草八钱，生姜三钱，大枣六枚，生龙骨（先煎）一两，生牡蛎（先煎）一两，远志三钱，龙眼肉二两，小麦二两。

连服上方药3剂，夜寐渐安，恐惧感明显减退，发呆次数大减，可以独自外出行走，不再需人陪伴；当时时值夏令，犹穿夹衣，自汗恶风。守上方加生黄芪五钱，白芍三钱，再进药数剂而病获痊愈。

[董建华，王永炎．中国现代名中医医案精华 [M]．北京：北京出版社，2002．]

【评析】 《伤寒论》以桂枝汤去芍加蜀漆牡龙汤或桂甘龙牡汤主治惊狂卧

起不安或烦躁之症，并明言是因误治亡阳所致。可知其症是属心阳虚而神魂不宁之候，而其方则属温补心肝阳气以安定神魂之剂。此方对心肝神魂不宁的虚寒证颇有效验。本例由于心肝阳虚内寒而神魂不宁，故日夜恐惧不安。其身寒肢厥而拘急，为少阴心阳不足，不能温养血脉所致。其引入阴筋而脉弦，为厥阴肝阳不足，不能温养筋脉所致（肝主筋，足厥阴经脉抵少腹，络阴器）。因此采用桂枝汤去芍加龙牡为主。桂枝汤本是阳中有阴之方，减去芍药，就成为纯阳之剂，它不仅能温心阳以通血脉，而且还能温肝阳以疏达木气，前人有"桂枝疏木而安动摇"之说。加龙牡者取其重镇固涩以安定神魂。加龙眼和远志各增强其养心养神之力。加小麦者，寓甘麦大枣汤于其中，取其既能养心安神，又能缓肝之急。在获得显效后，由于患者自汗恶风，更加黄芪和白芍，则是取其益卫固表敛汗之功。

3. 张志远——益气滋阴，温通阳气法治疗卑慄症案

1987 年，张志远曾于山东济南诊一男性神志病患者，身形消瘦，睡眠较差，自汗盗汗，口干舌燥，大便干结，脉虚数。近半年来常独处一室，厌恶和外界接触，寡言少语，口服治疗精神疾患的西药亦未见效。

辨证：阴血不足，阳气虚衰。

治法：益气滋阴，温通阳气。

处方：炙甘草汤化裁。炙甘草 10 克，人参 10 克，桂枝 10 克，生地黄 10 克，麦冬 10 克，丹参 15 克，熟附子 30 克，当归 10 克，远志 15 克。每日 1 剂，水煎分 3 次服，情况转佳则将量减半，继续服用。2 个月为 1 个疗程。

2 个疗程后基本痊愈。

[潘琳琳，金坤，孙君艺，等.国医大师张志远经方治疗神志病医案举隅 [J].江苏中医药，2019，51（2）：60-62.]

【评析】 炙甘草汤又名复脉汤，出自张仲景的《伤寒论》，原是一则补益气血，治疗心动悸、脉结代的名方，适用于治疗阴血不足、阳气虚弱证，但张志远临证对其进行化裁，灵活运用以治疗神志病。此例既有厌恶和外界接触、寡言少语的心阳虚表现，又有眠差、便干、形瘦、脉虚数的阴血不足表现，张志远指出阴血不足，则心失所养，或心阳虚弱，不能温养心脉，此皆可影响心神，故当滋心阴，

养心血，益心气，温心阳。原炙甘草汤中，张志远留下了炙甘草、人参、桂枝、地黄、麦冬几味药，运用炙甘草、人参以益心气，补脾气，资养气血生化之源；佐以桂枝温心阳，通血脉；地黄补五脏通血脉；麦冬滋心阴，养心血。此外，张志远又加入了丹参、熟附子、当归、远志，丹参可补心定志，安神宁心，治健忘怔忡，惊悸不寐方中远志安神益智，李时珍言："此草服之能益智强志，故有远志之称。"诸药相调，治病求本以治疗阴血不足、气虚衰弱型神志病。张志远临证经验，若心悸不宁加龙骨15克，酸枣仁15克，若伴有心房纤颤加紫石英15克，桂圆肉30克，皆有效果。

二、喜笑不休

1. 张珍玉——益气活血通络法治疗喜笑不休案

患者，女，76岁。

病史：患者因常大笑不能自控就诊，现右侧肢体活动不利，常有一过性意识丧失，常无故大笑不止，日发作数次，笑后全身乏力疲倦，腹中胀闷，有时又急躁易怒，虽自知但无法控制，苦不堪言，舌红苔黄厚，脉弦涩而沉。

治法：益气活血通络。

处方：补阳还五汤加减。黄芪25克，当归尾9克，牡丹皮6克，郁金9克，人参10克，炒白术9克，鸡血藤6克，明天麻9克，生龙骨（先煎）12克，地龙9克，砂仁（后下）9克，甘草3克。

服上药3剂后，虽仍时欲笑，但时间缩短，且可勉强控制。又进3剂后，情绪渐平，继续服药以善其后。

［毛海燕.张珍玉教授治疗情志病经验浅谈 [J].山东中医药大学学报，2004，28（4）：293-294.］

【评析】 本例患者年老体弱，气血俱亏，阴血亏虚，虚阳上越则易怒；气虚血阻于络，阻于四肢脉络则发肢体不利，甚则痿废，阻于心脉则心包代心受邪。《灵枢·经脉》曰："是动则病……喜笑不休。"喜则耗气，故每当笑后则无力，气虚不运则腹胀。故治以补气为主，兼以养血通络，平肝潜阳，又血郁而化热，故又加牡丹皮、郁金以解血中郁热，如是标本兼治，心神得安而情和。

2. 樊文有——化痰解郁法治疗喜笑不休案

1975年5月，在禹县顺店曾治一壮年男性，患笑证五载。病起于情志不遂，忧思交加。刻下症见：时悲时笑，不欲食，心烦意乱，胸中闷，笑则舒，不笑则窒，因而有时自发笑，日达二十余次，舌苔白腻，脉弦滑。前医有用镇静安神者，有用疏肝解郁者，均罔效。余据脉证分析，属痰郁为害，故以导痰汤治之。

处方：半夏10克，陈皮9克，茯苓15克，枳实12克，胆南星9克，甘草6克，2剂。

3日后再诊，谓药尽即感欲笑不笑。药已中炳，证明病属痰浊为害无疑。本方连服9剂而病愈，现已10年未作。

[孙继芳. 黄河医话 [M]. 北京：北京科学技术出版社，2015.]

【评析】 原案自释：何以致笑？《黄帝内经》云："心主舌……在声为笑。"本证多由情志所伤，气机不畅，而致肝郁。肝郁不能疏土，则脾失健运，湿浊内生，凝聚成痰，痰蒙心包，心气实，以笑为快，故笑则舒，不笑则窒。导痰汤具有化痰行气之功，痰化则气行，气行则郁解，气行郁解，心气明曜，故笑止。

3. 梁静玉——清心泻火，育阴安神法治疗喜笑不休案

患者，女，34岁，1996年7月16日初诊。

主诉：喜笑无常、语无伦次1个月。病史：患者大龄未婚，性格内向，1个月前行走时差点被汽车撞伤，当时无恙，隔日在单位上班，突然瘫软在地，大呼小叫，在当地就诊于中医，服药2天后出现精神错乱，喜笑无常，时时笑而不休，坐卧不宁，入睡困难，醒后喃喃自语，多食易饥，大便干结，舌红赤，苔薄黄，脉滑数。查脑CT、脑电图无明显异常。1个月来当地中医均投以镇肝潜阳、化痰开窍之品，避重就轻，故药无显效。

辨证：心火旺盛，扰乱神明。

治法：清心泻火，育阴安神，使水火相济，心神自宁。

处方：黄连9克，黄芩6克，栀子9克，生甘草9克，百合30克，生地黄30克，桃仁10克，赤芍12克，龙骨（先煎）30克，牡蛎（先煎）30克，琥珀（冲服）

1克，芒硝6克，炒酸枣仁30克，莲子心9克。

服药3剂后头脑清醒，语言清晰，逻辑性强，夜寐已安，大便通畅，但沉默寡言。上方加天竺黄12克，胆南星9克，石菖蒲12克，灯心草2克。再进36剂，症状全部消除。随访半年未复发。

［王兰青．梁静玉辨治精神情志病变经验[J]．山东中医杂志，1997，16（9）：421-422．］

【评析】 笑为心声，《黄帝内经》言："神有余，则笑不休。"患者大龄未婚，性格内向，气郁化火，心肝火旺，扰乱心神，故笑不休。治疗当重在清泄心火，故药用连、芩、栀、莲子心、芒硝清泄心经气分之火；心主血脉，用桃仁、赤芍清心经血分中热；火盛最易伤阴，用百合地黄滋阴宁心；火扰心神，用龙牡、琥珀、酸枣仁镇心安神。怪病多由痰作祟，随症加天竺黄、胆南星等化痰开窍醒神。

4.赖祥林——清心泻火，佐以化痰定志法治疗喜笑不休案

李某，男，9岁。

主诉： 无故发笑已3月余。日发多则十余次，少则3～5次，每次发笑，嘻嘻有声，持续数十分钟之久，呼之不理，笑后自言自语，手足多动，夜寐不安，大便秘结，胃纳如常，曾做脑电图检查，诊为先天性大脑发育不全，服药未效。诊时见其发笑不休，自言自语，唇舌红干，舌尖有小红点，苔薄黄，脉数。

辨证： 心火旺盛，痰火上扰神明。

治法： 清心泻火，佐以化痰定志。

处方： 清宫汤合聪明汤加减。水牛角（先煎）20克，川黄连5克，淡竹叶9克，麦冬12克，生甘草6克，生牡蛎（先煎）15克，辰砂（冲服）3克，白茯苓9克，石菖蒲6克，玄参12克，连翘10克，天冬15克，水煎，每天1剂分3次服。

服药3周，发笑明显减少，已无自言自语，舌尖小红点已消失，药已中病，故不更方，仍以原方易水牛角为犀牛角（先煎）3克，继服2周，病已告愈。

［刘尚义．南方医话[M]．北京：北京科学技术出版社，2015．］

【评析】 笑为心之志也，《黄帝内经》云："五精所并，精气并于心则喜。"正常的笑有利于健康，能协调气机，流畅气血。但笑之太过，终日发笑不休者，

则责之于有病。心者，君主之官，心主神志，笑而不休，乃神志变也，当从心论治。

三、健忘

健忘，是记忆力衰退的一种表现，对往事容易忘记，严重者，言语不知首尾，事过转瞬即忘。

顾渭川——化痰开窍，解郁安神法治疗痰郁健忘案

耿某，男，40岁。

病史：半年来迭受惊恐思虑，以致三阴俱伤，痰火郁结。因而神情恍惚，不能自立，不觉饥饱，渐成怔忡健忘。脉左寸虚滑，右关沉迟。当心脾两调之。

处方：丹参6克，朱茯神9克，青龙齿（先煎）6克，制远志2.1克，朱拌石菖蒲0.6克，法半夏4.5克，陈皮（盐水炒）3克，生甘草7.5克，合欢皮9克，血琥珀末（冲服）1.5克。2剂。

二诊：脉象渐见好转，常觉膈中不快。膈中为心胞地位，痰火为惊气所结，自应宣豁治之。处方：朱茯神9克，青龙齿（先煎）3克，生珍珠母（先煎）18克，广郁金4.5克，朱拌石菖蒲0.6克，川贝母3克，连翘心（鸭血拌）9克，瓜蒌皮4.5克，清水炙甘草0.9克，建兰叶两片，合欢皮9克。3剂。

三诊：各恙虽减，心中尚闷，便带紫血。此瘀积下达，趁此再为清疏咸降。生地黄（紫降香末0.6克拌打）12克，朱茯神9克，蜜炙旋覆花（包煎）3克，连翘心（鸭血拌）6克，川贝母3克，瓜蒌皮9克，盆秋石（冲服）0.6克，金针菜15克。4剂。

［夏翔，王庆其. 历代名医医案精选[M]. 上海：上海人民出版社，2004.］

【评析】　本案患者病起于情志，似虚非虚，似实非实。补之则痰火愈结，攻之则气血益亏，用温燥则动火，用寒凉则遏气，唯宣郁安神，庶几无弊。

注：①盆秋石为秋石的别称，以人中白（童尿）、食盐、山泉水，高温炼制而成。性味咸、寒，功能固气涩精，明目清心，滋阴降火，主治气弱骨蒸。②金针菜，即黄花菜，百合科、萱草属植物，又名忘忧草，《本草纲目》"宽胸膈、安五脏，安寐解郁，清热安心"。

四、缩阳（阴）症

1. 张梦侬——温药内服外用并法治疗缩阳症案

段某，男，38 岁，1943 年夏初诊。

病史：时当三伏，病起下半夜，小腹剧痛欲死，阴囊睾丸及阴茎全缩入腹，面唇指甲青紫，四肢逆冷，口鼻气凉，脉沉而细。病因房事后卧于地下室阴冷之处，寒邪直中至阴。治以内外合施。

处方：①先用红糖 60 克，胡椒粉 3 克，滚开水冲化热服，以缓其急；再用热敷外治，其痛渐缓。②继以内服药：熟附子 10 克，肉桂（后下）10 克，白术 10 克，炙甘草 10 克，干姜 10 克，白茯苓 10 克，吴茱萸 10 克，陈皮 10 克，白芍 10 克，炙党参 15 克。上方 1 剂，水 1500 毫升，文火煨 2 小时分 3 次温服，每次滴入猪胆汁 3 滴，无猪胆汁可改用童便 1 酒杯兑药中服。

服药后，阳气渐回，四肢转暖，腹痛全止，前阴与肾囊均恢复正常。原方改党参为 30 克，再服 1 剂，以善其后。

[史宇广，单书健. 当代名医临证精华·男科专辑 [M]. 北京：中国古籍出版社，1992.]

【评析】 缩阳一证，并非罕见。缩阳的病因病机，张梦侬认为常于男子房事后发生，房事后肝肾精气、阴阳俱虚，或卧于阴凉冷浊之处，或渴饮凉水，或恣食冷物，阴寒之邪乘虚而入，直犯下焦所致。本案患者时处夏季三伏天，房事后又卧于地下室阴冷之处，寒邪直中至阴，而发缩阳之证。张梦侬采取内外合治之法，内服辛温甘热之剂，外用热敷法，急以治标，缓则治本，非老于医者不能为之。

2. 郑荪谋——温肝散寒法治疗缩阴症案

邱某，男，22 岁，1964 年 5 月 13 日初诊。

病史：近五年来有遗精史。两个多月前因感冒，连续 20 多天身体不适，伴畏冷。2 月 23 日晚梦遗一次后，突然阴茎冷缩，手足冰冷，背部恶寒及筋惕，异常惊慌，经家人以火烤并饮热茶，才逐渐恢复。以后经常在走路或大便时，阴茎突然内缩变小变硬，如花生仁大，并觉一股冷气自小腹直达足内侧。手足冰冷，平时怕冷，精神易于激动，睡眠时阴茎易于勃起。某医院诊为"精神过度紧张"，予服镇静药，并嘱休息而无效。诊查：来诊时细问病情，患者尚有多梦、头晕等症状。面色较为苍白，舌苔薄浊，脉弦数紧。

辨证：肝经虚寒。

治法：温肝散寒。

处方：当归四逆加吴茱萸生姜汤。全当归5克，桂枝3克，杭白芍9克，细辛2克，炙甘草3克，通草5克，生姜6克，吴茱萸3克，大枣3枚。

5月15日二诊：药后未见阴缩，头晕减轻，唯夜寐多梦，阴茎勃起，小溲清长。苔薄白，右脉弦细。治仍从肝肾着手。照前方加肾气丸9克分吞，服四4剂。

5月19日三诊：缩阴已愈，唯倦怠，食欲差，连续三晚遗精。苔薄白，脉弦有力。阳气已回，宜以调和肝脾收功。方拟丹栀逍遥散加车前子（包煎），以善其后。

［董建华，王永炎. 中国现代名中医医案精华 [M]. 北京：北京出版社，2002. ］

【评析】 《灵枢·经筋》曰："足厥阴之筋，伤于寒则阴缩入。"本例系素体血虚，阳气不足，复感外寒，足厥阴筋脉失荣，气血运行不利，不能温养四末，寒主收引，出现阴卷囊缩、遗精、四肢冰冷、面色苍白、一股冷气由少腹至足内侧、脉弦紧、舌苔薄浊等一派肝寒证候。遵"寒者温之"的治疗原则，选温肝散寒、调营通滞的当归四逆加吴茱萸生姜汤较为合拍，当归四逆散治厥阴表寒，加吴茱萸从上达下，生姜从内发表，达到复阳而生阴，舒筋而散寒的目的。二诊中前方加温补肾阳的肾气丸9克，取其阴中求阳之意也。三诊因阳气已回，乃以疏肝理脾的丹栀逍遥散主之，使肝气舒畅，脾得健运，则遗精、食欲差、倦怠、情绪激动等诸症自愈。

3. 李寿山——祛除寒湿之邪，以复肝肾之阳法治疗缩阳症案

王某，男，44岁，1981年5月4日初诊。

病史：体质素健，3个月前睡卧湿地，引起腰痛阳痿，继则阴茎及阴囊向上挛缩，喜热怕冷，时急时缓，伴少腹寒冷拘急，甚觉痛苦，饮食、二便正常。经中西医多方诊治乏效。诊得舌淡红、苔白腻而滑，脉寸微尺弦。双睾大小正常，

阴茎上缩。

辨证：肾阳不足，寒湿内困。

处方：金匮肾气丸改汤剂加蛇床子。

连服 6 剂，病未稍减，反增痞满、溏泻、纳呆、口苦，苔腻更甚。因思辨证似不误，何以不效而反增他症？思之再三，认为前阴属肝肾所主，今病者阴囊挛缩、少腹寒冷拘急、遇温则缓。乃病在筋脉，因于寒湿，是寒邪直中厥阴，故用肾气丸不效且有腻膈之变。改方祛除寒湿之邪，以复肝肾之阳。投吴茱萸汤加减。处方：吴茱萸 25 克，党参 15 克，炒白芍 20 克，炙甘草 10 克，干姜 10 克，大枣 5 枚。

服 3 剂药后少腹寒冷拘急大减，阴囊挛缩亦缓，痞满、溏泻、口苦皆除。原方续服 3 剂，病去七八，腻苔全退，脉转弱滑。守方吴茱萸减为 15 克，干姜易为生姜，续服 3 剂，阳事能举，诸症霍然。

［史宇广，单书健. 当代名医临证精华·男科专辑 [M]. 北京：中国古籍出版社，1992.］

【评析】《诸病源候论·虚劳阴伤肿缩候》云："众筋会于阴器，邪客于厥阴少阴之经，与冷气相搏，则阴痛肿而挛缩。"本案患者因冬月睡卧湿地，寒湿内阻，肝脉凝滞，而成缩阳之证。宜治以祛寒湿以温肝脉，方用吴茱萸汤则为正治。然患者有腰痛阳痿、喜热怕冷等症。故李寿山考虑为邪偏于少阴而肾阳不足，火衰寒盛，用金匮肾气丸加蛇床子温肾散寒，似为对证。因经云："诸寒收引，皆属于肾。"然药后不效，反增他症，李寿山反复思辨，终得出病属寒邪直中于阴。改投吴茱萸汤加味，不数剂而诸症愈。此案反映了李寿山治疗缩阳症的思路和方法，对人启迪良多，使人受益匪浅。

4. 陈治恒——温经散寒，活血理气法治疗缩阴症 2 例案

🍅 病案 1

李某，男，44 岁。

病史：述 2 个月前出差外地，本来沿途跋涉比较疲乏当晚即与妻子同房，刚交接后便突然发生前阴缩入少腹，牵引疼痛难忍，幸其妻是医务工作者，立即采用热敷患部，使病得稍缓，迅即送医院检查，西医诊断为"前列腺炎"，给注射庆大霉素和服用呋喃妥因治疗已 2 个月，仍不时发生前阴缩入，阵阵少腹拘急疼

痛。观其面色㿠白、神情疲惫、脉沉微细，舌淡苔白，食少便溏，腰酸腿软，小便量少次多，但无淋沥涩痛感。

辨证：平素肾阳不足，加之疲劳未复即行房事，伤耗肾精，寒邪乘虚袭入，病在厥少二阴，并兼及督脉。

治法：温经散寒，活血理气。

处方：附子，肉桂（后下），细辛，当归，白芍，吴茱萸，小茴香，荔枝核，橘核，甘草等。

服 4 剂后复诊，患者谓阴缩已未再作，唯阳事不举，嘱其忌房事、勿着急。经改用右归丸加巴戟天、淫羊藿、砂仁、鹿角胶、紫河车粉等为丸剂，服用两月余，基本恢复。

病案 2

杜某，男，38 岁。

病史：因行房后突然前阴向腹缩入，疼痛难忍，遂急送医院检查，西医诊断为肠痉挛，经用阿托品后缓解，回家休息 2 日，仍然不时发生阴缩现象，全家甚感惊惶，遂来求余往诊。询之，前阴仍阵阵缩入少腹，以手拉住也不行，少腹拘急疼痛，痛时则干呕，无发热恶寒，只是一直踡卧床上，大便正常，小便少。诊之脉沉紧有力，舌苔白滑。

辨证：窃思其病发于房事之后，当系寒邪乘虚袭入厥阴之经，发为阴缩之候。

处方：当归四逆吴茱萸生姜汤与服。

2 剂后，患者诸症消失，继之调理数日而安。

［詹文涛．长江医话 [M]. 北京：北京科学技术出版社，2015.］

【评析】 查缩阴一症在《黄帝内经》中早有记载，如谓“厥阴脉循阴器而络于肝，故烦满而囊缩”“微大为肝痹阴缩”“足厥阴之筋病……伤于寒则阴缩入”。阴缩即囊缩，因足厥阴肝经循阴器抵少腹，前阴又为宗筋之所聚。同时，任脉起于中极之下，以上毛际，入腹里；督脉则起于少腹以下骨中央，女子入系廷孔，循阴器，男子循下至篡。与女子等，而任督脉之根，又在肝肾，故缩阴一症与上述经脉及肝肾等都有关系。由于寒邪侵袭足厥阴肝经所致，寒极而致收引，是以发生本病。但也有因热极而发者，陶节庵主张分阳证和阴证论治，原因就在于此。

五、经行昏厥

钱伯煊——养血平肝，调气解郁法治疗经行昏厥案

韩某，女，21岁，1974年12月16日初诊。

病史：初潮13岁，月经正常。1968年起月经失调，周期一至三个月，六天净，量不多，色淡；行经期间少腹作痛，突然昏倒，冷汗淋漓，自觉全身有下沉感，大小便欲解不解。最近三次昏倒，都发于经前，发作后即来潮。观月经一至两个月来一次，六天净，量不多，色淡；经期情绪不宁，急躁欲哭，纳差少寐；大便干结，二至三天一行。末次月经11月28日，六天净。诊查：舌苔淡黄腻质红，脉象沉迟。

辨证：血虚肝郁，阳气亢进。

治法：养血平肝，调气解郁。

处方：地黄12克，白芍9克，川芎3克，远志6克，合欢皮12克，郁金6克，制香附6克，白薇9克，牡丹皮9克，鸡血藤12克。6剂。

12月23日二诊：服上方药4剂，情绪较宁，纳食增加。舌苔淡黄、质红尖刺，脉细。经期将临，治以养血调气。处方：地黄15克，当归9克，白芍9克，川芎3克，制香附6克，泽兰12克，甘草6克，鸡血藤12克，牡丹皮9克，远志6克，牛膝9克。6剂。

12月30日三诊：昨晨少腹剧痛，冷汗淋漓，胸闷泛恶，自觉全身下沉无力，但未昏厥；一小时后月经来潮，量不多，色初黑后红，无血块，今日少腹痛止，但觉腰酸，头痛面浮，胃不思纳；大便干结，三日一行。舌苔灰黄垢腻，脉左沉细、右细弦。现值经行，治以疏肝益肾，清热和胃。处方：地黄12克，当归9克，赤白芍各9克，川楝子9克，牡丹皮9克，橘皮6克，竹茹9克，川石斛12克，川续断12克，桑寄生15克。6剂。

1975年1月3日四诊：末次月经1974年12月29日，五天净，血量较前增多；全身自觉下沉无力，较前减轻，时间亦缩短；大便得畅，神疲乏力，水肿依然，四肢发冷，胃纳仍差。舌苔薄黄腻，边尖略红，脉左沉细、右细弦。治以健脾和胃为主。处方：党参12克，白术9克，白扁豆9克，甘草6克，橘皮6克，山药12克，白芍9克，地黄12克，生谷芽15克。6剂。

1月10日五诊： 服上方药 5 剂，精神较振，胃纳渐增，劳则面浮肢肿；大便干结，三日一行。舌苔薄黄腻，脉沉细微滑。治以益气养阴，佐以清热。处方：北沙参 12 克，麦冬 9 克，玉竹 12 克，茯苓 12 克，白扁豆 9 克，天花粉 12 克，知母 9 克，地黄 12 克，白芍 9 克。6 剂。

2月24日六诊： 末次月经 1 月 30 日，六天净，周期已准，且性情急躁，四肢发凉，冷汗淋漓，全身下沉等症状均已消失，但行经期间面浮肢肿依然。舌苔淡黄腻有刺，脉沉细滑。现值经前，治以养血平肝，理气清热。处方：地黄 12 克，白芍 9 克，生龙骨（先煎）15 克，生牡蛎（先煎）15 克，牡丹皮 9 克，制香附 6 克，川楝子 9 克，青陈皮各 6 克，鸡血藤 12 克，牛膝 9 克，茯苓 12 克。6 剂。

3月7日七诊： 月经于 3 月 2 日，三天净，量较前多，色红；少腹稍痛，昏厥未作，水肿减轻。舌苔薄黄腻，脉细，仍从前法加减。处方：地黄 12 克，白芍 9 克，生龙骨（先煎）15 克，生牡蛎（先煎）15 克，牡丹皮 9 克，制香附 6 克，川楝子 9 克，鸡血藤 12 克，茯苓 12 克，瓜蒌 15 克，知母 9 克。6 剂。

［董建华，王永炎. 中国现代名中医医案精华 [M]. 北京：北京出版社，2002. ］

【评析】 钱伯煊是我国著名的中医妇科专家，经行昏厥，如何辨治？现行教科书未曾论述。女子以肝为先天，钱伯煊据其经期少腹作痛、烦躁不宁、突然昏倒等症，考虑病位属肝，肝气不舒，郁而生热，兼之先天不足，血虚阳亢，故致经行昏厥。治疗上，先生于经前、经期以养血平肝、理气调郁为法；经后则以健脾和胃，兼益肝肾，培补后天以养先天。抓住病机，立法稳当，用药井然，故调理三个月而获良效。可见学习中医不唯应细究方药，更需要探求先贤古人的学术思想及其思路。

六、哕极昏厥

章次公——疏肝理气，散结降逆法治疗哕极昏厥案

陈某，女。

辨证： 时欲哕，哕极则厥，此非寻常胃病。

治法： 民间单方当其厥时有用阿魏吞服之法，此法意在排泄气体；气体之来源实在神经系，故古籍有肝气之称。《金匮要略》之奔豚，其气上冲，亦此类也。

处方：炙乳没各 4.5 克，蓬莪术 9 克，五灵脂 12 克，台乌药 6 克，海南藤 9 克，阿魏 9 克，沉香曲 12 克，生枳实 9 克，薤白 9 克，莱菔子 9 克，娑罗子 9 克，佛手 9 克，上药共研细末，每吞 1 克，每日 2 次。

二诊：药后从未发厥，排泄气体、镇静神经之效也。凡镇静剂多能引起便秘，肠蠕动受其抑制。处方：阿魏 9 克，甘松 9 克，全当归 15 克，台乌药 6 克，延胡索 9 克，川芎 9 克，海南藤 9 克，生枳实 9 克，牵牛子 9 克，五灵脂 12 克，广木香 3 克，莱菔子 12 克，上药共研细末，每吞 3 克许。

［董建华，王永炎．中国现代名中医医案精华 [M]．北京：北京出版社，2002.］

【评析】 先生认为此哕极昏厥之症，与"奔豚"为一类，均属神经官能症，中医辨证为肝郁不舒、气上冲逆，以致时而欲哕，哕极则厥。郁者舒之，结者散之。因此用疏肝理气、散结降逆之品，果获显著效果。章次公重视民间单方，于此吸取了阿魏治厥的经验。阿魏一药，具有消积、截疟、治痢等多种功能。《唐本草》说它能"破症结，下恶气"，与此证用之下气降逆颇相符合。

七、排尿昏厥症

蒋日兴——温固肾阳，引火归原法治疗排尿昏厥症案

张某，男，65 岁，1946 年秋初诊。

病史：大热病后，左下腭臼齿部突然长出横牙 1 颗，其利如锋，直插舌底，口舌俱肿，饮食维艰。屡经牙医治疗，或自行折断，但不越旬日即复出如故。诊查：诊见左下腭臼齿部牙床连及舌根部肿硬疼痛，张口困难，自诉有一牙片穿入舌底，致舌体不能转动自如，吐字亦甚含糊；同时患者出示其本人用手折断之标本与余观之，长五六分，状如小刀，纯骨也。询其病情，知其眠差易惊，心悸不宁，夜间咽干，但不欲饮，大便尚可。每溺时必发晕厥，必须平卧片刻将其溺分数次排出而方可免。脉虚大，重按无力，两尺尤甚，舌质稍淡，舌苔嫩黄。

辨证：此罕见之症也。余细度之，《黄帝内经》云"肾主骨""肾为先天之本，司二便"，又云"齿为骨之余"。今肾元不固、虚火上炎而齿牙松动，或生多骨，在下则小便失禁，或溺时晕厥。

治法：温固肾阳，引火归原。宜汤药针灸并用。

处方：金匮肾气丸方加味。乌附片 15 克，肉桂（后下）6 克，熟地黄 20 克，牡丹皮 6 克，怀山药 12 克，茯苓 10 克，枣皮 10 克（注：山茱萸的别称），怀牛膝 12 克，泽泻 6 克。

针合谷、肾俞。灸气海、关元、三阴交、女膝（经外奇穴，位于足后跟部正中白肉际）。

患者久病知医，往昔群医皆投以大剂石膏清热之品，而今见余以附桂投之，大为色变，不欲服之。遂退而告之："可将此药含于口中，倘无不适则咽之；如有变则吐之。"患者将信将疑，果将汤药含于口中，徐徐呷服。次日自觉横牙不复锋利如前，且能少许进食。继服上方药十余剂，并针灸如前法以奏全功。此后横牙自消，不复长出矣。

［董建华，王永炎. 中国现代名中医医案精华 [M]. 北京：北京出版社，2002.］

【评析】 蒋日兴自按：此病例极为罕见，但治愈之理犹未尽解。中医学认为，肾气虚弱，或因生疮日久，或失治、复遭寒邪侵入，与脓毒凝结，借人之气血化成多骨。多见于腮、腭、牙床、眼胞、颔下等部位。患者溺时晕厥，其脉虚大，重按无力，两尺尤甚，且年逾花甲，说明肾气已虚；虽证见患处肿硬疼痛，张口困难，亦非实热，实乃肾元不固、虚火上炎之故也。群医不辨，投以石膏清凉之剂，实为假热之象所蒙蔽。吾以温固肾阳、引火归原法治之而奏全功。

八、游走症案

王文正——滋阴潜阳，和络息风，镇静安神法治疗游走症案

1977 年，余遇七旬老叟王某之奇特怪症。据述在 3 月初患流感，高热烦渴，愈后竟成终日不眠，夜不能寐，游走不定，昼夜不停，经服多种中西药，治疗不效，乃请余诊。往视患者，面容清瘦，憔悴忧愁，言语对答之同时行走不定，此屋行至彼屋，无休无止，稍停，则手握桌隅或门槛，足登桌脚或门槛，旋即走动不停，不然自觉手足无措，周身不适，饮食尚可，二便正常，脉来沉细而弦，轻取应指无力，舌苔薄白质淡红乏津，余无所苦，如此已近两个月，医者束手，病者无奈。

辨证：细度新症，风性善行，风胜则动，老叟长期游走不定，当属风无疑，然风从何而来？此乃耄年之躯，本身已精气虚衰，复遭温邪侵夺，阴精枯竭，调

养失宜，而致阴不恋阳，阳气鸱张亢盛，神不内敛所致，故此断为阴虚动风之游走症。

治法：滋阴潜阳，和络息风，镇静安神。

处方：大定风珠加味。白芍 20 克，生龟甲（先煎）12 克，生牡蛎（先煎）12 克，鳖甲（先煎）12 克，生地黄 20 克，麦冬 15 克，五味子 6 克，杏仁 10 克，甘草 6 克，地龙 10 克，首乌藤 30 克，丝瓜络 30 克，鸡子黄（兑服）3 枚。

恐论病不确，嘱患者先服 1 剂，以观动静，怎料竟 1 剂知，2 剂已，再进 3 剂以防复发。随访已 9 年，患者仍健在。

［詹文涛. 长江医话 [M]. 北京：北京科学技术出版社，2015.］

【评析】 患者长期游走不定，当属风无疑，然风从何而来？此乃耄年之躯，本身已精气虚衰，复遭温邪侵夺，阴精枯竭，调养失宜，而致阴不恋阳，阳气鸱张亢盛，神不内敛所致，故此断为阴虚动风之游走症，治应滋阴潜阳，和络息风，镇静安神，于是仿大定风珠加味，竟 1 剂知，2 剂已，确如笔者感叹"中医学博大精深，奥妙无穷，询非虚语！"

下　篇

西医精神疾病验案

第十二章
焦虑症与神经衰弱

神经症，旧称神经官能症，又称精神症。世界大部分国家已不使用"神经官能症"一词，东亚学者仍认为神经症是一客观存在的临床实体，故在 ICD-10 中保留了这一病名，将神经症与应激障碍合为一类，称为"神经症性，应激相关的及躯体形式障碍"，不再有"神经症"这一术语，代之以"神经症性"，并保留了神经症的基本框架和基本内容，但并未给神经症性障碍（实际就是神经症）下一个描述性定义。

我国精神病学工作者采取了十分谨慎的态度，在 CCMD-3 中保留了神经症的基本类别，其共同特征：是一组心因性障碍，人格因素、心理社会因素是致病主要因素，但非应激障碍；是一组功能障碍，障碍性质属功能性非器质性；具有精神和躯体两方面症状；具有一定的人格特质基础但非人格障碍；神经症是可逆的，外因压力大时加重，反之症状减轻或消失；社会功能相对良好，自制力充分。

ICD-11 已将 ICD-10 中神经症性障碍的分类拆分为"焦虑及恐惧相关障碍""分离障碍""强迫及相关障碍"等新的 5 个节。故本章主要选择焦虑症和神经衰弱的治疗验案。

第一节　焦虑症

焦虑症又称为焦虑性神经症，是临床最常见的精神障碍之一。主要以患者焦虑情绪为特征，常伴有自主神经紊乱、肌肉紧张与运动性不安，临床分为慢性焦虑（广泛性焦虑）和急性焦虑（惊恐发作）两种形式。

焦虑是一种比较常见的情绪反应，因某个具体事情（即"事出有因"）而引起的紧张，属于正常的焦虑情绪，它表现为紧张不安的心理感受、有点静不下心的坐卧不宁、不愉快的情绪体验，持续时间是短暂的，一般在当天或几天就能缓解，一般较少出现躯体症状，且极少重复出现，不影响或较少影响日常工作、学习、生活等。

当焦虑的程度及持续时间超过了一定的范围，如没有明确原因（即"事出无因"）引起的恐惧、紧张不安，伴心悸、胸闷、汗出等，影响正常生活或工作时；这些症状时好时坏，持续时间小于1个月的，多称为焦虑状态；1个月以上的可诊断为慢性焦虑症。

焦虑症原因较多，且持续时间很长，甚至数年迁延难愈，影响工作和生活，需要在专科医生的指导下，进行相应的指导与治疗。

根据其临床表现，可参照中医"脏躁""郁证""失眠""上火""惊悸""百合病"等病症的辨证。

1. 路志正——清心温胆和胃法治疗焦虑症案

患者，女，46岁，2007年8月27日初诊。

主诉：失眠4个月。病史：患者素有胃病。2007年4月因工作忙碌，出现睡眠易醒，醒后难以再入睡，伴神疲乏力，某院诊治为焦虑症，予镇静药，服后睡眠改善，停药后症状复发，心悸加重，善惊，乏力，无精打采，双目黯黑，面色萎黄，食纳不香，二便正常，月经尚正常，舌质红，苔白腻，脉弦细小数。

中医诊断：不寐。

辨证：心火内扰，胆胃不和。

治法：清心温胆和胃。

处方：太子参12克，黄精12克，八月札12克，橘叶15克，竹茹10克，姜半夏10克，茯苓18克，天竺黄6克，胆南星6克，炒柏子仁18克，当归12克，炒枳实12克，甘草3克，生姜1片为引，水煎服。

配合茶饮方：小麦30克，甘草6克，大枣4枚，绿萼梅9克，开水冲泡，当茶饮用。

药后睡眠改善，饮食有增，仍有时心悸，舌脉同前，上方去八月札，加琥珀粉（冲服）5克。茶饮方继服。

服药近月余，睡眠已明显改善，心悸、乏力诸症亦消失。

［苏凤哲，卢世秀．路志正教授从五脏论治不寐经验[J].世界中西医结合杂志，2010，5（1）：1-3.]

【评析】　本例患者曾诊断为焦虑症。初诊时以心神不宁易惊，胃纳不佳，食后腹胀为主症，辨证为胆胃不和，路志正以太子参、黄精、当归、炒柏子仁合茶饮方之甘麦大枣汤，益气和血养心；八月札、竹茹、天竺黄、胆南星清胆宁神；姜半夏、橘叶、炒枳实、生姜、茯苓和胃健脾，从胆胃入手，药后胆胃和则心神宁，收到较好效果。

2. 张珍玉——疏肝养心，化痰安神法治疗焦虑症案

患者，女，59岁，1997年12月22日初诊。

主诉：烦躁欲死三年。精神卫生部门诊为强迫症、焦虑症。病初因生气惊吓所致。现悲观厌世，躁动不安，心跳动欲出，感觉饥饿但吞咽困难，咽中如有物阻，每日下午5时左右出汗1小时，五心烦热，噩梦，面赤头昏。舌红苔薄白干，脉弦细数。

辨证：肝旺心弱。

治法：疏肝养心，化痰安神。

处方：柴胡疏肝散为主方加减。生白芍9克，柴胡6克，川芎9克，枳壳6克，姜半夏6克，陈皮9克，炙远志6克，首乌藤12克，代赭石（先煎）12克，郁金9克，当归9克，砂仁（后下）9克，甘草3克，石菖蒲3克。

6剂后觉咽部畅通，饮食无碍，心中稍安，但五心烦热及汗出如前，遂上方去姜半夏、陈皮，加入生龟甲（先煎）12克，生地黄9克，五味子9克，加减调理1个月，烦躁基本消失，余症亦除。

［毛海燕．张珍玉教授治疗情志病经验浅谈[J].山东中医药大学学报，2004，28（4）：293-294.]

【评析】　本患者之病因情志而起，怒伤肝，惊伤心，气滞痰凝、气火伤阴等病理变化随之而起，肝旺心弱、痰热内扰，病证复杂，祛痰养阴不能并用，故采取分化瓦解之法，先疏肝清热化痰安神，痰热减退，再加滋阴养心安神，治疗过程中总以疏肝养心为主旨而收效。

3. 张学文——疏肝解郁，清热除湿法治疗焦虑症案

男，71岁。

主诉： 焦虑易怒4年余，加重1个月。患者4年前因家中琐事受扰后出现精神焦虑、情绪不宁，大脑中有过电影感，独自一人时自觉害怕、担忧，未予重视。1个月前再次因家中事务刺激出现情绪波动不稳，时自言自语，急躁易怒；时叹息少言，目赤口苦；易反复思考并偏执于某一事物，常不自主联想到无中生有之事，过分担心、忧虑未发生之事。纳食差，胃部嘈杂不适，口干口苦，不欲饮食。夜寐差，入睡困难，眠浅多梦。小便次数少，色黄味重，便秘，2～3天一行，舌黯淡，苔黄厚腻，有齿痕，脉弦滑。

西医诊断： 焦虑症、抑郁症。

中医诊断： 郁证。

辨证： 湿热内蕴。

治法： 疏肝解郁，清热除湿。

处方： 丹栀逍遥散化裁。牡丹皮15克，焦栀子15克，柴胡15克，炒白术12克，醋川楝子15克，醋青皮15克，厚朴10克，生龙骨（先煎）30克，黄连8克，丹参30克，首乌藤30克，炒酸枣仁30克，肉苁蓉15克，炒火麻仁15克，炒山药20克，甘草6克。14剂，水煎服，早晚两次温服。

二诊： 服药后自觉上述症状时好时坏，情绪仍不稳定，自觉后背部灼热，手掌样大小，发作不定时，休息后可缓解，纳差，睡眠有所改善。舌黯淡，苔黄厚，有齿痕，脉弦滑。继续服上方7剂。

三诊： 服药后自诉精神焦虑、情绪不宁症状明显缓解，仍随环境、情绪激动后出现心烦、急躁，双下肢乏力，视物模糊。纳差，夜寐一般。舌根部黄厚腻，脉沉滑。调整方药为：炒白术12克，砂仁（后下）8克，炒薏苡仁20克，炒山药20克，陈皮10克，茯苓15克，木香10克，莲子15克，胆南星10克，白豆蔻（后下）10克，黄连8克，首乌藤30克，肉苁蓉15克，甘草6克，7剂。

四诊： 患者自诉服药后上午感觉良好，情绪平稳、头脑清晰；午后两点逐渐烦躁不安，全身有难以描述之不适症状，至夜间1～3时尤甚。纳差，夜寐可，二便正常。舌黯，苔薄黄、水滑，脉弦。上方加焦栀子15克，当归25克，焦山楂15克，佩兰15克，炒鸡内金10克，炒枳实10克，7剂。

五诊： 患者自诉情绪平稳，食欲不佳，夜寐可，二便正常。舌黯，舌尖红，

苔薄黄，脉滑。上方加炒莱菔子 10 克，炒神曲 12 克。

［张潇尹．国医大师张学文从肝脾论治郁证经验探析．山东中医杂志，2019，38（6）：569-572.］

【评析】　张学文认为"凡郁皆肝病也"，患者平素性格强势，肝气亢盛，又因家庭琐事纷扰，肝气不舒，气机郁滞，病久气郁化火，则生肝病，张学文引《古今医统大全·郁证门》"郁为七情不舒，遂成郁结，既郁之久，变病多端"，治宜疏利肝气、清肝泻火，用以柴胡、厚朴、木香、青皮等疏肝解郁，以牡丹皮、焦栀子、川楝子、黄连、生龙骨等清泻肝火。张学文着重强调应注意患者有胃部嘈杂不适，口干口苦，不欲饮食，小便次数多，色黄味重，舌根部黄厚腻之表现，此为脾虚湿盛、湿热内蕴之证，《金匮要略》中云："见肝之病，知肝传脾，当先实脾。"因肝病及脾，木郁乘土演化而来，故治应健脾和胃、清热祛湿，用以炒山药、砂仁、炒白术等健运脾胃，以黄连、焦栀子、胆南星、白豆蔻清利湿热。张学文总结此病例，先期患者以肝气郁结化火为主要表现，故应根据病因辨证治疗，但切不可忽视患者有脾虚表现，若一味投入大量苦寒药物，伤及脾胃，则弄巧成拙，邪气内陷。

4. 翁维良——益气活血，疏肝解郁并行法治疗焦虑症案

患者，男，88 岁。2015 年 1 月 11 日初诊。

主诉：冠状动脉狭窄支架术后 1 年，胸痛憋闷不适频发半年。病史：患者于 2013 年 11 月间断出现心前区刺痛，12 月心前区不适加重，突发剧烈心绞痛，于当地医院住院治疗，住院期间冠状动脉造影示左前降支（LAD）狭窄 80%，置入支架 2 枚。术后患者心前区不适明显缓解。2014 年 5 月于生气后出现心前区刺痛，胸部发紧，服用硝酸甘油可缓解。2014 年 9 月～ 2014 年 12 月心绞痛发作较前频繁，含服硝酸甘油无缓解，夜间反复于当地急诊抢救并住院治疗。每次查心电图、心肌酶谱均无明显异常，复查冠状动脉 CT 血管造影（CTA）提示支架内无明显狭窄，其他冠状动脉较前无明显异常。医生建议继续服用盐酸曲美他嗪、阿司匹林、氯吡格雷，患者服药后依旧频发心绞痛，后就诊于翁维良教授门诊。刻下症见：胸前区发作性疼痛，多在运动和生气后发作，服用硝酸甘油可缓解，体力差，乏力，只能在家中慢走 10 分钟左右，胸闷不适，善

太息，心烦急躁，易怒，饮食可，睡眠差，每晚睡眠 4～5 小时，大便排出困难，须口服乳果糖口服液。舌质黯，苔黄腻，舌下络脉重度迂曲，脉沉弦。HAMD 评分 24 分，HAMA 评分 21 分。

中医诊断：胸痹（肝郁气滞，气虚血瘀）。

西医诊断：冠心病；支架术后；焦虑、抑郁状态。

处方：生黄芪 15 克，太子参 15 克，黄精 15 克，柴胡 6 克，银柴胡 10 克，姜黄 12 克，三棱 10 克，莪术 10 克，延胡索 12 克，丹参 15 克，川芎 12 克，赤芍 12 克，郁金 12 克，五味子 10 克，合欢皮 20 克，酸枣仁 20 克，石斛 10 克，百合 15 克，麸炒薏苡仁 15 克，茯苓 15 克。共 14 剂，每日 1 剂，水煎早晚服。嘱患者规律服药，定期复查；遇事勿恼，走路勿跑，饮食勿饱；保持大便通畅。

末次就诊：无明显心绞痛发作，时有汗出，体力较前好转，能在家中慢走 30 分钟，无心烦急躁及情绪低落，夜间能睡 6～8 小时，大便 1 日 1 行。舌质黯，苔黄腻，舌下络脉重度迂曲，脉沉。HAMD 评分 6 分，HAMA 评分 7 分。患者病情、情绪稳定，活动等基本正常，失眠、便秘等症状明显缓解。继续予以益气活血、疏肝理气、解郁安神治疗。处方：太子参 15 克，生黄芪 15 克，炙黄芪 15 克，刺五加 10 克，党参 10 克，玄参 10 克，银柴胡 10 克，青蒿（后下）10 克，广藿香 10 克，佩兰 10 克，郁金 15 克，淡竹叶 15 克，瓜蒌 15 克，薤白 15 克，三棱 10 克，莪术 12 克，丹参 15 克，赤芍 15 克，路路通 15 克，川牛膝 15 克。共 14 剂，每日 1 剂，水煎早晚服。

［陈九曦，贾茜麟，陈旭，等．翁维良教授治疗冠心病支架术后合并焦虑、抑郁长时医案分析 [J]．中西医结合心脑血管病杂志，2022，20（6）：1126-1130.］

【评析】 患者于翁维良教授门诊就诊近 5 年共 26 诊次。首诊翁维良认为 PCI 术后患者再次出现胸痛发作，其核心病机为心脉瘀阻、肝郁气滞。长期情志不畅导致的肝郁气滞为发病的关键。加之患者年老久病，气虚血瘀，因此，翁维良教授采用益气活血、疏肝理气、解郁安神法进行治疗。以生黄芪、太子参、黄精、麸炒薏苡仁、茯苓益气健脾，延胡索、丹参、川芎、赤芍活血止痛，柴胡、银柴胡、姜黄、郁金疏肝理气，合欢皮、酸枣仁、百合、五味子安神。结合患者病史、舌脉提示为血瘀重症，故在上方基础上又加入了三棱、莪术以破血行气止痛。为"双心"同治，采用益气活血法"治心脏"，改善心脉痹阻问题，同时采用疏肝解郁法"治心理"，改善心理情绪问题。由于该患者治疗后数次心绞痛发作与生气、天气变化有较大的关系，所以在治疗上，翁维良教授强调医养结合，在积极药物治疗时，嘱咐患者从生活方式层面对病情进行综合干预，减少诱发因素，故患者病情得以有效控制。

5. 胡铁城——养阴清热，宁心安神法治疗焦虑症案

曹某，女，72 岁，2011 年 5 月 11 日初诊。

主诉： 心悸忐忑、失眠盗汗近 5 个月。患者近 5 个月来莫名惊恐，心中每每忐忑不安，失眠手抖，口苦盗汗，舌质红少津，脉细数。曾先后就诊于中西医效不佳。汉密尔顿（Hamilton）焦虑量表（HAMA）评分 16 分。

中医辨证： 阴虚火旺，心神不宁。

治法： 养阴清热，宁心安神。

处方： 黄连 5 克，知母 10 克，桑葚 10 克，生地黄 10 克，阿胶（烊化）10 克，白芍 10 克，当归 10 克，炙甘草 5 克，香附 10 克，合欢皮 30 克，茯神 10 克，珍珠母（先煎）30 克。水煎服，每日 1 剂。

服上方 14 剂，诸症减轻，但仍失眠多虑，在上方的基础上加炒酸枣仁 30 克，首乌藤 15 克再进半个月，睡眠较前明显好转，去黄连后继进，共服药 3 个月，诸症消失。

［张彪．胡铁城治疗老年精神障碍的经验 [J]．内蒙古中医药，2014，33（8）：137-138．］

【评析】　胡铁城认为老年焦虑状态的病机主要在于肝肾阴虚，阴虚生内热，加之心理状态不能及时消除，郁而化火，气火交织，阴愈虚则火愈旺，火愈旺则清窍不宁，心火愈旺，心神错乱，进而表现出焦虑症状。故对老年焦虑状态应在养阴清热的基础上加以清心安神。临床常用黄连阿胶汤和朱砂安神丸加减，方中黄连、知母清心降火，生地黄、桑葚、天花粉、阿胶滋养阴液，当归、香附、合欢皮等和血舒缓，茯神、珍珠母、磁石等安神，甘草和中，全方共奏养阴清热、宁心安神之功。火旺甚者加栀子、黄芩，夹痰热者加青黛、竹茹、青礞石等。

6. 王琦——疏肝利胆，清热镇惊，安神定志法治疗焦虑症案

韩某，女，50岁，2014年4月9日初诊。

主诉：焦虑伴失眠1年。病史：患者自诉2013年4月因家中变故出现精神紧张，焦虑，易胡思乱想，失眠多梦，入睡困难，当地医院诊断为：焦虑症。曾服用帕罗西汀、氯硝西泮、曲唑酮、舍曲林等无效，遂来就诊。刻下症见：失眠，入睡困难，两个小时方能入睡，多梦，易醒，凌晨一两点早醒，醒后难以入睡，服用黛力新、阿普唑仑、脑灵素等药能睡五六个小时，不服药则睡一两个小时。头痛，后脑勺发麻，颈项疼痛不适，自觉心跳加速，烦躁不安，易疲乏，纳差，食欲不振，大便每日1次，不成形，小便可。舌黯红苔薄白，脉弦细。焦虑自评量表（SAS）评分：62分。

处方：柴胡12克，黄芩10克，法半夏12克，党参10克，桂枝10克，熟大黄3克，灵磁石（先煎）20克，生龙牡（先煎）各30克，琥珀粉（分2次冲服）3克，炙甘草15克，淮小麦30克，大枣12克。30剂，水煎服，每日1剂。

2014年5月14日二诊：服药后在停用西药情况下，焦虑紧张、烦躁明显缓解，失眠改善，约半小时即能入睡，偶能10分钟入睡，睡眠四五个小时，头痛、颈项不适缓解，舌稍黯红苔薄白，脉弦滑。焦虑自评量表（SAS）评分：42分。处方：柴胡12克，黄芩12克，法半夏10克，党参10克，桂枝10克，熟大黄3克，灵磁石（先煎）20克，生龙牡（先煎）各30克，炒栀子10克，淡豆豉10克，夏枯草20克，葛根20克，炙甘草15克，淮小麦30克，大枣12克。30剂，水煎服，每日1剂。

2014年6月20日随诊：患者自述，目前焦虑紧张基本控制，睡眠改善，达六七个小时，余无明显不适。

［王婷，郑燕飞，王济，等.关于治疗焦虑症医案的探讨[J].中医药通报，2015，14（3）：7-11.］

【评析】 该患者是由家庭变故导致情志不遂、气机郁滞，故而影响肝、脾、心等脏腑的气机和功能，属于慢性焦虑症。患者主诉的两个主要问题"焦虑"和"失眠"主要与肝有关。依据焦虑表现及舌脉，判断基本病机为肝气郁结、气机逆乱、肝郁化火、阳不入阴，王琦创制了针对焦虑症的主方疏肝安神汤，以柴胡加龙骨牡蛎汤合甘麦大枣汤。方中柴胡疏肝清热，能够透散肝经郁热，疏调肝经

气机；黄芩苦寒清泄胆经郁热，与柴胡相配能够疏肝利胆，清泄郁热；半夏和胃降逆，散结消痞；生龙骨、生牡蛎重镇安神定惊；大黄通腑泄热；桂枝通行阳气；党参补益心脾之气，扶正以镇怯；原方用铅丹，王琦教授用灵磁石代替铅丹，取其重镇安神定惊的功效；又合上甘麦大枣汤来甘缓养心安神。诸药相配，既能清郁热，又可通阳气；既能健脾养心，又能镇惊安神，切合焦虑症的基本病机。二诊舌黯红已减、焦虑缓解，血瘀得减，五脏得安，故去琥珀；以葛根疗颈项不适外，兼取其除烦泻热之效以增强栀子豉汤治疗"虚烦不眠"的作用；王琦认为，夏枯草是得至阳之气而长，半夏是得至阴之气而生，二药配合为君，取阴阳相配之意，调整阴阳，使营卫循行有序，可促使人体睡眠昼夜节律的重建。

7. 潘智敏——益气固表，温阳敛汗，重镇安神法治疗焦虑症案

吴某，女，38岁，2008年2月12日就诊。

主诉：畏寒，汗出9年余。9年前患者经期出现畏寒，鼻塞，头痛，咽喉疼痛，无发热，无咳嗽咳痰，在当地医院诊断为上呼吸道感染，经治疗后症状好转，之后反复出现畏寒，肢冷，得温可缓，焦虑，心悸，动辄出汗，面色㿠白，纳可，夜眠差，小便清长，大便调，舌淡嫩，脉沉迟无力。

中医诊断：焦虑综合征。

辨证：阳气不足，心神失养。

治法：益气固表，温阳敛汗，重镇安神。

处方：生黄芪15克，生白术6克，炒当归12克，乌毛豆30克，瘪桃干15克，王不留行12克，浮小麦30克，青龙齿（先煎）30克，紫贝齿（先煎）15克，生白芍30克，南五味子9克，郁金9克，糯稻根30克，川芎12克，淡附子（先煎）9克，片姜黄9克，煨肉桂（后下）3克；西医配合瑞美隆15毫克，每晚1次，抗焦虑。静脉滴注丹红、苦碟子改善循环，佛迪营养心肌等。

服用上述方药5剂后患者恶寒，汗出较前改善，尚有心悸，伴有手足心热，乃阳损及阴，心火偏亢，前方去黄芪、白术、当归，加何首乌、地骨皮、川黄连以养血滋阴，清热除烦，再服7剂。

2008年2月25日复诊：诸虚烦、手足心热等症较前明显减轻，然仍有肢冷，腰膝酸软，考虑心肾阳虚明显，处方：当归9克，黄芪12克，乌毛豆30克，

瘪桃干 15 克，浮小麦 30 克，麻黄根 15 克，生白芍 30 克，南五味子 9 克，糯稻根 30 克，淡附子（先煎）9 克，肉桂（后下）6 克，熟地黄 9 克，淫羊藿 30 克，仙茅 15 克，菟丝子 15 克，巴戟天 15 克，煅牡蛎（先煎）30 克，再服 7 剂，如果有效，可继续服用。

2008 年 3 月 24 日复诊：诉诸症状均明显减轻，偶有口干，病久阴阳俱虚，去附子、肉桂，加养阴药物太子参 9 克，麦冬 9 克，知母 6 克，女贞子 6 克，服用 7 剂。经上述治疗，患者诸症状均瘥。

［周飞，潘智敏. 潘智敏临床验案 3 则 [J]. 光明中医，2009，24（1）：119-121.］

【评析】 患者为中年女性，因素体阳气亏虚，机体失于温煦，故见畏寒、肢冷，得温可缓，面色㿠白；阳气亏虚，失于固摄，故见动辄汗出；患者焦虑，心悸，夜眠差，是心阳亏虚，心神失养所致；小便清长，是肾阳虚的表现；故遣方用药以益气温阳，固表敛汗，重镇安神为则治疗；肾为五脏阴阳之本，久病必损及肾阴肾阳，且阴阳互根，故后期阳损及阴，表现为阴阳俱虚，治以在温阳基础上加用滋阴药物，使温阳而不致耗阴，养阴而不致碍阳，故张景岳曰："善补阴者，必于阳中求阴。使阴得阳升而源泉不竭；善补阳者，必于阴中求阳，使阳得阴助而生化无穷。"

8. 王庆国——疏肝，养心安神，交通心肾法治疗焦虑症案

患者，女，31 岁，2017 年 2 月 19 日初诊。

病史：患者 5 个月前产后因情绪紧张出现夜间难以入睡，自诉曾连续 4 ~ 5 天未眠，严重时曾出现呼吸困难，心慌，濒死感，就诊于当地医院诊断为焦虑症，未予药物治疗，症状逐渐缓解。现患者仍焦虑、易紧张，失眠多梦，偶有胸闷、心慌，无汗出，头皮发麻，注意力不集中，晨起疲乏，大便稀，舌尖红，苔白腻，脉弱。既往史：甲状腺功能减退 2 年。

辨证：肝郁脾虚，心肾不交。

处方：柴胡桂枝汤、甘麦大枣汤、交泰丸化裁。柴胡 10 克，炒黄芩 10 克，法半夏 15 克，桂枝 10 克，白芍 15 克，北沙参 10 克，当归 15 克，煅龙骨（先煎）20 克，煅牡蛎（先煎）20 克，炙甘草 30 克，浮小麦 30 克，大枣 30 克，熟

地黄 50 克，肉桂（后下）8 克，川黄连 10 克，黄柏 10 克，龟甲（先煎）20 克，首乌藤 50 克，14 剂，水煎服，每日 1 剂。

2017 年 2 月 26 日二诊：患者诉服药后失眠好转，有睡意，但仍多梦，早醒，于原方中加炒栀子 10 克，淡豆豉 10 克，继服 14 剂。

2017 年 3 月 26 日三诊：诸症向愈，自诉夜眠已不醒，焦虑大有好转，又断乳后月经量减少，仍舌红边尖甚，于前方加荆芥穗 10 克，菟丝子 15 克，益母草 10 克，继服 7 剂以巩固治疗。

［尹湘君，程发峰，穆杰，等.王庆国教授应用柴胡桂枝汤治疗杂病五则 [J].环球中医药，2019，12（7）：1105-1107.］

【评析】《素问·六节藏象论》中说："肝者，罢极之本，魂之居也……为阳中之少阳……凡十一脏，取决于胆也。"魂为五神之一，主要包括谋虑、愤怒、惊恐等情感活动，胆对五脏六腑神志具有决断功能，主半表半里，通达全身阴阳，本案中妇人肝胆病，情志调节失常，故出现产后焦虑，易紧张等症；又产后血虚，心神失养，故出现夜间难以入睡、多梦，严重时出现呼吸困难，心慌等症。肝郁气滞，克伐脾土，水谷运化失调，气血生化不足，故疲乏、大便稀。患者夜不能寐，阴液亏耗，在下之肾水难以上济于心，心火偏亢，形成心肾不交之势，加重失眠。本病病位在脏，主要为肝、脾，兼有心、肾。肝郁脾虚，柴胡桂枝汤以调之；血虚脏阴伤，心肾不交，心火亢盛，甘麦大枣汤合交泰丸加减以滋脏气，交通心肾。

9. 仝小林——疏肝解郁，调和阴阳法治疗焦虑症案

常某，女，45 岁，2010 年 10 月 20 日初诊。

主诉：焦虑 4 年。患者 2006 年因胃痛、乳房胀痛、下颌淋巴结痛，伴心烦、心率加快、口渴等，当时在当地医院给予抗生素后症状减轻。此后出现失眠、多梦，且又伴见心烦、口渴等症状，经多处医治，未见明显疗效，故而来诊。刻下症见：焦虑，惧热闹，怕异味，心烦急躁，焦虑时血压升高，服安定后血压下降，神疲乏力，嗜睡，头晕，气短，多梦易醒，记忆力减退，时手指发麻，胸前区肋骨疼痛，肩胛骨疼痛，右臂内侧疼痛，右颌下淋巴结疼痛（1 厘米 ×1 厘米，移动度好），焦虑时疼痛加重，纳可，时便秘，小便调，月经正常，舌淡红、苔薄白、脉沉弱。

诊断：郁证。

辨证：肝气郁滞，气机失调。

处方：柴胡桂枝汤加减。柴胡、半夏各9克，黄芩、党参、桂枝、炙甘草、浙贝母、猫爪草各15克，白芍30克，生牡蛎（先煎）、炒酸枣仁各60克，生姜3片。14剂，每天1剂，水煎，分早晚2次服。

11月2日二诊：服上方后，焦虑缓解，气短、乏力、头晕、多梦等症状明显减轻，心烦急躁改善，异味较以前耐受，疼痛减轻，仍惧热闹，舌淡红、苔薄白，脉偏沉。守上方，黄芩、猫爪草、浙贝母改为30克，另加夏枯草45克，28剂，煎服法同前。

后患者家属因他病来诊，述此患者在当地按原方抓药续服1个月而诸症消失。

［彭智平，周强．仝小林教授治愈顽固性焦虑症验案1则 [J]. 新中医，2013，45（1）：204-205.］

【评析】 焦虑症以其症状特点，可归属于中医学郁证范畴，患者焦虑、心烦急躁乃致肝郁不舒的表现。《素问·灵兰秘典论》言："肝者，将军之官，谋虑出焉。"肝气郁而不畅使将军之性受束缚，则表现为惊恐害怕，如患者惧热闹、怕异味、记忆力减退等；焦虑时气滞加重，所谓"不通则痛"，故肢麻身痛在焦虑时加重。病机乃为肝郁不畅，气机失调。柴胡桂枝汤出自《伤寒论》第146条，曰："伤寒六七日，发热微恶寒，支节烦疼，微呕，心下支结，外证未去者，柴胡桂枝汤主之。"此方本为少阳兼表而设的证治，仝教授根据临床实际，发经方之新用，以柴胡桂枝汤疏肝解肌而治疗焦虑症。以柴胡桂枝汤拆方而言，此方由小柴胡汤与桂枝汤合方而成，小柴胡汤能够和解少阳，疏肝解郁，兼清肝热以除烦；桂枝汤调和营卫、祛风解肌，二者合用，能起疏肝解郁、调和阴阳、温阳通络，恰合此患者病机；《金匮要略·脏腑经络先后病脉证》言："夫治未病者，见肝之病，知肝传脾，当先实脾。"故方中诸药使用，符合《黄帝内经》"夫肝之病，补用酸，助用焦苦，益用甘味之药调之"的治疗原则；由于患者发病以来长期失眠，故配以大剂量酸枣仁安神定眠。诸药合用，共奏抗焦虑、除烦安神、散结消肿之功。仝教授在治疗过程中，发经方之新用，灵活变通，且症、证、病相结合，在此基础上再结合现代中药药理学研究，做到现代中药药理学研究的临床回归，再根据患者具体情况因病施量，故而取得满意疗效。

第二节　神经衰弱

　　神经衰弱是指在长期处于紧张和压力之下，出现精神易兴奋和脑力易疲乏，常常伴有情绪烦恼、易激惹、睡眠障碍、记忆力减退、肌肉紧张性疼痛等。这些症状不能归结于脑、躯体疾病和其他精神疾病，症状时轻时重，波动与心理社会因素有关，病程多迁延。

　　近年来许多国家如美国和西欧，已废用这个病名，受文化等因素影响，本病在东亚仍然相当常见，故 ICD-10 保留了这一病名，把本病置于其他神经症性障碍之下。

　　由于神经衰弱的症状缺乏特异性，几乎都可见于其他神经症，如焦虑症、抑郁症、疑病症、躯体化障碍等，使本病的诊断更加困难。按照等级诊断的原则，只有排除其他精神疾病，并须经一定时间的观察（如 2～3 个月）或病程在 3 个月以上，方能诊断神经衰弱。我国精神病学家基于长期的临床实践，制订了较明确的神经症诊断标准，使神经衰弱的临床诊断规范化。

　　国内多次调查结果表明，本病仍然是最常见的神经症。本病如处理不当可迁延达数年甚或数十年。如遇新的精神因素或休息不足，症状可重现或加剧。但经精神科或心理科医生积极、及时治疗，指导患者消除病因，正确对待疾病，本病可达缓解或治愈，预后一般良好。

　　根据神经衰弱的临床表现，本病可参照"衰弱""惊悸""不寐""善恐""健忘""百合病"等病证的辨证论治。

1. 蒲辅周治疗神经衰弱案

病案 1　清热化痰安神法治疗神经衰弱案

　　吴某，男，25 岁，1977 年 7 月 13 日初诊。

　　病史：半年来失眠严重，遗精，记忆力减退，精神萎靡，纳欠佳，体重明显减轻，每晚必须服用大剂量安眠药才能入睡三四个小时，亦曾服过补心丹、酸枣仁汤等，皆未见效，病情日益加重，甚则通宵不眠，遗精频作，舌尖边红，苔薄黄腻，脉弦滑。

辨证：君相火旺，痰热内蕴。

处方：黄连温胆汤加黄精、牡丹皮。黄连 3 克，陈皮 6 克，半夏 12 克，茯苓 9 克，甘草 6 克，枳实 6 克，竹茹 9 克，黄精 4.5 克，牡丹皮 6 克。

当日下午 5 点服药，患者治病心切，两煎药一饮而尽，晚上 9 点自感有睡意，卧而入睡，翌日晨方醒，尚有梦，服完 3 剂，睡眠已较好，梦亦减少，乃宗原方随症化裁，调治半个月而愈。

［广安门医院. 医话医论荟要 [M]. 北京：人民卫生出版社，1982.］

【评析】　不寐病虚证居多，但并非皆是虚证。此例不寐患者伴遗精，记忆力减退，精神萎靡，纳欠佳，体重减轻，似属于虚证，但用滋阴、养肝安神的补心丹、酸枣仁汤等，皆未见效。盖患者非属于虚也，蒲辅周以患者苔黄腻、脉弦滑，辨为君相火旺，痰热内蕴，药用黄连温胆汤加黄精、牡丹皮。辨证明确，虽用的是普通中药，但用药针对性强，一剂即显效，显示了蒲辅周大医的风范。蒲辅周认为黄精能补益五脏，益精填髓，临床观察似可促进脑和神经功能的恢复，神衰偏虚时，蒲辅周喜加黄精，并常以黄精丹作为神衰的调补之方。

🍅 病案 2　疏肝解郁，养心安神法治疗神经衰弱案

王某，女，38 岁。

刻下症见：神衰非常严重，常彻夜难眠，健忘，入睡时，滴水声都可惊醒，而致整夜不能入睡，病已十年之久。常头晕耳鸣，心悸而烦，左胁下时疼痛，干呕，易汗出，既不耐热，又不耐寒，四肢欠温，但有时手心又觉热，曾服过补心丹、归脾丸、养血安神等都难见效，多年常服大剂量西药安眠药。脉举之不足，按之沉细弦有力，病在厥阴，治宜疏肝解郁，养心安神。

处方：柴胡 3 克，枳壳 3 克，白芍 9 克，甘草 3 克，吴茱萸 1 克，黄连 3 克，法半夏 6 克，远志 3 克，菖蒲 6 克，酸枣仁 9 克，石决明（先煎）15 克，磁石（先煎）12 克，小麦 9 克，大枣 3 枚。

服此方缓缓调理，隔日 1 剂，服一个月再诊：药后睡眠日见好转，精神较振，其他症状亦随之而减，续服原方加五味子 3 克，病情又大有进步，并渐停服了西药安眠药。

［广安门医院. 医话医论荟要 [M]. 北京：人民卫生出版社，1982.］

【评析】 此例患者，神衰虽已十年之久，但脉证乃肝失条达为主，故以四逆散合左金丸调肝解郁为主，病久肝阴耗损，故辅以甘麦大枣缓肝之急，守方缓治而效。具有刚柔兼施、阴阳并顾作用。患者虚象非矛盾的主要方面，纯补则壅滞气机，故既往用补剂难求疗效。

蒲辅周常说："神衰之病，多与用脑不当，情感失调有关。治病须求本，要做好有关解释和思想工作。即使是损伤致虚的，调补即可。神衰青壮年者尤多，初起虚损不是主要的，决不要一提神衰就用补心丹、柏子养心丸、归脾丸、六味地黄丸及参茸之剂。"

2. 吴少怀——益气镇惊，安神定志，佐以清热法治疗神经衰弱案

丁某，男，33 岁，1961 年 4 月 2 日初诊。

病史： 素有胃溃疡、神经衰弱。常患胃胀痛，脘中灼热，嗳气吞酸，呕吐食水，易饥作饱，头晕沉重，心悸少眠。近 7 天来，彻夜不寐，心悸惊恐，烦躁不安，胃脘灼热胀满，少食作酸，口干不欲饮。检查：舌质红苔白黏，脉沉缓滑。

辨证： 心胆气虚，湿热阻中。

治法： 益气镇惊，安神定志，佐以清热。

处方： 安卧如神汤。茯苓、茯神各 6 克（朱砂 0.3 克拌），生白术 9 克，炒山药 9 克，寒水石（先煎）4.5 克，太子参 9 克，炒酸枣仁 12 克，制远志 4.5 克，炙甘草 3 克。

4 月 6 日二诊： 服药 3 剂，夜眠转好，惊恐已少，脘热已除，仍胃胀嗳气作酸，少食化迟，舌苔白黏，脉沉缓。按上方加黄连 1.5 克，枳壳 4.5 克。

4 月 10 日三诊： 服药 3 剂，夜眠增多，一夜可达 4 小时，心悸亦轻，仍脘胀嗳气，肢体酸沉乏力，舌苔白质红，脉左沉弦，右沉缓，按二诊方去远志，加陈皮 4.5 克，炒麦芽 6 克。

4 月 13 日四诊： 服药 3 剂，入夜能眠，唯多梦，脘仍不舒，腰酸不舒，腰酸腿沉，身倦无力，舌脉同前。改拟舒肝和胃之剂调理。

［王允升，张吉人，魏玉英. 吴少怀医案 [M]. 济南：山东科学技术出版社，2021.］

【评析】 心胆气虚，神魂不安则善惊易恐；心气不足，惊伤于胆则虚烦不

寐。《杂病源流犀烛·不寐多寐源流》认为："有心胆惧怯，触事易惊，梦多不祥，虚烦不寐者。"本例除有心胆气虚之症以外，尚兼中焦失调，胃热气逆之状，如脘中灼热，胃胀痛，嗳气吞酸，呕吐等。胃气失和，阳气浮越于外而卧寐不安。《张氏医通·不得卧》说："脉滑数有力不得卧者，中有宿滞痰火，此为胃不和则卧不安也。"本病治疗应为兼顾全面，以益气镇惊，安神定志，清泄胃热为大法。方中太子参、白术、茯苓、炙甘草补益心神之气，寒水石清阳明之热，远志、茯神安神定志，炒酸枣仁养血敛阴，炒山药补脾，继以黄连清火安神，枳壳、陈皮调中和胃。全方合用，阳能交阴，故诸症消失。

3. 肖俊逸——清肠解毒法治疗神经衰弱案

刘某，男。

病史： 1971年患神经衰弱，头昏失眠，有时彻夜不能交睫，异常烦躁，屡欲自尽。下肢痿弱，怯于行动，稍一合目，阳即勃起，每隔四五夜必梦遗一次。有时白天觉阳物刺痒而自遗。脉细微，但重按滑数。腹胀矢气，便溏艰涩，粪黑若酱并臭，小便短赤。患者时虑虚脱，而医者亦不详察病情，皆以脉象细微、头昏失眠、梦遗脚软不能行走等症为虚象，投大剂温补。阅其所服之方药，石柱参用至30克，党参、黄芪各用至60克，其他补肾之药亦皆10～15克，治疗月余，病不稍减。后又住院月余，仍无疗效。后请余治。

辨证： 详审脉症，认为肠中湿热郁积，腐败毒邪滞阻，上蒙清窍所致。此乃肠道病变引起神经衰弱之症。

治法： 清肠解毒。

处方： 黄芩9克，黄连9克，黄柏9克，怀山药12克，薏苡仁12克，莲子心5克，通补丸（吞服）5克。

注：通补丸是肖医师自制药，系由80%大黄和20%厚朴、枳实、藿香组成。

上方加减，但三黄和通补丸始终未除，共服药五十余剂，患者始得痊愈。

［董建华，王永炎. 中国现代名中医医案精华[M]. 北京：北京出版社，2002.］

【评析】 患者脉象细微、头昏失眠、梦遗脚软不能行走，证似属于虚证，然，温补治疗经久，却无效，何也？盖患者湿热内郁，湿乃重浊之邪，易阻碍气机，气血不畅，故脉细微（重按滑数）。《素问·生气通天论》曰"湿热不攘，大筋软短，小筋弛长"，故足痿不用也，即谓"大实有羸状"。湿热内阻，三焦气机不利，在上则头昏失眠，在中则腹胀矢气，在下则便溏若酱并臭、小便短赤、梦遗（湿热相火妄动）。温补更助湿热，故病不但不愈，反而愈重。失眠、烦躁、梦遗，湿热并存，热重于湿之明征，治当清热解毒为主，兼以化湿。药用苦寒重剂三黄、莲子心，清三焦与心经之火热；枳实、厚朴理气，调畅中焦气机；藿香、薏苡仁化湿；山药和胃护中。湿祛热除，故病得痊愈。

肖俊逸自述用三黄及通补丸，或单独应用通补丸，清肠解毒，治疗肠道病变引起的神经衰弱，多能应手取效。此案也可以说是《黄帝内经》"胃不和则卧不安"的延伸，生理上与胃相接的"肠不和"，也有卧不安的表现。

注：石柱参，全称石柱子参，又称柱参，是由野山参经人工栽培选育而来。

4. 朱良春——化痰消瘀，安神定志法治疗神经衰弱案

洪某，男，37 岁，1972 年 8 月初诊。

病史： 三年前，自高处不慎坠落，当时未有昏迷现象，事后即失眠，每晚仅能睡 2～4 个小时，纳谷与二便无异常。曾服补心气、养心血、宁心神之品等百余剂，未能收效。细审其脉证，舌尖有紫斑，苔薄黄微腻，脉弦滑，从痰瘀互阻、心神被扰论治。

处方： 琥珀（冲服）3 克，桃仁泥 9 克，红花 9 克，丹参 12 克，远志 9 克，石菖蒲 9 克，川郁金 12 克，竹茹 9 克，胆南星 9 克，瓜蒌皮 12 克。

此方略事加减，连服二十多剂而愈。

［姚岳 . 朱良春从痰瘀论治的经验 [J]. 江苏中医杂志，1981（6）：12-13.］

【评析】 本例不慎跌下，则络脉受损，瘀血内停，络脉不畅，津液不能正常输布，而成痰浊，如不探求病因，投补气养血收敛之品，更助瘀血痰浊阻于经脉脏腑，扰乱心神，因而失眠未能好转。故用琥珀、桃仁、红花、丹参化瘀宁心，竹茹、胆南星、瓜蒌皮宣化痰浊，达胆和胃可安胆气；菖蒲、远志、郁金化痰消瘀，舒畅心气，安神定志，故获效机。

5. 赵绍琴治疗神经衰弱案

🍅 **病案1　宣调气机，疏肝泄热法治疗神经衰弱案**

徐某，女，42岁。

病史：患者做财会工作二十余年如一日，恪尽职守，颇得好评，近日破格晋升中级职称。因领导委以重任，致有人不满，散布流言。心中因此郁闷。加之工作压力颇重，遂致夜不能寐，病已月余，以致不能坚持正常工作。形容憔悴，疲惫不堪。心烦急躁，时欲发怒，又时欲悲泣。诊脉弦细滑数，重按有力，舌红苔白浮黄，大便干结，小溲色黄。此肝胆郁火不得发越，内扰心神，魂魄俱不安宁。治宜疏调气机，宣泄木火之郁。

处方：升降散加减。蝉蜕6克，僵蚕10克，片姜黄6克，大黄3克，柴胡6克，黄芩10克，川楝子10克，菖蒲10克，钩藤（后下）10克，7剂。

二诊：药后大便畅行，心烦易怒俱减，夜晚已能安睡3～4小时。患者精神状态较前判若两人。诊脉仍弦滑数，舌红苔白，郁热尚未全清，继用升降散。处方：蝉蜕6克，僵蚕10克，片姜黄6克，大黄3克，柴胡6克，黄芩10克，川楝子10克，枳壳6克，焦三仙各10克，7剂。

三诊：患者心情显著好转，入夜已能安然入睡，食欲较前大增，面色已显润泽。意欲上班，恢复工作。但思之仍不免心有余悸，唯恐上班后再导致失眠症发生。诊脉弦滑且数，舌红苔薄白。仍宜前法进退，并嘱其每日坚持散步锻炼，饮食当忌辛辣厚味。并注意思想开朗，勿以小事为意。处方：柴胡6克，黄芩10克，川楝子10克，丹参10克，茜草10克，赤白芍各10克，蝉蜕6克，僵蚕10克，片姜黄6克，焦三仙各10克，7剂。

【评析】　此例患者由于工作压力不堪重负，致精神高度紧张，夜不能寐，属精神情志因素所为，故责之于肝经郁热不得宣散，木旺则火生，而成木火同盛，神魂不安。故选用杨栗山升降散之善能疏调气机解郁散结者，合疏肝泄热之品组方，以治其病本。药对其证，故能七剂而获显效。真不亚于西药之镇静剂也。按失眠一症，多从心神不安，心肾不交辨之，动辄堆砌大队安神之品，如酸枣仁、茯神木、远志，合欢皮、珍珠母之类。此所谓对症下药，非辨证施治也。赵绍琴此案，不用一味安神之药，而收安神定志之效，中医辨证论治之特色，于斯见矣。

病案 2　滋阴降火，交通心肾法治疗神经衰弱案

孙某，女，76 岁。

病史： 因职业关系，用脑过度，年轻时即患神经衰弱，经常失眠。年老之后，渐渐严重。经常心悸怔忡，彻夜不眠，心烦不安，每晚必服镇静剂方能入睡。大便干结，常服麻子仁丸始通。舌体瘦小，舌质红绛且干，脉象弦细小滑。此因思虑太过，耗伤心脾，年老之后，脏阴又亏，郁热内蕴。值此阴亏火旺之时，先用黄连阿胶鸡子黄汤，滋阴降火，泻南补北，交通心肾。

处方： 生熟地黄各 20 克，川黄连 3 克，阿胶（分两次烊化兑入）12 克，墨旱莲 12 克，女贞子 10 克，鸡子黄（打碎搅匀用煎成之药液乘热兑入搅匀温服）2 枚。7 剂。

二诊： 药后心烦渐减，夜间已能入睡片刻，易醒心惊，神疲乏力，头晕健忘，纳食欠佳。舌绛已减，质红少苔，脉仍弦细且数。老年脏亏已久，阴阳俱衰，气血两亏，难求速效，宜用膏滋调养，为求本之法。为拟补心安神膏治之。处方：黄芪 60 克，党参 30 克，沙参 60 克，生地黄 60 克，当归 60 克，赤芍 60 克，白芍 60 克，阿胶（烊化兑服）30 克，黄芩 20 克，川黄连 10 克，女贞子 30 克，墨旱莲 60 克，金樱子 60 克，五味子 60 克，远志 30 克，生牡蛎（先煎）80 克，珍珠母（先煎）80 克，焦麦芽 60 克，鸡内金 60 克，桑葚 60 克，鲜葡萄 2500 克，鲜苹果（切片）400 克，蜂蜜 150 克，冰糖 60 克。

制法： 上药除阿胶、葡萄、苹果、蜂蜜、冰糖外，余药水煎两次，每次约 2 小时，将两次所煎的药液混合后加入鲜葡萄、鲜苹果，再煎至葡萄、苹果融化，滤去核渣，将药液置文火上浓缩，同时加入蜂蜜、冰糖，并将阿胶另捣烊化后兑入，徐徐收膏，贮于瓶中。每日早晚各服 2 匙，开水冲服。

患者依法制药服用后，身体日渐好转，精力渐增，纳食增加，二便已调，心悸怔忡皆愈，多年的顽固失眠也显著好转，去掉了赖以安眠的镇静药。

［杨连柱，彭建中 . 赵绍琴临床经验辑要 [M]. 北京：中国医药科技出版社，2018.］

【评析】　患者年高体衰，久患失眠，并见诸般虚弱症候，乃脏阴久亏，无以滋荣。初诊用泻南补北方法，虽获小效，终非治本方法，必用膏滋荣养，滋其化源，为高龄脏腑虚损之调养妙法。本方配伍全面，适用于劳倦思虑太过而致心脾两虚的失眠症；或伴见脾虚食滞者，可见心悸健忘，肢倦神疲，纳食欠佳，面

色少华，大便秘结，舌红或淡，脉细弱等症。方中黄芪、党参健脾益气；女贞子、墨旱莲、金樱子、桑葚、五味子滋补肝肾之阴，水足则心火不亢而下交于肾水，则成水火既济。当归、赤白芍、川芎、阿胶养血即以养心；生牡蛎、珍珠母重镇安神；沙参、生地黄、鲜葡萄、鲜苹果、蜂蜜生津增液，濡润大肠，对老年血虚便秘之人，尤为适宜。"胃不和则卧不安"，方中又在大量滋补药中加入焦麦芽、鸡内金、远志、黄连、黄芩，一则可防补药滋腻碍胃，二则可消胃中积滞，疏理肠腑，全方有健脾安神，养血宁心之功，临床对用脑过度，失眠，食欲不佳，大便秘结的患者颇有效验。

6. 张琪——清宣郁热除烦，益气养心安神法治疗神经衰弱案

侯某，女，67 岁，1985 年 1 月 14 日初诊。

主诉： 心烦不安、夜不能眠二十余日。该患者既往患神经衰弱。此次发病前因感冒发热，用药后热退，但心中"闹腾"不已，以致通宵不能入睡，服用安定、艾司唑仑等均未奏效，因二十余日未能睡眠，心中"闹腾"感日益加重，痛苦异常，故来门诊求治。患者为一近七旬老妪，素体虚弱，常有心悸、气短、失眠等症。此次病发于热病之后，心中懊侬，烦扰不宁，舌尖赤苔白，脉滑而有力。

辨证： 心气不足，余热扰及神明。

治法： 清宣郁热除烦，益气养心安神。

处方： 栀子 20 克，淡豆豉 15 克，甘草 20 克，大枣 8 枚，竹茹 15 克，水煎服。

1 月 20 日复诊： 连服上方 6 剂，懊侬消除，夜能安然入睡 5 小时，舌苔已退。继以此法变通调治而愈。

［张琪余，新华 . 张琪临床经验辑要 [M]. 北京：中国医药科技出版社，1998.］

【评析】 虚烦不眠兼见脉滑，临床极易与温胆汤证相混淆。张琪自述，本案初诊时，曾先以温胆汤加黄连治之，因服药罔效而再详加辨识此患之"烦"，患者形容为"心中闹腾"，且病发于热病之后，所以此属"虚烦懊侬"，而非温胆汤证，即时易法而效。疗效是检验理法方药的唯一标准。善医者从不避讳，在疾病诊治过程中修正自己的诊断。此即"十问歌"中"再兼服药参机变"之义。"虚烦懊侬"一证，见于《伤寒论·太阳病》。论曰："发汗吐下后，虚烦不得

眠，若剧者，必反复颠倒，心中懊恢，栀子豉汤主之。"诸家皆谓本证病机为热扰胸膈，但张琪认为本证单以热扰胸膈为病机，义犹未尽，应进一步定位于心。"心藏神"，热扰心神故虚烦懊侬，故不论外感内伤，只要郁热扰及心神，就可发生，虽然两者有别，但殊途同归，故用栀子豉汤同样有效。栀子、豆豉二药相伍，能清宣胸中郁热，因而具有除烦宁心之功。因患者又兼有心气不足之证，故与甘麦大枣汤合剂，更增宁心安神之效。

观张琪医案，多因病机复杂，大方用药者偏多，此案老妪近七旬且素体虚弱，心气不足，余热扰乱，轻药宣散疗大症。

7. 段亚亭——补益脾胃，安神解郁法治疗神经衰弱案

陈某，女，36 岁，1991 年 10 月 5 日初诊。

病史：患者 3 年前饮食不慎而感胃脘不适，睡眠不安，易醒，甚至彻底不眠。做脑电图、胃镜、心电图均未见异常，诊为神经官能症。给予安定、丹栀逍遥散、黄连阿胶汤等治疗未效。患者情绪忧郁，双手颤抖，纳呆，胃脘常感胀满不适，心悸、气短、便溏，舌淡，苔白腻，脉细缓。

辨证：脾胃气虚，中焦阻滞。

治法：补益脾胃，稍佐安神解郁。

处方：太子参 30 克，茯苓 15 克，白术 15 克，陈皮 12 克，砂仁（后下）12 克，白豆蔻仁（打碎后下）12 克，藿香 12 克，炒三仙各 30 克，茯神 15 克，合欢皮 30 克，郁金 12 克，香附 12 克，酸枣仁 15 克，柏子仁 15 克，炙远志 12 克。每日 1 剂煎服。

服药十余剂，症状大减，再宗前方，随证加减数剂，诸症悉除。

［文仲渝 . 段亚亭验案 4 则 [J]. 四川中医，1993（10）：33-34.］

【评析】　本案患者因胃中不适而致长期失眠，前医投以丹栀逍遥散疏肝清热，黄连阿胶汤育阴清热均未奏效，段亚亭根据其病因，宗《素问·逆调论》"胃不和则卧不安"之理，认为睡眠不好是由脾胃虚弱，传导功能阻滞所致。因此，本案的治疗关键在于健运脾胃，佐以安神解郁。故以香砂六君子汤健脾益胃；郁金、香附、合欢皮疏肝解郁，茯神、酸枣仁、柏子仁安神定志。药到病除，疗效甚佳。

第十三章
应激相关障碍

　　应激相关障碍，与旧称反应性精神病、反应性精神障碍、心因性精神病、心因性精神障碍概念类同，指一组主要由心理、社会（环境）因素引起异常心理反应而导致的精神障碍。应激相关障碍主要包括：创伤后应激障碍、适应障碍、童年反应性依恋障碍等。ICD-11中将应激相关障碍从ICD-10的"神经症性、应激相关的及躯体形式障碍"中分离出来，成为单独的一节。

　　本病发生的原因主要与精神刺激及患者的性格有关，精神因素是发生本病的直接原因。这类因素包括：使患者惊恐或危及其生命财产的意外事件、生活中的不幸遭遇、工作受到严重挫折、家庭纠纷或婚姻问题、长期的思想矛盾等。一般说来，都必须具有足够的强度，能引起患者强烈而不愉快的情感体验，才能致病。性格胆小、孤僻、多疑、敏感、急躁、易激动者，家族有精神病遗传史者，患有躯体疾病或过度疲劳者易发生本病。

　　应激反应不等于应激障碍，只有应激反应超出一定强度和（或）持续时间超过一定限度，并对个体社会功能和人际交往产生影响时，才构成应激障碍。

　　根据其临床表现，本病可参考中医"癫证"或"狂证"的辨证。

1. 郭谦亨——泻火逐痰，安神镇肝法治疗反应性精神病案

　　王某，女，15岁，1991年6月12日就诊。

　　病史：患者在晚自习后回家时，路遇坏人，受到惊吓，先是哭泣不已，继而沉默不语，两天后话语增多，傻笑，烦躁，不能控制情绪，被诊断为反应性精神病。经用西药治疗后好转，但一遇精神刺激即发病。两日前，因老师批评，回家后语言增多，语无伦次，精神亢奋，而来诊治。脉滑疾有力，舌苔黄燥，询之大

便已 3 日未行，自感痰涎壅盛，吐之不尽。

治法： 泻火逐痰，安神镇肝。

处方： 大黄（后下）15 克，黄芩 9 克，芒硝（冲服）9 克，青礞石（先煎）25 克，生铁落（先煎）30 克，菖蒲 10 克，贝母 10 克，竹茹 10 克，胆南星 10 克，远志 10 克，丹参 15 克，3 剂。

复诊： 午后 2 时服药，5 时腹泻，尔后即大睡，直至翌日凌晨，醒后自感乏力，余症均减。乃去硝、黄，加天麦冬各 10 克，茯神 10 克，玄参 10 克，5 剂。

两个月后随访，精神已趋正常。

［刘国强．郭谦亨应用金石药物的临床经验 [J]. 中医杂志，1992，33（8）：12.］

【评析】 《素问·至真要大论》云："诸躁狂越，皆属于火。"《难经·二十难》云："重阳者狂。"可见狂证多为阳证，主动，主躁。纵观本案患者舌、脉，症当为典型的痰迷心窍，痰火扰心之证。《医学入门》指出："狂为痰火实盛，治痰专于下痰降火。"故重用芒硝、大黄，以釜底抽薪，通腑导下，使火热之邪，有形痰浊，随大便而迅速外排。佐菖蒲、胆南星、竹茹涤痰宣泻。青礞石坠痰下气，生铁落镇惊。本证辨证准确，贵在早攻痰火。

2. 吕继端——疏肝解郁，养心安神法治疗情感性（心境）障碍案

程某，女，29 岁，1992 年 4 月 16 日初诊。

病史： 自诉近 2 个月来神情忧郁，反应淡漠，幻想，有厌世感。省某医院精神科诊断为情感性（心境）障碍，西药治疗未见好转。诊时诉除上述症状外，伴心中烦闷，心情烦躁，夜寐不安，头晕如钟摆，眼睛昏花发黑，食欲不振，二便调，舌质红苔黄厚腻，脉软滑。

治法： 疏肝解郁，养心安神。

处方： 柴胡 4.5 克，茯神、百合、丹参各 20 克，白芍 15 克，合欢皮 24 克，柏子仁、麦冬、香附各 12 克，郁金、生地黄 10 克，薄荷（后下）3 克，琥珀末（冲服）10 克。

上药略有增减，服药 1 个月，诸症完全消失，恢复正常上班。

［张赤志．吕继端治疗精神疾病经验举隅 [J]. 湖北中医杂志，1994，16（6）：7-8.］

【评析】　此例患者神情忧郁，反应淡漠，幻想，显系肝失条达，肝气郁结，疏泄失常，使魂不能藏而精神忧郁。《普济本事方》说："平人肝不受邪，故卧则魂归于肝，神静而得寐。今肝有邪，魂不得归，是以卧则魂扬若离体也。"是以患者夜寐不安；气郁化火，耗伤阴血，心血心阴不足，虚火扰神，心神失养，神不守舍，则现头晕眼花，心烦不安。治疗给予柴胡、合欢皮、香附、郁金、薄荷等疏肝解郁；丹参、白芍养心血清心经热；百合、地黄、麦冬滋阴除虚烦；茯神、柏子仁、琥珀养心安神，合方而奏疏肝解郁，养心安神之效。患者虽有纳呆、苔厚，气郁及脾，痰湿内生，但由于病之本系肝郁心阴血不足，药对主要病机，故告愈。

3. 胡铁城——猛烈泻热法治疗反应性精神障碍案

张某，男，64岁。

病史：因被人殴打，暴怒不解，致精神失常。六天六夜水米未进，叫骂不休，到处奔跑，一刻未眠，无大便，小便亦少，两眼明亮发直，面色红，唇干舌裂，两手寸关脉弦实有力。

处方：桃仁20克，川大黄（后下）20克，芒硝（冲服）15克，栀子15克，枳实15克，陈皮10克，乌药15克，青皮10克，柴胡15克，槟榔15克，桂枝15克，甘草5克，水煎服。

二诊：服一剂后，排稀便数次，叫骂略安，能睡两小时，效不更方继服2剂，排出坚硬如黑色球便，夜睡5小时，能进食，不再奔跑。

三诊：原方去芒硝，川大黄改为15克，服3剂而愈，未复发。

［张彪. 胡铁城治疗老年精神障碍的经验 [J]. 内蒙古中医药，2014，33（8）：137-138.］

【评析】　本案患者为被人殴打，暴怒不解而躁狂。胡铁城认为躁狂是由七情所致，无论因怒气伤肝、肝气不疏还是情志抑郁、久思气结，二者皆能引起气机不利，滞而不畅，气郁则化火，火热炽盛，上扰神明，下窜胸胃，灼烁津液，出现烦躁不安，奔走呼骂，语无伦次，不识亲人。患者常伴见大便干燥，苔黄、脉数等一派阳热之症。急则治其标，非峻下不可。故胡铁城在临床上常以猛烈泻热之品，釜底抽薪，荡涤肠胃之热。常以桃核承气汤和抵挡汤加减，但胡铁城强调辨证施治中有如下要点须注意：①热结瘀血要突出，具体表现在舌紫黯、脉涩、肌肤甲错等；②病位在少腹下焦，表现为少腹不适拒按，同时表现为神明被扰而精神躁狂；③腑实证明显；④桃核承气汤为蓄血轻症，抵挡汤为蓄血重症，当区别使用，同时因中病即止。体弱、高龄、内出血者慎用或禁用。

4. 姚石安——镇摄浮阳，兼化瘀浊法治疗反应性精神障碍案

杨某，女，30 岁，1986 年 8 月 9 日初诊。

病史：患者平素内热，产后 10 天，恶露未净，突然受惊吓，以致神识不清，旋即自复，面目潮红，自觉烘热，心悸阵作，似有人将捕之，咽痛难忍，恶露频下大块瘀血，色紫黯，少腹觉冷，两下肢不温，苔薄腻，脉细弦。

辨证：阴亏火浮，瘀血内阻，虚阳妄动。

治法：镇摄浮阳，兼化瘀浊。

处方：熟地黄 15 克，泽泻 10 克，牛膝 10 克，炙甘草 10 克，肉桂（研末吞服）3 克，灵磁石（先煎）30 克，麦冬 10 克，紫贝齿（先煎）15 克，紫丹参 15 克，川郁金 10 克。另：附子研末，米醋调成膏状，贴敷涌泉穴。

服上方 10 剂后，惊悸，烘热，咽痛消失，唯仍感恶露较多，夹小血块，头晕耳鸣，小腹欠温，再予上方加全当归、川芎、益母草、炮姜出入调治 10 剂，诸症均除。

［姚石安. 引火归原法妇科临床运用举隅 [J]. 中国医药学报，1988，3（2）：48.］

【评析】 本案患者为产后惊恐，缘由素体阴血亏虚，恶露未净，复受惊吓，瘀血内阻，虚火上浮而发为诸症。方选张景岳镇阴煎加味，方中附子改为外用，一防温热太过，二佐肉桂引火归原。熟地黄壮水之主，麦冬、丹参养阴和血，牛膝引浮越之火下行，磁石镇纳少阳上浮之火，肉桂从阴以引阳，扶阳以生阴，使火归于根，心肾交济而安神定志，郁金凉血散瘀，解郁行气。虚火归位，瘀血得行，则病自愈。其中肉桂的用量不宜大，研末冲服效似更佳。

第十四章
分离障碍（癔症）

　　分离障碍，曾称分离转换性障碍，与曾称的癔病、癔症、癔症性神经官能症、歇斯底里等病名的含义有一定类同。癔症是精神病学诊断术语中最为古老的病名之一，CCMD-3中仍然沿用的诊断，DSM-5命名为分离障碍；ICD-11中摒弃了转换性障碍概念，命名为分离障碍，并从ICD-10位于神经症性障碍章节中脱离出来自成一节。

　　分离障碍表现为一个或多个精神过程不自主的整合性中断（认知不符合），包括身份、感觉、知觉、情感、思维、记忆、身体运动控制或行为，可表现为完全的或部分的中断或不连续。症状变化快，每天表现不同，甚至每小时出现变化。分离障碍不是毒品或药物的直接生理效应所致，且不能用神经发育障碍、睡眠—觉醒障碍、神经系统疾病或其他躯体疾病更好地解释，也不是某种文化、宗教实践的一部分。分离障碍中，分离症状必须足够严重，导致社会功能的显著损害，严重损害个人、家庭、社会、教育、职业及其他重要领域功能。

　　为尊原貌，本书医案仍采用医案原文章中癔病、癔症等名称，供参考。根据其临床表现可参照中医"脏躁""百合病""梅核气""气厥""癫狂""怪病"等病证。

1. 胡希恕——通腑泻热祛瘀法治疗癔病案

　　段某，女，14岁，1965年9月29日初诊。

　　病史： 患者在1964年3月月经初潮，后未再潮，7月曾有一次鼻衄。于1965年4月23日突发四肢抽搐及昏厥。近来发作频繁，每发病前厌食，右上腹疼，胸闷，口吐酸水，当有气自腹向上冲时即发肢抽动。四肢发凉，并见呼吸急迫，大声喧喊，口苦，便干，意识蒙眬，每针刺人中即清醒。平时恶喧嚷，看电影则头晕。近发作较频，常因饮食诱发，舌苔薄白，舌有瘀点，脉弦细稍数。予大柴胡汤合桃核承气汤。

处方：柴胡四钱，半夏三钱，黄芩三钱，枳实三钱，白芍三钱，桂枝三钱，桃仁三钱，茯苓三钱，大黄二钱，生姜三钱，大枣四枚，牡丹皮三钱，芒硝（分冲）三钱。

上药服 3 剂，抽搐及胃腹痛未作，吐酸水已，仍感头晕。改服小柴胡汤合当归芍药散：柴胡四钱，党参三钱，炙甘草二钱，当归三钱，白芍三钱，川芎二钱，半夏三钱，黄芩三钱，泽泻三钱，生姜三钱，大枣四枚，苍术三钱，茯苓三钱，吴茱萸三钱。先后加减服用三个月，诸症均愈。

［冯世纶. 中国百年百名中医临床家丛书·胡希恕 [M]. 北京：中国中医药出版社，2013.］

【评析】 是案经闭 1 年，疑有下焦蓄血，因食而诱发，疑阳明积热，发则气上冲，伴口苦便干，当为少阳阳明病与下焦蓄血，故胡希恕治疗初用大柴胡汤合桃核承气汤，用之清解少阳、泻阳明积热、祛下焦瘀血，药后气不冲，是瘀热得减，而再予小柴胡汤合当归芍药散和调气血，巩固治疗。胡希恕为伤寒大家，此例先用大柴胡后用小柴胡，是治内伤病也可用经方，不拘于外感，有是证用是药矣。

2. 陈苏生——开窍泻痰醒脑法治疗癔病神昏案

沙某，男，41 岁。

病史：1964 年 7 月由家属陪来门诊，自言头额如山压顶，头昏嗜寐，神志时清时昏。据家属言，因未被评为先进工作者而气愤成病。诊查：今不食但欲寐，舌苔脉搏正常。

治法：郁者多痰，从开窍泻痰醒脑而治。

处方：①龙虎丸（杭州胡庆徐堂产品）三瓶，每天一瓶，一次下。②菖蒲 9 克，远志 9 克，生酸枣仁 30 克，茯苓 12 克，制半夏 9 克，化橘红 6 克，天竺黄 6 克，陈胆南星 4.5 克，瓜蒌 9 克，川黄连 1.5 克，香附 9 克，乌药 9 克。

复诊：服上方药 4 剂，神志即醒，龙虎丸服第 1 ~ 2 瓶未得泻，第 3 瓶服后得泻两次，无其他异常。调理月余，气伸郁解，精神安定，诸恙如失，即嘱其全天上班，无异征。

[董建华，王永炎. 中国现代名中医医案精华 [M]. 北京：北京出版社，2002.]

【评析】　中医言"怒则伤肝"，肝伤则气郁不疏，痰浊内生，清窍受蒙，故头昏神迷见矣。本例用菖蒲、远志醒脑开窍；半夏、茯苓、橘红、天竺黄、陈胆南星、瓜蒌化痰祛浊；香附、乌药疏肝开郁。待郁解痰除，则神迷自愈。

注：龙虎丸，即胡庆馀堂癫狂龙虎丸，由牛黄、巴豆霜、白矾、朱砂等组成；功能攻泻祛痰，开窍醒神，镇惊安神；用于痰迷心窍，神识皆乱的癫狂病等。

3. 李乐园——养血调营，镇肝息风法治疗癔病性抽搐案

博某，女，19岁，1980年7月15日初诊。

主诉（家长代诉）：阵发性昏迷抽搐五十天。1980年初，因服西药（不详）过量中毒，全身不适，有时头晕，心悸，乏力。1980年六月，因突然受惊，当即发生抽搐，神志昏迷，连续抽搐两次，嗣后每日上午10时左右抽搐一次，持续不愈，医治二十天无效。经山东省某医院检查，诊为癔病性抽搐，收入院治疗一个月，无明显效果，仍每日发作。自动出院，延余诊治。发作前突然昏迷不语，四肢抽搐拘挛，两手如鸡爪，两足后翻，颈部强直，角弓反张，牙关紧闭，持续30分钟至1小时始苏。现全身乏力，两腿痿软，足不任地，不能行走，两臂动作正常。诊查：形体消瘦，面色无华，脉弦细无力，72次／分，舌苔薄白、质嫩红微绛；两手握力弱，体温正常；检查无异常发现。

辨证：鸡爪风合并痿证。

治法：养血调营，镇肝息风。

处方：四物汤合桂枝加龙牡汤化裁。生龙牡（先煎）各30克，桂枝（后下）9克，生白芍12克，当归12克，熟地黄10克，川芎10克，柴胡9克，木瓜10克，钩藤（后下）12克，麦冬12克，陈皮10克，甘草10克，丝瓜络9克，3剂。

7月18日二诊：患者由家长陪伴来寓就诊，下车后已能由人扶持行走。其家长说：服第一剂药后，次日抽搐即停止，3剂服完，精神焕发，全身舒适，饮食增加，能被人扶持下地行走。诊查：六脉弦弱，70次／分，舌苔薄白、质嫩红、两手握力稍强，仍全身乏力，余无所苦。效不更方，原方药再服。

7月22日三诊： 患者家长来告：又服药3剂，已能下床行走，除轻度乏力外，诸症消失。再拟益气养血，强筋壮骨之剂，继服数剂，以善其后。处方：生黄芪18克，当归12克，杭白芍12克，川芎10克，丹参15克，鸡血藤30克，菟丝子15克，川续断12克，川牛膝10克，陈皮10克，甘草6克。6剂。

［董建华，王永炎.中国现代名中医医案精华[M].北京：北京出版社，2002.］

【评析】 患者药物中毒后，头晕、心悸、乏力达半年之久，身体虚弱可知。又因经受大惊猝恐，惊伤心神，恐伤肾气，引动肝风，抽搐昏迷。抽搐日久，伤血耗液，筋骨失养，肝虚筋急，故抽搐持续不已，骨痿不用。脉弦细无力，系肝阴不足，木少滋荣之象；舌质红嫩，亦为心阴暗耗之征。每日上午10时抽搐发作，缘一天之中，平旦至日中为阳中之阳，在阳旺之时发病，系阴虚阳盛，阳旺于阴，阴阳平衡失调之象。病在心、肝、肾三经。根据《难经·十四难》"损其心者，调其营卫，损其肝者，缓其中"之旨，采用四物汤加麦冬养肝兼滋心阴，桂枝汤调和营卫，柴胡和解表里，疏达肝气，旋转枢机；加龙骨、牡蛎合木瓜、钩藤以镇肝息风；重用甘草合白芍，能缓肝急，解痉挛，为缓中要药。李乐园医治此症，善于抓住病机，分析丝丝入扣，治法方药对症，药性中和而获奇效，足为后学所效法也。

4. 徐振盛——疏气解郁，补养心脾法治疗癔病案

戴某，女，38岁，1980年6月17日初诊。

病史： 自年初以来，头目眩晕，少寐，躁忧心悸，时有口眼歪斜，面如蚁走，手足麻木，多于情志恚怒，精神激动而加重，并伴有胸闷短气，少食口干，畏风怕冷等。察其面色萎黄，舌体震颤，苔薄黄，脉弦细。

辨证： 肝气郁结，心血不足。

治法： 疏气解郁，补养心脾。

处方： 甘麦大枣汤加减。浮小麦30克，炙甘草6克，大枣（切）4枚，柴胡6克，川芎6克，陈皮6克，知母6克，琥珀粉（冲服）3克。10剂。

7月21日二诊： 服药后，口眼歪斜已愈，夜寐渐安，舌苔略退，但脚闷，左侧头部发麻，仍以原方去琥珀，加太子参12克，白芍9克，菊花9克，菖蒲5克，

5 剂。

1980 年 8 月 29 日三诊：胸闷已除，情志较畅，唯恶风，风吹后头痛，自觉有凉气上冲，乃久病中虚，卫阳不固，宜益气固表，调和荣卫，佐以疏风活络。拟用玉屏风散化裁。处方：黄芪 15 克，白术 9 克，防风 9 克，桂枝 9 克，白芍 12 克，炙甘草 3 克，羌活 9 克，川芎 9 克，牛膝 12 克，海风藤 12 克，独活 9 克。10 剂。

［广安门医院．医话医论荟要 [M]．北京：人民卫生出版社，1982.］

【评析】 本病经西医诊断为癔病，中医学则属于气郁，脏躁之范畴。正如《朱丹溪》说"血气冲和，万病不生，一有怫郁，诸病生焉"。该病是由于七情伤志，肝失疏泄，气血交渗其病生也，在上表现口眼歪斜，如虫蚁走窜；在四肢则麻木不仁；横逆上犯，则心神被扰，少寐、心悸，眩晕；气不熏肤，则恶风、手脚不温。其治法，首以柴胡疏肝散与甘麦大枣汤加减疏肝理气、养心安神为主；三诊气郁得解，显露卫气虚，治以玉屏风与桂枝汤加减，益气固表，调和荣卫，护养心阳防止病情反复。

5. 靳士英——心理疏导 + 疏肝理气，豁胸开窍，宁心安神法治疗癔病性耳聋案

古某，女，32 岁，1997 年 12 月 24 日初诊。

主诉：2 年前因家族不睦，精神受到很大刺激，突然耳聋。在广州市内多家医院门诊求治，均未取得效果。求诊前，患者曾在广州某医院住院治疗，查体：心、肺、肝肾等脏器均无器质性疾病；耳鼻喉科检查比较全面，示：双外耳道通畅，鼓膜标志清楚；听力及前庭功能检查包括纯音电测听，声阻电测听，旋转、冷热试验，中耳鼓膜，咽鼓管等检查，均未发现异常。诊断为癔症性失听，但治疗未能取效，遂出院转求中医治疗。诊见：患者有愁苦病容，但精神意识活动均正常，食欲良好，二便通畅，月经正常。耳前不闻表声，且有耳鸣，睡眠差，多梦。脉略弦，舌质红，舌苔薄白，血压 105/75 mmHg。

诊断：癔病性耳聋。

辨证：肝胆经气实，肝郁气滞。

治法：疏肝理气，豁胸开窍，宁心安神。

心理疏导：在开方前先做心理疏导，因患者耳聋，与其思想交流困难，主要

靠亲人传达与笔谈。据既往经验，判断患者的癔症性性格比较明显，容易接受暗示，需要耐心地听她倾诉，给予适当的开导与心理支援。笔者主要向其表达三点建议：①诊断为癔病性耳聋完全正确，与广州某医院意见完全一致。此病多因生活事件过度愤怒所引起，但无实质性听觉器官损害，是完全可以治好以恢复正常听力的。②对此病有治疗经验，用针刺或服中药治疗均有验案。解放军某师医院在河北开设了癔病治疗中心，治好了大量患者，笔者曾经到那里参观学习，他们的经验丰富，可资借鉴。③要建立治愈信心，医患同心协力，何况家人如此爱护你，支持你。要敞开胸怀，不计前嫌，大度容人，切勿心胸狭小，对别人不可要求太高，心情愉快，多运动，听音乐，看电视，搞好娱乐活动。如果能做到这一点，少则三四周，多则一两个月可望治愈。采用针灸与中药两法，可与丈夫商量决定，任选其中一种疗法，患者表示不愿扎针，愿服中药治疗。施药治疗：治以丹栀逍遥散与酸枣仁汤加减。

处方：柴胡 10 克，当归 10 克，白芍 15 克，白术 15 克，茯神 20 克，党参 10 克，栀子 15 克，酸枣仁 15 克，远志 10 克，川芎 10 克，石菖蒲 15 克，五味子 15 克，郁金 15 克，知母 10 克，苍耳子 10 克，甘草 5 克。3 剂，每天 1 剂，水煎分服。

12 月 27 日二诊：患者诉胸憋闷，听力略有进步，耳鸣明显好转。守前方加瓜蒌皮 10 克以开郁。4 剂，每天 1 剂，水煎分服。

12 月 31 日三诊：病情好转，听力有逐步改善的迹象。

1998 年 1 月 14 日四诊：患者 1 月 7 日曾到某医院理疗科门诊求治，给予针刺与内服六味地黄丸治疗，未见效果，遂返回我处求治。处以前方 4 剂，继服如前。

1 月 17 日五诊：诉听力明显改善，能与家人对话，与笔者交谈发声亦清晰，耳前可闻表声，可以接电话。及时给予鼓励及表扬，并守前方加用骨碎补 15 克，僵蚕 10 克，再续服前方 4 剂，以求巩固。后患者痊愈，全家皆大欢喜，愉快地过春节。

［靳士英，刘淑婷，林镇雄．扁舟书屋医案（8）：癔病性耳聋 [J]. 现代医院，2019，19（12）：1840-1841.］

【评析】 《素问·脏气法时论》中说："气逆，则头痛，耳聋不聪，颊肿。"气逆一般指郁怒伤肝，因情志不遂所引起。薛之斋谓："若怒使聋或鸣者，用小柴胡加当归山栀，虚用八珍汤加山栀。"现代医家对癔病性耳聋因气愤常是首次发病的诱因，称"癔症性失聪"，治疗也主张心理治疗，暗示治疗是非常有效的方法。本例患者的治愈就是利用其易受暗示的特点及医生的权威，通过语言和非语言的方式交流，使患者的症状较快地消失，从而获治愈的。故靳士英先生云"本病治法的关键在于中医对患者的人文关怀，使患者对医者高度信任，提高其治愈的自信心，药治法却是第二位的"。

6. 余淦杰——疏肝解郁，豁痰泻火法治疗癔病性失语案

1979 年早春，经友人介绍，女青年伍某来诊，其未婚夫代诉因与其母发生口角，以后情志抑郁，闷闷不乐，寡言少欢，避人不见，一人躲在卧室，太息频作。3 天以后病情加剧，昼夜难眠，低声喃喃自语，心倾异常，渴喜冷饮。至 3 月 19 日凌晨起床，竟口不能言，去医院检查，诊断为癔病性失语，遂用暗示疗法及药物治疗，罔效。余诊时，患者不语 8 天，神情痴呆，表情淡漠，暗自流泪，痛苦不可言状。因不能用语言表达，便用文字叙述：口苦咽干，咽喉梗塞，胸胁窒闷，大便秘结，尿黄，脉左弦右滑，舌苔黄腻微燥。

辨证：肝郁化火，痰气交阻。

治法：疏肝解郁，豁痰泻火。

处方：涤痰汤合越鞠丸化裁。胆南星 8 克，石菖蒲 6 克，法半夏 10 克，香附 12 克，郁金 12 克，炒枳实 6 克，大黄（后下）12 克，淡黄芩 9 克，栀子 9 克，柴胡 5 克，川芎 5 克，川贝母 12 克。3 剂，水煎服，早晚各 1 次。

服上方后，患者病情明显减轻，吐涎水约一大碗，顿感全身舒坦，神爽，但言语吐字不清。上方去大黄，继服 3 剂。患者言语清晰，诸恙已罢。仅觉头昏目眩，气短乏力，照原方去栀子、柴胡、黄芩，加党参 15 克，云茯苓 15 克，炙黄芪 12 克，远志 9 克，麦冬 12 克，投 4 剂以善其后。

[詹文涛. 长江医话 [M]. 北京：北京科学技术出版社，2015.]

【评析】 癔病性失语在临床上并不少见，余淦杰先生根据辨证论治的原则，认为七情内伤是发病的主要原因。因肝主疏泄，一旦肝失条达，则情志悱郁，阻遏气机，气郁则生痰，痰气交阻而发本病。从经络循行分析，因肝经上贯膈，布胁肋，循喉咙之后，上入颃颡，故症见胸胁窒闷、咽喉梗塞、善太息等；心藏神，为五脏六腑之大主，心开窍于舌，舌为心之苗，手少阴心之脉上

挟咽喉，故出现神情痴呆；心火内郁而见口渴喜冷饮、尿短黄等；大便秘结，苔黄腻而燥，均是痰热蕴结之征，故以疏肝解郁，豁痰泻火，佐以启闭开窍法而取得显效。

7. 王占玺——利湿清热，健脾化痰，活血息风法治疗癔症性瘫痪案

武某，男，36 岁，1965 年 6 月 12 日初诊。

病史：患者于 5 个月前感冒发热两天之后，四肢不适，继则两腿无力失用，卧床不能行走至今 5 个月。头晕嗜睡，全身常出汗而腹部无汗，腹胀矢气，二便正常。因当地治疗不效来京后，经某医院诊为神经官能症、胃肠神经官能症等，经针灸服药治疗不效来门诊邀余出诊治疗。患者每次起立后则觉腹内串气转动后矢气，继之两腿痿软不能活动，不能行走与迈步，站立不稳，则软痿坐于地下。每常于左腰部有动气感，继之两侧腹部有如茶杯状物转动，继之矢气有欲便感。每天上午四肢无力较甚，下午较好，既往无其他病史。患者身高体胖，意识清楚，血压 150/95 mmHg，双瞳孔等大等圆，对光反射良好，膝腱反射稍亢进，腹壁及下肢知觉正常，提睾反射正常，无病理征。舌净脉象沉滑，体胖下痿，气虚痰胜，"治痿者独取阳明"。

治法：利湿清热，健脾和胃，活血息风。

处方：二妙散合六君子汤加味。苍术 10 克，黄柏 10 克，太子参 15 克，白术 10 克，云茯苓 15 克，甘草 4.5 克，半夏 10 克，陈皮 10 克，钩藤（后下）12 克，牛膝 10 克，夏枯草 15 克，鸡血藤 10 克，全蝎 10 克，地龙 10 克，车前子（包煎）12 克，生牡蛎（先煎）25 克。每日煎服 1 剂。同时服用加味金刚丸，早晚各服 1 丸。针双侧环跳强刺激留针 5 分钟后，可由二人扶持于室内走动十余步。

上方服用 5 剂后，诸症状未见明显改进，只后两腿较前有力，舌苔白薄而舌质稍淡，舌边有齿痕，脉象细弱。细辨之，虽谓"治痿者独取阳明"，然久病多虚，阳明与太阴互为表里，实则阳明，虚则太阴，太阴久虚必及于肾，腰腿痿软，乃脾肾二经为患，改用双补脾肾，佐以通经活络，用金匮肾气丸合厚姜半甘参汤加减。处方：干地黄 18 克，生山药 12 克，山茱萸 10 克，牡丹皮 10 克，朱茯神 12 克，泽泻 12 克，桂枝 10 克，肉桂（后下）6 克，附子 10 克，姜厚朴 10 克，炮姜 10 克，半夏 12 克，党参 30 克，地龙 10 克，蜈蚣 3 克，生黄芪 18 克，木香 4.5 克，加

减 9 剂后，可由一人扶持行走五十余米，要求返里，嘱将前方，再服 30 剂，于 1965 年 7 月 8 日来取药方："患者服药后大有好转"，又予上方数剂调理善其后。

［王占玺. 临床验集 [M]. 北京：科学技术文献出版社，1980.］

【评析】 本案患者身高体胖下痿，气虚痰盛，故治疗从"治痿者独取阳明"立法，拟利湿清热，健脾化痰，活血息风法治疗，用二妙散合六君子汤加味。然久病多虚，阳明与太阴互为表里，实则阳明，虚则太阴，太阴久虚必及于肾，腰腿痿软，乃脾肾二经为患，改用双补脾肾，佐以通经活络，用金匮肾气丸合厚姜半甘参汤加减。辨证用药精当，故收效显著。

8. 单永华——膻中灸法治疗癔症案

患者，女，24 岁。

家人代诉：上午与同事发生口角，突然四肢挛急，木僵不语，后经掐人中，清醒一会儿，又大哭大叫，奔走跳跃。经用镇静药物亦不能安宁。诊得舌质绛红苔白腻，脉弦滑，四肢厥冷。

辨证：肝郁气滞，升降失常。

治法：疏肝理气，化痰宁心。

施膻中灸法，复刺合谷（双）、太冲穴（双），用提插泻法。

5 分钟后患者不再哭闹，约 20 分钟后四肢渐温，仍感头昏，嘱其卧床休息。第二天依法再施。病未复发。

［包丽敏，蔡坚. 单永华膻中灸验案四则 [J]. 中医文献杂志，2009（6）：45-46.］

【评析】 本病属中医学中"脏躁""奔豚气""郁证""厥证"等范畴，多由情志所伤、肝郁气滞而使脏腑阴阳气血失调所致。《肘后备急方》载："救卒尸厥，灸膻中二十八壮。"《行针指要歌》载："或针气，膻中一穴分明记。"此例用灸法治疗而取效，实为我们提供了宝贵的经验！

9. 石学敏——针刺治疗癔症性瘫痪案

患者，女，43 岁，2010 年 6 月 20 日初诊。

主诉：四肢活动不利感觉减弱9周。患者于2010年4月13日受凉后突然出现四肢活动不利伴周身疼痛，经休息后未缓解，遂就诊于当地医院，查头颅计算机断层扫描、磁共振均未见明显异常，患者出现低热，体温波动于37.5～37.8℃，予解热镇痛药，1周后患者出现肢体运动、感觉减退、二便失禁，住院期间治疗不详，经治病情稍有减轻，为进一步系统诊治收入本病区。患者乘轮椅入病房，刻下症见：神清，语言流利，视物重影，呼吸平稳，四肢活动不利，双下肢无自主活动，双下肢略肿，二便失禁、纳食少，夜卧不安，舌黯苔白，脉弦细。查体：四肢活动不利，双下肢无自主活动，左上肢可在床面平移，右上肢可抬离床面。自肋缘水平以下感觉减弱，双膝以下感觉消失。双膝健反射活跃对称，未引出病理反射。脊髓MR：未见异常（澳洲自带）。

中医诊断：脏躁。

中医辨证：肝肾阴虚证。

西医诊断：癔病。

治法：醒脑开窍，滋补肝肾，疏通经络。

针刺选穴：内关、人中、上星、委中、三阴交。操作：患者仰卧位，内关直刺，施捻转提插之泻法。人中采用雀啄手法，上星进针0.5～1寸（同身寸），提插泻法，三阴交沿胫骨后缘与皮肤呈45°斜刺，提插泻法，以肢体抽动3次为度，每日1次，每次30分钟。同时服用中药：以百合地黄汤加六味地黄为底方，依据舌脉随症加减。

治疗经过：经1周治疗后，患者左上肢可抬举，双足踝、足趾可动。第2周患者因家庭原因自觉双下肢疼痛，活动幅度减小。调整治疗方案，在以醒脑开窍针法的同时，加强心理护理，同时采用暗示疗法，针刺内关、人中、上星穴位后，嘱患者立即在家属协助下活动，1周后患者行走自如，精神舒畅，言语主动。1个月后痊愈出院，随访3个月，症状未复发。

［田晓芳，石学敏.石学敏院士治疗癔症性瘫痪1例[J].天津中医药，2012，29（2）：183.］

【评析】　癔病中医学称为脏躁，归于厥证、郁证等范畴。石学敏院士认为本病病机关键在于肝失疏泄、脾失健运、脏腑阴阳气血失常，使脑失所养而致神无所依、神无所主、神气郁逆，使脉道闭塞而成。患者素性抑郁，多疑善感，致使肝气郁结，郁久则化热伤阴，故舌红，脉弦细。今遇恼怒，肝火更盛则郁闭清窍，心阴不足又被热所扰，故神失主宰，统率不行而致肢痹不仁，肢痿不用。治疗当以醒脑开窍为法则，以人中、内关为主穴，辅以对症选穴，疗效尤佳。人中主一身阳气，针之清心益脑，通阳疏气，调理神机。内关为手厥阴之络，可宽胸利气，开郁调神。故诸穴合用有开窍醒神，健脑益智，通调机体内外之作用，达到气至病所的功效。委中穴为针刺治疗癔病常用守神部位穴位，疏利膀胱经气，消络中瘀滞。石学敏院士积多年临证之心得，提出："神之所在——脑为元神之府；神之所主——人体一切生命活动的表现；神之所病——百病之始，皆本于神；神之所治——凡刺之法，必先调神。"疾病的治疗必须以患者神气的盛衰为依据，以调理神气为根本，此为治病取效之关键。本病主要采用针刺调神思想，使得窍通神明，神有所主，则诸症自除。

10. 王琦——疏通气机，益气活血，祛风通经有序治疗法治疗癔症性瘫痪案

王某，女，26 岁，2013 年 8 月 19 日初诊。

主诉：瘫痪在床 16 个月。病史：自幼体弱易乏，怯懦胆小。2012 年 4 月受上司训话后心志郁结，如厕时大便干燥用力排便后脱力，无法站起，自此长期卧床，查无器质病变。刻下症见：卧不能立，气弱语短，进食甚微，小便失禁，便结如球，呃逆频频，畏寒恶热，体瘦肉削，历时半年。眠差，难以入睡，伴头痛，腰部酸痛。舌尖红，舌边齿痕，舌根苔黄腻，苔质不均。脉弦。既往史：慢性胃炎病史。个人史：月经 2 ~ 3/35 ~ 37，末次月经 7 月中旬，量少色黯，有血块。

西医诊断：癔症性瘫痪。

中医诊断：郁证，风痱轻症，筋痿。

处方：逍遥散合越鞠丸加减。柴胡 12 克，薄荷（后下）10 克，香附 10 克，枳壳 10 克，当归 10 克，白芍 10 克，川芎 10 克，茯苓 10 克，白术 10 克，苍术 10 克，神曲 10 克，连翘 20 克，生姜 6 克，炙甘草 6 克。30 剂，水煎服。

2013 年 9 月 20 日二诊：大便硬结略有改善，饮食微有增加。仍无力坐起，进食、大小便须在床上，语言能进行较长时间对话交流。予小柴胡汤合蒌贝温胆汤加减，处方：柴胡 12 克，黄芩 10 克，法半夏 18 克，瓜蒌 30 克，浙贝母 10 克，竹茹 20 克，枳实 10 克，连翘 20 克，党参 12 克，炙甘草 6 克，生姜 6 克，大枣

6 克。21 剂，水煎服。

2013 年 10 月 20 日三诊至 2014 年 1 月 6 日七诊：（略）继予柴胡疏肝散合小陷胸汤加味、四君子汤合逍遥散加减、越鞠丸合小柴胡方加味等调气化痰和胃等治疗。

2014 年 1 月 20 日八诊：出汗，呃逆控制。虽感疲乏无力，但能坐起扶持下床走动，目前便秘腹胀，腹部微膨，扣之有声，嗳气，阴吹，脉细弦。予补阳还五汤加减，处方：生黄芪 30 克，地龙 10 克，赤芍 10 克，川芎 10 克，炒莱菔子 15 克，砂仁（后下）6 克，肉苁蓉 20 克，生白术 60 克，陈皮 10 克，刺五加 20 克，仙鹤草 60 克，生麦芽 30 克，旋覆花（包煎）15 克，枳壳 10 克。30 剂，水煎服。

2014 年 4 月 7 日九诊：药后精神转佳，时有坐轮椅外出晒太阳。自觉脚后跟刺痛，不能着地，偶有持拐杖行走。饮食可，腰背痛似折。小便调，大便一周未解。处方：麻黄 9 克，桂枝 9 克，当归 9 克，生晒参 9 克，生石膏（先煎）15 克，干姜 9 克，甘草 9 克，川芎 6 克，杏仁 10 克，炒决明子 20 克。5 剂，水煎取 1000 毫升，每次 250 毫升，温服取微汗。

2014 年 4 月 14 日十诊：前投《古今录验》续命汤加味，患者已能持杖站立、短走、爬三层台阶，语言畅达。刻下症见：口干，足踝水肿疼痛。大便 2 ～ 3 日一行。仍以续命汤合补阳还五汤加减，处方：炙麻黄 6 克，桂枝 6 克，当归 9 克，生晒参 10 克，生石膏（先煎）20 克，干姜 9 克，炙甘草 6 克，杏仁 10 克，生黄芪 30 克，地龙 10 克，赤芍 10 克，冬瓜皮 20 克，茜草 15 克，川牛膝 12 克，刘寄奴 15 克。7 剂，水煎服。

2014 年 4 月 21 日十一诊：前投续命汤未得汗，患者上周可弃杖而立，并可做轻微家务（可做早餐等），进食尚可，睡眠亦可。刻下症见：畏风身痛，大便 2 日一行，下肢足踝微浮，夜尿多 3 ～ 4 次。予玉屏风散合济生肾气加味。处方：黄芪 30 克，白术 20 克，防风 10 克，刺五加 20 克，炮附子（先煎 1 小时）10 克，桂枝 10 克，熟地黄 15 克，山茱萸 10 克，山药 20 克，牡丹皮 10 克，茯苓 10 克，泽泻 10 克，川牛膝 12 克，车前子（包煎）10 克。7 剂，水煎服。

2014 年 4 月 28 日十二诊：前天可走 100 米，现可行 200 米。胸闷气短，眠差。予玉屏风散合柴胡疏肝散加减，处方：生黄芪 30 克，炒白术 20 克，防风 10 克，柴胡 12 克，白芍 10 克，枳壳 10 克，炙甘草 6 克，川芎 15 克，香附 10 克，紫苏叶 15 克，川厚朴 10 克，茯苓 30 克，法半夏 10 克，刺五加 20 克，砂仁（后下）

3 克，炒莱菔子 15 克，鸡内金 10 克。7 剂，水煎服。

2014 年 5 月 12 日十三诊：能站立行走，从一层步行至二楼诊室就诊，弃杖而行 300 米，并可骑自行车。手指关节、膝关节痛，腰背痛，足踝部水肿，食不甘味，胃脘胀满，时有喘憋，咳而遗尿，尿频，大便黏，二日一解。予旋覆代赭汤合缩泉丸加减，处方：生代赭石（包煎、先煎）15 克，旋覆花（包煎）15 克，法半夏 10 克，干姜 10 克，大枣 10 克，党参 20 克，炒莱菔子 10 克，砂仁（后下）6 克，鸡内金 10 克，乌药 20 克，益智仁 20 克，茜草 20 克，川芎 15 克，冬瓜皮 20 克。14 剂，水煎服。

后患者未再前来就诊。随访其诸症良好，饮食正常，体重增加，已如正常人一般工作生活，状态良好。

［陈雪梅，倪诚，王济，等.关于治疗癔症性瘫痪医案的探讨［J］.中医药通报，2014，13（4）：5-10.］

【评析】 患者发病之因为体虚夹郁，郁久化火，故王琦首诊从"郁"论治，予逍遥散合越鞠丸加减入手。因患者仍感气虚话语无力、自汗，故王琦予四君子汤加刺五加健脾益气，助逍遥散疏通气机。五诊、六诊时患者呃逆，时有反酸，失眠多梦，胆小惊醒，心神不宁及小便赤少有味，伴尿急、尿频量不多，综合此时诸证考虑应是气郁日久致体内痰热并心火下移小肠，三焦气机仍未完全通畅，故分别用予萎贝温胆汤合导赤散加减、旋覆代赭汤加减治疗。八诊时患者已能坐起扶持下床走动，呃逆控制，但有便秘腹胀、嗳气、阴吹等证。显示气机仍未完全畅通，故予补阳还五汤以助患者益气活血，加莱菔子、砂仁、旋覆花、陈皮醒脾调气降气，助运行气机；大量肉苁蓉、生白术助运脾润肠通便。九诊及十诊投续命汤合补阳还五汤加减，患者已可持杖站立短走，语言亦见畅达。十一诊时患者已可弃杖而立，并可做轻微家务，进食尚可，睡眠亦可。王琦从开始疏通患者运行不畅之三焦气机，待治疗中期患者气机之运行稍有改善后予益气活血，到后期患者之三焦已恢复运行，气血亦稍回复，方予续命汤祛邪，但治疗中仍时时不忘补益患者气血，故王琦此诊予玉屏风散合济生肾气加味，意益气固表温阳，助患者自体功能恢复，巩固疗效。十三诊时患者已能站立行走，自行从一层步行至二楼诊室就诊，观本案例患者治疗过程，王琦以疏通三焦贯彻始终，待气机疏通后方予益气活血，待气血恢复后方予祛风除邪，待风邪去除后予益气固表温阳，巩固疗效，治疗过程有法有方，其中或对证加减用药，故诸证俱蠲。王琦自评"患者突发瘫痪 1 年零 4 个月卧床不起，经治疗 7 个多月，虽伴随症状改善但未改变躯体障碍，从 2014 年 4 月 7 日至 2014 年 4 月 14 日一周用《古今录验》续命汤 7 剂即能从持杖站立到短走、爬三层台阶，到 4 月 21 日弃杖而可做家务事，先后服用《古今录验》续命汤 14 剂发生了根本性的变化，我也惊叹古方的神奇！对于突发性瘫痪（或偏瘫或全瘫），神志清楚，无语言障碍，无身体疼痛可属于中医'痱'的范畴，与中风后遗症当有所别"。

11. 裘昌林——心理疏导 + 疏肝健脾化痰法治疗癔病性失语案

黎某，女，33 岁，2010 年 4 月 22 日初诊。

病史：患者 8 天前因清明上坟疲劳，适值月经来潮，出现讲话发音嘶哑，音量低，吞咽活动可，无咽喉疼痛，无呼吸困难。发病后曾在某医院予地塞米松静脉推注等对症处理，皆无效。刻下症见：患者音嘶声低。曾做喉镜示：双声带肿胀，边缘皆平，活动好。心电图示：窦性心动过缓。舌淡白、苔薄黄腻，舌下静脉淤滞，脉弦细。与患者沟通过程中了解到其性格内向，容易感情用事。

裘昌林予 10% 葡萄糖酸钙 20 毫升，2 支静脉推注。告诉患者在用药的过程中，药物会从手开始发热，逐渐热到心脏、咽喉部，说明药物起作用。在注射药物过程中，嘱护士与患者聊天，诱导患者询问是否有喉头、舌尖发热或者全身发热。并告诉患者一旦感觉喉头发热就要开始大声快速说话。15 分钟后患者发音明显改善，满脸欣喜。

裘昌林遂即处方：藿香、佩兰、厚朴花、鸡内金、佛手各 10 克，淮小麦 30 克，茯苓、麦芽各 15 克，姜半夏 12 克，桔梗 9 克，甘草、陈皮各 6 克。共 7 剂。水煎温服，每日 1 剂。另嘱服用黛力新片，10.5 毫克，每日 1 次，共服 7 天。

服药后诸症即愈，发音自然流畅。随访至今未复发。

［莫晓枫 . 裘昌林治疗癔病性失语验案一则 [J]. 浙江中医杂，2011，46（3）：163.］

【评析】 癔病性失音也称功能性失音，是一种以癔病为病因的暂时性发音障碍，以青年女性居多，其诱因常为情绪波动或精神受到刺激。中医学把现代的心理因素归纳为七情，"七情动之，内伤脏腑，外行于躯体"，说明情志、心理因素的致病作用。《黄帝内经》中强调开导或称心理治疗，即"告之以其败，诱之以其善，导之以其所便，开之以其所苦"。裴昌林在治疗期间正是从癔病性失音的病因着手，首先与患者进行友好的交流，帮助其解除恐惧、忧虑、紧张的心理状态，营造了融洽的氛围，并告诉患者在治疗过程中可能出现的情况，使患者充分相信医生的治疗，从而掌控整个治疗过程。用心理疏导的方法让患者发音后，裴昌林根据中医学理论，脾气通于口，脾脉连舌本。辨证分析病情，认为该患素来性格内向，加之疲劳过度，脾虚肝郁，痰气郁结于咽喉而发病。因此，裴昌林在处方时以二陈汤合桔梗甘草汤为主，方中半夏、茯苓健脾化湿，桔梗、甘草清咽利音，麦芽、佛手、陈皮疏肝理气，藿香、佩兰芳香开郁，厚朴花、鸡内金、淮小麦和胃兼宁神。诸药合用，共奏疗效。

第十五章
抑郁症与双相情感障碍

两者均属于心境障碍。心境障碍，又称为情感性精神障碍、情感障碍，是由多种原因引起的以情感或心境改变为主要特征的一组精神障碍。患者以长时间出现悲伤或间断性的情绪高涨为特征。常见的心境障碍有抑郁障碍、双相情感障碍、躁狂发作等。

第一节　抑郁症

抑郁症，属于抑郁障碍的一种，又称抑郁发作，是最常见的一种易复发的情感性（心境低落）疾病，核心症状主要包括：①情绪低落；②兴趣缺乏；③乐趣丧失。还常伴有早醒、晨重暮轻、精神运动性激越或迟滞、胃纳和体重下降等症状。

根据流行病学调查，抑郁在国内的终身患病率达到 6.9%，全国近亿人患有抑郁症。

正常人因某客观事件（不顺心的事情或压力，即事出有因）产生的短期、情绪的低落（不太高兴、闷闷不乐、心情不愉快等），通过自我调适，充分发挥自我心理防卫功能，能恢复心理平稳，即正常人的抑郁情绪。

病理性的抑郁发作是不知道为什么开心不起来（即事出无因）、对什么都感觉兴趣减少伴有其他的不良感受，如易悲伤流泪、失眠、疲怠、挫折、失去活力等；症状轻微，2 周内恢复的，称为忧郁；如果抑郁情绪持续 2 周以上，则是抑郁症。这种病理性抑郁的症状常持续存在，甚至不经治疗难以自行缓解，症状还会逐渐加重、恶化。

由于中国传统文化的影响，患者就医时往往只讲躯体不适，而不好意思说出自己内心的情感体验，如自罪、自责、自杀等内心深处的情感反应，往往使医师将抑郁症误诊为神经衰弱。因此，怀疑有抑郁症的患者去医院看病时，最好有熟悉患者病情的家属陪同，全面反映病史，才能做出正确的诊断。抑郁症患者对自身症状缺少认识，且社交退缩，不愿意与人打交道，其主动就医的不如焦虑症患者多。反复出现想死的念头或有自杀行为，是抑郁症最危险的症状！必须引起医者、家属、同事、邻居、患者等警惕！

多数抑郁症患者经治疗可缓解，且能恢复到病前的状态，早发现、早诊断、早治疗非常重要，建议家人及陪伴者及时带患者到正规的专科诊治。

根据抑郁症的临床表现及发病机制，本病可归属中医情志病范畴，可参照"郁证""惊悸""不寐""善恐""卑慄""百合病"等病证的辨证论治。

1. 刘惠民——润通大便，补养心肾，疏肝镇痉法治疗抑郁症案

秦某，男，40 岁，1956 年 5 月 16 日会诊。

望诊： 全身木僵，表情忧郁，烦躁不安，上半身大汗，时止时出，意识混沌，皮肤黯而枯燥不润。舌苔黑而燥，有芒刺。

闻诊： 患者已不能言。

问诊： 患者在近十五年内，偶有心悸，工作劳累后更明显，有时也感觉心跳加快，或偶然间歇一下的情形，睡眠不正常，时好时坏，头昏脑胀，记忆力减退，精神不集中，近三五年来，病情逐渐发展，性格亦有所故变，多愁善怒，好静，寡语，领导令其休养，患者只知工作，不肯休息，因此日益加重，至 1950 年始到北京各大医院进行住院检查，患者悲观失望，对任何事情不感兴趣，忧郁寡欢，神经极衰弱、失常，意识不清醒，性情暴躁，长时间失眠，食欲显著减退，不知饥饿，别人若不叫吃饭，自己也不知吃，想讲许多话，但不易讲出来，时轻时重，于 1955 年 11 月初，因心跳加快，送陕西省某医院，失眠四十余日，1956 年 1 月 3 日，转陕西省某大学附属医院，至当年 4 月中旬，病情逐渐恶化，突然变为不语症，全身木僵，卧床不动，饮食不进，已十七天不大便。

切诊： 左寸动而弦弱、左关弦实、左尺弦而虚数。右寸散微浮，右关洪而紧大，右尺虚微数。

西医检查与诊断： ①神经官能症；②歇斯底里性木僵；③风湿性心脏病；

④主动脉闭锁不全代偿期。

初步诊断：①忧郁性颓病症；②顽固性阳明燥结病；③顽固性失眠症。

治疗方法：拟用恢复神经衰弱及疲劳，润通大便，清脑，安脑，补养心肾，疏肝镇痉，镇静，活动神经和刺激肠蠕动，以及抗生素治之。

处方：当归身四钱，肉苁蓉四钱，熟地黄五钱，大黄二钱，胆南星二钱，酸枣仁（半生半炒）一两二钱，枸杞子四钱，天竺黄三钱，石菖蒲三钱，柏子仁三钱，天冬四钱，钩藤（后下）四钱，芦荟二分，水煎服。沉香四分，羚羊角四分。共为细粉，分两包，作两次冲服。

1956 年 5 月 17 日二诊：服第一剂药后，神志稍清醒，已能伸舌与伸手，腹鸣，打屁数次，两眼已有活动现象，已能连续睡眠四小时，但还不能大便，仍不能说话，脉象弦而实数。拟以推陈致新，安定神经，活动神经中枢，清脑热，补气血为主。处方：当归身五钱，肉苁蓉五钱，熟地黄六钱，大黄三钱，胆南星二钱，杏仁（捣）三钱，枳实三钱，力参三钱，生石膏（捣）五钱，酸枣仁（半生半炒捣碎）一两四钱，枸杞子四钱，天竺黄三钱，白僵蚕三钱，橘络四钱，紫厚朴二钱，芦荟四分，玄明粉一钱五分，水煎服（与下药粉同时服）。恢复神经镇静药粉方：犀角一钱五分，羚羊角一钱五分，猴枣一钱五分，东牛黄七分，老琥珀一钱二分，全蝎（去刺）二钱，马宝二钱，嫩鹿茸二钱五分，别直参一钱五分，麝香四分。共为细末，每次服七分，一天三次，以蜜调服。

1956 年 5 月 18 日三诊：服药后大便通畅，下黑便，臭气难闻，其量有大半盆之多，舌已能伸到嘴边，手足亦能稍动，出汗亦少，能睡眠四小时，神识亦清，情况大有好转。左右手脉象已趋缓和，但仍有弦大微虚之象，舌苔已薄，仍干燥。处方：酸枣仁（炒、捣）一两四钱，力参三钱，霍石斛四钱，麦冬五钱，天竺黄三钱，瓜蒌子（炒、捣）四钱，橘络四钱，桔梗三钱，朱茯神三钱，川贝母三钱，钩藤（后下）四钱，灯心草五分。

1956 年 5 月 23 日四诊：服上药后又大便一次，量少一些，烦躁出汗均减轻，四肢稍有活动之象，并想说话，但说不清楚，亦能进少许饮食。存在症状：因粪便久滞肠胃，积热太甚，内脏受熏灼亦剧，出汗、津少、潮热、失眠、烦躁仍重。脉象：左右手均较前缓和而匀，但仍有弦大兼数之象。处方：酸枣仁（炒、捣）一两六钱，力参三钱，枸杞子五钱，生石膏（捣）八钱，橘络四钱，覆盆子（捣）五钱，浮小麦三钱，灯心草五分为引。

1956年5月28日五诊： 服上药3剂之后，已能睡眠五小时左右，表情愉悦一些，能翻身，四肢活动大一些了，能说几句话，仍听不清楚。脉象：左右手均见缓和，仍有弦大微数之象。处方：酸枣仁（半生半炒，捣）一两五钱，柏子仁（捣）三钱，生龙齿（先煎）三钱，益智仁一钱，川黄连四分，力参二钱，生石膏（先煎）五钱，枸杞子三钱，桂圆肉三钱，麦冬一两，浮小麦三钱，覆盆子（捣）四钱，橘络三钱。

1956年10月16日六诊： 上方服至7月28日，共服72剂，并配药粉一料，和煎剂配合服用，服后病者已能说话，可以起坐床上，全身灵活，已不木僵，饮食睡眠均大好转，已渐恢复健康，脉象：左右手脉，已见缓和而匀，唯左关弦大而数、左右尺脉，仍有虚数之象，舌苔已正常。存在症状：说话声音小，睡眠还不甚好，食欲还差，神经及精神仍衰弱，头上仍出汗，虚烦，微有热，唇舌仍干。处方：酸枣仁（炒熟捣碎）一两八钱，柏子仁（炒、捣）五钱，合欢皮三钱，地骨皮二钱，白薇三钱，熟附子一钱五分，麦冬八钱，霍石斛四钱，淡豆豉四钱，黄芪三钱，橘络四钱，钩藤（后下）四钱，白术三钱，当归身三钱，水煎，冲下药粉。马宝五分，花旗参八分，老琥珀三分，共为极细末，分两包，作两次冲服。

治疗效果： 上方服24剂后，各症已完全治愈，恢复正常健康状态。

［赵忠敬．刘惠民医案[J].中医杂志，1959（9）：32-34.］

【评析】 患者对任何事情不感兴趣，忧郁寡欢，渐至意识混沌，不知饥饱，中医诊为癫证无疑。患者平常在工作中一贯休息不好，劳累太甚，尤其是脑力过度疲劳，思虑过度，思则气结，损伤脾气，虑则耗血，心血内耗，以致心脾两虚，血不养心，心气胆怯，心神失养，故多恐惧，怕多人，不喜热闹场所，不活动，寡言笑，好抑郁，失眠；血属于阴，阴血不足，肠道失养，思则气结，气机郁滞，肠胃蠕动迟滞，导致便秘；粪便停积不行，则郁热内生，粪便久滞肠胃，内生积热太甚，内脏受熏灼亦剧，出汗津少；患者舌苔黑燥有芒刺，系血虚、肠躁、郁热的恶性循环。患者全身木僵，卧床不动，十七天不大便，正如《伤寒论》"目中不了了，睛不和"，肾精枯竭的阳明燥结证，治宜急下之。然病久气血阴阳俱大虚，单纯攻下恐更耗竭肾精，故用推陈致新为主。采用张仲景酸枣仁汤、人参白虎汤、承气汤等加减，清脑热，开心窍，补阴阳气血，通大便等扶正祛邪并施，随症应变，终得痊愈而恢复健康。

2. 祝谌予——化痰清热，养肝宁心法治疗抑郁症案

张某，女，36 岁，1992 年 7 月 6 日初诊。

主诉：精神紧张，恐惧多疑 2 年。2 年前因受惊吓，遂致遇人便精神紧张，头额汗出淋漓。平素郁郁寡欢，恐惧多疑，遇生人则怵惕不安，甚则不能外出乘车或去喧哗场所。经北京某医院确诊为精神忧郁证、恐惧症。每日口服阿普唑仑 10 片、多塞平 6 片、地西泮 2 片，疗效不明显。现情绪低落，极易紧张，外出需家人陪伴，凡遇喧哗之处即恐惧异常，鼻尖手心汗出，神呆不寐，喜静厌乱，胸闷太息，心烦易急，颜面麻木，终日头脑昏昏沉沉甚至头晕欲仆，大便干，月经量多，舌红黯边有齿痕，脉细弦。

辨证：心肝血虚，痰湿内扰。

治法：化痰清热，养肝宁心。

处方：清半夏 10 克，茯苓 15 克，陈皮 10 克，炙甘草 5 克，竹茹 10 克，枳实 10 克，石菖蒲 10 克，远志 10 克，炒酸枣仁 15 克，五味子 10 克，刺蒺藜 10 克，首乌藤 10 克，菊花 10 克，夏枯草 10 克。每日 1 剂，水煎服，连服 7 剂。

7 月 14 日复诊：诉服药后精神稳定，头晕、睡眠均好转，又投 7 剂，精神转佳，但仍不能停减西药。因生气病情有所反复，舌红黯，脉细弦，守方加黄芩 10 克，黄连 5 克，服 14 剂。

8 月 6 日复诊：其自行来诊，欣喜告曰：药后恐惧感消失，入睡极佳。1 周来自行逛商店 2 次亦无恐惧，遇生人亦不紧张。因此停服西药多塞平，阿普唑仑减至每日 2 片。舌淡红，脉沉弦。守方去黄芩，加枸杞子 10 克，服 14 剂。

8 月 21 日复诊：心悸、多梦、头晕头胀减轻，偶有紧张，近日觉口黏、纳呆，舌胖大有齿痕，脉沉细。此肝郁血虚也，乃易方逍遥散以疏肝健脾，养血安神。处方：柴胡 10 克，薄荷（后下）10 克，当归 10 克，白术 10 克，茯苓 15 克，石菖蒲 10 克，佩兰 10 克，炒酸枣仁 15 克，五味子 10 克，蒺藜 10 克，首乌藤 15 克，枸杞子 10 克。每日 1 剂，水煎服。

服上方半个月，诸症基本告愈。停服阿普唑仑，半年后随诊，未再反复。

［王道瑞. 祝谌予临证用方选粹 [M]. 北京：人民卫生出版社，2008.］

【评析】 《灵枢·本神》云："心怵惕思虑则伤神，神伤则恐惧自失。"《灵枢·四时气》云："善呕、长太息，心中修，恐人捕之，邪在胆，逆在胃。"《素

问·奇病论》言："数谋虑不决，故胆虚。"《素问·脏气法时论》云："肝病虚则善恐，如人将捕之。"故明代龚廷贤乃概之曰："惕然而惊……心下怵怵，如恐人捕，皆心虚胆怯之所致也。"此案精神忧郁者即属此。祝谌予据其心胆（肝）虚怯，脾失健运，痰湿中阻，心神受扰之病机，择十味温胆汤加减，以标本兼治，既健脾燥湿、化痰清热，又养肝宁心。其半夏配夏枯草、蒺藜配首乌藤者，乃祝谌予对药经验。前者具平肝和胃、清热化痰、交通阴阳之能，善疗痰热内扰，胸闷、头昏、失眠、头痛之症；后者具益肾平肝、散风热、止疼痛之功，对于用脑过度之头痛、头昏、失眠者颇佳。后又以逍遥散加减善后，意在培本滋肾水，调肝脾，水涵木，木自达，脾运健，而心静神安矣。

3. 李辅仁治疗老年抑郁症案

🍅 **病案 1　清心火，平肝阳为主，兼以生津液，安心神法治疗老年抑郁症案**

龚某，女，84 岁，1997 年 8 月 15 日来诊。

病史：患者早年生活经历曲折，近年来常感心烦急躁，焦虑不安，往事常常充斥心中，精神紧张，夜不能寐，头晕耳鸣，血压不稳，记忆力减退，口苦咽干，二便尚调，舌质红、苔心黄燥，脉弦细。既往患有高血压、冠心病、慢性阻塞性肺病、陈旧性肺结核、慢性胃炎、肾囊肿、甲状腺增生性结节等。神经内科诊断为老年抑郁症，予以安定、谷维素、海洛神等治疗。

辨证：心肝火旺，肝阳上亢。

处方：菊花 10 克，川芎 10 克，天麻 15 克，首乌藤 20 克，茯苓 20 克，知母 10 克，石斛 10 克，酸枣仁 20 克，石菖蒲 10 克，当归尾 10 克，枸杞子 10 克，五味子 5 克。

服 7 剂后症减，原方加减续服月余，症状大减而停药。以后每遇精神不适即来求诊，均以清心平肝为法，每服每效。

［张剑 . 李辅仁治疗老年抑郁证经验 [J]. 中医杂志，2000，41（4）：208-209.］

【评析】　患者素体禀赋阴不足、阳有余，性格急躁，又诸病缠身，阴虚阳亢。李辅仁据天麻钩藤饮、安神定志丸及酸枣仁汤化裁。取天麻钩藤饮方义为平肝息风、清热安神；安神定志丸则以养心安神、开窍定志；取酸枣仁汤以清心除烦。

方药中还有一味葛根，可养阴生津，升清阳之气，与钩藤、珍珠母等相配，则升降有序，气机条达。综观全方，以清心火、平肝阳为主，兼以生津液、安心神。

🍅 病案2 疏肝解郁，健脾养心法治疗老年抑郁症案

孙某，男，87岁，1998年5月17日来诊。

病史：患者多年来身居要职，工作异常繁忙。随着年事渐高，体质下降，逐渐脱离了工作岗位，后又因骨折，卧床数月，心情变得日益郁闷，烦躁不安，无故发脾气，眠差寡言，纳少消瘦，乏力腹胀，大便干结不爽，舌质淡红、苔黄腻，脉沉细滑。既往患有冠心病、老年性心脏瓣膜退行性变、Ⅰ度房室传导阻滞、房性期前收缩、室性期前收缩、老年慢性支气管炎、支气管扩张、慢性胆囊炎等。某医院诊断为老年抑郁症，曾服用百忧解、氟乙安定、郁乐复等药物，症状有所缓解，但不良反应很大，甚至发生肢体颤抖、不能行走等症状。

辨证：肝郁脾虚，气滞血瘀。

处方：炒苍术、白术各15克，炒薏苡仁10克，丹参20克，山药10克，生黄芪15克，天麻15克，木香5克，香附5克，鸡内金10克，砂仁（后下）5克，藿香5克，焦山楂10克，甘草3克。

服用十余剂后，纳食增加，大便通畅，精神好转，继续加减服用约1年，已少发脾气，情绪稳定，饮食及二便均好，抗抑郁药也已减量服用。

［张剑.李辅仁治疗老年抑郁证经验[J].中医杂志，2000，41（4）：208-209.］

【评析】 患者素体禀赋多属痰湿偏盛，脾胃不足，多思多虑，又多年患病，气血虚弱。治以疏肝解郁、健脾养心。李辅仁处方从归脾汤、二陈汤化裁而来。取归脾汤之益气补血、健脾养心；二陈汤燥湿化痰、理气和中助运，方药中尚选用紫苏梗、香附以疏肝解郁，石菖蒲、远志以定志豁痰，焦三仙以消食和胃，共助二陈汤之运化，归脾汤之安神。另选用天麻一味，以柔肝祛风，改善脑功能。综观全方，共成疏肝解郁、健脾养心之剂。

4. 张志远——化痰醒神法治疗产后抑郁症案

1954年张志远于山东济南诊一女子，由家属代诉，患者3个月前顺产一女婴，

其后渐见精神抑郁，喜独处一室，厌恶接触他人，时而喃喃自语，发出咯咯笑声，目光呆滞，举止失常。望其所吐之痰，挑起成丝，形如胶饴，舌苔白厚而腻，脉弦滑。

辨证：痰邪扰乱心神，蒙闭清窍。

治法：涤痰开窍。

处方：自创化痰醒神方。半夏曲 10 克，茯神 15 克，旋覆花（包煎）9 克，橘红 15 克，胆南星 15 克，石菖蒲 15 克。水煎，每日 1 剂，分两次服，每次并送服礞石滚痰丸 9 克。

服药 1 剂后，大便稍溏，食欲增加，精神好转。如此调治近 3 个月，诸症消失，精神复常，病告痊愈。随访两年未再复发。

［潘琳琳，金坤，孙君艺，等 . 国医大师张志远经方治疗神志病医案举隅 [J]. 江苏中医药，2019，51（2）：60-62.］

【评析】 张志远认为此例产后抑郁性精神病由痰而起，"气有所逆，痰有所滞"，壅闭经络，格塞心窍，病在心脾包络"三阴蔽而不宣"，故从痰论治本病较中赢肯繁。俾痰浊涤除，机窍不为所阻，神明不为所蔽，理智自然可以恢复。初诊时根据患者所吐之痰，可挑起成丝，形如胶饴，舌苔白厚而腻，脉弦滑，此乃痰盛蒙闭清窍，故张志远以涤痰开窍之法治之。此方中半夏曲、旋覆花、橘红、胆南星可燥湿化痰，理气宽中；茯神、石菖蒲可安神定志，诸药配合可涤痰开窍，醒神益智。随访的良好预后，也可验证张志远理、法、方、药运用准确，确有良效。

5. 何任——和络舒郁安神法治疗抑郁症案

吴某，女，47 岁，1989 年 9 月 17 日初诊。

病史：顽固性失眠，两个月来未能交睫，乱梦纷纭。曾以精神抑郁症住院，其前亦经过大铺灸。历用中西药而未效。纳滞，舌下有紫纹，脉弦而略结。

治法：和络舒郁安神。

处方：石菖蒲 9 克，远志 6 克，桃仁 9 克，红花 4 克，柴胡 9 克，枳实 9 克，白芍 9 克，生甘草 6 克，桔梗 6 克，怀牛膝 9 克，焦酸枣仁 12 克，当归 9 克，7 剂。

9 月 26 日二诊：夜寐渐安，神情有所改善，舌下紫纹，脉结见退，治宜舒郁安神为续。处方：石菖蒲 9 克，焦神曲 12 克，鸡内金 9 克，柴胡 9 克，枳实 9 克，白芍 15 克，甘草 6 克，川厚朴 9 克，黄芩 9 克，淮小麦 30 克，当归 12 克，大枣 15 克，越鞠丸（包煎）30 克，7 剂。

10 月 7 日三诊：药后精神转爽，唯感手足软，纳滞，多痰，大便较烂，苔黄略退，脉弦滑，宜理气化痰和胃为治。处方：枳实 9 克，陈皮 6 克，姜半夏 9 克，石菖蒲 12 克，吴茱萸 3 克，川黄连 3 克，姜竹茹 12 克，生甘草 9 克，茯苓 15 克，首乌藤 12 克，合欢皮 12 克，焦酸枣仁 12 克，砂仁（后下）3 克，5 剂。

10 月 14 日四诊：神志爽然，寐已安，纳正便调，苔净脉弦。嘱原方继进 3 剂。

［郑虹，赵雄龙.何任诊治不寐的经验[J].浙江中医药大学学报，1995，19（1）：31-32.］

【评析】 本例良由瘀滞于心肝之脉使然，盖肝主藏血，条达气机，肝气郁结，气机失畅，郁久酿瘀化火，扰动君主，故惶惶然而不眠。明代《薛氏医案·求脏病》中说："肝气通则心气和，肝气滞则心气乏。"何任先以血府逐瘀汤加减，活血养血，理气舒郁；后以温胆汤以理气化痰，清胆和胃，佐以化裁后的左金丸，以疏肝悦脾。按证分而治之，使邪祛而寐安。

6. 李振华——疏肝健脾，清心安神法治疗抑郁症案

王某，女，50 岁，2011 年 2 月 11 日初诊。

病史：患者失眠、汗多 5 年余，夜间为甚，伴心烦急躁，头晕头痛，暴躁易怒，两胁部胀痛，甚则有轻生念头，曾服用黛力新等抗抑郁药物，症状减轻，但停药后复发，并逐渐出现胃脘不适，口苦口臭，纳差，大便黏滞不爽。舌淡边尖红，体胖大，苔白腻，脉弦细。

西医诊断：抑郁症。

中医诊断：脏躁。

辨证：肝郁脾虚。

治法：疏肝健脾，清心安神，固表止汗为主。

处方：清心豁痰汤加减。炒白术 10 克，茯苓 15 克，陈皮 10 克，半夏 10 克，香附 10 克，砂仁（后下）10 克，柴胡 6 克，郁金 10 克，乌药 10 克，焦三仙 12 克，

合欢皮 15 克，天麻 10 克，麻黄根 8 克，淡竹叶 10 克，小茴香 10 克，甘草 3 克，生姜 3 片为引。10 剂，每日 1 剂，水煎分 2 服。

2 月 21 日二诊：情绪缓解，偶感腹胀，伴嗳气。守上方减半夏、天麻、淡竹叶，加青皮 10 克，柿蒂 15 克，莱菔子 15 克，龙齿（先煎）15 克，知母 10 克。继服 10 剂。

3 月 2 日三诊：症状基本消失，睡眠好转。守上方加首乌藤 30 克，继服 15 剂，随访疗效显著。

［李志鹏，于丽雅．李振华自拟清心豁痰汤治疗脏躁 [J]．吉林中医药，2021，41（5）：610-613.］

【评析】 患者由于精神长期不愉快，肝气郁滞，郁而化热，以致心肝火盛，肝失疏泄，木郁克土，痰湿内生，痰湿随肝气上逆而蒙蔽清窍，出现心神紊乱轻生而不能自主。故予李振华自拟经验方清心豁痰汤减枳壳、栀子、莲子心、石菖蒲、胆南星、琥珀，加砂仁、柴胡、焦三仙、合欢皮、天麻、麻黄根、淡竹叶治疗，增加其行气解郁，消食和胃，固表止汗之功效。二诊患者心肝火旺症状缓解，故去半夏、天麻、淡竹叶，加青皮、柿蒂、莱菔子、龙齿、知母以加强行气除胀、清心安神之功。三诊患者肝郁脾虚症状得以改善，气机运行如常，故加首乌藤养心安神以进一步改善睡眠，蓄养精神。

另：诊疗时李振华先生耐心开导患者，切不可胡思乱想。李振华认为如心理上的问题得不到解决，虽服药可见短时之效，但仍可复发，故治疗本病应正确服药和心理疗法并重，不可轻视一方。

7. 吕继端——清养心脾，开郁安神法治疗忧郁症案

宋某，女，32 岁，1991 年 9 月 2 日就诊。

病史：自诉失眠十余年，甚则通宵不眠，省某医院精神科诊断为忧郁症。每晚睡前服安定片 5 毫克，则能入睡 3～4 小时，但睡眠多梦，醒后不解乏。诊时诉几天来失眠明显，通宵睁眼不寐，服安定片无效，伴心悸健忘，神疲体倦，食欲不振，大便软，每日 1 次，小便调。舌质淡、边有齿痕，苔薄白，脉细。

治法：清养心脾，开郁安神。

处方：丹参 24 克，生地黄 12 克，炙远志 6 克，郁金 10 克，合欢皮 20 克，

浮小麦 40 克，茯苓神各 15 克，煅龙齿（先煎）30 克，白芍 15 克，漂白术 12 克。

服 7 剂明显好转，不服安定片每晚能睡 6 ～ 7 小时，服 14 剂后状如常人。

［张赤志．吕继端治疗精神疾病经验举隅 [J]．湖北中医杂志，1994，16（6）：7–8．］

【评析】 心主血而藏神，脾统血而主思。若思虑太过，或精神紧张，损伤心脾气血，血虚不能养心，则心神不安。《景岳全书》说："无邪而不寐者，必营血之不足也。营主血，血虚则无以养心，心虚则神不守舍。"脾虚不能化生气血，心神失养，引起失眠。《类证治裁》说："思虑伤脾，脾血亏损，终年不寐。"又由于久治不愈，情志忧郁，使肝之疏泄，心主神明的正常功能受到干扰又加重失眠。故选用丹参、生地黄、浮小麦、茯苓、白术清养心脾；炙远志、郁金、白芍、茯神、煅龙齿、合欢皮开郁安神而获奇效。

8. 张学文——理气疏肝，健脾化痰法治疗抑郁症案

女，42 岁，2017 年 4 月 16 日初诊。

主诉：精神抑郁 2 年，加重伴脘闷胁胀 3 月余。患者 2 年前因工作压力大并反复思虑后出现情绪不宁、郁郁寡欢，整日心中闷闷不乐，善叹息，转移注意力及心情舒畅时症状减轻，食纳差，失眠多梦。近 3 个月，上症加重，主诉心情抑郁、不愿多言、喜静独思、不欲见人，曾自杀但未遂，伴记忆力严重下降、胸闷憋气、头脑不清晰、注意力不集中，影响正常生活。纳食极差，甚 2 ～ 3 天粒米未进，脘闷胁胀，夜寐差，甚时彻夜不眠，大便质黏。舌黯淡，苔白腻，边有齿痕，脉左沉弦，右沉滑。于当地医院诊断为抑郁症中度、焦虑症中度。

中医诊断：郁证。

辨证：痰气互结。

治法：理气疏肝，健脾化痰。

处方：柴胡疏肝散合参苓白术散化裁。制远志 12 克，砂仁（后下）8 克，炒白术 12 克，莲子心 15 克，茯神 15 克，茯苓 15 克，胆南星 10 克，石菖蒲 12 克，首乌藤 30 克，柴胡 12 克，薄荷（后下）8 克，木香 12 克，郁金 12 克，陈皮 12 克，枳壳 10 克，合欢花 15 克，川芎 12 克，醋川楝子 12 克，生龙骨（先煎）30 克，

甘草 6 克，14 剂，水煎服，早晚两次温服。

2017 年 4 月 30 日二诊：患者服药 2 周后，症状较初诊时明显减轻，诉精神状态趋于正常，言语增多，未再出现轻生念头。仍脘部作胀，不欲饮食，夜寐尚可，二便调。舌黯淡，苔白厚，边有齿痕，脉沉弦。上方去醋川楝子、胆南星、石菖蒲、首乌藤、生龙骨，加清半夏 12 克，香附 12 克，佩兰 15 克，葛根 20 克，焦山楂 12 克，炒神曲 12 克，炒薏苡仁 15 克，7 剂。

2017 年 6 月 3 日三诊：复诊时患者面露笑容，诉精神抑郁症状明显好转，食欲转佳，胃部憋胀感消失，夜寐尚可，但仍时有全身困乏、气短等症状，舌黯，苔薄白，脉沉滑。调整处方为：党参 15 克，黄芪 30 克，炒山药 25 克，砂仁（后下）8 克，莲子心 15 克，炒薏苡仁 15 克，茯苓 15 克，川芎 10 克，当归 20 克，柴胡 12 克，郁金 12 克，陈皮 12 克，枳壳 10 克，合欢花 15 克，焦山楂 12 克，炒神曲 12 克，炒鸡内金 10 克。

［张潇尹. 国医大师张学文从肝脾论治郁证经验探析 [J]. 山东中医杂志，2019，38（6）：569-572.］

【评析】 张学文以《诸病源候论》中记载"结气病者，忧思所生也"为基础，指出患者因思虑太过，同气相求，伤及脾胃运化，痰湿内生；《素问·五脏生成论》中记载有"脾，其主肝也"一文，道"此处的'主'，实际上即是指制约，即相克，'制则生化'，脾主土，而制于肝木，故肝为脾之主"。若痰湿阻滞中焦，气机升降不利，久则气化失司，土壅侮木，脾病及肝。故治病求本，以健运脾胃为要，佐以疏肝解郁，双管齐下，"气得流通，郁于何有"（《医方论·越鞠丸》），故药到病除。

9. 周绍华治疗抑郁症案

🍅 病案 1　疏肝理气，养心安神法治疗产后抑郁症案

患者，女，27 岁，2008 年 10 月 28 日就诊。

病史：因 6 年前产后出现失眠，情绪低落，兴趣爱好减少，觉得生活没有意义，有自杀的想法，曾在当地医院诊为产后抑郁症，服用舍曲林、阿普唑仑、多塞平等药物，疗效不明显，故来就诊。就诊时见其情绪低落、喜叹息，述心烦失眠，过分担心、胡思乱想、委屈、多疑。舌尖红、苔薄黄，脉细。

诊断：产后抑郁症。

辨证：肝郁气滞。

治法：疏肝理气，养心安神。

处方：逍遥散加减。北柴胡 10 克，全当归 12 克，杭白芍 12 克，云茯神 30 克，苏薄荷（后下）3 克，炙香附 10 克，广郁金 10 克，莲子心 5 克，五味子 6 克，麦冬 12 克，潞党参 12 克，炒栀子 10 克，百合 30 克，姜半夏 10 克，荷叶梗 10 克，生龙齿（先煎）30 克，炒酸枣仁 30 克，合欢皮 30 克。水煎服，每日 1 剂，连服 21 剂。

11 月 18 日二诊：情绪低落较前明显改善，睡眠较前转佳，已停用西药，但出现胃部烧灼感，胃部胀满明显，余症如前。上方去姜半夏，加蔓荆子 10 克，海螵蛸 30 克，焦三仙 30 克，每日 1 剂，连服 21 剂。

12 月 9 日三诊：情绪低落较前明显改善，仍有失眠，时有头晕耳鸣，自觉着急时头皮发麻，怕声音，易饥饿，胃脘嘈杂，食后腹胀，腰膝酸软，舌质正常，有齿痕，苔薄黄。证属心脾两虚，心肾不交，治以调理心脾，交通心肾，归脾汤合交泰丸加味。处方：肉桂（后下）3 克，川黄连 3 克，炙黄芪 30 克，炒白术 12 克，云茯苓 30 克，炒栀子 12 克，全当归 12 克，潞党参 12 克，广木香 10 克，抚川芎 12 克，炒酸枣仁 30 克，炒远志 6 克，制香附 10 克，生龙齿（先煎）30 克，紫石英（先煎）30 克，炙甘草 10 克。每日 1 剂，连服 21 剂。

12 月 30 日再次就诊时睡眠明显改善，上述症状基本消失。

[洪霞，毛丽君，周绍华. 周绍华中医药治疗抑郁证经验 [J]. 中西医结合心脑血管病杂志，2010，8（5）：624-625.]

【评析】 此例患者虽然患病 7 年，仍表现为心情抑郁、情绪不宁、焦虑紧张等肝气郁结，胆郁不舒，气机郁滞的症状，因此周绍华强调疏肝解郁法是郁证治疗的根本法则，不管哪一个证型都应该注意疏肝解郁法的应用。其次，对于郁证的治疗，尤其病程较长、病情较重者，不能急于求成，病情的好转都是逐渐开始的，坚持持续的治疗非常重要。并且对于正在服用西药的患者不建议停药，主张服用中药一段时间后，逐渐减停西药。此外，周绍华还强调郁证患者一定要注意调节情绪，避免不良的精神刺激。《素问·汤液醪醴论》亦指出："精神不进，志意不治，故病不可愈"，可见心理活动直接影响疾病的病程和预后。只有在药物治疗的同时配合心理治疗，才能彻底治愈。

病案 2　清热化痰，益气活血，兼以理气，安神定志法治疗抑郁症案

女，46 岁，2017 年 6 月 27 日初诊。

主诉： 情绪低落 4 年余。患者因情绪刺激导致情绪低落，急躁易怒，心烦，常感委屈、多虑、紧张、胆怯、自责、自卑，常有"窒息感"，近半年来出现右上肢疼痛，伴有右侧面部、右上肢麻木，疲乏无力，困倦明显，记忆力减退，眠差，腹胀，无饥饿感，咽痒作咳，舌淡黯，苔黄腻，脉沉。查体：四肢肌力均为V级，肌张力无增强及减弱，双侧深浅感觉对称存在，病理征阴性。曾查头颅 MRI：未见明显异常。周绍华辨证为痰热内扰，气虚气滞血瘀，治疗以清热化痰、益气活血、兼以理气、安神定志。处方以柴胡人参当归黄芩温胆汤合黄芪桂枝五物汤加减化裁，因考虑到患者经济问题，将人参换为党参。

处方： 柴胡 10 克，党参 12 克，当归 12 克，黄芩 12 克，莲子心 5 克，姜半夏 10 克，陈皮 10 克，茯神 30 克，胆南星 10 克，竹茹 10 克，炒白术 12 克，砂仁（后下）5 克，石菖蒲 10 克，生黄芪 30 克，桂枝 10 克，远志 6 克，合欢花 15 克，酸枣仁 30 克，生龙齿（先煎）30 克，紫石英（先煎）30 克，生甘草 10 克。

14 天后患者二诊： 情绪已有好转，心烦急躁减轻，近期未发作"窒息感"，右上肢疼痛减轻，但仍有右侧面部、右上肢麻木，疲乏困倦较前改善，多梦，纳食改善，舌淡黯，苔薄黄，脉沉。处方：柴胡 10 克，党参 12 克，当归 12 克，红花 10 克，姜半夏 10 克，陈皮 10 克，竹茹 10 克，炒白术 12 克，茯神 30 克，石菖蒲 10 克，郁金 10 克，生黄芪 30 克，桂枝 10 克，白芍 15 克，砂仁（后下）5 克，远志 6 克，合欢花 15 克，酸枣仁 30 克，生龙齿（先煎）30 克，生甘草 10 克。

[段文慧，祁江峡.周绍华从"痰"治疗抑郁证经验介绍[J].中西医结合心脑血管病杂志，2019，17（3）：473-475.]

【评析】　该例患者在痰热同时兼有疲乏无力，舌淡黯、脉沉等气虚血瘀之象，有痰热时不宜大补，以防闭门留寇，故方中仅加党参、生黄芪、当归，三味药补气活血而不壅滞。因患者有右上肢及右侧面部麻木，取黄芪益气，桂枝温经通痹，两药相伍，益气通阳和血通痹。患者腹胀，无饥饿感，为脾胃气滞，加砂仁、陈皮以化湿、行气、醒脾。患者症状主要集中在上肢，加桂枝走上肢而温经通脉。二诊，虑患者痰热之象已有明显改善，且患者素体阳气不足，去黄芩、莲子心、胆南星，"中病即止"，防止苦寒药久用伤阳。患者仍有右上肢疼痛、麻木，加红花活血通络止痛，加白芍养血和营而通痹。抑郁症虽为肝失疏泄、脾失

健运、心失所养、肾失所藏而发病，但气机不畅易生痰湿，且久病怪病多兼痰，故治疗中除疏肝解郁、调理心脾、养心安神、补肾填精外，临证中注意治痰以提高临床疗效。

10. 梁静玉——养血柔肝，清心安神法治疗抑郁症案

患者，女，23 岁，1995 年 3 月 17 日初诊。

主诉： 郁郁寡欢 6 年，伴少寐怯懦 1 年。6 年前患者上中学时期，家人即发现其性格有变，整日闷闷不乐，少言寡语，埋头读书，认为学习紧张，未予重视。2 年前考入大学，因学习成绩不理想，表现为情志忧郁，心烦少寐，自卑多虑。1 年前办理休学，自此居家不出，胆小怯懦，怕见生人。在本市某医院诊为忧郁症，给以西药丙咪嗪、多塞平、中药及配合心理治疗 1 年无显效。就诊时情志忧郁，自卑多虑，胆小怯懦，惧怕见人，心烦少寐，口渴引饮，近 1 年月经色黑量少，舌红苔少，脉沉细。

辨证： 精血亏耗，肝失所养，此乃肝气虚。

治法： 养血柔肝，清心安神。

处方： 生地黄 30 克，熟地黄 30 克，当归 12 克，川芎 10 克，白芍 30 克，麦冬 15 克，炒酸枣仁 30 克，灯心草 2 克，合欢皮 10 克，益母草 30 克。

服药 15 剂，心烦少寐明显改善，能与家人主动谈话。2 个月后停服全部西药。依方加减，调理半年，诸症消除。随访 1 年未发作，现已在某公司从事计算机工作。

［王兰青 . 梁静玉辨治精神情志病变经验 [J]. 山东中医杂志，1997，16（9）：421-422.］

【评析】 《伤寒杂病论·平脉法》说："卫气弱，名曰慄；荣气弱，名曰卑；卑慄相搏，名曰损。"指出本病的发生系荣、卫气弱，不足以养神，导致神之衰乏，意下志薄而发。本例患者为年轻女性，以肝为先天，肝主决断，为藏血之脏，体阴而用阳，患者肝血不足，决断失职，疏泄无权，故抑郁、胆小怯懦，惧怕见人；阴血不足，虚火内生，故心烦少寐；经少、苔少是阴血不足之征。治疗给予四物补血和血；麦冬、酸枣仁养阴安神；合欢理气解郁；小量灯心草清心经虚火除烦。阴血得补，诸症消失而愈。

11. 胡铁城——疏肝解郁，健脾益气，养心安神法治疗抑郁症案

曾某，女，68岁，2011年8月12日初诊。

主诉：情绪低落、精神抑郁反复发作1年，复发月余。1年前因家中琐事致情绪低落、精神抑郁伴善悲欲哭、胸闷善叹息、失眠多梦，曾服用氟哌噻吨美利曲辛片，症状时轻时重，一个月前又因一点小事与家人生气，致诸症复发。现患者情绪低落、精神抑郁，时有悲伤哭泣，纳差，时有叹息，口稍干，大便稀溏，舌黯、苔薄黄，脉沉弦。

中医诊断：郁证。

中医辨证：肝郁脾虚。

治法：疏肝解郁，健脾益气，养心安神。

处方：小柴胡汤加味。柴胡10克，半夏10克，党参20克，黄芩10克，生姜5片，大枣10克，百合20克，炙甘草5克，淡豆豉10克，炒酸枣仁30克，合欢皮30克，茯苓30克，白术10克。水煎服，每日1剂。

服上方7剂，诸症减轻，心情较前明显好转，但仍失眠多虑、纳呆，在上方的基础上加焦楂曲各10克，琥珀5克，睡眠较前明显好转、纳食增加，效不更方，在上方的基础上略做变更，共服药两个月，诸症消失，随访至今未复发。

［张彪.胡铁城治疗老年精神障碍的经验 [J].内蒙古中医药，2014，33（8）：137-138.］

【评析】 胡铁城认为抑郁状态是老年精神障碍中最常见的一种，它普遍存在于神经内科、心血管科、消化内科及内分泌科患者中，临床表现以心情抑郁、情绪不宁、胸部满闷、喜叹息、胁肋胀满等为主要表现，以气机郁滞为基本病机，多由精神因素引起。结合老年人的病理特点，胡铁城认为，年老之人其气多虚，脾虚肝旺，痰湿内生阻碍气机，气滞痰阻日久生热、致瘀，则最终气滞痰热血瘀形成。因此，胡铁城多以小柴胡汤为主加减治之，方中柴胡气质轻清，苦味最薄，能疏少阳之郁滞，黄芩苦寒，气味较重，能清胸肺蕴热，以除烦满，人参、甘草、大枣益气和中、扶正祛邪，半夏、生姜调理胃气化痰和中，全方寒温并用，升降协调，有疏利三焦、调达上下、宣统内外、和畅气机之功效。但胡铁城认为最为关键在于临证灵活：病程短者以和解疏利为主；郁而有热伴口苦者加栀子等；苔腻者加茯苓、菖蒲等；病程久者则豁痰活血并用，加菖蒲、郁金等。

12. 卢尚岭——行气豁痰，配以解郁安神法治疗抑郁症案

韩某，男，48 岁，2018 年 2 月 28 日初诊。

病史：家属代述病情：患者既往不善沟通，数月前与家人剧烈争吵后出现独语，语声低微，语无伦次。病情逐渐加重，不喜见人，呆滞愣神，理解力差，言语混乱，时有愠怒，难以沟通。纳少不知食，夜晚甚至突然起身端坐，长夜不眠，家属颇忧。既往无慢性病史、精神病史。患者步入诊室，步态僵硬，面色不华，表情严肃，眼神呆滞。舌质紫苔白腻略厚有齿痕，脉弦滑，左寸、右关尺不任重按。

治法：行气豁痰，配以解郁安神。

处方：涤痰汤加减。陈皮 12 克，清半夏 12 克，炒枳壳 15 克，茯苓 15 克，天竺黄 12 克，青礞石（捣）45 克，石菖蒲 21 克，珍珠母（先煎）60 克，炒酸枣仁（捣）30 克，郁金 12 克。14 剂。水煎，每日 2 次。

3 月 14 日二诊：家属代述，患者理解能力增强，言语较前清晰，仍有独语，记忆力减退。间歇性痴呆症状，精神状态差。饮食改善，仍眠差。面色偶有潮红，喉中可及痰鸣声，言语时口唇颤动，二便调。精神卫生中心诊断为抑郁症，现已服用抗精神病类药物。舌质红偏紫，苔白腻有齿痕，脉六部弦滑。上方加用柴胡 15 克，生龙牡（先煎）各 30 克，茯苓增至 30 克，炒酸枣仁增至 60 克，14 剂。

3 月 28 日三诊：家属代述，患者独语较前明显减轻，记忆力尚可，较前安静，呼之即应，有眼神交流，语言亦有条理，无明显颤动。大部分时间可正常活动。纳食增多，睡眠尚可，夜间偶有起夜。观察患者表情较前明显放松，时有微笑。眼神从不灵活、似有戒备，改善为含蓄有神，且有主动语言交流。小便可，大便 1 日 2 次，质偏稀。舌质淡紫苔薄白。脉六部弦滑，较二诊变软，重按有根。上方去柴胡、青礞石，加百合 30 克，知母 15 克，清半夏增至 15 克，天竺黄增至 15 克，石菖蒲增至 30 克，14 剂。

［邓兆岜，卢笑晖. 卢尚岭辨治癫病验案 1 则 [J]. 江苏中医药，2018，50（9）：51-52.］

【评析】 根据病史，患者七情不顺，气机郁滞，阴阳失调，是其病因。病机为肝失条达，木克脾土，津液敷布异常，聚而生痰，心窍被蒙，神明失用，久则耗伤阴血，肝不藏魂。故患者神志异常，独语、不喜见人，行为失常，证属痰蒙心窍、心神不宁，治以化痰开窍、解郁安神。初诊予涤痰汤加减。涤痰汤出自

《奇效良方》，含天南星、半夏、枳实、茯苓、橘红、石菖蒲、人参、竹茹、甘草。其中半夏辛温，除湿豁痰健脾；陈皮辛苦温，理气燥湿行脾；配以天竺黄化痰兼清热，枳壳泻痰并破气；茯苓甘淡而平，从脾达肾以祛湿，治痰之本，茯苓"通心气"，能利水定悸安神，正合痰饮内闭、神识有伤；石菖蒲辛温开窍，能开心孔除心脾痰湿；青礞石是治顽痰瘀结之神药，其坠痰下气之功，一能消顽痰固结，二能使上蒙心神之痰下行，痰邪不能蒙蔽心神，则神清癫病自除；痰多夹瘀，而气为血之帅，用郁金辛苦入心及心包以行气活血，标本兼治；珍珠母性寒质重，入心、肝经，既清肝平肝，又镇惊安神，卢尚岭用量常为 30～60 克，配合疏肝清热化痰之品能事半功倍；酸枣仁入肝经，炒熟用于"肝虚阴伤而烦心，不能藏魂"者，取其养阴安魂之用；卢尚岭常以 30～90 克重剂应用，对于心神不宁之重症如癫病、怔忡和顽固失眠等效果明显。酸枣仁酸敛，青礞石重坠，郁金辛行，合用升降守行，以息风除痰，防治厥阴动风。二诊守方基础上加量茯苓以健脾利湿宁心、炒酸枣仁安神敛肝生津。加用柴胡、生龙牡，取柴胡加龙骨牡蛎汤之意，增加疏肝解郁、镇心安神的效果。徐灵胎《伤寒论类方》中"按此方，能下肝胆之惊痰，以之治癫痫必效"，铅丹有小毒，常以珍珠母代替，亦有异曲同工之妙。共奏和解少阳、调畅气机、镇心安神之功。三诊因脉象中弦硬感舒解，且患者偶有面部潮红，去柴胡以防升散疏泄太过。顽痰渐去，恐久服碍胃，去青礞石，而加量清半夏、天竺黄、石菖蒲防病情反复。痰乃津液所化，日久津液必伤，邪势已退，便加百合、知母以养阴生津、清心安神。患者病程虽已数月，但仍属实证，未有失治误治，且正值壮年，加之患病后家庭调摄得当，精神护理良好，转归满意。

13. 符为民——疏肝泻火，清热安神法治疗抑郁症案

翟某，男，59 岁，2017 年 10 月 27 日初诊。

病史： 自诉 2 年前因与家人吵架后，情绪激动，出现入寐困难、寐浅易醒、醒后难以入寐，经常夜寐 2 小时左右，甚则彻夜不寐，曾经在外院做心理测试，考虑"抑郁障碍相关性失眠"，长期服艾司唑仑、阿普唑仑、氯硝西泮等安眠药维持睡眠，但效果时好时坏。平素性情急躁，多思多虑，伴左耳耳鸣，偶有头晕，日间神疲乏力，注意力难以集中，大便干结，小便黄，舌质红，苔薄黄，脉弦数。

辨证： 肝郁化火，心神失宁。

治法：疏肝泻火，清热安神。

处方：醋柴胡 6 克，黄芩 10 克，黄连 5 克，当归 10 克，白芍 15 克，薄荷（后下）5 克，香附 10 克，茯苓 15 克，酸枣仁 30 克，合欢皮 15 克，金礞石（先煎）30 克，首乌藤 30 克。14 剂，水煎温服，一剂两煎，嘱其服药时间为下午 3—5 点及睡前半小时。

2017 年 11 月 24 日二诊：诉睡眠整体情况较前改善，入寐稍好，易醒次数明显减少，但夜梦较多，寐时易汗出，舌红，苔薄黄，脉弦数，上方加生地黄 12 克，麦冬 10 克，五味子 6 克，浮小麦 30 克，柏子仁 15 克，生龙骨（先煎）30 克，生牡蛎（先煎）30 克，生晒参 10 克，14 剂，水煎温服。

2017 年 12 月 22 日三诊：诉睡眠明显改善，夜寐 5 小时左右，夜梦较前明显减少，寐时汗出不觉，舌质仍偏红。原法治疗有效，守法拟方，原方去薄荷、浮小麦、柏子仁，加夏枯草 10 克，百合 20 克，远志 6 克，巩固治疗。

3 个月后随访，诉夜寐已恢复如常，伴随症状亦消失。

［闵敏，柏久莲，马天牧，等 . 符为民教授从肝论治抑郁障碍相关性失眠临床经验 [J]. 浙江中医药大学学报，2018，42（12）：1002-1005.］

【评析】 该患者因"夜寐欠佳"就诊，有明显的情志诱因，四诊和参，辨证乃肝郁化火致心神不宁所致，治以疏肝泻火，养心安神。方中醋柴胡、香附疏肝解郁，黄芩、黄连、薄荷清泻肝火，白芍、当归养肝血以补肝体，茯苓、酸枣仁、合欢皮、首乌藤养心安神，金礞石重镇安神定志。二诊症情较前改善，夜寐汗出较多，予生脉饮人参、麦冬、五味子益气养阴、安神敛汗，生地黄、浮小麦、柏子仁滋阴养心宁神，生龙骨、生牡蛎加强重镇安神之功。三诊患者睡眠明显改善，舌质仍偏红，加夏枯草增强清肝泻火作用，并加百合、远志养心安神定志。纵观治疗过程，符为民教授从肝入手，对症加以重镇安神，养心宁神药，诸药和用，效果甚佳。该病容易复发，三诊病情好转后，继予巩固治疗，以减少复发，冀彻底治愈。

第二节　双相情感障碍（躁郁症）

双相情感障碍，旧称躁狂抑郁症，在各类书籍与报刊中也称双向障碍，

"相""向"混用，日本也称双极障碍。

双相情感障碍，是精神科常见病之一，被界定为一种周期性发作性精神障碍，临床上主要表现为情绪的高涨和低落，也是躁狂和抑郁两种截然相反症状的交替发作，发作持续相当一段时间（躁狂发作持续1周以上，抑郁发作持续2周以上，经治疗也可能时间短些）。一般可伴有继发的认知、行为、心理生理学及社会功能的改变或紊乱，也可能伴有精神病性症状和躯体症状。还可能伴随一些不太典型的表现，比如吃得多、睡得多、肢体出现灌铅感等。

大多数患者有反复发作的倾向，常有完全缓解期，其诊断需要排除由于原发的躯体疾病（如神经系统疾病、心血管疾病、感染、重要脏器疾病、肿瘤、内分泌系统疾病、药物、透析治疗等）导致的情况，因为在此种情况下不解决躯体症状，精神药物学的干预很少能够成功。

传统中医学并无所谓的"双相情感障碍"之病名，《灵枢·癫狂》记载有"癫疾始生，先不乐，头重痛，视举目赤，甚作极，已而烦心。……狂始生，先自悲也，喜忘、苦怒……狂，目妄见，耳妄闻，善呼者"等先伤悲后躁狂的描述。根据其临床表现，可参见"癫狂""郁证""癫病""狂病""脏躁"等疾病论述。

1. 刘惠民——清肝泻火，涤痰开窍法治疗躁狂抑郁症案

杨某，男，61岁，1955年12月19日初诊。

病史： 自幼性格刚强，早年用脑过度，生活不规律，精神过度紧张，多年来即患头痛，头晕，失眠，健忘，烦躁易怒，记忆力减退，时有焦虑多疑，有时精神错乱，不识亲疏，语无伦次。1955年2月始，严重失眠，有时彻夜不眠，烦躁易怒，敏感多疑等症明显加剧，有时出现幻听，意识不清，饮食减少，大便秘结，否认有病，不肯就医服药，医院确诊为躁狂抑郁型精神病（抑郁期）。检查：表情呆滞，舌质红，舌苔薄黄，脉象弦滑。

辨证： 痰火郁结，阻闭清窍。

治法： 清肝泻火，涤痰开窍。

处方： 大黄6克，枳实9克，橘红9克，胆南星6克，代赭石（先煎）9克，当归9克，芦荟0.5克，淡豆豉12克，栀子9克，山药15克，清半夏9克，白龙齿（先煎）12克，炒酸枣仁42克，钩藤（后下）12克，灯心草1.5克，水煎

两遍，分早晚两次温服。沉香 1.8 克，琥珀 1.2 克，共研细粉，分两次冲服。

12 月 21 日二诊： 服药 1 剂，腹泻四五次，睡眠较前安静，说话较清楚。舌质红，舌苔薄黄，脉象弦滑。痰火渐清，宜加养心重镇安神药，继服。处方：石斛 9 克，淡豆豉 12 克，栀子 9 克，香附 9 克，神曲 12 克，橘红 9 克，天麻 9 克，胆南星 5 克，白龙齿（先煎）12 克，菟丝子 12 克，石菖蒲 9 克，炒酸枣仁 42 克，钩藤（后下）12 克，清半夏 6 克，水煎。煎服法同前。沉香 1.8 克，羚羊角 1.2 克，牛黄 0.5 克，琥珀 0.9 克，共研细粉，分两次冲服。

12 月 22 日三诊： 服药后大便四次，为黏液状便，睡眠酣熟，能睡 5 个小时，神志已清晰，表情仍较呆板，思维较迟钝。处方：石斛 9 克，淡豆豉 12 克，栀子 15 克，香附 9 克，神曲 12 克，橘红 9 克，清半夏 6 克，胆南星 6 克，白龙齿（先煎）12 克，天麻 9 克，菟丝子 12 克，石菖蒲 9 克，炒酸枣仁 42 克，钩藤（后下）12 克，水煎服。煎服法同前。沉香 1.8 克，羚羊角 1.2 克，牛黄 0.5 克，琥珀 0.9 克，共研细粉，分两次冲服。

1956 年 1 月 6 日四诊： 症状继续好转，每天可睡五六个小时，梦仍较多，偶有烦躁，短时即消失，表情神志已近正常，食欲好，大便每日 1 次，吐痰甚多。舌苔薄白，脉象弦。痰火近清，继服汤药巩固。另以补肾养心、化痰药配膏剂常服。处方：石斛 9 克，淡豆豉 15 克，栀子 6 克，香附 6 克，神曲 12 克，橘红 9 克，清半夏 8 克，胆南星 5 克，白龙齿（先煎）12 克，菟丝子 12 克，海藻 12 克，石菖蒲 9 克，天麻 9 克，珍珠母（先煎）15 克，炒酸枣仁 45 克，钩藤（后下）12 克，槐实 9 克，水煎服。煎服法同前。沉香 1.8 克，羚羊角 0.9 克，琥珀 0.9 克，朱砂 0.3 克，共为细粉，分两次冲服。服药 6 剂后，改用药膏方常服。药膏方：枸杞子 500 克，酸枣仁（生炒各半）250 克，覆盆子 150 克，菟丝子 150 克，生地黄 120 克，千年健 120 克，巴戟天 120 克，山药 150 克，炒槐实 120 克，海藻 180 克，陈皮 90 克，清半夏 90 克，淡豆豉 180 克，栀子 60 克，橘络 60 克，石菖蒲 90 克，远志 60 克，天麻 120 克，杜仲 180 克，何首乌 150 克，天冬 150 克，泽泻 120 克，龙眼肉 150 克，当归 90 克，共捣为粗末，净水浸泡一天，用文火熬成浓汁，过滤去渣，再加蜂蜜 500 克，冰糖 500 克，阿胶 200 克烊化，以文火徐徐熬成流膏状，装瓶。每次服一茶匙，每日服三次。

1950 年 5 月 21 日五诊： 已服药膏半料多，睡眠每天 6 小时。精神较好，头脑清晰，唯记忆力仍较差，食欲、二便如常，体重较好，体重增加十多斤，舌苔薄白，脉弦细。嘱药膏方继服，并间断服用汤药。处方：炒酸枣仁 45 克，炒槐实 12 克，菟丝子 15 克，淡豆豉 12 克，枸杞子 12 克，橘络 12 克，灯心草 1.5 克，钩藤（后下）12 克，水煎服。

1958 年 7 月 21 日随访：一直服用药膏，并间断服汤药 24 剂，精神好，记忆力也恢复，睡眠好，每天可睡 7 小时左右，已恢复工作两年多，能坚持工作 8 小时，有时工作较紧张，但未发病。

［董建华，王永炎. 中国现代名中医医案精华 [M]. 北京：北京出版社，2002. ］

【评析】 本案患者自幼性格刚强，用脑过度，思虑伤脾，导致津液凝滞，生痰化火，蒙蔽心窍，神明失守，故语言颠倒，昏昏蒙蒙，躁扰不宁，妄见、妄闻。治疗初以清泻肝火，涤痰开窍之法泻之，待痰火渐清，复配以滋补肝肾，养心安神之法，寓补于泻，补泻兼施易收满意效果。临床诊治，重在辨证论治，贵在攻补得当。

2. 王翘楚——平肝解郁，活血清热安神法治疗躁狂案

王某，男，46 岁，2002 年 12 月 6 日初诊。

主诉：失眠六年余。病史：六年前因情志不悦引起失眠，继则心烦急躁，坐立不安。精神卫生中心诊为躁狂症。曾住院治疗 3 次。现服氯平 0-2-5 ／日，碳酸锂 1-2-2 ／日，一夜睡五六个小时。但白天精神萎靡，少言懒语，表情呆板，反应迟钝，多涎，大便偏干。检查：苔薄，舌质微黯红，脉细，血压 100/60 mmHg。

诊断：不寐，郁证（中医）；失眠症，躁狂症，药源性综合征（西医）。

辨证：肝郁，瘀热交阻。

治法：平肝解郁，活血清热安神。

处方：淮小麦 30 克，甘草 10 克，苦参 15 克，蝉蜕 6 克，僵蚕 10 克，柴胡 15 克，龙牡（先煎）各 30 克，天麻 10 克，钩藤（后下）18 克，葛根 15 克，川芎 15 克，郁金 15 克，菖蒲 10 克，焦栀子 15 克，金银花、连翘各 15 克，赤白芍各 15 克，合欢皮 30 克，茯神 30 克。落花安神合剂，2 支，临睡前服用。

12 月 13 日二诊：上药服 7 剂，同时仍服氯氮平、碳酸锂，剂量不变，睡眠

改善，一夜可睡七八个小时。白天精神转振，心情平静，言语增加，面色转华，多涎减少，大便转软。苔薄，舌质微黯红，脉细，血压 100/60 mmHg。效不更方。

12 月 27 日三诊： 上药服十四剂，睡眠续有改善，一夜睡七八个小时，服西药剂量未变。多涎已止，纳可，便调。苔薄，舌质微黯红，脉细。再续前方。

2003 年 1 月 10 日四诊： 家属代诊诉：上药服 14 剂后，睡眠仍保持八小时，情绪亦如常。纳可，大便日行，苔薄，舌质微黯红，脉细，血压 110/70 mmHg。要求再续前方巩固治疗。

［夏翔，王庆其 . 历代名医医案精选 [M]. 上海：上海人民出版社，2004.］

【评析】 此例患者出现表情呆板、反应迟钝、少言懒语、多涎、大便偏干等症状，可能因患精神疾病经神经科用抗精神病药物后出现药源性不良反应和原精神症状交织在一起，病情颇为复杂。王翘楚认为，此时求病不清，可以中医理论指导求证立法处理。中医辨证实属肝郁阳亢致瘀，再加药毒化风所致，治拟平肝解郁、活血息风法，确有明显效果，可使抗精神病药物能继续保持剂量使用，以控制病情反复。同时，使患者解除了药物不良反应的痛苦，可以加快治疗进程。提示：中医药对此类药源性综合征确有较好疗效，中西医各展其长，互补其短，对患者更有利，值得进一步总结更多病例做深入研究。

3. 王洪图——疏泄肝胆气机，清热化痰法治疗双相情感障碍案

患者，女，37 岁。

病史： 患者睡眠差，不爱言语，不愿见人，无故哭泣，呕吐，腹泻，思维迟钝，不想上班工作。某精神病医院给以阿米替林治疗。数月后开始兴奋多语不休，睡眠少，自觉精力充沛，爱管闲事，本不会打乒乓球，见人打球却前去"指导"。爱花钱，喜欢逛商店买东西，忽哭忽笑。原经治医院诊为躁郁症（双向型），轻躁狂状态，给服妥明当、碳酸锂等药物治疗，其病症状转变规律为春季抑郁不语，秋季开始兴奋多话。西药使用则随病情而改换。就诊时值抑郁状态，见其沉默不语，哭泣不止，想自杀。脉弦，舌红苔薄黄。

辨证： 肝胆气郁，痰热内扰。

治法： 疏泄肝胆气机，清热化痰。

处方： 温胆汤加减。广陈皮 6 克，清半夏 10 克，青皮 6 克，茯苓 15 克，炒

枳实 10 克，醋柴胡 8 克，黄芩 12 克，郁金 10 克，杏仁 10 克，贝母 10 克，炙甘草 6 克。6 剂。

同时逐渐减少西药用量。服中药后症状逐渐减轻。停用西药，情绪平稳，继用上方加桃仁 15 克，隔日一剂服之，予 20 剂。情绪平稳，语言适当，一切表现如常人，已上班工作数月。上方配制丸药。少量服之，两个月量，以巩固疗效。

随访半年余，未再发。

[王长宇，翟双庆，陈子杰. 王洪图教授运用温胆汤举验 [N]. 中国中医药报，2007（4）：2718.]

【评析】 《证治汇补》云"惊怒忧思，痰乃生焉"，《三因极一病证方论》亦说"七情扰乱，郁而生痰"，均指出气机失调可生痰。此例患者症状变化多端，属于"怪病多痰"，病由气郁痰生，痰邪内扰，胆胃失于清静，故春郁秋躁，《三因极一病证方论》说："心虚胆怯，气郁生涎，涎与气搏，变生诸证，触事易惊，或梦寐不详，或短气悸乏，或自汗，并温胆汤主之。"王洪图善于运用温胆汤清热化痰而不寒凉，化痰燥湿而不助热，实为清热化痰治疗神志异常之良方。

4. 周绍华治疗双相情感障碍医案

病案 1　益气升阳，佐以温补脾肾法治疗双相情感障碍案

李某，男，58 岁，2011 年 3 月 21 日初诊。

主诉：情绪低落 10 年，加重 3 个月。患者从十余年前开始出现情绪低落，有时亦会有焦虑不安，曾在北京某院就诊，诊断为双相情感障碍。间断服用西药，症状可有缓解，每因不良反应而停药。症状时发时止。近 3 个月症状再次发作，主要表现为情绪低落，懒言少语整天不说一句话。觉得生活没意思，有厌世思想。时常回忆年轻当兵时的事情委屈流泪，有强迫思维。整日呆坐不动，茶饭不思，困倦多寐。诊其舌脉，舌淡苔白，舌体胖大，脉细尺弱。进一步询问，有腰膝酸软，下肢发凉的情况。

西医诊断：双相情感障碍。

中医诊断：郁证。

治法：益气升阳，佐以温补脾肾。

处方：补中益气汤加减。炙黄芪 30 克，党参 12 克，炒白术 10 克，茯苓 30 克，

炙甘草 10 克，柴胡 6 克，制香附 10 克，升麻 10 克，熟地黄 30 克，当归 12 克，陈皮 10 克，菟丝子 10 克，女贞子 10 克，桂枝 10 克，五味子 10 克，合欢花 30 克，制何首乌 30 克，百合 10 克，黄精 30 克，制附子（先煎）10 克。

二诊： 此方前后服用 21 剂后，患者和老伴一同复诊，患者精神十分兴奋，处于欣快状态，自述抑郁症状全部消失，现在浑身充满活力，有使不完的劲，要开始新的人生，有许多的人生计划要去实现。患者老伴则诉其过度欣快，一天到晚说不停，整天不睡觉。诊其舌脉，舌淡红，苔薄黄，脉弦细。考虑患者为补益略过，热扰心神，"心有热则喜"，故而欣快。则调整方剂。处方：炙黄芪 30 克，太子参 12 克，炒白术 10 克，茯苓 30 克，柴胡 6 克，制香附 10 克，生地黄 30 克，当归 12 克，麦冬 10 克，五味子 10 克，莲子心 6 克，炒栀子 10 克，炒远志 10 克，炒酸枣仁 30 克，淡竹叶 10 克，炙甘草 10 克，黄连 6 克，桂枝 6 克，生龙齿（先煎）30 克，珍珠母（先煎）30 克。服用 14 剂后，欣快消失，精神状态恢复正常。

［宁侠. 名老中医临床用药心得丛书·周绍华·脑病治验十讲 [M]. 北京：中国医药科技出版社，2014.］

【评析】 本案患者初诊时懒言、厌世、呆坐不动、茶饭不思、困倦多寐等以"静"为主的表现，即《难经》"重阴者癫"《伤寒论》"但欲寐"，病为脾气虚而不升清、肾阳气不足难醒神矣，周绍华先生治疗予补中益气合肾气丸加减，诚然"见于阴者，以阳法救之"之意矣。患者首诊补脾益阳后则又欣快过度，是"阳气易补、阴精难求"二诊去附子，加麦冬、龙齿、珍珠母、莲子心等育阴清心镇静安神之品，阴阳平和则病安。

🍅 病案 2　解郁清热化痰法治疗双相情感障碍案

患者，女，20 岁，2005 年 3 月 19 日就诊。

病史： 因情绪低落两年，在当地医院诊为抑郁躁狂症，服用丙戊酸钠、碳酸锂等药物。刻下症见：情绪低落，委屈欲哭，自觉生活没有意义，胸闷善太息，不愿与人交流，孤独感，并且时有烦躁不安，狂躁易怒，头痛，阵发性心慌，注意力不集中。睡眠尚可，饮食正常。喜冷饮，舌红苔黄腻，脉弦数。

辨证： 痰热内扰。

治法： 解郁清热化痰。

处方： 柴胡 10 克，川黄连 6 克，条黄芩 12 克，法半夏 10 克，化橘红 10 克，云茯苓 30 克, 青礞石 (先煎) 20 克, 沉香末 (分冲) 2 克, 炒白术 10 克, 胆南星 10 克, 竹茹 10 克, 炒枳实 10 克, 炒远志 10 克, 合欢皮 30 克, 生甘草 10 克, 琥珀粉 (分冲) 1.5 克。

服上方 6 剂后, 情绪低落, 委屈欲哭症状较前好转, 头痛减轻, 服药后大便略偏稀, 有紧张胆小之症, 舌红苔黄腻。周绍华认为患者症状减轻, 效不更方, 唯将琥珀粉更为生龙齿、紫石英以重镇安神。

4月8日三诊: 上述症状已明显好转, 狂躁明显减轻, 但仍有对事情无兴趣, 注意力不集中。压力较大。时有急躁, 舌黯红苔白微腻, 周绍华认为患者症状随着痰热的逐渐消退而逐渐好转, 但尚须进一步清热化痰并加用了燥湿之茅苍术, 继续服用约 3 个月, 症状控制稳定, 并将西药逐渐减停。

[洪霞, 毛丽君, 周绍华. 周绍华中医药治疗抑郁证经验 [J]. 中西医结合心脑血管病杂志, 2010, 8 (5): 624-625.]

【评析】 该例患者为青年女性, 病程 2 年, 肝气不舒, 肝郁气滞, 故见情绪低落, 郁郁寡欢, 病症未得到及时诊治, 病情迁延而致气郁生湿, 湿郁生痰, 痰气互结, 气郁及痰浊日久均可化热, 痰热上扰而见喜冷饮, 时有烦躁不安, 狂躁易怒, 头痛。周绍华治疗用其喜用的柴胡芩连温胆汤加胆南星解郁清热化痰, 加礞石平肝坠痰、远志琥珀安神; 二诊更加龙齿、紫石英以重镇安神, 随着痰热的逐渐消退, 郁气得解, 患者情绪自然平静而病情稳定。

周绍华强调对于郁证的治疗, 尤其病程较长、病情较重者, 不能急于求成, 病情的好转都是逐渐开始的, 坚持持续的治疗非常重要。并且对于正在服用西药的患者不建议停药, 主张服用中药一段时间后, 逐渐减停西药。此外, 周绍华还强调, 郁证患者一定要注意调节情绪, 避免不良的精神刺激。《素问·汤液醪醴论》亦指出: "精神不进, 志意不治, 故病不可愈。" 可见心理活动直接影响疾病的病程和预后。只有在药物治疗的同时配合心理治疗, 才能彻底治愈。

5. 郝万山——温补心胆阳气, 益肝兼助疏泄治疗双相情感障碍案

管某, 女, 42 岁, 1994 年 9 月 16 日初诊。

病史: 因心情抑郁、头痛 5 个月, 加重 3 个月, 由家属陪来就诊。5 个月前, 因不明原因的疲劳无力, 反应慢, 完不成工作任务而心情郁闷, 并常有自责内疚

感。后渐见头痛，失眠，早醒，食欲不振，肩背时或窜痛、时或酸沉如压重石，四肢木无"知觉"，软弱无力，欲动不能，百事皆无兴趣。诸症清晨尤重，至午仍难起床，傍晚偶有轻时。已愈 3 个月不能上班及理家。因痛苦不堪忍受，时时出现自杀念头。某精神病院诊为精神抑郁症，用抗抑郁药后，出现眩晕、口干、恶心等反应，遂拒绝服药。刻下症见：两目呆滞，愁容满面，端坐不动，问十不答一。病情由家属代诉。手足冰凉，脉细小而弦略数，舌体胖大，舌质淡黯，舌苔白厚腻。

西医诊断：躁狂抑郁性精神病，抑郁型，重症。

中医诊断：郁证。

辨证：心胆阳虚，脑神失养，肝虚气郁，神窍痰蒙。

处方：柴桂温胆定志汤和多塞平。柴胡 10 克，黄芩 10 克，桂枝 10 克，赤白芍各 10 克，半夏 10 克，生姜 10 克，陈皮 10 克，枳壳 10 克，竹茹 10 克，茯苓 20 克，人参 5 克，菖蒲 6 克，远志 10 克，大枣 5 枚、炙甘草 6 克，水煎 2 次，分 2 次服，每日 1 剂。

用药仅 3 日，头痛及肩背痛重感即减轻，四肢已有"知觉"。用药 5 日，上午已可起床在室内散步，有了食欲，不再想自杀。用药 4 周诸症已得到控制，并可独自骑车来诊。此时中药去菖蒲、远志，以太子参 10 克易人参，桂枝改为 6 克，隔日 1 剂，继服两周。用药 6 周已可上班工作，停服中药。多塞平开始减量，每减 25 毫克维持 5 天。约 4 周后以 12.5 ~ 25 毫克 / 天继续服 4 周停药。随访 1 年半无复发。

［郝万山. 柴桂温胆定志汤为主治疗精神抑郁证 [J]. 北京中医药大学学报，1997，20（3）：64-65.］

【评析】 郝万山认为，本症属神窍疾病，其发病诱因虽多与精神情志刺激有一定关系，但因心主神志、肝主谋虑、胆主决断，此三脏阳虚、气虚乃是易发本症的体质因素。在这一体质因素的基础上，稍遇精神情志刺激则不能耐受，从而形成脑神失养、气郁痰阻、神窍迷蒙之证。郝万山据晨重暮轻这一具有诊断意义的临床表现，判断造成精神抑郁症的病机是心胆阳虚，脑神失养，肝虚气郁，神窍痰蒙。据此，采用温补心胆阳气，益肝兼助疏泄，养脑涤痰醒神，当属治本之法。定志丸用人参补五脏、益元气、安精神、定魂魄、开心健脑；茯苓利窍祛湿导浊，补心益脑养神；菖蒲、远志豁痰开窍、振心阳、益智慧、醒脑神。但温补心阳、振奋肝胆、疏达郁结、涤痰导浊之力均不足。于是配小柴胡汤疏达郁结，振奋肝胆脾胃。且小柴胡汤本证中默默不欲饮食、心烦、胸胁苦满等症状，在抑郁症中颇多见。合桂枝汤，取其辛甘化阳以温补心胆之阳，酸甘化阴以滋养肝心之体，又可调阴阳、和气血、达气机、通血脉，对于抑郁症中常见的周身窜痛等症状颇有效果。配温胆汤，增强涤痰醒神之力，与抑郁症病机堪合。

第十六章
精神分裂症

精神分裂症是一组病因未明的精神疾病，以基本个性改变，思维、情感、行为的分裂，精神活动与环境的不协调为主要特征的一类最常见的精神病。本病多起病于青壮年，常缓慢起病，病程迁延，有慢性化倾向和衰退的可能，但部分患者可保持痊愈或基本痊愈状态。

本病的诊断主要为专科医生经过精神检查，结合异常症状、持续时间而判断。可参考 ICD-11 中的诊断指南，至少具有下列 7 项核心症状中的两项：①持续的妄想；②持续的幻觉；③思维紊乱（思维形式障碍）；④被动体验，被影响或被控制体验；⑤阴性症状（包括情感平淡、少语、意志活动缺乏、社交退缩和快感缺乏等）；⑥明显的行为紊乱；⑦精神运动性症状（兴奋或抑制）。符合症状标准和严重程度标准已经至少持续有一个月；排除了器质性精神病、精神活性物质所致的精神障碍，以及其他的精神障碍。且不能被当地的文化、宗教所理解，才能考虑诊断精神分裂症。

根据其临床表现，一般参考中医"癫狂证"辨证。

1. 徐汉江——攻下涤痰，清火安神法治疗精神分裂症案

患者，女，21 岁，1965 年 4 月 1 日就诊。

病史：因恋爱纠葛，情志忿郁，加之学习紧张而突然发病 9 天。症见怒目而视，喜笑无常，故意与人争吵，或做舞蹈状，严重时将衣被撕成布片。西医诊为精神分裂症，予注射氯丙嗪 50 毫克，每日 2 次；10% 水合氯醛 40 毫升灌肠，仅能入睡 2 小时。常午夜起床，兴奋多语，情绪不稳，妄见妄闻，多疑善虑，面红目赤，大便秘结，小溲短赤。忽一日黎明前 4 时许自扛竹梯上屋，掀瓦掷地，大

声狂叫，将其挟持下地，仍怒骂不止，目布红丝，腹部拒按，不大便五六日，舌质红苔黄垢腻，脉弦滑而数。

辨症： 痰火内结，困扰神明，阳明腑实，气并于阳之重症癫狂病。

治法： 攻下涤痰，清火安神。

处方： 生大黄（后下）10克，玄明粉（冲服）10克，川厚朴10克，黄连3克，石菖蒲12克，广郁金12克，山慈菇（拌）12克，朱砂粉（和服）1.2克，琥珀（和服）1.2克，鲜竹沥（另服）30毫升。

服药当天下午解硬粪块多枚，并夹脓痰样黏稠分泌物，已能识人，懒言，遂去其约束，晚间又排便2次，量多质硬秽臭，安静入睡。上方加减调治10天后痊愈。后结婚生一子，随访5年未复发。

[钱利凝. 徐汉江攻下法治疗急重症验案[J]. 山东中医杂志，1997，16（9）：422-423.]

【评析】　本例为青春期狂躁型精神分裂症的一种。患者躁动不安、怒骂不休，故诊为气并于阳的狂证。徐汉江据患者腹部拒按，不大便五六日，认为本案之病机虽为痰火内结，困扰神明，而阳明腑实应为用药着眼点，非一般常法能奏速效，须用大承气汤峻下荡涤方能清火，佐以菖蒲、郁金、鲜竹沥化痰开窍始可定志，朱珀散镇静安神；山慈菇治烦热痰火，解诸毒，多方合用可收事半功倍之效，缩短疗程。

2. 李斯炽——敛肝解郁，通腑涤热，行水化痰，开窍安神法治疗精神分裂症案

杨某，男，29岁，1974年5月10日初诊。

病史： 患者因失恋，思想遭受刺激，神志错乱。由该单位组织上派人护送回成都，在家里治病。回家后，病情更有发展，整天叫骂不休，将家中家具杂物全部打碎，并将墙壁推倒，其臂力之大非常人所能及。不能有片时安静，晚上也通宵不能入睡。曾由其家属将他送某精神病医院治疗，诊断为精神分裂症。服大剂量安眠药，也只能暂时抑制，以后仍复发如故。其母异常苦恼，特登门求诊。初诊时，患者眼神外露，口中胡乱言语，脉象浮滑而数，舌质深红，苔黄微腻而有滑液。父母说：患者已数日不大便，小便发黄。综合脉症分析，舌黄微腻为内有

湿热。因失恋情志不舒，导致肝郁化火，火热聚于阳明胃腑，则出现便秘尿黄，舌红，脉象浮数有力。阳明热盛则妄言骂詈，不避亲疏，其力亦非其责所能及。阳气盛则眼神外露，夜不能眠。且火热炼湿成痰，出现脉象滑利、舌苔滑润之象。热痰上蒙心窍，使神志昏聩错乱。即所谓"重阳则狂"之证。

根据上述分析，拟用敛肝解郁、通腑涤热、行水化痰、开窍安神之法。故用白芍以敛肝；郁金以解郁，枳实、大黄、枯黄芩、焦栀子以通腑涤热；茯苓、法半夏、竹茹以行水化湿；石菖蒲以开窍；琥珀、牡蛎以镇心安神。

处方：法半夏9克，茯苓9克，竹茹12克，枳实9克，大黄9克，枯黄芩9克，郁金9克，白芍12克，石菖蒲6克，琥珀末（冲服）4.5克，牡蛎（先煎）12克，焦栀子9克，甘草3克。8剂。

5月17日二诊：患者服上方数剂后，大便已通，近几日保持一日一次大便，但酸臭难闻，并吐出大量稠痰，小便黄色亦转淡。服至7剂时，已自觉清醒，他说："前些日子好像在另一个世界，现在又回到人群中来了。"已能听话，思想也逐渐安静下来。虽能入睡，但时间不长，表情抑郁，有时尚说错话，舌苔黄腻，脉浮而滑。上方已见效果，痰热已有出路，心窍亦渐开豁。仍本前方用意，略为增减。因其病起于思想遭受刺激，且目前郁郁寡欢。故增入刺蒺藜、牡丹皮以增强疏肝之力；并去掉酸敛之白芍；用茯神代茯苓，以增进安神作用。因其舌苔黄腻，故加入冬瓜子以除湿热，去掉枯黄芩、焦栀子，用黄连直接清心涤热。处方：法半夏9克，茯神9克，竹茹12克，枳实9克，大黄6克，郁金9克，石菖蒲9克，琥珀末（冲服）4.5克，刺蒺藜12克，牡丹皮9克，牡蛎（先煎）12克，黄连6克，冬瓜子12克，甘草3克。10剂。

5月31日三诊：服上方10剂后，每日排软便一次，小便仍带黄色，痰质转为清稀，渐趋正常。说话已不错乱，但自觉思想不集中，记忆力差，胸闷易怒，舌质红，苔黄，脉象浮弦而细。痰热之象续减，肝经郁火之象已明显暴露。仍本前方去法半夏、大黄、牡蛎、黄连、冬瓜子，还用白芍以敛横逆之肝气；加龙胆草、枯黄芩以清肝火；用瓜蒌皮以宽胸膈；以枳壳代枳实，以茯苓代茯神。处方：刺蒺藜12克，牡丹皮9克，郁金9克，枯黄芩9克，白芍9克，竹茹12克，瓜蒌皮12克，石菖蒲9克，琥珀末（冲服）4.5克，龙胆草9克，甘草3克，茯苓9克。

6月4日四诊：服上方4剂后，患者神志、睡眠、大小便均已正常。自觉有燥象，有时心烦，神散不集中，记忆力减退，舌质干红，脉象浮大。此由长期郁热伤阴所致。用养阴潜阳、安神开窍法以善其后；用二至丸、甘麦大枣汤加味。

处方：女贞子 12 克，墨旱莲 12 克，白芍 12 克，牡蛎（先煎）12 克，石菖蒲 9 克，五味子 6 克，龙骨（先煎）12 克，琥珀末（冲服）4.5 克，山药 12 克，茯神 9 克，浮小麦 24 克，大枣 3 枚，甘草 3 克。

上方加减服至十余剂后，即恢复正常。观察至 9 月，未见异常，他已返回工作岗位。

［成都中医药大学. 李斯炽医案 [M]. 成都：四川人民出版社，1978.］

【评析】 患者叫骂不休，打砸毁物，是谓狂证。病由失恋而致，系情志不舒，导致肝郁化火，火热聚于阳明胃腑，则出现便秘尿黄，舌红，脉象浮数有力。阳明热盛则妄言骂詈，不避亲疏，其力亦非其责所能及。阳气盛则眼神外露，夜不能眠。且火热炼湿成痰，出现脉象滑利、舌苔滑润之象。热痰上蒙心窍，使神志昏聩错乱。即所谓"重阳则狂"之证。治用敛肝解郁、通腑涤热、行水化痰、开窍安神之法。药用白芍以敛肝；郁金以解郁，枳实、大黄、枯黄芩、焦栀子以通腑涤热；茯苓、法半夏、竹茹以行水化湿；石菖蒲以开窍；琥珀、牡蛎以镇心安神。二诊、三诊随证加减，四诊患者痰热基本消除，而阴虚之象显露，系长期郁热伤阴所致，故用二至丸、甘麦大枣汤养阴潜阳、安神开窍法善后。

3. 邹云翔——疏郁泄肝豁痰法治疗精神分裂症案

管某，女，23 岁，1963 年 10 月 8 日初诊。

病史：入夏来精神失常，称头欲分裂，烦躁不能睡眠，又称怕冷，冷得全身难受，口苦，大便干结，四五天一行，不咳痰多，脉象糊滑，苔色淡白，某精神病医院诊断为精神分裂症，某中医予服珍珠母、酸枣仁（每剂用至四两以上）等。中西药治疗，效果颇不满意。邹云翔诊之曰，此系肝郁失宣之病，《黄帝内经》谓之薄厥、煎厥，方拟疏郁泄肝豁痰之品，以冀得效。

处方：白蒺藜 12 克，杭菊花 9 克，北沙参 12 克，川石斛 15 克，白芍 9 克，麦冬 9 克，川贝母（杵）15 克，合欢皮 45 克，金针菜 12 克，法半夏 9 克，炒竹茹 9 克，福橘络 6 克，左牡蛎（先煎）45 克，生龙骨（先煎）45 克，生铁落（先煎）45 克，黑芝麻 15 克，雪梨五片、萝卜汁（冲入）三匙，鲜百合汁（冲入）三匙，绿萼梅（后下）9 克。

10月24日二诊： 药服10剂，称善。烦躁、头欲分裂感好转，能入睡，痰减少，大便间日一次，唯仍称伯冷，冷得难受，口苦，拟原方加味。原方：加细柴胡3克，炒子芩3克，焦栀子4.5克，磁石（先煎）30克。

又服10剂，并嘱如合适，可以继续服用。

12月5日三诊： 上方连服二十余剂，纳、便、寐已得正常，唯觉头部发紧，有痰，口苦，脉弦滑，舌苔薄。处方：刺蒺藜12克，杭菊花9克，北沙参12克，川石斛5克，白芍9克，麦冬9克，川贝母（杵）15克，合欢皮45克，金针菜12克，法半夏9克，炒竹茹9克，细柴胡3克，炒子芩3克，焦栀子4.5克，磁石（先煎）35克，生牡蛎（先煎）45克，生龙骨（先煎）45克，生铁落（先煎）60克，黑芝麻15克，福橘络9克，鲜荸荠（切开）60克，陈海蜇（切洗）60克，大雪梨五片，萝卜汁（冲入）三匙，鲜百合汁（冲入）三匙，绿萼梅（后下）9克。

1964年9月28日四诊： 称1963年12月诊治之后，病情一直稳定，精神正常。近月来，因外界刺激，称头有时抽痛，前额发紧，怕冷，有痰，纳、便、寐好，无烦躁现象。脉象沉细而弦，苔薄，再为疏肝解郁，和络豁痰。处方：鳖血拌柴胡3克，全当归9克，刺蒺藜9克，炒白芍9克，南沙参12克，左牡蛎（先煎）30克，生龙骨（先煎）15克，海蛤壳（先煎）15克，川贝母（杵）3克，炙远志4.5克，桃仁泥4.5克，炒红花3克，潞党参12克，绿萼梅（后下）4.5克，陈海蜇（切洗）15克。

［黄新吾，邹燕勤，苏明哲.邹云翔医案选[M].北京：中国中医药出版社，2019.］

【评析】 本例西医诊断为精神分裂症，邹云翔诊断为薄厥、煎厥。薄厥、煎厥见于《黄帝内经》，说："阳气者，大怒则形气绝，而血菀于上，使人薄厥。"言大怒则气逆而不下行，阳逆则血积于上焦，气血俱乱，发为薄厥。又说："阳气不得出，肝气当治而未得，故善怒，善怒者名曰煎厥。"言阳气不治，则肝气郁而不达，故善怒而发为煎厥，肝者将军之官，主怒而藏血，性喜条达而恶郁，大怒则血菀于上，郁结则肝失条达，以致薄厥、煎厥。本例即因精神受严重刺激，郁怒致病。头欲分裂，烦躁不寐，是血菀于上；冷得全身难受，是阳气不得出；口苦便结，是气郁化火；不咳痰多，此痰由火成。方用可升可降之刺蒺藜，破郁宣结；用平淡无奇之绿萼梅、金针菜、杭菊花、合欢皮舒郁宽胸；气寒而重之生铁落专以平肝开结，龙骨、牡蛎佐之；沙参、麦冬、石斛、百合、萝卜、雪梨，清心养肺以化痰；竹茹、半夏、橘络、贝母和中化痰以通络；白芍缓肝敛阴。二诊方加入泄肝胆结热之柴胡、黄芩、栀子；配重镇阳气之磁石。三诊方加清灵之雪羹以泄肝化痰。方药重在舒郁平怒，调整失常之升降，使已乱之气血恢复正常。

绿萼梅气味芬芳，花发最早，先得春气，能疏肝开郁，醒脾疏中，和血化瘀。

4. 黄文东——补益心脾，豁痰宣窍法治疗精神分裂症案

许某，男，39岁，1974年12月24日初诊。

病史： 1968年春，因患"十二指肠球部溃疡"用"鸡血疗法"治疗，当时逐步出现精神失常。1968年秋病情严重，经上海及南京某医院诊断为精神分裂症。曾住院四个多月。接受胰岛素休克治疗40次，迄今未愈，病休在家，现在症状有多疑、忧郁、悲观、自卑、失眠、惊叫、急躁、易怒，其中以多疑为主。经常为微小事情，引起多疑，与家属争吵，有时亲友间无意对他一笑，即引起各种猜想，妄加分析，为此通宵不寐。时而精神振奋，时而疲劳不堪，喉间有痰不易咯出，有时小便失禁。舌质红，苔薄腻，脉弦滑。

辨证： 思虑过度，心脾受伤，阴血不足，肝阳上扰，痰浊内蕴，窍络不利。

治法： 补益心脾，豁痰宣窍。

处方： 甘麦大枣汤合生铁落饮加减（西药现服苯海索、氯普噻吨、安定等）。炙甘草三钱，淮小麦一两，大枣五枚，陈胆南星三钱，生铁落（先煎）二两，菖蒲三钱，郁金三钱，炙远志一钱半。6剂。

12月31日二诊： 近日情绪较前安定，睡眠略有进步，梦多，有时惊叫，容易疲乏，口干。苔、脉如前。原方加合欢皮四钱，北沙参四钱。7剂。

1975年1月7日三诊： 近来已停服西药，夜寐可达5小时，仍有惊叫、头胀、烦躁、口干、尿多，反应迟钝。喉间痰已减少。脉细，苔薄，舌质红。再从原方加减。处方：炙甘草三钱，淮小麦一两，大枣5枚，陈胆南星三钱，生铁落（先煎）二两，知母四钱，菖蒲三钱，郁金三钱，炙远志一钱半。7剂。

1月21日五诊： 服药27剂后，病情有所改善，情绪较前开朗，多疑、急躁减少，惊叫消失，停服西药后，可睡5～6小时，小便不禁亦除。再守原意，原方去知母。7剂。

六、七诊：（略）。

2月15日七诊：春节期间，亲友来往较多，已能接待客人，由于烦劳过度，以致睡眠减少，迷梦不酣，烦躁头胀。口干，舌红，脉弦。原方去远志，加北沙参四钱。7剂。

2月27日八诊：夜寐已能熟睡达6小时左右（未服西药）。多疑、急躁等症均已消失，情绪开朗。面色润泽。脉弦，苔薄腻，舌尖红。治疗两个月，病已基本痊愈。即将回宁工作。医嘱：继续以乐观主义精神与疾病作斗争。可以先短期休息，以后逐步恢复半天轻工作，向全天工作过渡。仍用原方加减。处方：炙甘草三钱，淮小麦一两，大枣五枚，陈胆南星三钱，郁金三钱，生铁落（先煎）二两，党参三钱，北沙参四钱。7剂。

3月28日来信：到南京后可睡6小时左右，并能午睡，各症未发，精神面貌很好。3月17日起可工作半天，还解决了生产中的关键问题。

复信：①鼓励继续与疾病作斗争；②中药处方如下：炙甘草三钱，淮小麦一两，大枣五枚，陈胆南星三钱，生铁落（先煎）二两，菖蒲三钱，墨旱莲五钱，郁金三钱。7剂。上方可以连服三周，如病情很好，可改为隔日服1剂，到五月底为止，即可停药。

［江油县卫生局．老中医临床经验选编[M]．绵阳：江油县卫生局，1980.］

【评析】　《素问·生气通天论》曰："阴不胜其阳，则脉流薄疾，并乃狂。"本案患者由于思虑过度，心脾受伤，阴血不足，肝阳上扰，"阴不胜其阳"，痰浊内蕴，窍络不利。治拟补益心脾，平肝潜阳，豁痰宣窍，用甘麦大枣汤合生铁落饮加减。辨证准确，用药精当，故收效显著。

5. 郑荪谋——清心涤痰，安神定志法治疗精神分裂症案

吴某，男，23岁。

病史：其父代述：患者有精神分裂症病史。近十余日来因所愿未遂而心烦不安。情绪急躁，目赤怒视，头痛，不眠不食，自言自语，哭笑无常，口干喜饮，大便秘结。诊查：脉滑数，舌红苔黄。

辨证：痰郁化热，扰乱心神。

治法：清心涤痰，安神定志。

处方：栀豉温胆汤加减。淡豆豉（后下）9克，栀子9克，竹茹9克，盐枳

壳 3 克，茯苓 9 克，煮半夏 5 克，瓜蒌子 16 克，蜜薄荷（后下）3 克，石菖蒲（后下）2 克，远志 3 克，胆南星 3 克。3 剂。

10 月 21 日二诊：情绪急躁，头痛失眠，两目直视，叨叨絮语，见探视者闭门不纳，大便已通但量少，心烦稍安。脉滑数，口干，舌红苔微黄。大便下行，腑气已通。按原方去瓜蒌子，加首乌藤 18 克，以增安神镇静之功。

10 月 24 日三诊：服药 6 剂后，头痛减轻，夜间可入睡 3 ~ 4 小时，大便通畅，烦躁亦减，唯自言自语及幻听仍有。脉滑数，苔黄稍退，舌质红。按上方继服 3 剂。

10 月 31 日四诊：诸症大减，夜间能够入睡 5 ~ 6 小时，见人不避，对答切题，时有轻度咳嗽、胸窒。脉细弦，舌淡红，苔薄黄。再沿前法续进，可冀入于坦途。原方加甘草梢 5 克，以利咽除火气。

服药 5 剂后情绪开朗，少有自言自语，午睡 1 小时左右，口干胸闷已减，待人正常，食欲增加，但仍有呆滞，记忆力差。舌质淡红苔薄白，脉弦细。病情日渐好转，当以原意乘胜进取。处方：淡豆豉（后下）9 克，栀子 9 克，石菖蒲（后下）2 克，竹茹 9 克，茯苓 9 克，盐枳壳 3 克，远志 3 克，煮半夏 5 克，胆南星 3 克，蜜薄荷（后下）3 克，甘草梢 5 克。

［董建华，王永炎. 中国现代名中医医案精华 [M]. 北京：北京出版社，2002.］

【评析】　本例患者以所欲不遂，所求不得，苦思积忧，伤及心胸，气乱于心，痰积于脘，痰气郁而化火，蒙闭包络，扰乱神明，症见性情急躁彻夜不眠，口干喜饮，大便秘结，此内热之征也；言为心声，心热则多言；哭笑无常者，君火亢甚则笑，相火铄金则哭；血气为身之神，气乱则神衰，痰客中焦，妨碍升降，使十二官各失其职，视、听、言、动皆有虚妄，脉数为热，滑为痰；苔黄舌红属于痰火作祟。治当清热化痰宁神。方处栀豉温胆汤加减，王晋三称温胆为"隔腑求治之方也"，治手少阳三焦之剂。痰热蒙蔽心包而治三焦者，以三焦属腑，心包络属脏，互为表里。故用二陈专和中焦胃气，复以竹茹清上焦之热，枳实泄下焦之热。加入栀豉治虚烦不寐，开胸中热郁，配以菖蒲、远志祛痰开窍，安神定志；瓜蒌子体润清化热痰；胆南星味苦以祛风痰；薄荷质轻以清头目。共奏清心涤痰安神定志之效。案中处方用药始终如一，谨守病机，正合于《黄帝内经》"必伏其所主，而先其所因"之旨矣。

6. 李乐园——舒郁安神，兼清痰火法治疗精神分裂症案

关某，女，20岁，1977年11月15日初诊。

主诉：患者一年前丧父，悲恸至极，又因工作、生活不顺心，情志怫郁。两个月前，开始头晕头痛，多梦失眠，心烦易怒。一周前其父逝世周年，亲属毕至，悲恸异常，当晚睡中突然精神错乱，语无伦次，哭闹不休。经山东某医院神经科诊为精神分裂症。11月15日查房时，患者正阵发性发作烦躁，精神错乱，语无伦次，哭闹不休，躁动不宁，不知秽洁，时欲出走。俟神志略清时，自诉头紧、头重、巅顶有压迫感，胸闷、善太息、善惊、恶闻人声，失眠、多梦，饮食喜冷，大便干、数日一行，小便黄赤。诊查：六脉洪滑数、100次／分，舌苔黄褐厚、舌红、舌尖绛。

辨证：肝郁化火，痰火迷神。

治法：疏郁安神，兼清痰火。

处方：自拟疏郁安神汤合礞石滚痰丸化裁。九节菖蒲12克，矾郁金10克，醋香附12克，炒栀子12克，麦冬15克，瓜蒌24克，生龙牡（先煎）各30克，炒远志10克，炒酸枣仁24克，炒柏子仁12克，木香10克，沉香（后下）6克，胆南星10克，锻青礞石（先煎）12克，大黄10克，黄芩10克，竹茹10克，竹叶10克。

上方药连服26剂后，患者自觉头晕、头重及额顶压迫感已消失，胸闷、太息愈，但仍有时心烦（较前好转），头胀口干思饮，便秘，睡眠不宁。查：六脉滑数，舌苔白微厚、舌尖赤津少。此乃火灭灰热，余邪未清之象，予前方加减继服。处方：九节菖蒲12克，矾郁金10克，醋香附12克，炒栀子12克，麦冬15克，橘红12克，瓜蒌30克，炒柏子仁12克，炒远志10克，生龙牡（先煎）各30克，炒酸枣仁18克，木香10克，胆南星10克，火麻仁15克，炒杏仁10克，竹叶10克，沉香（后下）5克。

上方药又服二十余剂，患者已无明显自觉症状，精神如常，能控制感情和阅读书籍，记忆力和分析能力均已恢复，饮食好。仍睡眠梦多，容易疲劳，便秘。查：六脉沉微数，舌苔薄白、舌尖赤。再予前方药6剂，出院带药继服，以善其后。

1981年3月随访，出院三年多来神志、工作均正常，病症从未复发。

［董建华，王永炎. 中国现代名中医医案精华[M]. 北京：北京出版社，2002.］

【评析】　本例患者因连续遭受精神刺激，积忧久郁，导致情志失调，脏腑气血功能紊乱，以致突然暴发癫疾。《素问·举痛论》指出："怒则气上……悲则气消，恐则气下，惊则气乱，思则气结。"怒则气上，则为阵发性烦躁，失眠，多梦；惊则气乱，则出现善惊，恶闻人声，精神错乱，语无伦次，哭闹不休，躁动不宁，不知秽洁，时欲出走，是由癫转狂；悲则气消，思则气结，则表现为头晕、头重，巅顶有压迫感，胸闷善太息。此时应以降气泻火涤痰开窍舒郁为当务之急，兹以礞石滚痰丸、舒郁安神汤并用，若单用舒郁安神汤则缓不济急。礞石滚痰丸，旨在青礞石色青入肝，咸寒沉降，善祛热痰顽痰，与大黄、黄芩同用，功能降气泻火逐痰，沉香降气，助诸药攻除积痰。再予舒郁安神汤，舒郁开窍安神。诸药并投，重镇以杀其势，取"盛者责之"之义，以防发展为狂。此方药连服三十六剂后，狂躁转为安静，神志清，精神好，予前方去礞石滚痰丸，继用舒郁安神兼清痰火之剂，以收全功。伏其所主，先其所因，主次掌握得当，疗效方能显著。

李乐园针对《黄帝内经》有"重阳狂，重阴癫"；《医宗金鉴》亦有"癫乃重阴，狂乃重阳"之说，认为此处所论阴阳，系指患者临床表现上的静（忧郁）和动（狂躁）的侧重面不同而已。癫病也有狂躁好动的，狂病好转或由实转虚，亦有变为忧郁好静的。癫狂可以互相转化，即癫转狂为病进，狂转癫为向愈。临证必须细心钻研，全面斟酌。尤其对于病者体质之强弱，年龄之长幼，致病之因素，性别、个性之差异，症状表现之轻重等，更须认其剖析，方能随证化裁，以期取得疗效。

7. 程士德——清热通便，宁神除烦法治疗精神分裂症案

刘某，男，39岁。

病史：5年前因精神刺激，突发狂躁，打人毁物，被诊断为精神分裂症，用西药控制症状。近2个月出现烦躁，失眠，幻听，幻视，精神不能集中，语言错乱，大便3日一行，舌质红，苔黄厚，脉弦数。

治法：清热通便，宁神除烦。

处方：柴胡10克，桔梗10克，当归10克，川芎10克，石膏（先煎）30克，知母10克，生地黄30克，枳实10克，龙胆草20克，厚朴10克，胆南星10克，

石菖蒲 10 克，生大黄 8 克。

服 7 剂，烦躁减轻，睡眠好转，再服 10 剂，幻觉消失。再加黄连 10 克，益智仁 10 克，服 20 剂，病未再发。

［苏晶．程士德教授治疗神志疾病经验举隅［J］．北京中医药大学学报，2000，23（4）：13-14．］

【评析】 程士德教授认为，神志疾病，如神昏、谵语、失眠、癫狂等多与郁热有关。或因七情内伤，气郁化火；或脾胃中焦蕴热生痰，痰火蒙蔽清窍；或肾精不足，肾水不能上济于心，而致心火独亢，扰乱神明。临证多以生栀子、青黛、胆南星、石菖蒲、龙胆草、夏枯草清热化痰开窍；以厚朴、枳实、大黄、泽泻、猪苓通利二便，泻热消积；以黄连、石膏、知母泻热除烦；以交泰丸并菟丝子、女贞子、枸杞子滋肾水，交通心肾，使心火不亢，心神守舍。程士德教授治神志病，还针对引起神志病的复杂病因、不同个体的神志状态、疾病的不同阶段等，辅以综合治疗，如心理开导、安慰、饮食调养，精神疗法，临床获得了较好的疗效。本例为年轻人，当是身体强壮，实热痰火上扰心神，故以清泻实热、化痰开窍安神为治。

8. 何任——理气活血法治疗精神分裂症案

患者，女，42 岁。

病史： 由其丈夫及女儿陪来就诊，衣衫不整，表情淡漠。家人述说，患者很少做家务，一改其素来好洁状态，曾有多次夜间独自外出，误入邻居家。本地精神病院诊为精神分裂症。患病 2 年多来，精神萎靡，形体消瘦，常独坐自语。已经中医药治疗过，处方为逍遥散、四物汤、温胆汤等。患者月经行期不准，行则色紫黯，腹痛多瘀块，善忘不寐，便艰溲少，细察患者两睛中有红丝隐现，皮肤干皱，苔厚舌质黯有瘀斑、舌下纹紫，脉涩。

辨证： 气血凝滞，扰及神明。

处方： 桃仁 24 克，大腹皮 10 克，柴胡 10 克，制香附 10 克，木通 6 克，赤芍 15 克，法半夏 10 克，陈皮 6 克，小青皮 6 克，桑白皮 10 克，紫苏子 10 克，生甘草 6 克，生大黄 4 克。7 剂。

半个月后，患者由其女陪来复诊。自谓上方服 7 剂后，渐感头目清爽，较能安寐，大便畅下。又自行配服 7 剂，症情日渐好转。观舌瘀斑已少，舌下纹较淡，脉涩。乃于上方中去大腹皮，加淮小麦 40 克，大枣 30 克。再服 14 剂。以后家属再来转方时说，患者服本方 1 个多月以后，神情日见正常。已自行整洁衣衫，原服西药药量减少，已恢复工作。

[何任. 久治难治病案探要 [M]. 浙江中医药大学学报，1999，23（4）：16-17.]

【评析】 本例精神分裂症与中医癫狂症状同。癫证以精神抑郁、表情淡漠痴呆、语无伦次、静而少动为特征，狂证则动而多怒。此病例初时以癫证为多。但曾多次夜间出走，进入邻家则又是狂证之表现。经四诊合参，睛有红丝，皮肤干燥，舌黯纹紫，均可证明气血凝滞，扰及神明所致。王清任《医林改错》说："癫狂一症，哭笑不休，詈言骂歌唱，不避亲疏，许多恶态，乃气血凝滞，脑气与脏腑气不接，如同做梦一样。"本案用癫狂梦醒汤全方加大黄通便去瘀。本方以桃仁为主药，配赤芍活血化瘀，柴胡、香附理气解郁，青皮、陈皮、桑白皮、大腹皮、紫苏子行气降气，半夏和胃，甘草缓中，再以木通利水防蕴热。服后气血凝滞解，神志渐清朗。

9. 胡天雄——泻火豁痰，抑阳扶阴法治疗精神分裂症案

胡某，年二十岁，初以心动过速请诊，察其体气壮实，脸部发红，唇舌色绛，脉数有力。此心胃火盛所致，乃书苦寒降泄之品与之。患者服药数剂即停，其母虑其体虚，杀鸡并以温补药炖之与服，未几，因事拂意，遂发狂病，怒骂殴人，不避亲疏，家人无可奈何，乃于 1973 年 11 月送某精神病院治疗，住院五个月，经多方治疗，仍时有反复（住院期间除西药及电针外，曾服龙胆泻肝汤多剂）。因住院已久，疗效不显，乃于 1974 年 4 月 8 日出院，来请为中药治疗。出院时，尚每日以氯丙嗪 450 毫克，分次口服，以图控制。诉头顶及两颞肿痛，睡起时，目赤口苦，脉数有力，舌尖绛，边有瘀斑，舌苔黄白而腻。按《素问·生气通天论》曰："阴不胜其阳，则脉流薄疾，并乃狂。"读者或不解其意，余谓本案可为此一段文字作一生动之注解：脸部及唇舌均较正常为红，即"阴不胜其阳"之表现也；心动过速，脉数有力，即所谓"脉流薄疾"也。"薄疾"即迫疾或搏疾。指脉来搏指有力与快速而言，"并乃狂"，张景岳注："并者阳邪入于阳分，谓

重阳也"，然意犹未显，今本案本为阴不胜其阳而脉流薄疾，再杀鸡并杂以温补药炖之与服，鸡与温补药，均阳性药也，在某种意义上，即阳邪入阳分之意，"并乃狂"不其宜乎？初拟泻火豁痰以抑阳扶阴。

处方：黄连5克，黄芩10克，大黄10克，瓜蒌子15克，建菖蒲3克，郁金10克，牡蛎（先煎）30克，谷精草30克。服上方同时，仍以氯丙嗪150毫克，每日3次配服。处方第三日，泻火豁痰药尚未服，狂病大发，逾垣上屋，莫可名状，急捡上方煎服，症状立即缓解。

5月4日二诊：守服20剂，情况稳定，狂证一直未发，足胫瘀斑甚多，余情如前，乃减氯丙嗪剂量为50毫克，每日3次，改拟柴胡龙骨牡蛎汤加减。处方：柴胡12克，黄芩9克，法半夏9克，党参9克，大黄12克，茯苓12克，桂枝6克，牡蛎（先煎）15克，龙骨（先煎）15克，桃仁9克，红花6克，石菖蒲3克，郁金6克，甘草6克，生姜9克，大枣9克，生铁落500克，煮水煎药。

上方共进三十剂，躁狂未发，头痛减轻，睡起仍有目赤口苦，食欲好，大便日4次，不稀泻，足胫瘀斑未净，幻觉仍有余波，如晚上似有人叫其名字，听走路脚步声，亦如人言，舌边仍有瘀斑，苔黄白，脉弦数。

6月4日三诊：再减氯丙嗪为25毫克，每日3次，原方去桂枝、郁金，加陈皮5克。

7月1日四诊：上方又服24剂，近一周氯丙嗪已停服，除大便日四五次，头略昏痛外，余无不适。因脉仍细弦带数（96次／分），舌尖偏红。此余邪未净，拟小柴胡、导痰合方加减。处方：柴胡12克，黄芩9克，法半夏9克，茯苓10克，陈皮5克，石菖蒲5克，远志5克，甘草5克，制天南星9克，枳实9克。上方共服20剂，改防己地黄汤加龙骨、牡蛎收功。五年后随访，患者已进某棉纺厂工作，一切情况正常。

［张文康．中国百年百名中医临床家丛书·胡天雄［M］．北京：中国中医药出版社，2001．］

【评析】 《素问·生气通天论》曰："阴不胜其阳，则脉流薄疾，并乃狂。"胡天雄以临床铁证为读者作了精彩生动的注解：认为脸部及唇舌均较正常为红，即"阴不胜其阳"的表现；心动过速，脉数有力，即所谓"脉流薄疾"。"薄疾"即指脉来搏指有力与快速而言；张景岳注释"并乃狂"云："并者阳邪入于阳分，谓重阳也"，本案本为阴不胜其阳而脉流薄疾，再以温补药炖鸡服食，鸡与温补药，均属阳性药，可视为阳邪入阳分，因此"并乃狂"。治法用泻火豁痰以抑阳扶阴，而取佳效。

10. 金寿山——涤痰开窍，通补心脾法治疗精神分裂症案

吴某，女，21岁，1975年3月16日初诊。

病史：患者因情绪刺激患精神分裂症后住院一年半，出院后病症未见显著改善。刻下症见：面色㿠而浮肿，语言能够对答而无伦次，自诉心慌、胆怯，耳边听到有人讲话，大便干结。家属诉患者有时翻眼睛，有时发抖，有时胡思乱想，出言不逊，有时大声吵闹。行为幼稚，贪吃懒做。诊其脉促，舌淡边有齿痕。

辨证：痰蒙心窍。

治法：涤痰，但久病体虚，不宜猛攻而宜缓图。

处方：朱茯苓12克，姜半夏9克，陈皮9克，炙甘草3克，炒枳壳6克，姜竹茹9克，党参12克，石菖蒲9克，远志6克，桂枝4.5克，白金丸（包煎）15克。7剂。

服药7剂后家属来述，患者近日智力较有好转，续以此方为基础，再加人参须、柏子仁、淮小麦、大枣等药出入加减以安神定志，14剂后脾气较有好转，21剂后胡思乱想较少发作，28剂后神志逐渐清楚，谈话有条理，言行不像过去那样幼稚，不贪吃，不争吵，懒惰也有改善，面目水肿已退五分之四。

1975年4月24日二诊：面色已转红润，水肿全退，精神症状逐步好转，自诉夜寐梦多，舌胖，苔中心黄。夫癫为郁证，诊其脉细滑不扬，郁结犹未全开，用十味温胆出入。处方：党参12克，朱茯苓9克，姜半夏9克，炒酸枣仁9克，远志6克，陈皮6克，炒枳壳9克，石菖蒲9克，淮小麦30克，生白芍9克，姜竹茹9克，白金丸（分吞）9克，7剂。

此后以此方加减出入继续服用，半年之内，思维完全恢复正常，于1975年11月恢复上班工作，智力一如常人。但不能停药，停药就要失眠。在月经来前，往往烦躁不安，加用丹参、生地黄、牡丹皮、泽兰等药即安。至1976年3月症情又有反复。

1976年3月12日三诊：性情急躁，易发脾气，在家常与母亲无故争吵，但在厂里尚能自己克制，坚持工作。脉弦细滑，舌苔干糙，痰热郁结，津液煎熬，

时当春令发越，有引动宿疾之虞，治拟缓肝润燥，清心降火。处方：皮尾参（另煎代茶）9克，天竺黄9克，淮小麦30克，赤白芍各12克，生炙甘草各7.5克，连翘9克，干竹叶9克，丹参9克，柴胡3克，大枣三枚，牛黄清心丸（化服）一粒。7剂。

此方服7剂后烦躁渐安，原方去皮尾参，加北沙参9克，续服10剂，烦躁完全平静。再以原方去天竺黄、竹叶、牛黄清心丸，加鲜生地黄12克，广郁金4.5克，开心果9克，皮尾参改为北沙参9克，续服10剂。嗣后以甘麦大枣汤为基础，合温胆汤再加白芍、连翘、郁金等药出入调理，至1976年10月停药。

患者于1977年10月满师转正，迄今旧病未复发，智力如常人。

［上海市卫生局．上海老中医经验选编[M].上海：上海科学技术出版社，1980.］

【评析】 癫证多属痰气郁结，固当治痰，但察其致病之由，往往思虑太过，损及心脾，气滞津聚，积而成痰，其痰乃日积月累而成，非一朝一夕所能去，宜化而不宜攻。若用礞石滚痰丸、龙虎丸等药猛攻，欲求速效，往往徒伤其正而痰仍不去，此非治痰之不当，乃用方之不当也。本案患者初诊表现面色㿠而水肿心慌、胆怯、脉促（促属心虚痰结），舌淡，心脾之损是本，痰还是一个标症，故虽大便干结而不用攻下逐痰之药，采用十味温胆汤加减，标本兼治，涤痰开窍之中，更有通补心脾之意，奏效尚属理想。其后效不更方，并参入安神定志之品，继续服用，半年之内，得到基本痊愈。但在次年春天，又有小反复，虽属余波未靖，而症情有所变化，改方着重缓肝润燥，清心降火，与初诊之方相比易温燥而为凉润，药随症变，自当如此。此案治疗过程虽将及二年，但诊察患者只有三次，由于辨证既确，基本守方不变，故能克奏全功。

注：皮尾参是人参的侧根，一般认为生晒参中质次、等级最低的品种，性味与生晒参相同。扶气固本的功效不及生晒参，但可用于寻常的补气生津，价格低廉。

11. 张琪治疗精神分裂症案

🍓 病案1 养心疏肝，活血化痰浊法治疗精神分裂症案

患者，女，27岁，2001年4月17日初诊。

病史： 病因情志不遂，日久不解，遂致失眠，阵喜笑不休，阵又发怒不能控

制。由某精神病院确诊为精神分裂症，用氯丙嗪、卡马西平初期有一定效果，但逐渐失去作用，症状逐渐加重，加量亦无效。表情呆板、苦闷，默默不语，舌体胖大，质紫黯有瘀斑，苔白腻，脉滑有力。

辨证：气虚，肝气郁血瘀，痰浊扰于神明。

治法：养心疏肝，活血化痰浊。

处方：小麦20克，甘草25克，大枣5枚，柴胡15克，半夏20克，陈皮15克，紫苏子25克，赤芍20克，胆南星15克，郁金15克，石菖蒲15克，大黄10克，水煎，每日2次。

服药28剂，睡眠明显改善，能入睡，一夜8小时，但有时多梦，心烦不宁。无端喜笑及愤怒近2周未出现，精神状态稳定，现头昏，记忆力差，舌紫苔薄，瘀斑已无，效不更方。

再服14剂，睡眠状态明显改善，不用安眠药能入睡，精神稳定，症状基本消失，家属及患者均要求继续服药，巩固疗效。

再服14剂，一切如平人，随访半年，状态稳定。

［孙元莹，张海峰，王暴魁.张琪从痰瘀交阻治疗疑难病经验［J］.辽宁中医杂志，2007，34（1）：13-14.］

【评析】 心藏神，"神有余则笑不休"。张琪体会，神有余，系指邪气盛，即痰浊瘀血类扰于神明，非生理之正常有余。本病例之阵笑不休，乃为痰浊扰于心神，阵愤怒不能自控，为肝郁气血不能调畅。二者脏腑相关，内涵相互影响，不能孤立看待。

🍅病案2 疏泄肝胆郁热，温阳化痰醒神法治疗精神分裂症案

刘某，男，20岁。1990年12月20日初诊。

主诉：精神失常年余。其母代述患者因与其继父不和，长期精神抑郁，以致精神失常。彻夜不寐，狂躁，打人骂人、毁物。思维断裂，语无伦次，有迫害妄想。经多家医院诊为精神分裂症（青春型）。曾用氯丙嗪等西药（大剂量）及中药（曾用礞石滚痰汤，癫狂梦醒汤等）治疗，病势略有缓和，打人毁物、狂躁等症已数月未见，但患者仍有迫害妄想，思维错乱。平时情绪抑郁不愿见人，有时一人向隅自语，有时又情绪激昂，讲话滔滔不绝，但杂乱无绪。当地医生劝其住精神病院，但家人畏惧而未去住院。后慕名而转请余诊治。诊见患者形体适中，

表情呆滞。对医者问话初予不睬，继而答非所问。舌质微红，苔白厚，脉弦徽滑。

中医诊断：癫狂。

辨证：肝气郁结，痰热内阻，神明失用。

治法：疏泄肝胆郁热，温阳化痰醒神。

处方：柴胡20克，龙骨（先煎）20克，牡蛎（先煎）20克，黄芩15克，大黄10克，茯苓15克，半夏15克，桂枝15克，菖蒲15克，甘草10克，生姜10克。水煎服。

1月6日二诊：服上方14剂，患者睡眠比较安稳，情绪有所好转，有时与其母作简短对话，有时主动与人交谈。其母言此状久未见到，似属好转迹象。但仍多自坐卧，心烦，胸闷善叹气，舌脉大致同前。药已见效，继用上方。

三诊：以上方略作加减，服药三十余剂，病情大见好转。患者情绪渐较稳定，睡眠可睡7小时左右，自述睡得很香。现对问话能正确回答，并有时与人结伴滑冰、看球赛等，妄想已不显，查舌质淡红，苔白微腻，脉弦缓。嘱继服上方。

四诊：以上方继服2个月，患者精神渐转正常，思维正常，未见妄想迫害症状，情绪较前明显乐观，但仍较正常人略显呆滞。舌质淡红，苔薄白，脉微弦。遂停汤剂，改服"宁神灵"冲剂，每日3次，每次1袋。连服3个月，患者已痊愈。

后休养3月余而参加工作，随访1年，病未见反复。

［张琪余，新华．张琪临床经验辑要[M]．北京：中国医药科技出版社，1998.］

【评析】　张琪自按：本例"精神分裂症"病历年余，虽经多方治疗而未能痊愈。根据其证候特点，初病之时当为"狂"证，来诊之际又似病"癫证"。采用柴胡加龙骨牡蛎汤加减治疗病情逐渐好转，半年有余即告痊愈而上班工作，说明本方治疗此病确有良效。

《难经·二十难》曰："重阳者狂，重阴者癫。"后世医家多综此说，认为狂为阳病，癫为阴病。如《医参》云："癫狂皆痰也，癫因寒为虚，狂因火为实。"但据多年临床实践，余认为本病纯虚纯实者均属罕见，大多寒热交织，虚实夹杂，故常采用柴胡加龙骨牡蛎汤，通补兼施，寒温并用。张景岳云："癫狂二证，皆由情志过度……皆属火炽痰壅，但有缓急之分耳。"心藏神，为精神之所舍，火炽痰壅，扰乱神明，则发狂为急；痰热闭阻，神明失用，则发癫而缓。故用柴胡、黄芩、大黄疏泄肝胆郁热；桂枝、半夏以温阳化痰醒神；龙骨、牡蛎以镇惊安神。

尤以甘草、桂枝益气通阳，不仅有助于化痰利湿，还能振奋心阳以启神用。诸药相伍，散与敛，通与补，温与清共溶于一方之中，郁热清而痰湿除，闭阻解而神用复，浮神敛而惊悸安。

12. 印会河——除痰降火法治疗精神分裂症案

杨某，女，17 岁，1988 年 10 月 6 日初诊。

主诉： 精神错乱 2 月余。两个月前因受人欺侮，遂致失眠多梦，沉默痴呆，有被害和自杀妄想，心烦不宁，口干思饮，大便干结，面色晦黯，神色呆滞，舌尖红，苔黄腻，脉滑。脑电图示：边缘状态。西医诊断为精神分裂症，每日服奋乃静 10 毫克。

辨证： 痰火郁结。

治法： 除痰降火。

处方： 柴胡 10 克，半夏 15 克，黄芩 15 克，青皮 10 克，枳壳 10 克，制天南星 6 克，竹茹 12 克，龙胆草 10 克，栀子 10 克，磁石（先煎）30 克，珍珠母（先煎）60 克，合欢皮 15 克，首乌藤 30 克，菖蒲 10 克，远志 6 克，莲子心 3 克。7 剂，每日服 1 剂。另服礞石滚痰丸，每日上午服 10 克。

二诊： 精神转佳，幻觉消失，思维清晰，对答切题，大便畅通，唯睡眠不实，凌晨易醒，轻微头痛。舌尖红，苔少，脉细。奋乃静已减至每日 4 毫克。原方加牡丹皮 15 克，炒酸枣仁 30 克，桑葚 30 克，继服 14 剂。

三诊： 患者面有悦色，每天能睡 8 ~ 10 个小时，并能与家人邻里正常相处。舌红，苔黄腻，脉弦。奋乃静仍以每日 4 毫克维持。继守原方加赤芍 30 克，再服 7 剂。

四诊： 停服奋乃静后亦能入睡，生活完全可以自理，故申请复学。嘱继服礞石滚痰丸，注意精神修养和劳逸结合。

［陈庆平 . 印会河教授应用除痰降火方治疗神经精神疾病的经验 [J]. 北京中医药大学学报，1996，19（1）：49-50.］

【评析】 是例患者沉默痴呆，精神错乱，属于癫证无疑。病由受人欺侮，七情抑郁，气郁生痰，痰气蒙蔽心神，故神色呆滞，神不安宅，而有被害和自杀妄想；痰郁化热，热烦心神，故心烦失眠；热灼伤津，则口干便干；苔黄腻脉滑系痰火郁结之象。治疗当给予泻热涤痰开窍、理气散结、重镇安神。印会河处方重用珍珠母平肝潜阳，镇心安神；柴胡、合欢皮疏肝解郁；黄芩、龙胆草、栀子、莲子心清心肝胆郁火，泄三焦实热；半夏、制天南星、菖蒲、远志、礞石滚痰丸、竹茹涤痰开窍；化痰必理气，用青皮、枳壳调气；首乌藤与菖蒲、远志、珍珠母等宁心安神。药证相符，故取效明显。

此方系印会河教授悉心研制，取名为除痰降火方，经过长期的临床实践，用于治疗神经精神疾病，取得了显著的效果。

13. 张镜人——活血化瘀，豁痰醒脑法治疗精神分裂症案

李某，女，36岁，1986年5月16日初诊。

主诉：心烦不眠。病史：有精神分裂症病史多年，近来因精神因素，情绪不稳定，旧病复发，症见胡言乱语，白昼两目畏光，夜间烦躁不眠，爱席地而坐。举止失度。舌苔黄腻，舌质紫黯，脉弦紧。检查：形体消瘦，喜怒无常，答非所问，不能配合。

辨证：瘀阻血络，神不守舍。

诊断：精神分裂症。躁狂。

治法：活血化瘀，豁痰醒脑。

处方：全当归10克，生地黄10克，桃仁10克，红花3克，炒枳壳6克，赤芍10克，柴胡6克，炙甘草3克，川芎6克，桔梗5克，炒牛膝10克，干菖蒲10克，炙远志6克，香谷芽12克，磁朱丸（吞服）9克。14剂。

随访：患者服药2周后，渐趋好转，神志渐清，并能入睡，续用本方月余，病情稳定，半年后随访，未见复发。

［颜乾麟.国医大师颜德馨[M].北京：中国医药科技出版社，2011.］

【评析】　盖心主神明，瘀热交阻，心脉失养，脑络失充，故见心神不定，胡言乱语，举止失度，本病从"瘀"论治，宗王清任血府逐瘀汤加味而收佳效。方中当归、川芎养血活血，桃仁、红花行血祛瘀，生地黄、赤芍清热凉营，柴胡、枳壳理气宽胸，甘草和中缓急，桔梗引诸药上行，牛膝导积瘀下泄，全方配伍恰当，行气以活血，化瘀不伤正，深得气血同治，升降并调，寒温相适，虚实兼顾之旨。再合菖蒲、远志宁心通窍而醒神，磁朱丸镇心定志而安神，故疗效

更为显著。

14. 陈亦人——疏肝通阳，活血化痰法治疗精神分裂症案

姚某，女，35 岁，1985 年 10 月 5 日初诊。

病史： 患精神病 12 年。患者于 12 年前因精神刺激，遂生幻听幻视，常语无伦次，独坐不食，经西医诊治经年始缓解。4 年后又因精神刺激反复过 3 次，每次须服氯丙嗪始可控制。半年前，又因与人口角，疾病再度复发，又入某精神病院，给予氯丙嗪治疗，连服半年，仍不见效，乃延余诊治。刻下症见：幻听幻视，语无伦次，神情呆滞，疲倦嗜睡，双手时有颤动，食少纳差，月经愆期，舌淡，苔薄白，脉细滑。

辨证： 肝气郁结，心阳痹阻，痰瘀阻滞。

治法： 疏肝通阳，活血化痰。

处方： 菖蒲 6 克，远志 10 克，合欢皮 15 克，当归 12 克，白芍 12 克，柴胡 6 克，桂枝 6 克，炙甘草 6 克，半夏 10 克，天南星 6 克，丹参 18 克。每日 1 剂，水煎服。

服上药 3 剂后，心情稍畅，但夜寐较差，舌脉同前，原方加瓜子金 15 克。连服 62 剂，诸症续有改善，已能与人正常交谈，并可操持一般家务，药已显效，续进前法。原方去瓜子金，加紫苏梗 10 克，患者又服三十余剂，诸症平复，一切如常。

［张喜奎，王旭丽. 陈亦人教授医话 [J]. 国医论坛，2001，16（5）：13.］

【评析】 该患者病由情志刺激而起，复因情志刺激而发，且近年发作频繁，每次历时较久，此次发作已半年有余，经治乏效，此证初看疲倦嗜睡、神情呆滞、食少纳差、月经愆期、舌淡，颇似心脾两虚之证，若依常规之法，当以归脾汤、养心汤化裁。但该患者神情呆滞、语无伦次、脉虽细而滑、不愿见人等显系肝郁痰蒙、心阳瘀阻之证，实多而虚少，故从调理肝气、温通心阳、活血化瘀入手，以祛实为主，用当归、白芍、丹参养血活血，柔肝补体；以合欢皮、柴胡等疏肝解郁，调肝用，体用双调，使肝疏泄有度，气血津液布散复常，精神爽快，自无生痰凝瘀之基础；桂枝、甘草，通心阳，益心气，与养心血、通心脉之当归、白芍、丹参合用，可使心健而神明有主；半夏、天南星、菖蒲、远志、合欢皮

化痰降气，解郁开窍，痰气化，清窍净，则神明自安。是方攻补兼施，寓补于攻，祛实为主，兼以调养，符合病机，故药用 3 剂，心情即稍畅，唯仍寐差，故加入瓜子金化痰热，以促寐眠；久服之后，病去七八，睡眠改善，去瓜子金，以防清化过度而徒伤正气；加入紫苏梗理气宽中，疏肝运脾，以促后天，结果持服三十余剂而竟全功。

陈亦人认为癫证之因，多由情志刺激，思虑忧郁过度，或先天遗传而成。其病与肝密切相关。肝主藏血和疏泄，对情志影响颇大。上述原因皆可致肝气郁结，疏泄失常，气血运行受阻，津液不得布散，凝而为痰；气不行血，留而为瘀，瘀痰互结，阻滞经脉，凝滞气机，加重肝郁；痰瘀阻脉，蒙闭心脑，清窍失聪，则发为癫疾。治疗从调肝气、通心阳、化痰浊、活瘀血入手，创制菖蒲合欢汤（菖蒲、合欢皮、当归、白芍、柴胡、桂枝、甘草、远志、半夏、瓜子金等）治疗该疾，其效颇佳，临证之时，随证加减化裁，每有良效。

注：瓜子金，又名小远志，别名辰砂草，为远志科、远子属植物，药用全草，味苦；性微辛；有化痰、安神、解毒功能。

15. 李济仁——镇静安神，开窍祛痰法治疗精神分裂症案

吕某，女，45 岁，1975 年 10 月 5 日初诊。

病史： 患者精神病延今载余，经治疗后病有好转，近因情志不遂旧恙复萌，而且病情较前增剧。据家属述其平素心胸狭窄，每多疑猜忌，遇事抑郁不舒，前几天因怒后突然精神失常，无端啼笑，喃喃独语，幻视，幻听，时而恐惧，时而狂妄，通宵不寐，自称肩背酸痛，口渴喜饮，大便欠畅。经某县人民医院和上海某医院确诊为精神分裂症，服镇静催眠药 1 月余少效，故前来求诊。观其表情呆钝，精神抑郁，脸红目赤，舌质绛，苔黄厚腻，脉滑有力，此属肝郁化火。

诊断： 狂证（痰火上扰型）。

治法： 镇静安神，开窍祛痰。

处方： 珍珠母（先煎）60 克，生铁落（先煎）60 克，生龙骨（先煎）20 克，柏子仁 12 克，酸枣仁 12 克，茯苓 15 克，炒枳壳 5 克，风化朴硝（后下）9 克，广郁金 12 克，石菖蒲 12 克，炙远志 15 克。

10 月 10 日二诊： 服药 5 剂，意识稍清，恐惧狂妄好转，大便亦通，唯睡眠

仍欠安，偶有幻听，舌脉如前，从原方进退。去朴硝、枳壳，加合欢皮花各 15 克、忘忧草 20 克。

10 月 19 日三诊：续服 5 剂，精神基本正常，肩背酸痛大减，幻听亦不明显，脉转细缓，舌质转淡红，苔转薄黄，唯纳谷呆钝，偶有多疑，神困肢软，再守原方，佐以扶正和胃，以竟其功。去生铁落、龙骨，加玄参 15 克，麦冬 12 克，建神曲 20 克。

11 月 6 日四诊：服药 15 剂，患者基本恢复健康，已能参加家务劳动，效不更方，嘱将原方续服 15 剂，并嘱其亲属多方开导，解其隐曲，乐其意志。

随访，得知 5 年来未见复发。

[颜乾麟. 国医大师颜德馨 [M]. 北京：中国医药科技出版社，2011.]

【评析】 根据患者的脉搏、舌苔、症状表现，非大剂量的珍珠母、铁落、龙骨重镇之品不能安其神，镇其惊。方中用二仁、麦冬、郁金、忘忧草，合欢皮、花等药物，助其宁心、解郁、安神之功。菖蒲、远志以交通心肾、涤痰开窍，茯苓渗湿化痰，枳壳宽肠行气，朴硝润下软坚，使痰去窍开，肩背酸痛自除，殆亦治病求本之意。

16. 伍炳彩——活血化瘀，理气豁痰，利窍法治疗精神分裂症案

黎某，男，56 岁。

病史：2013 年 8 月 24 日因从 2 楼不慎摔落，当日于南昌某大学附属医院就诊，诊断为：①脑外伤；②精神分裂症。初诊：精神狂躁，打骂人毁物，不避亲疏，面红易怒，食多易饥，前额头胀痛，全身汗多，口渴饮多喜冷饮，口苦，彻夜不眠，尿黄，大便尚可，黄稠样痰，痰多，口涎多，舌红苔黄厚腻中心有剥苔，脉涩。

处方：癫狂梦醒汤加减。桃仁 10 克，赤芍 10 克，柴胡 10 克，香附 5 克，青皮 6 克，陈皮 6 克，法半夏 10 克，紫苏子 6 克，桑白皮 10 克，木通 3 克，大腹皮 6 克，甘草 5 克。

二诊：服上药 7 剂后易怒狂躁减轻，前额仍痛，痰减少，记忆力稍好转，睡眠稍好转，饮水减少，食多，口涎多，口苦，汗多，头稍晕，舌红苔黄减薄，中心剥苔扩大，脉涩稍弦细。处方：癫狂梦醒汤合百合地黄汤加减。桃仁 10 克，赤芍 10 克，柴胡 10 克，香附 5 克，青皮 6 克，陈皮 6 克，法半夏 10 克，紫苏

子 6 克, 桑白皮 10 克, 木通 3 克, 大腹皮 6 克, 甘草 5 克, 百合 15 克, 生地黄 10 克。

三诊: 服上方 7 剂, 易怒狂躁发作次数减少, 前额仍痛, 头两侧胀痛, 头昏沉, 口苦, 胸闷, 口涎减少, 汗出减少, 记忆力仍差, 饥饿感减轻, 心下有痞塞感, 按之痛, 腹胀, 稍有咳嗽, 少量黄痰, 无明显口渴, 小便可, 夜间服阿普唑仑助眠, 仍烦躁睡眠不安, 舌红苔少脉弦细。处方: ①癫狂梦醒汤合甘麦大枣汤加减。桃仁 10 克, 赤芍 10 克, 柴胡 10 克, 香附 5 克, 青皮 6 克, 陈皮 6 克, 法半夏 10 克, 紫苏子 6 克, 桑白皮 10 克, 木通 3 克, 大腹皮 6 克, 甘草 5 克, 百合 15 克, 生地黄 10 克, 浮小麦 15 克, 大枣 3 枚, 豨莶草 10 克, 蔓荆子 10 克, 酸枣仁 15 克, 20 剂。水煎, 日服 1 剂。②柴胡加龙骨牡蛎汤加减。柴胡 10 克, 黄芩 10 克, 生姜 3 片, 党参 10 克, 半夏 10 克, 大黄 3 克, 桂枝 6 克, 茯苓 10 克, 牡蛎 10 克, 大枣 3 克, 龙骨 10 克。研末, 每天 3 次, 每次 5 克, 开水冲服。

四诊: 服上药 20 剂后睡眠明显好转, 无打人毁物, 无易怒狂躁, 记忆力差, 大小便尚可, 舌稍红苔白微腻。脉弦寸浮。处方: 龟甲 200 克, 龙骨 200 克, 远志 200 克, 石菖蒲 200 克, 研末, 每天 2 次, 每次 5 克, 开水冲服。两个月后因他疾复诊, 家属称记忆力明显好转, 打骂人未再发, 未见头痛腹胀等不适。语言、举止、神情均恢复正常, 能正常处理日常事务。

[王丽珍.伍炳彩治疗精神分裂症验案一则[J].江西中医药, 2014, 45 (10): 59-60.]

【评析】 此为痰、瘀、气滞交结为病。故治以活血化瘀、理气豁痰, 利窍。处方癫狂梦醒汤, 重用桃仁合赤芍活血化瘀; 柴胡、香附、青皮疏肝理气解郁; 半夏、陈皮燥湿化痰; 紫苏子、桑白皮、大腹皮降气化痰宽中; 木通清心火而除烦; 甘草缓急建中, 通百脉而调和诸药。诸药配合, 可使湿去痰化, 清阳上升, 腑气通畅, 气行则血行, 瘀血去而气滞行, 神志自清, 有如大梦之初醒。二诊时脉涩转为脉涩稍弦细, 系痰火灼阴, 加百合、地黄, 合百合地黄汤之意, 阴养而神得安, 诸症得减。三诊时, 头昏沉, 口苦, 黄稠痰为邪在少阳, 肝胆失疏, 心胆不宁, 三焦失枢, 治宜和解少阳、泄热安神、健脾和胃, 方选柴胡加龙骨牡蛎汤合甘麦大枣汤、酸枣仁, 养心安神。四诊时, 患者睡眠好转, 无易怒狂躁, 唯记忆力差明显。患者为老年人肾精亏虚, 予孔圣枕中丹补肾益智, 祛痰利窍,长期服用以善后。

17. 瞿绍泳——宣化湿热，豁痰开窍法治疗精神分裂症案

古某之女，年方二七，自幼父母溺爱，脾胃虚弱，纳少便溏，药不可离，于1979 年深秋，因与老师争吵，遭同学指责，始则郁闷不言，2 个月后，渐渐语无伦次，时痴笑、时骂詈，喜怒无常，亲疏不避，不知饥饿，不畏寒冷，常奔跑在外，夜不能寐。其舌苔白而厚腻，脉弦而滑。某医院诊为精神分裂症，用镇静类西药及疏肝理气之中药治疗，始趋安静，1 周后前症复作。余思此病，虽属癫狂，然而患儿素体脾虚，纳少便溏，舌苔白腻，当从脾湿推论，脾湿生痰，更加肝气郁结化火，痰湿夹热，蒙蔽心窍，扰乱神明，故为之狂乱。当先宣化湿热，豁痰开窍，然后疏理肝气，镇定心神。

处方： 菖蒲郁金汤加减。石菖蒲 15 克，郁金 15 克，栀子 10 克，连翘 6 克，牡丹皮 10 克，淡竹叶 5 克，藿香 10 克，滑石（先煎）15 克，青礞石（先煎）15 克，飞朱砂（另包冲服）1.5 克，竹沥（兑服）10 mL。

药进 10 剂，其病渐愈，嗣以黄连温胆汤加石菖蒲、郁金、柴胡、远志、炒酸枣仁、白豆蔻仁（后下），10 剂收功。并嘱家人配合精神调理，3 个月后恢复学业，随访至今，生活、学习、精神正常，病已痊愈。

［詹文涛. 长江医话 [M]. 北京：北京科学技术出版社，2015.］

【评析】 《温病全书》之菖蒲郁金汤本为中焦湿热、痰蒙心包而设，瞿绍泳先生云临床用治痰热癫狂，亦取捷效。菖蒲郁金汤原为治湿热夹痰蒙蔽心包之昏聩不语，并无治癫之说，但"古人随证以立方，非立方以待病"。若证属湿热夹痰蒙蔽心包，不论其症状表现如何，菖蒲郁金汤均可施用。此所谓异病同治也。

第十七章
强迫症

ICD-11第六章中有独立的一节"强迫及相关障碍"，是一组反复出现强迫观念和强迫行为的精神障碍，包括强迫症、躯体变形障碍、疑病症、囤积障碍、嗅觉牵涉障碍、聚焦于躯体的重复行为障碍等，是一种常见的精神疾病。

ICD-11中强迫思维或强迫观念定义为反复和持续的思想、表象、冲动或渴望。这些思维是侵入性的、不必要的，且通常与焦虑相关。强迫行为既包括反复的行为，也包括重复的精神运动。强迫行为是对强迫思维的中和反应，目的是遵守一种严苛的规则或获得一种完整感。而强迫思维或行为必须是耗时的（每天耗费时间 >1 小时），并且导致个体显著的痛苦或功能损害。

根据此病的临床表现，中医多归属于"怪病""奇证"或"癫病""风证"等。

1. 欧阳锜——化痰醒神法治疗强迫症案

郭某，男，16岁。

病史：洁癖史1年，在某附属医院诊断为强迫症。现经常以为手脏，反复洗手，伴神情呆滞，心烦易怒，大便干结，苔白腻，脉细滑。

辨证：痰迷心窍。

治法：化痰醒神。

处方：法半夏10克，陈皮5克，茯苓15克，枳实10克，石菖蒲5克，炙远志5克，郁金12克，决明子12克，柏子仁10克，甘草3克。

10剂后症状明显减轻，原方去柏子仁，加酸枣仁、合欢皮，再服15剂，症状不明显，但后来时有反复，再服上方又能迅速缓解症状。

［周慎，欧阳剑虹，杨维华．欧阳锜研究员从痰辨治精神病经验 [J]. 湖南中医杂志，1995，11（4）：10-11.］

【评析】 胆主决断，患者由于胆虚生痰，胆失决断，故反复行为；痰迷心窍，故神情呆滞；痰郁化火，故心烦便干。治予化痰的温胆汤，正和胆之"温和"之意，痰祛胆和，则决断正常而强迫行为消失。

2. 张学文——疏肝解郁，理气化痰，醒脑开窍法治疗强迫症案

患者，女，31 岁，2014 年 5 月 2 日初诊。

主诉：做事不放心、重复 5 年余。患者 2007 年下半年在外打工时因家庭及工作紧张等因素出现反复洗手、反复锁门检查等症状，明显干扰生活起居及工作，不能良好地适应社会，遂到当地医院检查，诊断为强迫症，服用西药有效，但自觉效不佳，回到老家，欲中医治疗，经人介绍遂来就诊。刻下症见：咽喉痒、干，晨起有痰，色稍黄质黏，刷牙时干呕，食纳可，睡眠可，大便秘结，小便调，舌质红苔白腻，舌下络脉迂曲（+++），瘀丝瘀点，脉弦、细、滑、略数。既往史：否认其他病史。家族史：否认家族遗传病史。

辨证：痰气交加。

治法：疏肝解郁，理气化痰，醒脑开窍。

处方：元麦甘桔汤、二陈汤加减。玄参 15 克，麦冬 10 克，生甘草 6 克，桔梗 10 克，橘红 10 克，姜半夏 10 克，竹茹 10 克，厚朴 10 克，枳实 12 克，远志 6 克，石菖蒲 10 克，郁金 12 克，栀子 10 克，百合 12 克，白芍 15 克，丹参 15 克，莱菔子 12 克，肉苁蓉 10 克，15 剂，清水煎服，每日 1 剂，早晚分服。每日用药渣加水煎煮后泡脚 1 ~ 2 次，并继续服用西药。

2014 年 5 月 20 日二诊至 2014 年 10 月 23 日九诊：守上方微加减，详略。服药后效果明显，2014 年 9 月 2 日七诊已经在家附近工作；2014 年 10 月 23 日九诊，已能良好地适应工作，并且参加朋友聚会等社会活动。

服完后用九诊之方加味开化痰解郁、清肝化瘀、醒脑通窍之丸药，以善后巩固。

处方：玄参 30 克，麦冬 30 克，生甘草 15 克，桔梗 15 克，橘红 30 克，姜半夏 30 克，厚朴 30 克，枳实 30 克，远志 15 克，石菖蒲 30 克，郁金 30 克，栀子 15 克，百

合 30 克，白芍 30 克，丹参 30 克，红花 15 克，茯苓 30 克，白术 30 克，浙贝母 30 克，炒酸枣仁 15 克，合欢花 30 克，当归 30 克，川芎 15 克，莱菔子 30 克，肉苁蓉 30 克，上药共为细末，炼蜜为丸，每日早晚各服 9 克。

2015 年 2 月底随访：前症自上次治疗后迄今未再犯，诸症均愈，强迫症状受到控制，工作生活均无障碍，无不适。

[董斌，马洋，王向东 . 国医大师张学文治疗脑病经验情志病篇之强迫症 [J]. 中医临床研究，2016，8（14）：41-43.]

【评析】 患者 7 年前于打工时发现本病，服用西药有效，但自觉效不佳，由于患者已不能良好地适应社会活动遂回到老家，本病当属中医"郁证"范畴，初乃因肝郁气滞，痰气内阻所为，病久失治，加之气郁化火，痰火扰心，神志被蒙，故表现出反复洗手、反复锁门检查等。故治当宜疏肝解郁，理气化痰，醒脑开窍，处方元麦甘桔汤、二陈汤加减，药进 15 剂，病情减轻，故二诊仍守上方，稍事加减，至四诊病情基本稳定，症状明显得到缓解，直到九诊均在初诊之方的基础上守方加减，最终顽疾治愈。

张学文认为强迫症相当于中医中的郁证，多见于思想狭隘，性格急躁多疑者，起病多因情志不舒，气机不畅，其自觉症状明显，既病之后，患者往往有强迫性思维及动作，故思想负担沉重，严重者可影响患者的社会生活。因此治疗时要首先取得患者的信任，争取患者的主动配合，继之详告病情，言明预后，做好患者的思想工作。用药之时，在辨证的基础上要注意消除患者的主要痛苦和兼见症状，短时间内减轻和消除其痛苦和症状，使患者感到药效明显，以增强其战胜疾病的信心。究其病机，多由痰瘀或由情志过极，肝郁气滞，痰气内阻所为，病久失治，加之气郁化火，痰火扰心，痰浊蒙蔽心神脑窍，从而引起反复检查门窗确保安全、反复洗手以保持干净、反复整理物品、关煤气等症状。故治疗当视标本缓急，如急性发作期间以治标为要，综合运用疏肝、利胆、化痰、解郁、息风、化瘀、通窍之法，慢性缓解期和久治不愈者佐以疏肝解郁、滋补肝肾、健脾养血等方法。

3. 梁静玉——疏肝泻热，重镇安神法治疗强迫症案

患者，男，38 岁，1995 年 1 月 5 日初诊。

主诉：烦躁易惊、强迫行为 3 年，加重 1 年。患者 3 年前读研时结婚生子，

家务繁重，其妻于疲累之时，常将其研究资料散乱丢弃，久之患者出现易惊易怒，烦躁不安，遇地下有物拾而不止，难以自控。近1年症状加重且伴有胸闷憋气，夜寐不安，某精神病院诊为强迫症，给以氯丙嗪、多塞平及中药治疗1年无效。刻下症见：易惊易怒，强迫行为，心烦少寐，胸闷憋气，口苦口干，不欲饮水，纳呆腹胀，大便干结，舌黯红，苔白腻，脉沉细。

辨证： 肝郁化火，上扰心神，此乃肝气实。

治法： 疏肝泻热，重镇安神。

处方： 柴胡10克，黄芩10克，栀子12克，半夏12克，代赭石（先煎）15克，郁金12克，茯苓10克，大黄（后下）6克，龙骨（先煎）30克，牡蛎（先煎）30克，紫贝齿（先煎）15克，琥珀粉（冲服）1克，桃仁10克，芒硝6克，蝉蜕12克，炒酸枣仁30克。

服药6剂，大便通畅，胸闷烦惊大减，仍有强迫症状。依方加减，续治3个月，诸症消失。随访1年，未再发作。

［王兰青. 梁静玉辨治精神情志病变经验[J]. 山东中医杂志，1997，16（9）：421-422.］

【评析】 强迫症，中医尚无相对应的病症。肝主谋虑，胆主决断，行为运动肝胆所主。患者病由肝郁日久，气郁化火，肝失疏泄，谋虑决断失职，而致强迫行为。患者除强迫行为外，临床还有易惊易怒、心烦胸闷，与《伤寒论》述"胸满烦惊……柴胡加龙骨牡蛎汤主之"一节，症状、病机均有相似之处，故治疗方取柴胡加龙牡汤，去人参、桂枝、姜、枣之甘壅助热，用贝齿易铅丹，加琥珀、酸枣仁，与龙牡合用，而镇静安魂；加栀子、郁金、芒硝与柴胡、黄芩、大黄合用，疏肝利胆泻热；用辛凉蝉蜕易辛温桂枝，又取其质轻入脑经，可平息亢脑的肝阳以息风止惊。诸药合用，疏利三焦枢机，调肝胆，镇肝魂，神魂相随，则强迫行为消失。

4. 符为民——疏肝泻热，重镇安神法治疗强迫症案

曾某，女，16岁，2019年11月13日初诊。

病史： 患者强迫思维2月余，曾在外院心理咨询科诊断为强迫症，一直服用舍曲林控制，效果不佳，主要表现为思考问题时追求完美答案，想不明白时感到

心烦意乱，虽然知道在浪费时间，却控制不住去思考，心烦不宁，易发脾气，口苦，不易入寐，寐后易醒，多梦，纳谷尚可，舌淡红，苔薄黄，脉弦滑。

中医诊断：郁证。

辨证：痰热上扰，心肝失调。

治法：清热化痰，调肝宁神。

处方：黄连 5 克，姜竹茹 10 克，麸炒枳实 10 克，法半夏 12 克，黄芩 10 克，焦栀子 12 克，浮小麦 30 克，百合 30 克，郁金 12 克，蜜远志 12 克，莲子心 5 克，煅青礞石（先煎）30 克，煅珍珠母（先煎）30 克，梅花 10 克，陈皮 5 克，炙甘草 5 克。共 14 剂，每日 1 剂，水煎温服。

2019 年 11 月 27 日二诊：患者药后强迫思维偶发，口苦较前好转，心烦偶作，仍有夜寐梦多，不易入睡，纳谷尚可，舌尖红，苔薄黄，脉弦，原法有效，仍以巩固，遂于原方基础上去黄连，加龙胆草 6 克，淡竹叶 10 克，炒白芍 20 克清肝柔肝。共 14 剂，服法同前。

2019 年 12 月 11 日三诊：患者心情、脾气较前好转，寐后梦语偶作，去煅青礞石、梅花、龙胆草、淡竹叶、炒白芍，加制何首乌 10 克，巴戟天 10 克，肉苁蓉 10 克，茯苓 20 克，茯神 20 克。共 14 剂，服法同前。

之后继以原方加减巩固治疗，3 个月后随诊，患者强迫思维减轻，情绪稳定，焦虑减轻，入睡已无困难，自诉平日状态已与常人无异。

［杜隽，常诚. 符为民教授清热化痰、调肝（胆）宁神论治儿童青少年强迫症 [J]. 浙江中医药大学学报，2021，45（8）：890-893.］

【评析】 符为民认为强迫症总属"郁证"，病机为痰热上扰、心肝失调，以清热化痰、调肝（胆）宁神为治法，以黄连温胆汤、龙胆泻肝汤两方为基础，再予安神宁神之品，辨证灵活加减。本案初诊患者心烦不宁，易发脾气，不易入寐，舌淡红，苔薄黄，脉弦滑，以痰热为主要表现，故以清痰热、调心肝为主，清肝火为辅，予黄连、竹茹、枳实、半夏清化痰热，黄芩清热和胆，栀子清热解郁，浮小麦、百合、莲子心、郁金等宁心安神，青礞石、珍珠母平肝镇惊、重镇安神，陈皮、炙甘草顾护脾胃。二诊患者症情虽有好转，但急躁发怒、夜寐梦多仍作，舌尖红，有火旺之相，故去黄连加龙胆草增强清泻肝火之效，加淡竹叶和白芍养肝阴、清心火。三诊时患者症状明显好转，情绪稳定，肝火症状不显，故去龙胆草、青礞石等平肝清肝之品。清泄之法应用日久，为防伤及正气，故拟方重视补益安神，加茯苓、茯神健脾益气安神，何首乌养血安神。此外，符为民认为对于青春期情志疾病，可适当加入补肾之品，故三诊加肉苁蓉、巴戟天温肾益肾，以增进疗效。

另外，符为民诊病过程中重视与患儿沟通，使其正确看待本病，增强治愈疾病的信心，保持心情舒畅，避免不良精神刺激，调整日常作息，不熬夜，多运动，饮食方面注意荤素搭配，保持充足营养摄入。在家庭环境方面，注意与患儿父母交流沟通，建议其调整教育观念，创造和谐轻松的家庭环境，树立对孩子的信心，以合理方式帮助患儿养成健康的生活习惯。治疗控制本病，需要患者、医生、家庭共同努力，协作治疗，符为民治疗本病的经验和方法，值得临床学习应用。

5. 王琦——先理气解郁，活血调经，后清疏肝胆，养心安神法治疗强迫症、抑郁症案

患者，女，35 岁，2012 年 10 月 29 日初诊。

主诉：洁癖 2 年。病史：抑郁症 8 年，强迫症兼抑郁症 2 年。患者于 2004 年产女 3 个月后，因家庭压力生气而发思虑多疑，就诊于北京某医院，确诊为抑郁症，给予抗抑郁西药治疗 4 ~ 5 个月，病情好转。2010 年因生气而抑郁症复发，出现洁癖，整日在家不停地洗刷衣物，一直在当地服用西药治疗，但效果不佳。刻下症见：除了严重洁癖外，还伴有情绪低落、心虚胆怯、悲伤欲哭；失眠，每天服用刺五加及安眠药物，能睡 8 小时，但不解乏，噩梦较多；易急躁，摔砸物品；平时纳差，厌食，体重减轻，面色黯黄，口中异味，大便正常；舌淡红苔薄黄。2012 年 2 月至 8 月月经未行，于当地医院诊断为闭经；2012 年 10 月在北京某医院查 B 超、激素六项等无异常，给予黄体酮后月经来潮，末次月经 2012 年 10 月 18 日。

西医诊断：强迫症兼抑郁症。

中医诊断：郁证、不寐、闭经，气郁体质。

治法：解郁调经，滋阴清热。

处方：越鞠丸合百合地黄汤加减。川芎 30 克，香附 15 克，枳壳 10 克，神曲 15 克，苍术 20 克，丹参 20 克，鸡血藤 30 克，玫瑰花 10 克，益母草 30 克，百合 15 克，干地黄 15 克，紫苏叶 12 克。30 剂，水煎服，每日 1 剂。

2012 年 12 月 3 日二诊：月经未至，喜悲伤，舌微黯，洁癖症状同前，失眠，噩梦较多。治法：养心安神，疏肝解郁镇惊。处方：甘麦大枣汤合柴胡加龙骨牡蛎汤加减。炙甘草 10 克，淮小麦 60 克，大枣 10 克，柴胡 20 克，黄芩 10 克，法半夏 20 克，党参 15 克，川桂枝 10 克，生大黄 10 克，灵磁石（先煎）30 克，生龙牡（先煎）各 30 克，晚蚕沙（包煎）30 克。30 剂，水煎服，每日 1 剂。

2012 年 12 月 31 日三诊至 2013 年 4 月 8 日六诊：在上方基础上加减调整，略。

2013 年 6 月 3 日七诊：睡眠可达 6 小时，洁癖症状表现减轻了 50%，悲伤欲哭症状减轻 40%，月经正常，脾气急躁减轻。治法：平肝潜阳，养心安神。处方：甘麦大枣汤加减。炙甘草 10 克，淮小麦 60 克，大枣 10 克，钩藤（后下）20 克，刺五加 20 克，生龙牡（先煎）各 30 克，茯苓、茯神各 15 克，远志 10 克，合欢皮 20 克，珍珠母（先煎）30 克，制胆南星 10 克，竹茹 20 克，法半夏 12 克。30 剂，水煎服，每日 1 剂。

2013 年 7 月 25 日八诊、2013 年 8 月 22 日九诊：略。

2013 年 11 月 14 日十诊：洁癖洗涤症状控制 90%，悲伤欲哭症状控制 85%，脾气急躁症状控制 80%，夜间睡眠可达 7 小时以上，恐慌胆小完全控制，月经每月正常来潮。治法：解郁，养心，安神。处方：甘麦大枣汤合交合安魂汤加减。八月札 20 克，郁金 15 克，百合 20 克，夏枯草 20 克，紫苏叶 15 克，法半夏 15 克，合欢皮 20 克，炙甘草 6 克，淮小麦 60 克，大枣 10 克，薄荷（后下）10 克，制胆南星 10 克，干地黄 30 克，竹茹 20 克，陈皮 10 克，茯苓 20 克。30 剂，水煎服，每日 1 剂。

2013 年末到 2015 年末，病情稳定，洁癖和悲伤欲哭均未见。

[殷雨晴,李英帅,倪诚,等.第二十五讲关于中医论治强迫症医案的讨论[J].中医药通报,2016,15（1）:3-9.]

【评析】　王琦教授认为本例患者系强迫症兼有抑郁症，病机是以阴虚内热、心神浮越、神失守舍为主，该患者表现为洁癖，不停洗刷，始终表现为"动"，是一种心神浮越的表现，而不是心神的内敛。

王琦教授根据该患者的临床表现，将其归属于"郁病""百合病""脏躁""不寐""闭经"进行论治。治疗大致分三个阶段：第一阶段是首诊整体调整患者的气血湿食四郁。遵朱丹溪郁证理论，用越鞠丸合百合地黄汤加丹参、鸡血藤、玫瑰花、益母草之属以理气解郁、活血调经兼以养阴清热。第二阶段是二诊至六诊期间重点治疗抑郁症。主要抓住此患者抑郁症"肝郁化火，胆气虚怯"的病机要点，用柴胡加龙骨牡蛎汤、甘麦大枣汤及温胆汤作为主病主方以清疏肝胆、养心安神。第三阶段是从七诊开始主要治疗强迫症。根据《素问·灵兰秘典论》所云："心者，君主之官也，神明出焉……胆者，中正之官，决断出焉。"从"阴虚内热、心神浮越、神失守舍"审识病机要点，用温胆汤合甘麦大枣汤作为主病主方以理气化痰、养心安神。最后以王琦治疗失眠验方交合安魂汤（百合、夏枯草、紫苏叶、法半夏）巩固疗效，终获痊愈。

第十八章
痴　呆

ICD-11 中分类为神经认知障碍及相关疾病，其神经认知障碍定义是：一组获得性的，以谵妄、遗忘、痴呆等认知缺陷为主要临床表现的综合征，具有相对明确的病理与病理生理机制。出生期、发育期出现的认知功能缺损被归纳为神经发育障碍。

2018 版《中国痴呆与认知障碍诊治指南》中定义：痴呆是一种以获得性认知功能损害为核心，并导致患者日常生活能力、学习能力、工作能力和社会交往能力明显减退的综合征。患者的认知功能损害涉及记忆、学习、定向、理解、判断、计算、语言、视空间功能、分析及解决问题等能力，在病程某一阶段常伴有精神、行为和人格异常。

痴呆分型按是否为变性病分为变性病痴呆和非变性病痴呆，前者常见如阿尔茨海默病（AD），后者常见如血管性痴呆（VaD）。起病缓慢，病程较长，也称为慢性脑综合征。

引起痴呆的病因很多，如能及时发现、及时治疗，预后相对较好，10%～15%的患者可以好转或痊愈，包括由内分泌障碍、缺乏维生素及神经梅毒等所致的痴呆。

本病的临床表现，可参照中医"呆证""呆病""善忘""痴呆""文痴""癫证""痰证""神病"等记载。

1. 颜德馨治疗痴呆案

🍅 **病案 1　养心，化痰，安神法治疗痴呆案**

汪某，女，79 岁。

病史： 高血压史二十余年，近年来性情激动，逐渐激惹性高，睡眠障碍，夜不安寐，东摸西摸，记忆衰退，前说后忘，时间、人物、地点定向障碍，曾因走路不稳而跌倒，生活不能自理，合第苦之。西药久治不效，乃就医于中医。初诊：心风，恍惚惊怖，侈自言谈，失于条理，乃瘀凝于心，神不守舍所致。脉滑数，舌苔黄腻。肝家痰火本重，治当养心、化痰、安神。

处方： ①丹参30克，日煎二汁。②川贝粉1.5克，琥珀粉1.5克，每日两包，丹参汤送下。

二诊： 投药中病，一个月来症状大定，已能入睡，神色亦较安静，脉小数，舌苔黄腻，肝火已潜，痰浊亦化，宿瘀成积，原当破瘀生新。处方：丹参30克，每日两次。

随访： 患者坚持服药，上述症状次第消失或轻减，自理生活，基本恢复正常。

［颜德馨. 中华名中医治病囊秘·颜德馨卷 [M]. 上海：文汇出版社，1999.］

【评析】 颜德馨认为，老年性痴呆，症状与中医学之"心风"相似。心主血，掌思维，主人事，血瘀则不能养其真藏，遂见痴妄、健忘、怔忡、多言。患者高血压有年，肝家痰火本重，痰瘀交阻于心窍，故有时亦可见暴怒失志之状，因与肝经痰火之狂证不同，故治当以入心经之丹参为主，祛瘀生新，养血安神，佐以入心、肝经之琥珀，镇定神魄，辅以清化痰热之川贝母，药虽简单，已顾主次。中病后即舍琥珀、川贝母，专服丹参，主要病理上抓住一个心经，病因上抓住一个瘀血，常年煎服，效果满意。

如此疑难之病，药用平淡，却获不寻常之效，体现了颜德馨大医良医的风范。

病案2 化痰祛瘀，清心泄热法治疗痴呆案

丁某，男，80岁。

病史： 四年前有中风史，诊断为脑梗死，经治后留有左侧肢体无力，不良于行。两年前出现头晕目胀，健忘，思维偶然失控，有厌世之感，迭经中西药物治疗，效果不显而来求治。头晕而胀，健忘失眠二载，性情烦躁，有厌世之感，思维失控，不思纳谷，大便维艰，面色少华，步履蹒跚，左侧肢体无力，脉小数，舌苔厚腻。

辨证：高年痰瘀交困，脑失所养。

治法：化痰祛瘀，清心泄热。

处方：川黄连3克，通天草9克，水蛭3克，生蒲黄（包煎）9克，天麻4.5克，石菖蒲9克，刺蒺藜9克，钩藤（后下）9克，丹参15克，赤芍9克，威灵仙9克，路路通9克，川芎9克，生大黄9克，苍白术各9克。14剂。

二诊：药来腑气已畅，诸症悉减，思维已无失控，精神较前为振，仍是左侧肢体乏力，不良于行，脉小数，舌苔黄腻，前制中的，再以上方巩固。处方：同上方加指迷茯苓丸（包煎）9克。

随访：上方加减出入治疗两个月，症随之安，继以衡法冲剂调理，并嘱加强功能锻炼。

［颜德馨. 中华名中医治病囊秘·颜德馨卷 [M]. 上海：文汇出版社，1999.］

【评析】 本案患者，古稀之年，痰瘀交困于清灵之府，脑失所养，因此，涤痰、化瘀、开窍、醒脑是本病的重要治法，高年肝肾不足，因虚致瘀，痰瘀同源，阻于清灵之府，神明受制，以黄连清心；菖蒲醒脑开窍；天麻、钩藤、刺蒺藜平肝；川芎、水蛭、丹参、赤芍、蒲黄化瘀；威灵仙、路路通通络；大黄通腑；通天草是颜德馨经验用药，认为其能引药入心脑，多有验者。症状稳定以后即以"衡法"预后。

注：①"衡法"一词，由颜德馨提出，特指通过治气疗血来疏通脏腑血气，使血液畅通，气机升降有度，从而祛除各种致病因子。衡法调整阴阳，平衡气血，改善内环境，扶正祛邪、不是"消法"，也不是"攻法"，又有异于"补法"，所以称其为"衡法"。衡法的组成，以活血化瘀、行气益气等药味为主，畅利气机，净化血液，具扶正祛邪，固本清源的作用，适合于阴、阳、表、里、虚、实、寒、热等各种疾病。处方用药多从"通"字着眼。②通天草，为莎草科荸荠属植物荸荠的地上部分，《药性切要》云"梗，利小便"，味苦性平，有清热解毒，利尿，降逆功效，主治热淋、小便不利、水肿等。颜德馨认为此药能引药入心脑，脑梗死老年痴呆时常用之，如其醒脑复智冲剂（黄芪、白术、丹参、生蒲黄、菖蒲、远志、通天草）。

2. 姚培发治疗痴呆案

🍅 **病案 1　调和肝脾，化痰祛瘀法治疗痴呆案**

徐某，男，77 岁，1993 年 6 月 17 日初诊。

病史： 患者平时性格内向，郁郁寡欢，近年记忆力渐进性减退，反应行动迟钝，答非所问，定向力、计算力丧失，口中喃喃自语，目光呆笨，嗜睡，不知饥饱，生活起居不能自理。舌质紫黯有瘀斑、苔白厚腻，脉滑。

辨证： 肝郁气滞，日久血脉痹阻，瘀血内停；肝气乘脾，脾失健运，内生痰湿，痰瘀互结，蒙蔽心神。

治法： 疏肝理气活血，健脾化痰开窍。

处方： 当归芍药散加味。当归 12 克，白芍 30 克，茯苓 15 克，白术 15 克，泽泻 20 克，柴胡 6 克，远志 6 克，石菖蒲 10 克，丹参 30 克。另服苏合香丸半粒，每日 2 次。

9 月 20 日复诊： 上方调治 3 个月，口中喃语减，能知饥饱，简单问题能切题意，健忘之症未再加重，精神状态有所恢复，余症同上，舌质紫黯、苔白腻，脉滑。前法收效，痰瘀有化解之兆，继以原法加减出入，原方去石菖蒲，加制何首乌 15 克，停服苏合香丸。此方加减调治半年，至 1994 年 3 月 30 日再诊，神情转常，基本生活能够自理，问答大多能切题，行动稍迟缓，恢复个位数计算力，唯健忘之症减而不显，舌质黯红、苔薄白，脉细。药证相合，痰瘀已除，然肾精耗伤，髓海空虚，续拟滋肾填精，充髓益智，方取六味地黄丸合四物汤加减善后。

[何颂华 . 姚培发治老年期痴呆验案二则 [J]. 江西中医药，1996，27（4）：9.]

【评析】　本案患者平素性格内向抑郁，肝气易结，日久气滞血瘀；肝郁乘脾，脾失健运，滋生痰湿，终致痰瘀互结蒙蔽心窍，神明失灵，而见健忘、痴呆。姚培发抓住此症之枢，不拘于当归芍药散原有之主症，取其疏肝理气活血，健脾利水化痰之功，方中重用白芍以敛肝和营，配以柴胡、当归、白芍、丹参调肝活血，又佐以白术、茯苓、泽泻健脾化痰除湿，苏合香丸、远志、菖蒲以辛温豁痰开窍定志，诸药调和，肝气疏泄，气行血运，脾气转运，津气四布，达到以绝痰瘀之源，使神明复聪。

病案 2 滋阴降火，交通心肾法治疗痴呆案

龚某，女，62 岁，1989 年 4 月 16 日初诊。

病史： 健忘 2 年，注意力不集中，胆怯善惊，心烦不安，夜寐不酣，神志时清时糊，目光焦虑，答非所问，计算力丧失，口渴引饮，大便闭结，头晕腰酸，形体消瘦。舌质红、苔少，脉细。

辨证： 肾精亏损，髓海空虚，心火上炎，神不内守，水火不济。

治法： 滋肾填精，清心安神，交通心肾。

处方： 黄连阿胶汤化裁。生地黄 10 克，熟地黄 10 克，益智仁 10 克，黄芩 10 克，白芍 15 克，制何首乌 15 克，黄连 6 克，远志 6 克，茯神 20 克，丹参 15 克，炙甘草 4.5 克。另珠黄散 0.3 克吞服，每天 2 次，牛黄清心片每天 3 次，每次 2 片。

嗣后，以此方加减调治 3 个月，至 7 月 24 日来诊，神志清晰，神定寐安，能回答简单问题，头晕腰酸已减，口渴已除，两便如常，恢复个位数计算力，唯行动仍嫌呆笨，健忘如故。舌质淡红、苔薄白，脉细。前法取效，君火已泻，肾精来复，然髓海空虚不充，续拟补肾填精充髓，养心安神定志。处方：生地黄 15 克，熟地黄 15 克，制何首乌 15 克，枸杞子 10 克，益智仁 10 克，女贞子 12 克，墨旱莲 12 克，远志 4.5 克，黄连 3 克。另珠黄散 0.3 克吞服，每日 1 次，此方加减续治半年，1990 年 2 月 1 日来诊，神志较前更清，精神好转，面色转润，眠食俱佳，问答切题，生活自理，健忘之症略减，再予左归丸缓以图治，以滋阴填精固本。

[何颂华.姚培发治老年期痴呆验案二则 [J].江西中医药，1996，27（4）：9.]

【评析】 患者年逾六旬，肾水不足，君火亢盛，心肾不交，水火不济。姚培发取黄连阿胶汤之意，滋阴降火，交通心肾。方中黄连、黄芩、牛黄清心片、珠黄散以清心降火，生熟地黄、益智仁滋肾填精，白芍、制何首乌、丹参补精血且防苦寒之弊，茯神、远志、炙甘草宁心安神定志。诸药相合，心肾相交，水火既济，泻中寓补，使火降而不伤阴，滋阴以助火降，待心火伏降，神明渐清时，减其清心伏火之势，壮其滋肾填精之力，使肾精来复，髓海渐充，神机转灵。

3. 张琪治疗痴呆案

病案 1　顺气导痰法治疗痴呆案

曹某，女，62 岁，1991 年 7 月 6 日初诊。

病史： 1 年前患脑梗死，有半身偏瘫，经治疗痊愈。近半年来逐渐表情呆滞，精神恍惚，记忆减退，常常饭后不久又要开饭，物品放在某处而忘记地点。思维迟钝，语言謇涩，呕吐痰涎，行动迟缓，步履困难，经常呆坐一处久久不动。查舌淡苔白厚腻，脉弦滑。

辨证： 痰浊蒙窍。

处方： 顺气导痰汤加减。半夏 15 克，陈皮 15 克，茯苓 15 克，生姜 15 克，胆南星 15 克，枳实 15 克，木香 10 克，香附 15 克，菖蒲 15 克，郁金 15 克，远志 15 克，桃仁 20 克，丹参 20 克，川芎 15 克，每日 1 剂水煎，分 2 次服。

守方服用 2 个月，痴呆渐消，神情较前明显活跃，反应较前灵敏，语言亦较前流利，步履渐稳，经常主动到室外活动，后改用地黄饮子原方服用近 5 个月，患者病情大见好转。记忆力增强。遂停药，并嘱多参与老年迪斯科运动，以调情志，和气血。

［张琪余，新华. 张琪临床经验辑要 [M]. 北京：中国医药科技出版社，1998.］

【评析】　患者表情呆滞、行动迟缓、记忆力与注意力等下降，符合认知障碍的表现。初诊时言謇、呕吐痰涎、苔白厚腻、脉弦滑等痰浊之征为主，证属痰浊阻络，蒙蔽清窍而神机不爽。张琪急则治其标，先给予化痰开窍的顺气导痰汤治之，药用半夏、茯苓、胆南星、菖蒲、远志化痰开窍；治痰必理气，用木香、陈皮、枳实、香附，理气解郁、健脾燥湿；神为心主，心主血脉，用丹参、桃仁、川芎、郁金活血化瘀，和气血。痰浊得除，窍机始开，故病好转。由于年老肾衰，缓则治其本，后以地黄饮子补肾化痰善后。

病案 2　补肾填精，化痰活血法治疗痴呆案

邹某，女，72 岁，2000 年 6 月 16 日初诊。

主诉： 记忆力减退 2 年。患者表现为近事遗忘为主，头昏，走路不稳，口干，夜尿多，大便干，舌黯、苔薄，脉弦滑。曾进行头部 CT 扫描，提示脑萎缩。

中医诊断： 痴呆。

辨证： 肾元不足，脑髓失充，痰浊瘀血阻滞，神失所养。

治法： 补肾摄纳，养心安神，以地黄饮子为主方，酌加活血化瘀之品。

处方： 龟甲（先煎）20克，生龙骨（先煎）20克，熟地黄20克，山茱萸20克，石斛20克，牛膝15克，火麻仁15克，郁李仁15克，桃仁15克，玉竹15克，麦冬15克，五味子15克，石菖蒲15克，远志15克，肉苁蓉15克，巴戟天15克，肉桂（后下）7克，附子7克，水蛭10克。每天1剂，水煎服。

14剂后，患者头昏明显改善，遗忘症状有所减轻，大便通畅，舌脉同前。治同前法，原方去火麻仁、郁李仁，再进60剂。患者遗忘症状明显好转，可以自理钱、钥匙等，每夜小便1次或无，生活质量明显提高。

［赵德喜.张琪教授以古方治疗神志病验案3则[J].新中医，2008，6，40（6）：117-118.］

【评析】 患者年高、记忆力减退，症属于认知障碍；CT扫描，提示脑萎缩，微观辨证系髓减；头昏、夜尿多、舌黯、脉弦滑，肾元不足，脑髓失充，痰浊瘀血阻滞，神失所养。治疗给予补肾填精，化痰开窍，药用熟地黄、山茱萸、龟甲滋养肾阴；巴戟天、肉苁蓉、肉桂、附子温壮肾阳；石斛、玉竹养胃安脾；石菖蒲、远志、茯苓补心开窍；麦冬、五味子保肺养阴以滋水源。随症加火麻仁、郁李仁、桃仁润肠通便；水蛭活血。全方可温补下元、收纳浮阳，兼以开心窍、祛痰浊、通心肾。

张琪临床擅用地黄饮子治疗痴呆，其辨证要点在于记忆力减退，或神志呆钝，兼有夜尿多，或二便不知，语言不清，手足冰冷，舌淡或胖大有齿痕、苔白滑，脉沉无力。

病案3 补肾健脑养心，填精益髓，同时佐以活血通络法治疗痴呆案

患者，男，73岁，2002年10月13日初诊。

病史： 家属代述记忆力逐年下降，遗忘明显，性格改变，疑心较大，行为异常，经常担心家中失窃，于午夜时分拨打"110"电话报警，家人为此尴尬不堪。同时出现轻度智力障碍，反应迟钝，语言表达欠清，时有词不达意。CT示脑萎缩。西医诊断为老年痴呆（阿尔茨海默病），脑萎缩。经西医多方治疗无明显效果。刻下症见：头晕头痛，失眠健忘时有幻觉，近来脱发明显。患者形体消瘦，语言

表达失常，须发皆白，颜面及双手有较多老年斑。舌紫黯苔白微厚腻，脉沉迟。

辨证：心肾两虚夹痰浊瘀血，痹阻脑络，髓海失充。

治法：补肾健脑养心，填精益髓，同时佐以活血通络。

处方：熟地黄20克，山茱萸20克，石斛15克，麦冬15克，五味子15克，石菖蒲15克，远志15克，何首乌15克，巴戟天15克，肉桂（后下）5克，附子5克，益智仁20克，鹿角胶（烊化兑服）15克，丹参20克，川芎15克，地龙20克，葛根20克，红花15克，赤芍20克，甘草15克，天南星15克，水煎，每日1剂，早晚温服。

服药30剂，语言表达基本清楚，夜间睡眠良好，服药期间情绪稳定。前方加龟甲（先煎）15克，加强滋阴之力。

又服药60剂，被窃妄想感消失，疑心明显减轻，精神轻松，饮食睡眠良好，嘱其停药观察，家属恐其前症复作，不同意停药。

又自行令患者服药30剂，精神状态已如常人，面色红润，双手及颜面老年斑明显减少，平素须发稀少皆白，服药后再生之须发均为黑色，浓密且有光泽，家人大喜，遂停药，随访半年，状态稳定，无复发。

[孙元莹，张海峰，王暴魁.张琪从痰瘀交阻治疗疑难病经验[J].辽宁中医杂志，2007，34（1）：13-14.]

【评析】 经过长期大量的临床实践，张琪提出肾虚血瘀是老年的生理特点和临床各种老年病的病理基础。肾虚血瘀与衰老密切相关，肾为人体先天之本，内寓元阴元阳，藏先天之精，为生命的物质基础。另外，血瘀也与衰老密切相关，血不能自行，必须靠气的推动，肾精不足则不能化气，气虚则无力推动，血行不畅留而为瘀。下元虚衰，虚阳上浮，痰浊随之上泛，与瘀血交互为患，上扰清空，则神明受阻，气血不能通调，出现神志异常痴呆。本例经补肾健脑养心，填精益髓，同时佐以活血通络法治疗，不但神志变好，而且须发由白转为黑色，可以说补肾活血有返老还童之效果。

4.杨少山——养心安神，佐以化痰法治疗痴呆案

患者，男，35岁。

病史：患者原系部队文书。病前思想反应敏捷，善于写作。3年前乘车时突

遭紧急刹车致使身体剧烈震动，旋即头眩不已，以后记忆力减退，逐渐加剧，直至生活不能自理，大小便时有失禁，简单加减也不能计算，已病休 3 年。曾在上海某医院行颅脑造影、扫描，诊断为大脑发育不全，并多次脑电图检查示中度异常，先后在部队医院及杭州数次住院，病情未能控制。神经科诊断为痴呆。诊治情况：头晕耳鸣，腰背酸痛，手抖，心悸胆怯，动则气促汗出，神疲乏力，失眠健忘，大小便时有失禁，形瘦神呆，反应迟钝，面黄而浮肿，双手颤动，步履迟缓，语声低微，言语含糊不清，脉弦而细滑，苔薄黄腻，舌质红。心肾两虚兼有痰浊不清，即"阴虚为本、痰浊是标"。先投养心安神，佐以化痰之剂。

处方：太子参、辰麦冬、五味子、生甘草、辰茯苓、石菖蒲、首乌藤、陈胆南星、郁金、琥珀，7 剂。

以后又见头昏手抖增入平肝之品决明子、炒僵蚕。前后数诊始终用大剂太子参、麦冬、五味子甘润养阴，生津滋水之品，水得充则火自降，参以石菖蒲、陈胆南星、竹茹、琥珀清化痰热，镇心安神。

经上述药物治疗 1 个月，病态消失。记忆力基本恢复，以后仍担任文书工作，脑电图复查正常。5 年后随访病无复发。

［王健.杨少山辨证论治治顽疾 [J].浙江中医药大学学报，2005，29（2）：50-51.］

【评析】 本例西医诊断为痴呆，用中医观点综合临床各类症状：头晕耳鸣，腰酸腿软，失眠健忘，脉细均为肾虚之象，肾藏精、生髓通脑，肾之精气不足，故脑力减退，心悸气短，动则气促汗出，疲惫无神，语言低微为心气虚衰之象；神情呆滞，反应迟钝，言语含糊不清乃阴伤火炽，炼液成痰，痰浊上蒙清窍所致。患者正值壮年而见精神萎软，形体羸瘦，脉细而滑；苔薄黄腻，舌质红，是病久精血损伤；心肾两虚兼有痰浊不清，即"阴虚为本、痰浊是标"。故投生脉饮养心安神，茯苓、菖蒲、胆南星、琥珀等化痰定志。水得充则火自降，痰热除神自安。

5. 周仲瑛——滋肾养肝，化痰消瘀法治疗痴呆案

金某，男，76 岁，2003 年 2 月 21 日初诊。

病史：近 3 年来出现健忘，烦躁，不欲与人交谈，表情呆板，反应迟钝，有时语言表达不能切题。右下肢外侧麻木，右手中指僵硬，活动不利。食纳尚可，

大便质软欠畅，日行 7 ~ 8 次，小便尚可。舌质黯红，苔薄黄，脉小弦滑。有高血压、高脂血症、冠心病病史二十余年。

辨证：肝肾下虚，痰瘀上蒙，心神失养，清阳不用。

治法：滋肾养肝，化痰消瘀。

处方：何首乌 15 克，制黄精 12 克，枸杞子 10 克，炙女贞子 10 克，桑葚 12 克，丹参 15 克，决明子 15 克，生地黄 12 克，续断 15 克，郁金 10 克，桃仁 10 克，鬼箭羽 15 克，炙水蛭 3 克，胆南星 10 克，炒黑栀子 10 克。水煎服，每日 1 剂。腹胀加炒枳壳 10 克，大腹皮 15 克，沉香（后下）3 克；烦躁寐差加莲子心 3 克，远志 6 克，合欢皮 15 克。

以此方加减出入服药 6 个月，病情渐趋稳定，精神反应良好，言语应答切题，健忘改善，头稍昏，纳仍差，大便次数减为每日 2 次，排便通畅。舌质紫，舌苔淡黄腻，脉细滑。目前患者仍在服药，未见病情反复。

［霍介格，姜颖. 周仲瑛教授疑难病案选析 [J]. 吉林中医药，2005，25（1）：11-12. ］

【评析】 患者年高，肾元渐亏，肾阴不足，虚火内生，灼津炼液而成痰浊；肾气虚弱，气不化津，清从浊化；水不涵木，肝失疏泄，木不疏土，脾运失司，脂浊停聚，痰浊壅塞脉道，滞而为瘀，胶结血脉。痰瘀相互影响、相兼为患。本病以肝肾不足为本，痰瘀互结为标。治当标本兼顾，予以滋肾养肝、化痰消瘀为主。本方药用何首乌味甘涩，性温，补益精血，具滋肾养肝之效。黄精味甘，性平，具养阴益气，滋肾填精之功，二者合用为君。水蛭咸苦性平，具逐血破结软坚之效，而性又迟缓善入，迟缓则生血不伤，善入则坚积易破。小量常服活血化瘀而不伤正，具臣辅之功。并佐僵蚕、鬼箭羽，增强化痰祛瘀之力。僵蚕辛能散结，咸能软坚，为祛风化痰、软坚散结之要药。鬼箭羽苦寒入血，祛瘀活血通脉。方中并合宣郁通经汤，旨在疏郁滞，理血脉，通经络，组方意在虚实合治，消补兼施，标本兼顾，共奏滋肾养肝、化痰消瘀之效。

6. 陈祥林——滋补肝肾，活血通络法治疗血管性痴呆案

黄某，男，67 岁，1999 年 5 月 3 日初诊。

病史：患者有高血压病史 15 年、多发性腔隙性脑梗死 5 年，近 1 年来因表

情淡漠、反应迟钝、记忆力明显减退，反复4次住我院西医老年病科诊治，确诊为老年血管性痴呆，西药对症治疗血压控制正常，但血管性痴呆症状改善不明显，求治于陈祥林。刻下症见：表情呆板，精神倦怠，言语迟钝，注意力不集中，记忆力差，不能准确地说出家人姓名、自己的生日、当时日月星期，计算力障碍，伴腰膝酸软，夜尿频数，舌质黯，舌苔少，舌下脉络紫黯，脉细弦。MMSE评分18分，HDSR评分10.5分。

西医诊断：老年血管性痴呆、多发性腔隙性脑梗死、高血压病。

中医诊断：呆病、眩晕。

辨证：肝肾亏虚，瘀阻脑络。

治法：滋补肝肾，活血通络。

处方：熟地黄、山药、山茱萸各12克，菟丝子、枸杞子、鹿角胶（烊化兑服）各15克，川芎、羌活、川牛膝各10克，生黄芪、豨莶草、鸡血藤各30克。7剂，水煎服，每日1剂。

二诊：精神倦怠、夜尿频数较有好转，阵发头痛眩晕，大便偏干，他症未见改善，于原方加天麻、决明子各15克，钩藤（后下）30克。每日1剂，继服1个月。

三诊：头痛眩晕缓解，表情呆板改善，二便通畅。守二诊方去决明子，鹿角胶减量为10克，钩藤减量为15克，加三七粉（冲服）3克，肉苁蓉15克，并嘱咐家属注重积极配合音乐、书画棋琴、心理疏导、饮食疗法，配合肢体、言语、认知功能的康复训练。

调治半年，患者精神明显好转，逐渐喜欢与家人交流，记忆力、计算力较前改善，痴呆明显改善，MMSE评分22分，HDSR评分17分，随访1年，病情平稳。

［宋晓鸿. 陈祥林辨治老年血管性痴呆经验［J］. 四川中医，2006，24（12）：3-4.］

【评析】　陈祥林认为，老年血管性痴呆病位在脑，诸脏亏损、精气不足、脑髓不充为本，痰浊瘀血阻滞脑络、脑神失用为标，属本虚标实证，与心、肾、肝、脾密切相关。此例久病，肝肾虚损，精气不足，脑髓失充，脑神失用，治疗当补虚为主填精补脑益智，兼通其滞，佐活血化瘀通络，用左归丸（《景岳全书》）：熟地黄、山药、山茱萸、菟丝子、枸杞子、川牛膝、鹿角胶、龟甲胶等补益肝肾精血；用羌活辛香气浓，味薄升散，升阳达巅而助疏通脑络；与川牛膝一升一降，通利气血升降气机，引诸药发挥活血通络，醒神健脑功用。

7. 傅仁杰治疗血管性痴呆案

病案 1　补肾益髓，辅以泻火通络醒神治疗血管性痴呆案

孟某，男，70 岁。

病史： 因左上下肢麻木、活动障碍 20 天，伴智力减退 7 天而就诊，患者于 20 天前出现左手指麻木，次日病情加重，渐发展至左下肢，并出现舌强语謇，口角歪斜，左侧肢体感觉障碍，上下肢瘫痪，当地医院诊为脑血栓形成，住院治疗 11 天后，病情缓解出院，但左侧肢体麻木、活动障碍无明显改善。同时出现表情呆滞，反应迟钝，语言不利，答非所问，记忆力减退，计算力明显下降。诊时除以上症状，尚见头晕面红，咳痰黏稠，尿黄便干，夜寐欠安，舌质红，苔薄黄，脉弦滑而数。既往有肝炎、高血压及脑血管痉挛病史。头颅 CT 示多发性梗死灶，右侧额顶叶可见 42 毫米 ×35 毫米不规则低密度区，左侧顶叶可见 26 毫米 ×60 毫米低密度区。

诊断： ①中风（肾虚风阳上亢，瘀血阻络）；②眩晕（肾精不足，肝阳上亢）；③文痴（肾水不足，心火亢盛）。

治法： 补肾益髓，辅以泻火通络醒神。

处方： 补肾益髓汤加减。何首乌 15 克，生地黄 12 克，山茱萸 12 克，阿胶（烊化兑服）12 克，丹参 15 克，当归 10 克，黄连 6 克，栀子 10 克，郁金 12 克，石菖蒲 12 克，远志 8 克，五味子 10 克，水煎服。

服 6 剂后，患者口角歪斜基本好转，头减轻，饮食增加，大便调匀，可以在搀扶下跛行，仍见神情呆滞，反应迟钝，舌质红苔薄白，脉弦细。心火已减，肝肾不足仍在，治以补肾益髓，醒脑开窍。处方：何首乌 15 克，生地黄 12 克，山茱萸 12 克，龟甲胶（烊化兑服）12 克，丹参 20 克，山药 15 克，紫河车粉（冲服）2 克，当归 12 克，郁金 12 克，石菖蒲 12 克，远志 10 克，猪脊髓（烘干冲）4 克。

此方服三十余剂，并配合牛黄清心丸，每日 2 丸，共治疗月余，精神恢复，语言流畅，问答切题，口眼无歪斜，左上肢能抬举平肩，夜寐已安。

病案 2　抑阳扶阴，泻心火，滋肾水，配合化瘀通络，醒神开窍法治疗血管性痴呆案

谢某，男，64 岁。

病史： 主因左侧肢体活动不利，口角歪斜 2 个月，智力下降，答非所问 1 个月就诊。患者于 2 个月前出现左侧肢体活动不利，口眼歪斜，病情逐渐加重。当地医院以"脑血栓形成"用中西药物治疗 1 个月，口眼歪斜基本消失，肢体活动明显改善，唯两腿无力，行走不稳，近 1 个月来渐出现神情呆滞，智力下降，记忆力、计算力减退，语无伦次，出门后不知归途。诊时见其形体肥胖，面红口渴，多食善饥，大便干，小便黄赤，舌红苔黄，脉弦滑而数。既往有高血压病 8 年，糖尿病 7 年。头颅 CT、示右侧基底节内膝部梗死灶。

诊断： ①中风（肾阴不足，肝阳化风，阻于经络）；②文痴（心火亢盛，热扰神明）；③消渴（热灼津液，胃火炽盛）。

治法： 抑阳扶阴，泻心火，滋肾水，配合化瘀通络，醒神开窍。

处方： 黄连解毒汤化裁。黄连 6 克，栀子 10 克，黄芩 10 克，生地黄 12 克，玄参 12 克，天花粉 15 克，当归 10 克，丹参 15 克，葛根 10 克，菖蒲 12 克，郁金 12 克，远志 10 克，水煎服。

服药 7 剂，自觉头脑转清，精神及表情呆滞亦有一定好转，睡眠增多。口渴善饥减轻，舌质红苔薄黄，脉弦细而数。火热之势有所衰减，肝肾阴虚渐显。原方去黄芩、葛根，加何首乌 10 克，五味子 10 克。

再服 7 剂后，神情清朗，智力逐渐恢复，思维合理，出门后能自己返回，答问切题，肢体活动接近正常，脉弦细。效不更方，以此方继服三十余剂，配合针灸、语言及肢体功能训练等综合治疗后，患者饮食、行动、思维、肢体活动等基本恢复正常，生活自理。

［孙文燕，张力. 傅仁杰教授治疗血管性痴呆验案举隅 [C]// 中华中医药学会老年病分会. 全国中医药防治老年病学术交流会学术论文集，2011：92-93.］

【评析】　血管性痴呆，多发生在有"中风先兆"或"中风"之后，临床以愚痴呆傻，记忆力减退，头晕肢麻等为特点，属于中医学"文痴""善妄""语言颠倒"等病证范畴。其发病机制可以用"虚、风、火、痰、瘀"来概括，即以肝肾精血亏损，气血衰少，髓海不足为本，以肝阳化风，心火亢盛，痰湿蒙窍，瘀血阻络为标。临床所见，纯虚者少，多属本虚标实，虚实夹杂，故治疗时应分清虚实主次而治之。病案 1 患者年已古稀，肾水不足，筋脉失养，肢体不遂；心肾不交，心火独亢，扰乱神明；髓海不足元神失养，智能下降。纵观诸症，以本虚为主，因虚而致实，故治疗当以补虚为重，辅以泻火通络醒神之法，方中以何首乌、山茱萸、阿胶、五味子补肾填精，生地黄、黄连、栀子清心泻火，丹参、当归补血活血。菖蒲、远志、郁金开窍醒神，则肾水得补，阳光以制。6剂之后，心火渐去，肝肾不足尽显，故去黄连、栀子，加龟甲胶、山药、紫河车粉、猪脊髓增强补益之力以治病本。同时加大丹参用量，有利于提高疗效。除丹参外，傅仁杰还常选用川芎、桃仁、红花等药。"精不足者补之以味"，傅仁杰在临证中对髓海守虚，肾精衰少者，只要标实不是特别突出，常常选用血肉有情之品，如紫河车、龟甲胶、猪脊髓等，正合病本。病案2与病案1有所不同，患者虽有阴精之亏，但心胃火盛，肝阳化风之象更为突出。故"急则治其标"，以黄连、栀子、黄芩直折其火，以生地黄、玄参、天花粉、葛根清热凉血，养阴生津，当归、丹参补血活血，辅以菖蒲、远志、郁金以醒神开窍，用药7剂后，火热之势顿减，遂去黄芩、葛根，而加何首乌、五味子滋补肝肾，以补阴精之不足。本病属神志病变，心神被扰、元神蒙蔽是其最终病理归宿，故在两案中傅仁杰均酌情加入了石菖蒲、远志、郁金等醒神开窍之品，与补药配合，开补有度，也是取得良好疗效的关键。此外本病病程缠绵，难求速效，只要切中病机，就不宜频繁改换处方，同时应配合气功、按摩、针灸、语言训练、功能锻炼等进行综合治疗，以促进整体功能的恢复。这也是傅仁杰治疗本病的又一特点。总之，两案中均紧扣病证标本虚实的变化而遣方用药，主次分明，辨证精详，因而取得了较好的临床疗效。同时也充分体现了傅仁杰临证中特有的节奏感和灵活性。

8. 夏翔——益气活血，豁痰开窍，宁心安神法治疗痴呆案

栾某，女，60岁。

病史： 因记忆力减退，健忘寡言而来就诊。刻下症见：头晕脑鸣，耳聋目花，神情委顿，善忘呆滞，寡言少语，夜寐不安。近1个月来，诸症转剧，呆木不语，衣食不理；舌淡胖，有瘀斑，边有齿痕，苔薄白腻，脉细涩。头颅CT提示：脑萎缩。

辨证： 年届花甲，元气亏虚，肾精不足，无以荣脑，髓海空虚，痰瘀阻窍，心血不足，心神失守。

治法： 益气活血，豁痰开窍，宁心安神。

处方： 回春饮加味。生黄芪、粉葛根、首乌藤各 30 克，潞党参、生何首乌、川芎、锁阳、石菖蒲、麦冬各 15 克，全当归、广地龙、制天南星、合欢花各 12 克，红花、川牛膝各 9 克。

服药半个月，自感神志清、记忆力有恢复。上药加黄精、补骨脂各 12 克。

迭进上药六十余剂，诸羔均减，衣食自理，夜来眠安，面有悦容，目有神气。唯神萎、呆滞诸症减而未尽，续服三十余剂，诸症又减，症情稳定。

［陈旻，肖燕倩.夏翔治疗老年痴呆的经验［J］.湖北中医杂志，1999（3）：7-8.］

【评析】　回春饮对老年痴呆所以能取得较为显著的疗效，主要是回春饮功效为益肾补元，益气活血，养阴助阳，化痰降浊，与本病之病机肾元虚亏，气血瘀滞，阴阳两虚，痰浊阻脑相符。回春饮以生黄芪为主，能补益升提"脑气""髓气""肾气"，配以何首乌、锁阳以调补肾阴肾阳；麦冬、葛根以增强补阴生津之功，而且此二药尚可保护动脉，改善脑部血液供应，提高心脑耐缺氧能力；佐以川芎、石菖蒲、制天南星可活血化瘀，祛痰化浊，醒脑提神。全方共奏益气补元，活血化痰，开窍醒神之功。此外，夏翔认为本病除处方用药具有针对性外，还应加强患者大脑功能训练，如思维、语言、计算的训练，以及情志、心理的调摄，适当参加体育锻炼等，有助于康复。

注：回春饮系夏教授根据老年痴呆本虚标实的病机特点，采用标本兼治的原则，治疗以益气活血为大法，佐以豁痰开窍醒神的自拟方，组成：生黄芪、葛根各 30 克，川芎、麦冬、何首乌、锁阳、石菖蒲各 15 克，制天南星 10 克。每日 1 剂，水煎分 2 次服。

加减法：腰膝酸软，加生地黄 12 克，山茱萸 9 克，以养肝滋肾；面色萎黄，气短心悸，加当归、白芍各 12 克，并重用黄芪，以补气养血；胸闷呕恶，食少多寐，加白术、天竺黄、青礞石各 15 克，以豁痰开窍；激动易怒，口苦目赤，加钩藤、黄芩各 15 克，生石决明 30 克，以平肝泻火。

9. 郑绍周——祛湿化痰开窍醒神法治疗血管性痴呆案

患者，男，67 岁。

病史： 反复发作多次脑梗死，逐渐出现智能障碍，伴饮水呛咳，表情呆滞，嗜睡，反应迟钝，舌根强硬，口多流涎，舌体胖，质淡苔白腻，脉滑。

辨证：痰浊阻窍。

治法：祛湿化痰开窍醒神。

处方：泽泻 30 克，半夏 10 克，九节菖蒲 15 克，天竺黄 12 克，白术 20 克，陈皮 12 克，藿香 10 克，生蒲黄（包煎）12 克，水蛭 12 克，云茯苓 20 克，党参 30 克，淫羊藿 20 克，巴戟天 15 克。

10 剂后患者流涎明显减少，表情较丰富。

20 剂后饮水呛咳症状消失，继服 2 个月，患者智能改善，思维较前明显活跃。

［赵铎. 郑绍周教授治疗血管性痴呆的经验［J］. 时珍国医国药，2005，16（8）：812-813.］

【评析】 血管性痴呆属于中医学的痴呆、文痴、善忘等范畴。郑绍周教授认为血管性痴呆痰瘀为患，实为瘀阻脉中，痰闭清窍，痰浊为患更广更甚，且痰浊的轻重与痴呆的程度成正相关，主张重用涤痰开窍之品。瘀血易化，浊痰难消，故化瘀宜轻灵，以血中气药为佳，化瘀宜合化痰方可收到事半功倍的效果。

10. 林水淼——益气升清，豁痰通窍为先法治疗痴呆案

仲某，男，58 岁。

主诉：渐进性近事记忆障碍 2 年。两个月前于浦东新区某医院脑 CT 示两侧脑室对称性扩大，脑池脑沟增宽。刻下症见：画钟实验 1 分，出示 5 物，即刻回忆 3 物，延迟回忆 1 物，计算 100-7=93-7= ？，读"皮球、国旗、树林"即刻回忆 2 物，延迟回忆 0 物，静则欲睡，夜寐不酣，时有焦虑，面赤唇黯，苔薄白腻舌黯红，脉左寸沉弱，右关尤沉。

诊断：早老性痴呆。

辨证：心脾气虚，清阳不升，痰湿中阻，相火内扰。

治法：益气升清，豁痰通窍。

处方：潞党参 30 克，杭白芍 20 克，煨葛根 30 克，炙升麻 6 克，炒黄柏 10 克，白芷 12 克，淡豆豉 12 克，焦栀子 10 克，大枣 15 克，炙甘草 10 克，石菖蒲 20 克，

炙远志 9 克，野菊花 30 克，羚羊角粉（吞服）0.6 克，服上方 1 个月。

二诊： 近事健忘，画钟实验 1 分，出示 5 物，即刻回忆 3 物，延迟回忆 2 物，计算 100-7=93-7=？，"皮球、国旗、树林"即刻回忆 2 物，延迟回忆 1 物，查脉左寸尺沉弱，关部浮弦，右关渐起，舌苔白腻质黯红，无不适主诉，洗澡须家人帮助，夜寐尚安。辨证为心肾衰损，痰火互阻，以致髓海空虚，神不守舍。宜养心补肾，升清开窍为法。处方：熟地黄 15 克，川石斛 12 克，山茱萸 12 克，五味子 10 克，麦冬 10 克，石菖蒲 12 克，炙远志 9 克，潞党参 15 克，炙甘草 10 克，大枣 10 克，生栀子 12 克，淡豆豉 12 克，煨葛根 20 克，鹿角霜（先煎）20 克，苍耳子 15 克，川续断 10 克，巴戟天 15 克，肉苁蓉 12 克，服上方 2 个月。

三诊： 记忆力较前好转，有时仍有健忘，画钟实验 2 分，出示 5 物即刻回忆 4 物，延迟回忆 3 物，倒背 2 位数、3 位数均正常，计算 100-7=93-7=86-7=？读"皮球、国旗、树林"即刻回忆 3 物，延迟回忆 2 物。无明显不适，偶烦躁，夜尚安，苔白腻，舌偏黯。前法有效，加减续进。处方：石菖蒲 15 克，炙远志 9 克，云茯苓 15 克，潞党参 30 克，肉苁蓉 20 克，川续断 15 克，苍耳子 15 克，鹿角霜（先煎）20 克，熟地黄 15 克，五味子 10 克，麦冬 15 克，巴戟天 15 克，淡豆豉 15 克，焦栀子 12 克，煨葛根 30 克，大枣 15 克，炙全蝎 6 克，明天麻 10 克。上方服用月余，记忆力逐渐好转，生活已能自理。

［王东建，洪庆祥. 林水淼治疗老年性痴呆经验举隅 [J]. 中医文献杂志，2011，29（3）：41-42.］

【评析】 《医宗金鉴》提出"神病"一词，并把健忘、神志恍惚、心悸怔忡等病证归属于"神病"范畴。林水淼认为，阐释 AD 的病因病机应从"神病"的角度加以认识，老年人脏腑功能衰退，心气不足则神不归宅，肾精虚亏则脑髓失养，因此心、肾虚损是发生 AD 的本原所在。由此，林水淼确立了调心、补肾治疗 AD 的基本法则。本例患者首诊存在心脾两虚，故以养心益气健脾法，选用潞党参益心气，煨葛根、炙升麻、大枣、炙甘草等健运脾气，并佐栀子、野菊花、羚羊角等清宣郁热，服药一个月脾气渐复。二诊着重调心补肾，故以熟地黄、石斛、山茱萸、五味子等填精补髓海，并佐鹿角霜等通补奇经。三诊患者记忆力好转，调心补肾得效，故守方调治。值得指出的是，前后三诊，佐用远志、石菖蒲等开窍化痰及通补奇经药，补而不滞，填而不涩，故疗效显著。

11. 谢君国——补肾养心，化痰行瘀法治疗痴呆案

患者，男，73 岁，2002 年 6 月 12 日初诊。

病史：患者近 1 年来神情呆滞，记忆力减退，言语迟钝，说话颠倒，渐至生活不能自理，外出不能辨识回家之路，头晕耳鸣，小便失禁。刻下症见：表情呆滞，面色欠华，行走蹒跚，倦怠嗜卧，发白齿落，行为幼稚，答非所问，舌质黯淡，苔薄白，脉细弱。

辨证：心肾亏虚，痰瘀阻窍。

治法：补肾养心，化痰行瘀。

处方：左归饮加减。熟地黄 15 克，山茱萸 10 克，山药 15 克，枸杞子 10 克，菟丝子 10 克，当归 15 克，黄芪 20 克，石菖蒲 10 克，远志 10 克，丹参 15 克，胆南星 10 克，半夏 10 克，郁金 10 克，阿胶（烊化兑服）10 克，炙甘草 10 克。每日 1 剂，连服 10 剂。同时嘱家人配合心理疏导及服莲子红枣粥等饮食调理。

6 月 24 日二诊：神志较前清楚，记忆力有所恢复，言语表达较清，遗尿明显减轻。知药中病机，守原方出入，连服 1 月余，诸症明显好转，能较准确回答问题，行为改善，遗尿已愈，行走步态较稳，生活尚能自理。予六味地黄丸及金匮肾气丸交替服用善后。

[夏小军. 谢君国诊治老年性痴呆经验 [J]. 中医药临床杂志，2006，18（2）：113-114.]

【评析】　《灵枢·海论》云："髓海不足，脑转耳鸣，胫酸眩冒，目无所见，懈怠安卧。"谢君国认为，人至老年，脏腑虚弱，元气不足，精血亏损，每因风、火、痰、瘀、郁等致病因素的影响，阴阳失调，脑脉痹阻，以致元神失养，灵机记忆渐失，乃发本病。本病病位在脑，涉及心肝脾肾。病因主要在于肾虚，年老体弱，肾精亏虚，气血不足，加之七情所伤，心肝脾肾功能失调引发本病。痰浊停聚和脉络瘀阻后所形成毒素为害是损伤脑脉的直接因素，肾虚是其发病之本，虚实夹杂、本虚标实的病理特征贯穿于疾病始末，故在补虚的同时，伍以化痰开窍和活血化瘀之品。谢君国常用的化痰开窍药物是石菖蒲、益智仁、胆南星、半夏、陈皮等；常用的活血化瘀药物是丹参、川芎、当归、赤芍、郁金等。同时，由于老年性痴呆往往病程较长，故在药物治疗的同时还应配合心理康复治疗，只有这样，才能提高疗效。

12. 田金洲治疗痴呆案

🍅 病案 1　平肝清心，活血安神法治疗 AD 伴精神症状案

患者，男，70 岁，2014 年 4 月 17 日就诊。

主诉： 患者记忆力下降 3 年，外伤后加重 2 个月。精神症状表现明显，辗转治疗，效果不佳。刻下症见：急躁易怒，答非所问，记忆力、理解力下降，有妄想、幻觉，洗澡等须家人帮助，不欲睡觉，睡前多思虑，坐着午休，纳可，二便调。舌红绛，苔黄厚而干，脉弦数。

诊断： 痴呆。

辨证： 心肝火旺，瘀热扰神。

西医诊断： AD 伴精神症状。

处方： 天麻 20 克，钩藤（后下）30 克，珍珠母（先煎）30 克，生龙齿（先煎）30 克，黄芩 15 克，栀子 12 克，莲子心 12 克，牡丹皮 15 克，丹参 20 克，三七粉（分冲）3 克，炒酸枣仁 60 克，柏子仁 30 克，生地黄 30 克，山茱萸 30 克，生甘草 6 克。7 剂，水煎服，每日 1 剂。

2014 年 4 月 24 日二诊： 睡眠好转，仍急躁易怒，仍有妄想、幻觉。舌红绛，苔黄厚干，脉弦。上方加黄连 12 克，生石膏（先煎）30 克，珍珠粉（分冲）0.6 克。

2014 年 5 月 8 日三诊： 情绪急躁、睡眠改善，较前爱说话，大便不成形，每日 2～3 次。舌红苔黄厚干，脉弦。上方加首乌藤 30 克，继服 2 周。

随诊患者情绪、行为稳定，简单生活可自理，记忆力改善不显。田金洲遂调整治法为补肾化痰、填精益髓以治其本。

［马洪明，高兴慧，田金洲. 田金洲教授平肝清心安神法治疗阿尔茨海默病伴精神症状的临床经验 [J]. 世界中医药，2016，11（8）：1556-1558.］

【评析】　田金洲认为 AD 的核心病机是"肾精不足、痰浊瘀阻"。病本于肾精亏虚、髓海失养，加之久病积损，致使气血阴阳亏损，五脏失调，脑髓失用，神明不出而表现为呆傻愚笨。在 AD 整个病程中，患者的整体反应状态和不同阶段的主要矛盾并不相同，故田金洲提出分期分型辨治 AD。本患者出现痴呆症状 3 年，外伤后病情加重，且出现精神症状。表现为急躁易怒、答非所问、妄想、幻觉，生活不能自理等一系列精神行为改变。《黄帝内经》言："诸躁狂越，皆属

于火。"结合舌脉，四诊合参，辨治属心肝火旺、瘀热扰神。治以平肝清心、活血安神，予平肝清心安神汤加减，加黄芩、栀子、牡丹皮增强清泄肝火之用，柏子仁、首乌藤养血安神，方中生地黄、山茱萸补肾填精药物的运用亦体现了田金洲补肾贯穿 AD 治疗全程的思想。二诊时火热毒邪仍盛，故加入黄连、生石膏、珍珠粉清心泻火解毒。三诊症状逐渐平稳，风、火之象平息，治疗加强养血安神之用。后患者精神症状缓解，记忆下降为主，田金洲遂遵"缓则治其本"，适时调整治法，可谓活法圆机，后学当仔细揣测学习。

注：平肝清心安神汤为田金洲教授治疗 AD 患者精神症状的出现时急则治其标的基础方，处方：天麻 10 克，钩藤（后下）15 克，白芍 15 克，珍珠母（先煎）30 克，生龙齿（先煎）30 克，莲子心 6 克，丹参 20 克，炒酸枣仁 30 克，三七粉（分冲）3 克，生甘草 6 克。在重镇清热的同时强调攻补兼施，正邪兼顾。方中天麻、钩藤、珍珠母、生龙齿清肝平肝、潜阳息风，白芍滋阴柔肝，莲子心、生甘草清心除烦，丹参、炒酸枣仁、三七粉活血养血安神，诸药配合，共奏平肝清心、活血安神之功。

🍅 病案 2 补肾摄精为主，兼以化痰开窍法治疗阿尔茨海默病案

赵某，男，66 岁，2014 年 5 月 13 日就诊。

主诉： 记忆力减退 2 年。患者 2 年前发现记忆力减退，以近期记忆减退为主，如刚做的事情就忘了，计算力、理解力下降，曾在北京某医院诊为阿尔茨海默病，间断服用银杏叶、安理申等药，记忆力略有好转，病情较平稳，今为寻求中医治疗就诊。目前患者记忆力减退，近期记忆减退为主，计算力、理解力下降，情绪平稳，大便时失禁，咳嗽，咳痰色白，不宜咳出。舌淡，苔白腻，脉弦细。既往有糖尿病史。

西医诊断： 遗忘型阿尔茨海默病。

中医诊断： 呆病。

辨证： 肾虚痰阻。

治法： 补肾摄精为主，兼以化痰开窍。

处方： 肉苁蓉 20 克，熟地黄 30 克，山茱萸 30 克，远志 15 克，郁金 20 克，金樱子 15 克，芡实 30 克，胆南星 10 克，黄芩 12 克，生甘草 6 克。中药水煎服，每日 2 次。

1个月后复诊：病情平稳，记忆力下降变化不明显，语言表达能力尚可，与人沟通意愿较少，大便失禁明显好转，痰量减少，舌淡，苔薄白略腻，脉弦细，原方去芡实，金樱子，加益智仁30克，茯苓20克，续服。3个月后复诊记忆力略好转，能记住刚吃过的饭菜，刚做过的事有时能想起，理解力增强，愿意与人沟通。效不更方，续服前方，病变随诊。

[田颖欣，时晶.田金洲教授分期论治痴呆的临床经验[J].临床医药文献电子杂志,2015,2（23）:4938-4939.]

【评析】　此例患者病情发展较平稳，认知、心理行为及日常生活能力总体稳定，无明显波动，属于田金洲痴呆分期的"平台期"。患者主要表现以肾虚为主，髓海空虚，兼见痰瘀阻窍，但正虚与邪实达到相对平衡状态。如清代王清任《医林改错·脑髓说》所云："所以小儿无记性者，脑髓未满；高年无记性者，脑髓渐空。"所以"缓则治本"，治疗以补肾填髓为主佐以化痰开窍，已达补而不壅滞生痰。田金洲多宗还少丹之法，用熟地黄、山茱萸、肉苁蓉补肾；郁金、胆南星、远志化痰开窍醒神；患者兼有便失禁，合用水陆二仙固肾气，次加茯苓、益智仁益智慧。经治病情渐趋好转。

🍅 病案3　清热化痰，重镇安神法治疗痴呆案

冯某，男，68岁，2013年10月24日就诊。

主诉：记忆力减退3年,加重2个月。患者3年前无明显诱因出现记忆力减退，爱忘事，以近期记忆减退为主，未予重视。2个月前因老伴去世，爱忘事较前加重，计算力下降，遂来就诊。刻下症见：记忆力减退，以近期记忆力减退为主，计算力下降，时空间定向力、理解力、性生活能力及躯体生活能力可，情绪较急躁，大便每日1～2次，时不成形。舌尖红苔黄腻，脉数。既往有高血压病史18年。

辨证：痰热蒙窍。

治法：清热化痰，重镇安神。

处方：黄连10克，葛根10克，茯苓20克，苍术6克，清半夏6克，珍珠母（先煎）30克，生龙骨（先煎）30克，生牡蛎（先煎）30克，丹参15克，广郁金15克，菖蒲10克，生甘草6克，14剂。

2013年11月7日复诊：情绪较前好转，焦躁感减轻，记忆力状况大体如前，

纳可，大便排出无力，时有不成形，每日 1 ~ 2 次，自觉双下肢无力，耳鸣如蝉，舌红苔薄黄腻，脉弦寸滑。原方加天麻 20 克，白蒺藜 15 克。

2013 年 12 月 12 日复诊：自觉记忆力较前好转，精力提高，双下肢仍感乏力，行走后明显，大便较前好转，排出不费力，舌红浅痕苔黄，脉数弦滑。原方去生龙骨、生牡蛎、丹参、广郁金，茯苓调量至 30 克，加炒白术 12 克，三七粉（冲服）3 克，灵芝 20 克。

4 周后复诊：药后记忆力较前改善，双下肢乏力较前减轻，活动如常，纳眠可，大便调。病情平稳，中药如前继服，病变随诊。

［田颖欣，时晶. 田金洲教授分期论治痴呆的临床经验 [J]. 临床医药文献电子杂志，2015，2（23）:4938-4939.］

【评析】　此例患者因老伴去世，导致病情时重，认知能力加重，伴有幻觉，躁动不安等异常行为，日常生活能力进一步下降，为田金洲痴呆分期的"波动期"，此期病机虚实夹杂，痰瘀日渐壅盛，痰浊蒙窍，且有化热之势，伴心肝火旺，正如清代陈士铎《辨证录·呆病门》所云"痰气独盛，呆气最深""治呆无奇法，治痰即治呆也"。此时急则之标，当以化痰开窍为主。田金洲取洗心汤之意，用茯神、法半夏、菖蒲、广郁金等化痰，兼苍术补脾，以增强温化痰浊之力；黄连、丹参清心经火毒；珍珠母、生龙骨重镇安神；天麻平肝息风。服药 4 周后，痰热清，肝风平，患者病情转归平稳，再次回归平台期。

🍅 病案 4　清热解毒，平肝涤痰法治疗阿尔茨海默病案

李某，男，61 岁，2014 年 11 月 20 日就诊。

主诉：精神异常一个半月，加重 5 天。患者 2007 年诊断为阿尔茨海默病，现服用安理申 1 片，每日 1 次；尼麦角林 30 毫克，每日 3 次；舍曲林 50 毫克，每日 1 次，奥氮平 2.5 毫克，每日 1 次（睡前）。一个半月前因停用舍曲林出现性情急躁易怒，近 5 天无明显诱因出现毁物打人，有异常行为，徘徊现象，持续时间不定，每日发作 2 ~ 3 次。夜间早醒，醒后即起身欲出门，二便调。舌红浅齿痕，苔黄腻花剥，脉寸弦数。既往有高血压、多发腔隙性脑梗死病史。中医诊为呆病，毒损脑络证。西药原剂量维持不变，中药治以清热解毒，平肝涤痰。

处方：黄芩 15 克，黄连 6 克，栀子 12 克，牡丹皮 15 克，天麻 20 克，钩藤

（后下）30 克，珍珠粉（冲服）0.6 克，三七粉（冲服）3 克，胆南星 12 克，菖蒲 15 克，醋五味子 15 克，合欢花 15 克，生地黄 30 克，佩兰 12 克，生甘草 6 克，服上方 14 剂，水煎服，每日 1 剂。

2014 年 12 月 4 日复诊： 患者烦躁发火症状较前减少，发作时可以言语劝阻，仍自觉害怕，恐惧，被害幻想较前减少，仍坐卧不宁，在屋内徘徊，基本不打人骂人，夜间起床在屋内徘徊，但不欲出门，口干口臭，大便干燥日一行，咯白黏痰。舌红，苔黄厚腻有花剥，脉缓弦。西药加用美金刚 5 毫克，每日 1 次，一周后改为 10 毫克，每日 1 次。处方：生地黄 30 克，山茱萸 30 克，柏子仁 30 克，丹参 20 克，黄芩 15 克，天麻 20 克，钩藤（后下）30 克，黄连 6 克，栀子 15 克，珍珠母（先煎）30 克，煅牡蛎（先煎）30 克，生甘草 6 克。

2014 年 12 月 18 日复诊： 服药后情绪平稳，焦躁感减轻，喜欢空旷的地方，仍自觉害怕，恐惧，时间，空间定向力明显下降，表情呆滞，睡眠可，大便日一次，不干成形，舌红，苔中厚边薄，剥脱，脉缓无力。处方：生地黄 30 克，山茱萸 30 克，炒酸枣仁 60 克，柏子仁 30 克，人参叶 15 克，五味子 15 克，黄连 12 克，灵芝 20 克，栀子 15 克，煅牡蛎（先煎）30 克，珍珠母（先煎）30 克，天麻 20 克，钩藤（后下）30 克，莲子心 10 克，生甘草 6 克。

患者药后大便成形，情绪较平稳，目前仍续服前方。

［田颖欣，时晶. 田金洲教授分期论治痴呆的临床经验 [J]. 临床医药文献电子杂志，2015，2（23）:4938-4939.］

【评析】 此例患者因停药过急而使认知损害加重，引起情绪波动和行为异常，田金洲认为是痴呆的"下滑期"。此时证候由虚转实，邪盛正衰，病情由波动转而为恶化之象。痰瘀蕴久，无力化散，腐化秽浊，终至化热成毒，毒损脑络，发为恶化之症。恶化之象以表情呆滞、双目无神、不识事物，或兼面色晦黯、秽浊如蒙污垢，或兼面红微赤、口气臭秽、口中黏涎秽浊、溲赤便干或二便失禁，或见肢体麻木、手足颤动，舌强语謇、烦躁不安甚则狂躁，举动不经，言辞颠倒，苔厚腻、积腐、秽浊为共同特点。治以泻火解毒为急，田金洲取黄连解毒汤之意，借其清热泻火之功，结合痴呆此期的病机特点，加入凉血息风，活血通络之品，取名解毒通络汤。方中黄芩、黄连、黄柏、栀子泻火解毒，加水牛角粉或羚羊角粉、生地黄、牡丹皮、赤芍、全蝎、蜈蚣等凉营解毒、化瘀通络药物等。全方药味虽简，但疗效堪佳。药用一个月后，病情渐趋平稳，减苦寒泻火药量，渐加用补益肝肾，标本兼治。

　　田金洲自2005年3月留学回国后，一直从事阿尔茨海默病等疾病的临床研究，发现阿尔茨海默病也同样表现出三期的演变特点，且与中医证候变化具有明显的相关性，平台期以"肾虚"为主，波动期以"痰浊"为主，下滑期以"毒盛"为主，据此提出了痴呆的分期论治策略，即平台期强调补虚，波动期注重化痰，恶化期功专解毒。这一学术观点已获行业认同而编入高等中医药院校规划教材，对痴呆临床具有较大的指导意义。

第十九章
神经发育障碍（多动症、抽动症等）

ICD-11 神经发育障碍的定义为在发育阶段出现的行为和认知障碍，患者在获得和执行特定智能、运动或社会能力方面存在显著困难。虽然很多伴有行为和认知障碍的精神和行为障碍会在发育阶段起病（例如精神分裂症、双相情感障碍），但是只有核心特征是由神经发育所致的障碍才被纳入该分类。包括有智力发育障碍、发育性言语和语言障碍、注意缺陷多动障碍、慢性发育性抽动障碍等。

慢性发育性抽动障碍（TD），又称多发性抽动症、抽动—秽语综合征、多动秽语综合征、多发性抽动秽语综合征等，是一种起病于儿童时期、以抽动为主要表现的神经精神疾病，通常共患各种精神和（或）行为障碍，如注意缺陷多动障碍、强迫行为/障碍、焦虑障碍、抑郁障碍；应与癫痫发作、物质或药物引起的运动障碍、舞蹈病、肌张力障碍等区别。2020 年 8 月中华医学会儿科学分会神经学组抽动障碍联盟制订了《中国抽动障碍诊断和治疗专家共识（英文版）》便于指导诊疗与长程管理，以及进行国际交流。

注意缺陷多动障碍（ADHD），俗称儿童多动综合征，简称多动症、儿童多动症，又称脑功能轻微失调或轻微脑功能障碍综合征，是一种起病于儿童时期，以与年龄水平不相称的注意缺陷、行为多动和情绪冲动为主要表现的神经发育障碍。这类患儿的智能正常或基本正常但学习、行为及情绪方面有缺陷，表现为注意力不易集中，注意短暂，活动过多，情绪易冲动以致影响学习成绩，在家庭及学校均难与人相处，日常生活中使家长和老师感到困难。

多动、抽动等表现，可参考中医古籍中"肝风""抽搐""慢惊风""颤证""瘛疭""筋惕肉眴"等病症。

1. 刘弼臣——清肺宣窍，化痰通络，平肝息风法治疗抽动—秽语综合征案

赵某，男，5 岁，2002 年 3 月 12 日初诊。

病史：患儿于 2002 年 1 月无明显原因出现挤眼、咽中"吭吭"有声，家长未予重视和治疗。3 月初又出现不自主的甩头、甩手，在当地诊断为抽动—秽语综合征，求刘弼臣医治。当时伴有性情急躁，舌淡红、苔白微腻。刘弼臣认为属"肝风"证，为风痰内扰所致。

治法：清肺宣窍，化痰通络，平肝息风。

处方：辛夷（包煎）、苍耳子、玄参、板蓝根各 10 克，山豆根 5 克，黄连 2 克，菊花 10 克，木瓜 10 克，半夏 5 克，伸筋草 10 克，钩藤（后下）10 克，全蝎 3 克，青果 10 克，炙甘草 3 克，每天 1 剂，水煎服。并嘱家长监督患儿遵守以上预防及调护各项。

2 周后复诊：挤眼、喉中发声、甩头、甩手症状均有好转，喜吮手，仍性急，于上方去青果，加柴胡 10 克，枳壳 10 克，白芍 10 克，服 2 周后，症状基本消失，只在考试紧张、休息不好时有症状出现，遵上方随症加减继服 2 个月，诸症消失。1 个月后因外感病情反复，用上方化裁治疗 1 个月而愈，随访 2 年未见复发。

[郝宏文.刘弼臣治疗抽动—秽语综合征经验 [J].中医杂志，2005，46（6）：417-418.]

【评析】 抽动—秽语综合征主要表现为小儿不自主的眨眼、甩头、努嘴、皱眉，逐渐发展到耸肩、抬臂、踢腿，喉肌抽搐时出现反复的轻咳、喊叫，甚至重复学说别人的话语、谩骂等，归纳其特点主要表现为多种抽动症及秽语症。刘弼臣先生据《黄帝内经》"诸暴强直，皆属于风""风胜则动"及"诸风掉眩，皆属于肝"的论述，认为本病病位主要在肝，提出"肝风证""怪病责之于痰"，结合本病主要表现均为不同部位不自主的抽动及伴有喉间怪鸣等临床特点，刘弼臣认为本病病机为风痰流窜。故以平肝祛风息风为治疗。

2. 腾宣光——滋肾养阴，平肝潜阳法治疗小儿抽动症案

李某，男，7 岁，1989 年 5 月 25 日初诊。

主诉：不自主眨眼、摇头、耸肩 2 月余。每因情绪紧张而症状加重，纳食一般，二便正常，舌质红，苔薄白，脉弦数。

辨证：肝肾阴虚，肝阳上亢。

治法：滋肾养阴，平肝潜阳。

处方：首乌藤 15 克，生牡蛎（先煎）15 克，生龙骨（先煎）15 克，生磁石（先煎）15 克，川芎 10 克，丹参 10 克，生地黄 10 克，女贞子 10 克，枸杞子 10 克，白芍 10 克，水煎服，7 剂。

二诊：诸症减轻，效不更方，继服前方 7 剂。

三诊：眨眼、摇头、耸肩偶发，继以前方随症加减，期间曾因看电视及考试病情反复，经治疗后症状消失，前后共治疗 3 个月，病愈。随访半年，未见复发。

［林学军，于华 . 小儿疾病临床常用中药指南 [M]. 北京：科技文献出版社 . ］

【评析】 《黄帝内经》曰："诸风掉眩，皆属于肝。"小儿多动症属于"慢惊风"之范畴，病位在肝。本案患者证属肝肾阴虚，肝阳上亢，治疗从滋肾养阴，平肝潜阳息风立法，药证相符，沉疴得除。腾宣光先生认为本病因木旺化火，火灼肝肾阴液，肝阳上亢，阴虚不足以濡养筋脉而出现筋挛抽动，如眨眼、摇头、耸肩等，故习用生牡蛎、生龙骨、生磁石平肝潜阳，定志安神，首乌藤、川芎、生地黄、丹参、白芍滋阴养血柔肝，女贞子、枸杞子补肝肾之阴。

3. 朱进忠——柴胡加龙骨牡蛎汤法治疗小儿舞蹈病案

张某，女，12 岁。

病史：手舞足蹈，挤眉弄眼，行路不稳。某院诊为舞蹈病。经用西药、针灸、中药平肝息风、养血化痰等法 5 个多月不见好转。审其神志正常，喜叹气，舌苔白，脉弦细。

处方：柴胡加龙骨牡蛎汤。柴胡 3 克，桂枝 6 克，白芍 6 克，黄芩 6 克，半夏 6 克，党参 6 克，茯苓 6 克，生龙骨（先煎）6 克，生牡蛎（先煎）6 克，甘草 6 克，生姜 3 片，大枣 2 枚。3 剂知，30 剂愈。

［孙继芬 . 黄河医话 [M]. 北京：北京科学技术出版社，2015. ］

【评析】 舞蹈病，大致包括在广义的痉病之中。薛立斋有言："若一边牵搐、一眼㖞斜者，属少阳，及汗后不解，乍静乍乱，直视口噤，往来寒热小柴胡加桂枝、白芍。"余宗其意，采用张仲景柴胡加龙骨牡蛎汤，柴胡配桂枝使内陷之邪从外而解；大黄通腑气，止谵语，从下而解；茯苓利小便，安神志而除湿邪；龙骨、牡蛎镇静而止烦惊，减铅丹以防重镇太过而表邪不除，加甘草以使药力缓而除湿，治舞蹈病之见少阳证者常常获效。

4. 戴裕光——调和营卫，重镇安神法治疗小儿抽动症案

袁某，男，6 岁，2004 年 4 月 2 日初诊。

主诉：多动，注意力不集中 2 年。患儿 2 年来无明显诱因出现注意力不集中，多动，不自主眨眼，口角抽搐。某儿童医院诊断为小儿抽动症。服药治疗疗效不佳。刻下症见：患儿多动，不思食，寐差，烦躁，大便日一行，舌质淡红，苔薄腻，脉沉。

处方：杭白芍 15 克，甘草 6 克，川桂枝 4 克，淡干姜 4 克，大枣 12 克，龙骨（先煎）12 克，牡蛎（先煎）12 克，浮小麦 15 克，谷麦芽各 9 克，鸡内金 9 克，5 剂，每日 1 剂，水煎服。

2004 年 4 月 10 日二诊：服药后进食、夜寐稍好，舌质淡红，苔腻。前服桂枝汤加龙牡加甘麦大枣汤有效，再以前方加减。处方：川桂枝 4 克，龙骨（先煎）12 克，牡蛎（先煎）12 克，甘草 6 克，淡干姜 4 克，大枣 12 克，白芍 15 克，浮小麦 15 克，鸡内金 9 克，地龙 6 克，生石决明（先煎）12 克，山药 12 克，茯苓 9 克，谷麦芽各 9 克，5 剂，每日 1 剂，水煎服。

2004 年 4 月 20 日三诊：一般可，其母诉：多动已除，三天来咳嗽，夜甚，黏痰，流脓涕，夜寐稍好，舌质淡红，苔薄，脉浮。处方：龙骨（先煎）12 克，牡蛎（先煎）12 克，浮小麦 15 克，甘草 6 克，大枣 12 克，女贞子 12 克，桑寄生 12 克，蝉蜕 6 克，白僵蚕 6 克，前胡 9 克，杏仁 6 克，生石膏（先煎）30 克，天花粉 10 克，浙贝母 6 克，7 剂，每日 1 剂，水煎服。

［戴裕光. 戴裕光医案医话集 [M]. 北京：学苑出版社，2006.］

【评析】 本案患者以不自主多动为特征，属于中医"慢惊风"范畴。患儿年幼，肾气未充，先天不足，加之后天饮食失调，损伤脾胃，脾失健运，气血化源不足，土虚木侮，虚风内动，治疗选桂枝加龙骨牡蛎汤、甘麦大枣汤为主。方

中桂枝加龙骨牡蛎汤调和营卫，平肝潜阳安神，甘麦大枣汤补益心脾、宁心安神，加用谷麦芽、鸡内金运脾消食，药证相符，沉疴方除。

5. 王洪图——清化痰热法治疗儿童多动症案

患者为某小学三年级男学生，其上小学一年级时学习成绩优秀，到二年级时成绩下降，现平时测验经常不及格。上课注意力不集中，小动作多，与周围同学说话打闹。放学后在路上玩耍，不按时回家。作业杂乱无章，晚上须拖至 10 时以后才能在家长帮助下做完作业。大便干，小溲正常，夜间不排尿。有时胃脘不舒。脉弦略数，舌红苔白腻。就诊时不能安坐，把帽子摘下在诊室乱抛，不能认真回答问话。

辨证：胆经痰热内扰，为"儿童多动症"。

治法：清化痰热。

处方：温胆汤加减。清半夏 8 克，青陈皮各 5 克，茯苓 10 克，炙甘草 4 克，炒枳实 8 克，竹茹 6 克，柴胡 6 克，黄芩 10 克，炒栀子 6 克，石菖蒲 10 克，生地黄 10 克，生牡蛎（先煎）15 克，钩藤（后下）8 克，菊花 8 克。忌食辛辣、肥甘等食品，饮食亦应清淡。

服上药 5 剂后，老师反映课堂上多动有所减少，舌红苔白腻，喜冷饮。上方再服 6 剂。隔日 1 剂。

三诊：课堂上能安静听课，放学后及时回家，做完作业才玩耍。学习成绩有明显提高，两周内考试四次，两次 100 分，另两次 91 分和 90.5 分，因能遵守纪律，学习成绩提高，得到老师表扬。就诊时能与医生配合，已无明显多动现象，舌苔薄白略腻。再以前法进治。7 剂，每周服 2～3 剂，以善其后。

现学习成绩优秀，一切正常。

[王长宇，翟双庆，陈子杰.王洪图教授运用温胆汤举验[N].中国中医药报，2007（4）：2718.]

【评析】 本案病儿以多动为特征，"阳主动"，属于阳证；苔腻注意力不集中，属于痰扰心神；因由患儿阳有余，加之后天饮食失调，积食化热化痰，故治以化痰清热名方温胆汤。肝胆相照，加柴胡钩藤牡蛎清肝制动，药后浮热得清，神得归舍，则多动可除。

6. 熊继柏——补肝养血，平肝息风法治疗儿童抽动症案

吴某，男，16 岁，2018 年 8 月 18 日初诊。

病史：患者面部抽动、耸肩、晃头、四肢活动不利病已半年，伴有口苦，咽干，咽中红，易疲乏，情绪较差，寐差，易疲乏，苔薄白，脉弦细。

中医诊断：颤证。

辨证：气血亏虚、虚阳上扰。患者精神状态较差，易疲乏，精血不能濡养四肢百骸，肢体活动不利；血虚生风，故不自觉面部抽动，头部摇晃；而咽干、口苦，当属虚火上炎，此为肝之阴血不足，而致阳浮风动之证。

治法：补肝养血，平肝息风。

处方：补肝汤加味。白芍、当归、酸枣仁、地龙、熟地黄各 10 克，天麻 20 克，僵蚕 30 克，川芎 6 克，木瓜 15 克，全蝎 5 克，甘草 6 克。共 30 剂，水煎服。

2018 年 9 月 19 日二诊：原抽动症服药后显减，但仍有失眠，情绪一般，苔薄黄腻，大便稍秘，脉弦细数。处方：补肝汤加味。白芍、当归、熟地黄、酸枣仁、地龙各 10 克，川芎 6 克，天麻 20 克，僵蚕 30 克，全蝎 5 克，木瓜、茯神各 15 克，黄连 3 克。共 20 剂，水煎服。

进服 1 个月后，精神转佳，睡眠可，面部抽动症状完全消失。

［王慧杰，沈悦倩，周天梅. 国医大师熊继柏教授运用补肝汤经验探讨 [J]. 浙江中医药大学学报，2021，45（6）：603-606.］

【评析】 中医古籍中并无抽动症病名，可将其归为"肝风""抽搐""慢惊风"等疾病的范畴。肝藏血而主筋，因肝为厥阴风木之脏，若因津血不足，筋脉失养，更易血虚生风，故养血柔肝亦为平肝之常法。患者就诊时，面部抖动较剧烈，伴有咽中红、口苦，但疲乏、舌苔薄白，故不属于少阳病口苦咽干，而是阴虚内扰之虚热，故用养血活血之四物汤基础上合以甘草、酸枣仁、木瓜，滋阴养血、柔肝舒筋，精血来复，虚热自除；天麻以息风止痉，养阴血而缓疼痛；配合僵蚕、全蝎、地龙虫类药物定痉止搐，标本兼治。二诊时，抽动症状明显减轻，但仍有失眠，情绪较差，故合茯神、黄连以清虚热安心神。熊继柏在治疗该病症时用补肝汤护肝养血，舒筋活络，息风定痉，故能内风消散，药到病除。

7. 严仲庆治疗小儿多发性抽动症案

病案 1　疏肝解热，宁心安神法治疗多发性抽动症案

谢某，男，7 岁，2015 年 10 月 24 日初诊。

病史：患儿 3 年前先后出现不时眨眼、摇头，经西药治疗而愈。半年前出现右肩抽动频作，可连及上肢，西药治疗 3 个月无效。刻下症见：右肩频频抽动，烦躁易怒，面黄体瘦，口臭便结，夜寐不安，舌红、苔薄黄腻，脉右弦细、左弦缓。

辨证：肝郁热盛，心神不宁。

处方：柴胡加龙骨牡蛎汤加味。柴胡、姜半夏、僵蚕各 9 克，生龙骨（先煎）、生牡蛎（先煎）、茯苓各 15 克，炒黄芩、桂枝、制大黄、生姜、蝉蜕各 6 克，太子参 12 克。7 剂。常法煎服。

二诊：抽动大减，口臭减轻，寐安便畅。守原方酌加天麻、辛夷（包煎）、苍耳子、全蝎等止痉息风治疗，服药 4 周。

药后右肩抽动未作，右面肌抽动、眨眼等幅度、频率均减少，大便溏软，舌淡、苔薄白稍腻。原治法酌加陈皮、白术、太子参等健脾益气。药后患者右肩抽动未作，面部抽动进更减。依前法巩固治疗。

［沈昱颖，严仲庆.严仲庆治疗小儿多发性抽动症验案三则 [J].浙江中医杂志，2018，53（2）：146.］

【评析】　本案患儿证属肝郁热盛，心神不宁，治拟疏肝解热，宁心安神。予以柴胡加龙骨牡蛎汤疏通气机，降泄郁热，加入僵蚕、蝉蜕，与制大黄相伍寓升降散之意，既能加强升散内热之功，又有镇静息风之效。后辅以健脾益气之品，随证治之，多年顽疾自能得瘥。

病案 2　疏卫宣肺，清肝息风法治疗小儿多发性抽动症案

方某，男，7 岁，2016 年 10 月 28 日初诊。

病史：患儿反复不自主眨眼伴喉中吭吭有声 2 月余，近日因感冒而加重。刻下症见：眨眼频繁且用力，每隔 1～2 秒即用力眨眼，喉中吭吭之声，坐立不安，影响学习，咳嗽咳痰，纳食不振，夜寐多动，盗汗便溏，小便黄，舌红、苔黄腻，脉浮滑，易感冒。

辨证：外感风热，痰扰肝风。

处方：桑菊饮加味。桑叶15克，菊花、连翘、焦栀子、钩藤（后下）、太子参各10克，杏仁、薄荷（后下）、化橘红、淡竹茹、白前、枳壳各5克，桔梗、蝉蜕各4克，生甘草3克。7剂。常法煎服。

二诊：咳嗽已愈，喉间吭吭声减少，眨眼大约10秒发作1次，仍有盗汗，夜寐不宁，舌红苔薄黄腻，脉稍滑数。以前方去辛散之药，酌加稽豆衣、炒黄连、灯心草、远志等清热化痰，再进14剂。

药后喉间吭吭声及眨眼均大减，汗收纳增。后因感冒，病情稍有反复，继以桑菊饮加味调治而愈。随访半年未发。

［沈昱颖，严仲庆. 严仲庆治疗小儿多发性抽动症验案三则[J]. 浙江中医杂志，2018，53（2）：146.］

【评析】　患儿辨证属外感风热，痰扰肝风，且以外感证为标、为急，故以桑菊饮疏风解表，宣肺止咳。严仲庆认为，桑菊饮既能疏卫宣肺，又能清肝息风，最适合于抽动症患儿急性外感风热之证，正所谓"风药散郁火"，能起到内外同治之功。综观此案，虽无重镇安神之物，然轻可去实，仍获效满意。

8. 马融——调理阴阳，清降痰火，平肝息风法治疗多发性抽动症案

朱某，男，12岁，2009年3月19日初诊。

主诉：频繁摇头伴眨眼3个月，加重1周。患儿于3个月前无明显诱因出现摇头伴眨眼症状，曾就诊于当地医院，予氟哌啶醇治疗，症状稍有改善，家长自行停药后症状反复，近1周加重，为求进一步诊治，遂就诊于我院。诊时，患儿频繁摇头，伴皱眉眨眼，时有耸肩，抽动有力，入睡后症状消失，烦躁易怒，注意力不集中。纳可，寐差，大便偏干，2～3日1行，小便短赤。舌红苔黄腻，脉弦滑。

诊断：多发性抽动症。

辨证：气郁化火，兼夹痰热。

治法：清降痰火，平肝息风。

处方：风引汤加减。生大黄10克，干姜10克，桂枝10克，生龙骨（先煎）15克，生牡蛎（先煎）15克，生石膏（先煎）15克，滑石粉（包煎）20克，煅紫石英（先煎）20克，煅赤石脂（先煎）20克，煅寒水石（先煎）20克，甘草6克，青葙子10克，

菊花10克，青礞石（先煎）20克，海浮石（先煎）20克，天竺黄10克，7剂，水煎服200毫升，每日1剂，每日2次。嘱患儿调情志，避风寒，注意休息。

2009年3月26日二诊： 药后患儿诸症有所改善，摇头与眨眼的幅度及频率较前明显减轻，服药后当天晚上大便1次，质软，量多，有异味，小便调，现喉中偶有异声，纳可，寐安。舌红苔薄黄，脉滑。效若桴鼓，前方加金果榄10克，射干10克，胖大海10克。煎服同前。

2009年4月11日三诊： 药后患儿抽动症状改善显著，情绪较前平和，无其他明显不适症状。继予前方，巩固疗效。患儿坚持服药3月余，抽动症状基本消失。

［赵玉生，赵金生.马融教授运用风引汤治疗儿科病症验案2则［J］.吉林中医药，2011，31（6）：564-565.］

【评析】 此患儿抽动有力、烦躁易怒、寐差，舌红苔黄腻，脉弦滑，说明其病机为肝风内动，兼夹痰热，热扰心神。《小儿药证直诀·肝有风甚》有云："凡病或新或久，皆引肝风，风动而上于头目，目属肝，肝风入于目，上下左右如风吹，不轻不重，儿不能任，故目连割也。"患儿阴静不足，动静平衡失制，故马融教授以调理阴阳为法，投以风引汤。马融教授解析此方谓"用大黄为君，以荡涤风火热湿之邪矣。随用干姜之止而不行者以补之。用桂枝甘草以缓其势。用诸石药之涩以堵其路，而石药之中，又取滑石、石膏清金以伐其木；赤石脂以除其湿；龙骨、牡蛎以收敛其精神魂魄之纷驰；用寒水石以助肾水之阴，俾不为阳亢所劫；更用紫石英以补心脾之虚，恐主不安，则十二官皆危也，明此以治入脏之风，游刃有余矣。此方兼主清热火湿以除其风也。"更加青葙子、菊花清热明目；青礞石、海浮石、天竺黄清化热痰；加入金果榄、射干、胖大海清喉利咽。

第二十章
其他精神疾患

一、多疑症

张孝纯——化痰开窍，养心解郁法治疗多疑症案

患者，男，38岁，1983年2月初诊。

病史： 该君素性沉默寡言，遇事则深愁善郁，久之遂积劳成疾，精神错乱。闻人言，谓为骂己。见人疾行，谓将捕己。易地而医者数月罔效后赴某院诊治，中西药并投，已服中药近百剂矣。吾尽检阅其方，率皆滋腻碍病之药，其中虽有数味中病者，又皆杂于滋腻之中，未能生效。唯日以西药镇静而已。诊查：面色沉黯，舌质淡胖，苔白滑腻，脉右寸关滑而微数，左寸缓而弱，关部郁涩，双尺俱微。食便尚可。

辨证： 盖此纯属忧郁之疾，湿盛痰深，蒙蔽心窍，非霹雳当空，阴霾不散。

治法： 化痰开窍，解郁养心安神。

处方： 朱茯神、胆南星、天竺黄、炙远志、建菖蒲、云茯苓、法半夏、白术、陈皮、酸枣仁、柏子仁、枳实、麦冬、川贝母、知母、川黄连、当归、地黄、阿胶、龙眼肉、龙骨（先煎）、牡蛎（先煎）、炙甘草。

上药加减进退为治，服至三十余剂，其精神逐渐清爽。又逾月，便能治家劳作，并能授课，疾即愈矣。

［董建华，王永炎. 中国现代名中医医案精华 [M]. 北京：北京出版社，2002.］

【评析】 七情之疾，忧思郁结，气机不畅，痰湿由此而生，机窍由此蒙蔽，是以神思恍惚，妄听妄见。不舒其郁滞，调畅气机，而反妄投滋腻，敷衍塞责，

非医者所为。今化痰开窍、养心解郁、审因论治，用极其平常之法而治之见效，实属意料之事。不过病由七情而起，故积极开导、循循善诱乃必不可少。吾治此案，投药之先，已畅怀开导之力，则又非医案所能尽述。

二、幻觉症

颜德馨——活血化瘀法治疗幻觉症案

顾某，男，42岁。

病史： 两年前因车祸头部外伤，出现神识呆钝，思维杂乱，乃至幻觉不断。经多方医治无效，遂来求诊。初诊：神识呆滞，思维混乱，幻觉不断。谓两目之间有瘀污垢浊之物缠绵，从头颈经胸膺、脘腹下沉，难以消除。肢体倦怠，夜寐梦扰，肤色苍晦，舌尖红，边有瘀斑，苔薄白，脉小数。脑窍外伤，意识怪诞，此瘀血着于脑络，非王清任通窍血汤莫属。

处方： 黄连3克，川芎9克，红花9克，桃仁9克，赤芍9克，生蒲黄（包煎）9克，三棱9克，莪术9克，石菖蒲9克，青葱三支、羌活9克，当归9克，通天草9克，蔓荆子9克，麝香（吞服）0.03克。14剂。

二诊： 药后自觉头脑中有大小不等血块纷纷下坠，精神得有片刻爽慧，舌红有瘀斑，苔薄白，脉小数。既已见效，治当再进。处方：上方黄连改为4.5克，石菖蒲改为15克，加远志9克，莲子心4.5克。14剂。

三诊： 症情有减，但停药后幻觉复起，头部血聚凝集不散，汩汩有声，入夜少寐，舌紫苔薄，脉小数。瘀血阻于脑络，从"杂者钝"例立法。处方：川芎15克，苦丁茶15克，菖蒲15克，海藻9克，通天草9克，生蒲黄（包煎）9克，莪术9克，黄连4.5克，苏木9克，远志9克，全蝎尾（吞服）1.5克，蜈蚣末（吞服）1.5克。7剂。

四诊： 迭进通络化瘀、活血开窍、清心醒脑之品，幻觉显减。处方：守前制加细辛4.5克，蔓荆子9克，续进14剂。

药后幻觉基本消除。

［颜德馨. 中华名中医治病囊秘·颜德馨卷[M]. 上海：文汇出版社，1999.］

【评析】 人之神魂，五脏之所系也。《灵枢·本神》谓："心藏脉，脉舍神，肝藏血，血舍魂。"张景岳释之："神之为德，如光明爽朗，聪慧灵通之类皆是也；魂之为言，如梦寐忧伤，变幻游行之境皆是也。"神归心，魂系肝，治从两脏立法，当不为误。

幻觉症是精神异常的一种表现。主张调其血气，令其条达，而致和平，疏肝即所以畅利气机，养脉即所以周流血运，以现代医学所称大脑精神活动异常与古称神魂之疾颇近相似。《医说》云："脑髓纯则灵，杂则钝。""杂"之所指，无非瘀、痰、浊邪而已。患者病由脑部外伤引起，其瘀自不待言也。故用王清任通窍血汤而效。

三、失忆症

周仲瑛——益气养阴，化痰祛瘀法治疗失忆症案

王某，男，44 岁，2003 年 7 月 1 日初诊。

病史： 1 年前患病毒性脑炎，经当地医院治疗，高热痉挛期间曾服用托吡酯预防癫痫，之后对往事部分失去记忆，外出不能自行回家，对原来的同学及老朋友已不能忆起。时有烦躁，纳差。大便略溏，日 2 次左右。舌质紫，边有齿痕，苔淡黄薄，脉细滑。B 超示：右肾轻度积水。

辨证： 气阴两虚，痰瘀内生，清窍失养。

治法： 益气养阴，化痰祛瘀。

处方： 太子参 10 克，麦冬 10 克，炒玉竹 10 克，丹参 15 克，郁金 10 克，石菖蒲 10 克，炙远志 5 克，葛根 15 克，莲子心 30 克，炙龟甲（先煎）12 克，知母 10 克。水煎服，每日 1 剂。

口干加生地黄、石斛，烦躁加百合、龙齿，寐差加合欢皮、炒酸枣仁。服药 2 个月后，记忆较前已有明显改善，已能认识旧友，外出亦能自行返家，但尚未完全恢复，近事善忘，情绪稳定，食纳良好，寐安，二便调，苔薄黄，质黯红，脉细弦。此后仍以此方加减调理 2 月余，基本恢复正常。

［霍介格，姜颖. 周仲瑛教授疑难病案选析 [J]. 吉林中医药，2005, 25（1）：11-12.］

【评析】 脑为髓之海，王清任在《医林改错》中指出："灵机记性在脑，因饮食生气血，长肌肉，精汁之清者，化而为髓，由脊髓上行入脑，名曰脑髓。"

本例患者外感温热之邪，邪热内盛，耗气伤阴，邪热灼津成痰，痰留日久，血行不畅，停而为瘀。痰瘀互结，阻塞窍道，清窍失养，髓海不充。审证求因，本病的病机特点在于气阴不足，痰瘀内阻于清窍，故治疗之法当以益气养阴，化痰祛瘀。周仲瑛以太子参、麦冬、百合地黄汤、百合知母汤益气养阴、补肾填髓、宁心安神；远志、半夏、石菖蒲化痰通窍；丹参、郁金活血化瘀；炒酸枣仁、莲子心等安神治标。各诊虽有加减，然总坚守病机，不离大法，痰瘀得祛，清窍得开，故能收效。

四、异食癖

异食癖是 ICD-11 中"喂食及进食障碍"章节下的一种疾病，表现为反复进食无营养的物质，例如非食用的物体或材料以及未加工的食物原料，症状持续或严重到需要临床关注。个体的生长发育水平已达到能区分可食用与不可食用物质的年龄（正常发育水平在 2 岁左右）。该行为导致个体健康和功能受损，或存在显著的危险性。

1. 廖仲颐——辟秽解毒，消积清热法治疗嗜食樟脑丸案

何某，女，16 岁，1979 年 9 月 29 日初诊。

病史：患者于去年开始，偶得市面所售之樟脑丸，初时觉气好闻。时常闻之，致不愿释手，常将此丸藏于衣袋内，以便随手取出嗅闻。以后愈闻愈爱此气味，过数月，进而嚼其丸，尝其味，竟觉此丸味佳，便不时要嚼。尝此丸一两口，方感到舒服。父母见其形容日渐消瘦萎黄，方渐知其事缘故。遂将女所藏之药丸搜尽，但女又设法获此丸，虽经好言劝慰，厉声警告与打骂，皆莫能阻，至今已一年多，犹如嗜鸦片烟者，已成瘾疾。曾服中药多剂无效。来诊时，形体羸弱消瘦，面黄憔悴，精神萎靡，并诉胃脘灼痛，不思饮食，多梦少眠，口干渴饮，月经量多。我思樟脑丸为多量山柰，少量樟脑加白蜡做成，少女长期嗅闻嗜食此等辛热异物成瘾，腹中必有癖积，然胃亦必为其秽毒所伤，先拟用辟秽解毒，消积清热法试治之。

处方：藿香 6 克，佩兰 6 克，海藻 30 克，贯众 30 克，天花粉 20 克，荷叶 1 张。

二诊：服上方 4 剂后，二十多天，虽未服药，但已不要再嚼此丸，只间隔一两天想起此丸时要闻一闻气味，胃仍灼痛，嗳气，大便秘结，此嗜食樟脑丸瘾念

虽已渐渐淡薄，但秽毒致胃脘气血凝滞未得改善。治宜行气活血，祛瘀止痛。处方：党参 18 克，大黄 3 克，厚朴 5 克，枳实 3 克，木香 5 克，当归 12 克，藿香 10 克，槟榔 10 克，桃仁 10 克，炙甘草 10 克，火麻仁 12 克。

三诊： 服上药 5 剂后，大便通，胃脘仅隐痛不舒，饮食增加，精神明显好转，但有时于临睡前偶然想起樟脑丸，仍要拿出来闻一闻，可见其瘾一时难以断尽，乃鼓励下定决心，不要再收藏此丸，并配合和胃、调养气血之品调服之（《廖仲颐医案》，湖南省常德市中医院 1980 年内部刊印，廖兵，朱湘英整理）。

［郭子光，俞涵英，段光周 . 中医奇证新编 [M]. 长沙：湖南科学技术出版社，1985.］

【评析】 原编按嗜癖一证，多种多样，但嗜樟脑丸者，临床罕见。今市售樟脑丸，为多量山柰、少量樟脑加白蜡做成，主要外用于辟秽杀虫防蛀，不能内服。内服后产生的毒性反应，主要是樟脑所致。本案据此推理得出"腹中必有癖积，胃亦必为其所伤"，先拟"辟秽解毒、消积清热法"治之，方中藿香辟秽快膈宽中，佩兰辟邪散结开郁解毒，海藻软坚除癖积，贯众散瘀解热、解毒，天花粉清胸胃之烦热、生津止渴润槁、消瘀结，荷叶散血升清、助脾开胃。药虽简，效颇宏，仅服四剂，其瘾大为减少。二诊用人参利膈汤行气活血、祛瘀止痛，以通为补，治其已伤之胃。三诊从整体着眼，调养气血以善后。全案从审因论治入手，构思新巧，用药精当，在短期内获得了消除樟脑丸毒性作用的效果。但本证既属瘾癖，精神鼓励亦是必不可少的措施之一。

2. 何绍奇——补益脾气法治疗大量食油案

徐某，男，59 岁，1968 年 4 月上旬初诊。

病史： 陈诉在七八个月前，于田间劳作时，忽然出现极度饥饿感，心慌、出冷汗，清水盈口。急急归家，适其妻从集市购回猪油二斤，急命烹之，不待其冷，居然连油带渣一同食尽。食后颇觉舒适，不呕、不胀、不泻。自此以后，每隔一二日，最多三日，又复以前状。如无猪油，肥肉、菜油、花生油亦须顿饮一大碗（约一斤）。正常饮食反而减少，发作时虽勉进倍量饮食蔬菜，亦不足以解其馋。半年以往，家中变卖一空。形体益见消瘦，精神不支。四处求医，咸云不识此病。或曰中消，投地黄、黄连剂不效；或曰异嗜症，用驱虫药亦不效。余闻其困笃如此，深自同情，反复寻思，一筹莫展。若为中消，则其证为消谷善饥，此人消则消矣，而所"消"者非米面谷食，若谓异嗜症，此人嗜则嗜矣，而寻常食用之动、植物油，却何以称异！且以上之治法皆无寸效，故知其非是。查前人著作中，亦未见类似病症之记载。唯射水余无言先生《余氏父子经验方》（系五十年代自费印刷，余从先辈蒲辅周先生处偶见之。蒲老早已作古，此书亦难复查，故只忆得其大概），曾载一人善饥，每餐须食米饭、馒头二斤以上，日可四五斤，而检查无任何阳性可见。余无言先生当时亦无计可施，忽忆及本草书言某药服之不饥语，乃选黄精、地黄、人参等味大剂与服而愈。察患者面色青黄，骨瘦如柴，精神疲惫，表情痛苦，舌质淡有齿痕，舌苔白厚而润，六脉无力，右关脉尤弱，乃断为"中虚"。方选《太平惠民和剂局方》白术六一散，即白术六两、甘草一两，水煎服，专从补益脾气入手以消息之。剂量颇大，意在填补。嘱两日一剂，3 剂。

一周后，其妻惊喜来告：药后颇见效，几天内仅小发一次，坚忍未食油类，难受片时，亦自安。余亦未期其效如此之速，不禁喜甚。原方改为散剂，每日 3 次，每次服五钱，连进五六料，病渐向愈，饮食增进，精神渐好，追踪观察多年未复发（何绍奇主治、供稿）。

［郭子光，俞涵英，段光周. 中医奇证新编 [M]. 长沙：湖南科学技术出版社，1985.］

【评析】　原编按中虚大量食油，临床确属罕见。本病起于劳作饥饿，患者舌质淡而胖，舌苔白而润，六脉无力，右关尤弱，中气大虚已昭然若揭。方选大剂白术甘草，甘温补脾，亦属合拍，故收立竿见影之效。但此证何以大量食油而暂安？其理实有深究之必要。盖中气虚则血脉不利，血脉不利势必心慌意乱，精神疲惫。《本草纲目》云："猪脂味甘，通利血脉。"患者病发之际，大量食油以行气血，诸疾可得暂解。但中气不复，血脉终不得利，与服大剂术草，峻补中气，气不虚则血不滞，实为治本之法。然大量食油，亦非中虚患者必见之症，此乃体质之差异故耳。主治者根据患者脉舌断为"中虚"，本已得当。但其大量食油而安的表现，实际上也反映了"中虚"之本质。《金匮要略》云："五脏病各有所得者愈。"临床不可不察。

第二十一章
过度睡眠障碍附睡行症等

睡眠—觉醒障碍的核心特征是患者对睡眠的质量、持续时间和昼夜节律不满意，导致日间痛苦和社会功能受损。ICD-11 将睡眠—觉醒障碍不再被划分在第6章精神障碍中，而分为独立的第7章，包括有失眠障碍、过度嗜睡障碍、睡眠相关呼吸障碍、睡眠相关运动障碍（如不安腿综合征、睡行症等）等。ICD-11 专家组成员认为睡眠—觉醒障碍属于独立的一章，不属于精神病学。

ICD-11 描述过度嗜睡障碍的特征是日间嗜睡，而这种嗜睡不是由其他睡眠—觉醒障碍引起的。过度嗜睡可能会表现出易怒、烦躁不安、注意力不集中、缺乏动力、精神不振、疲劳和运动协调性差。

尽管 ICD 不诊断此类病变属于精神病学范畴，但传统医学认为睡眠由心神所主，故中篇有失眠不寐，此处列出过度嗜睡障碍的治疗病案，供参考。

1. 路志正治疗发作性睡病案

🍅 病案 1　疏风宣肺，清热化痰，佐以利湿法治疗发作性睡病案

1974 年 5 月 17 日，一男性患者，姓包，年 46 岁，形体丰腴，动则息促，因多寐久治无效，而来求诊。据述病始于 1973 年初，之后日渐加重，开会、学习、主持会议、宣读文件时，往往不由自主地入睡，至年底严重到不能工作，遂住入四平某医院观察治疗，1974 年 1 月转到吉林医大某临床医院，经某教授确诊为发作性睡病，给予甲劳那露（晚上服）、安那加、米拉胆林（白天服）等兴奋剂，并服中药三十余剂，以补为主，治疗半年无效，而来京进一步检查治疗。今年 5 月上旬，先后在北京某医院神经科和另一医院某教授检查，均确诊为发作性睡病，建议疗养、对证治疗。在外出看病期间，乘车时往往因入睡而过站，候诊亦然。

刻下症见：鼻塞，晚间胸闷，睡后鼾声大作，经常憋醒，痰多色白而黏，吐出不易，双下肢水肿、按之凹陷成坑，午后加重，晨起减轻，自汗，气短，大便溏薄，日二行，夜尿每晚 4～5 次，色白量多，饭后再次浓茶（红茶），每晚饮水 1～2 千克。舌质稍黯有小瘀点，苔薄白，脉沉滑小数。经详细问诊，始知素有鼻炎史。

辨证：肺气失宣，鼻窍不利。

治法：疏风宣肺，清热化痰，佐以利湿。

处方：苍耳子散合温胆汤意化裁。苍耳子 9 克，白芷 9 克，桔梗 9 克，前胡 9 克，法半夏 9 克，陈皮 9 克，黄芩 9 克，牛蒡子 12 克，竹茹 12 克，黛蛤散（包煎）12 克，六一散（包煎）30 克，芦根（后下）30 克。水煎服，7 剂。并告以忌浓茶，忌暴饮，宜少量频坎，忌食辛辣、肥甘，宜清淡素餐。

药后（服 15 剂）诸症轻缓，夜寐得酣，日间嗜睡大减，大便成形，下肢水肿见消，仍以上法，去利湿之芦根、六一散，加入胆南星、天竺黄以清热化痰，炙酥皂角子以涤痰浊，又进 15 剂，嗜睡基本控制，坐车看电影已不再入睡，能阅书读报。心情愉快，至 1974 年 7 月底、服药 50 剂，自觉嗜睡痊愈，遂以前法加大药量，佐以健脾药物，配为丸剂缓图，以资巩固，患者于 1974 年 9 月上班，整日工作，随访至 1978 年底未复发。

［广安门医院．医话医论荟要 [M]．北京：人民卫生出版社，1982.］

【评析】 《灵枢·大惑论》指出："卒然多卧者……邪气留于上焦，上焦闭而不通，已食若饮汤，卫气久留于阴而不行，故卒然多卧焉。"患者多睡，亦有鼻塞、咯痰、胸闷、鼾声等上焦肺系病证。路志正言："中医治病，贵在辨证，盖鼻为肺窍，为气息出入之门户，且肺藏魄，鼻窍通利，则脏腑安和，营卫调畅，否则气道受阻，而生他疾。"肺主气，司呼吸，宣发卫气，肺失宣发，则上焦之气闭而不通，卫气行于阴经而不得出阳经，故患者多寐不醒。肺主治节，为水之上源，有通调水道之功，邪壅于肺，肺失治节，故有水肿；药方中有前胡以利肺气，桔梗以开提肺气，故肺气通畅，治节之令行，肢肿自然消散，大便成形矣；其次脾虚湿盛者多不口渴，即渴亦喜热饮而不多，今患者喜饮浓茶，每晚达 1～2 千克，兼之痰黏难出，内有痰热可知。同时，配合饮食宜忌，嘱其少量频饮等措施，使脾胃有休息恢复之机，虽不以药健脾，正所以健脾也。此得之于初诊之时，问诊详尽，了解其因鼻炎而起之肺窍不利，始以提壶揭盖之法，一举而肿、寐俱效，《黄帝内经》所谓"必伏其所主，而先其所因""治病必求于本"也。张仲景"相对斯须，便处汤药"之言，于此尤可为鉴也。

病案2　疏肝崇土，除湿止带，佐以祛痰清热法治疗发作性睡病案

刘某，女，40岁，1974年7月12日初诊。

病史：患嗜睡病两年余，久治不愈。于1974年6月19日在某医院诊为发作性睡病，1974年6月25日在某医院神经内科亦诊为发作性睡病，经用兴奋剂等治疗，效果不著，而来门诊。患者自1967年起即有原因不明的嗜睡现象，但尚能控制，到1972年因精神紧张，夜寐梦多，而使嗜睡加重，影响工作。每日上午9时至10时半，如不活动则易入睡，尤以看书为甚。头晕且痛，性情急躁，胃中嘈杂，记忆力减退，晨起咳吐黏痰，色灰黑。月经量多，色紫有血块，腰痛，带下色白量多，状如蛋清，无腥味，便干溲黄，神疲面晦不泽，舌质淡红，苔白腻而厚，脉沉弦尺弱。

辨证：肝郁脾虚，带脉不固。

治法：疏肝崇土，除湿止带，佐以祛痰清热。

处方：炒荆芥穗4.5克，醋柴胡6克，苍术9克，白术9克，生山药15克，清半夏9克，陈皮9克，黄芩9克，生龙牡（先煎）各24克，醋香附9克，土茯苓15克，车前子（包煎）12克。水煎服。7剂。

以上方为基础，稍事增损，又服14剂，嗜睡好转，腰痛见缓，白带大减。

四诊：因暑热汗多，夜来闷热难寐，日间时而困倦，喉间痰黏，咯出不易，而用清心化痰、分利三焦法，方以加味温胆汤意化裁，用竹茹、半夏、胆南星、天竺黄、杏仁、菖蒲、土茯苓、香橼等，药后即夜寐得安，醒后神清，嗜睡大减，咯痰亦爽。

六诊：因卫气失护，汗多恶风怕冷，足跟及双足踝关节酸痛，遂以益气固卫、补肾通络法，方以玉屏风散合桂枝汤，佐以杜仲、桑寄生、怀牛膝等益肾之品，并嘱配合服用金匮肾气丸，至1974年8月31日，嗜睡已基本控制，诸症亦减轻，患者以暑令难耐，愿回当地继续治疗，随处以平补肝肾之剂，作善后调理。

[路志正.多寐的辨证施治[J].中医杂志，1980（3）：16-18.]

【评析】　患者病因精神紧张而起，系肝失疏泄。肝性主升主动，肝旺则头晕且痛，性情急躁；肝主疏泄，气郁血瘀，则月经色紫有血块，面晦不泽；肝气犯胃，则胃中嘈杂；肝郁脾虚，久病及肾，带脉不固，故带下色白量多，状如蛋

清，无腥味，腰痛；脾虚生痰，则晨起吐痰，痰湿痹阻阳气，故多寐，此即李东垣所谓"脾胃之虚怠惰嗜卧"也；气郁化火则便干溲黄；苔腻而厚，脉沉弦尺弱，系脾虚湿盛、肝郁、肾虚之征。病位在肝、脾、肾三脏。初诊路志正用完带汤治之，盖完带汤原方云："此方脾、肾、肝三经同治之法，寓补于散之中，寄消与升之内，升提肝木之气，则肝血不燥，何至下克脾土；补益脾土之元，则脾气不湿，何难分消水气。"药用柴胡、香附疏肝；苍白二术、山药健脾；半夏、陈皮、土茯苓、车前子化痰祛湿；龙牡平肝、止带；用黄芩清郁热。选药精当，有治有防，不治寐，而寐自减。四五六诊，随症用药，最后仍以平补肝肾之剂，作善后调理。

🍅 病案3　芳香化浊，燥湿醒脾法治疗发作性睡病案

谷某，男，51 岁，1974 年 2 月 11 日初诊。

病史：嗜睡约半年，每日睡眠达 16 小时左右，吸烟、开会、写字、乘车时均易入睡。素嗜浓茶，每日饮水约 4.5 千克，喜吸烟，盖欲借此二物以醒神解困，但仍思睡不解，头昏身重，神倦不爽，纳谷呆滞，口黏且干，大便溏薄，日数行，经某医院诊为发作性睡病。用多种西药兴奋剂治疗，然效果不甚显著。既往有高血压及心动过速病史。舌质黯红、苔厚腻有裂纹，面色晦滞，脉右沉而小滑，左沉弱无力。

辨证：湿困脾阳，湿蕴日久而有化热之势，湿浊上扰，影响神明。

治法：芳香化浊，燥湿醒脾，佐以清热利湿。

处方：藿香 6 克，佩兰 12 克，半夏 9 克，苍术 9 克，杏仁（后下）9 克，草豆蔻仁（后下）3 克，干姜 6 克，栀子 9 克，六一散（包煎）30 克。水煎服，6 剂。

四诊：嗜睡虽减，而血压偏高，舌质红绛、苔黄腻，脉沉弦带数。说明湿邪虽见渐退，而有化燥生风之势，急用凉肝息风、清热利湿法。

五诊：头晕目眩已除，血压正常，改用健脾利湿，佐以祛痰，并用琥珀粉 1 克，每晚临睡前服一次（1 周为一个疗程）。

六诊：患者嗜睡已基本控制，遂停用兴奋药。至 1974 年 5 月 14 日，先后共诊九次，精神振奋，已能整日工作，此后未再来诊。1976 年劳动节相遇，告知嗜睡症很少发作，一直坚持工作。

［路志正．多寐的辨证施治[J]．中医杂志，1980（3）：16-18.］

【评析】 患者多寐伴头昏身重，神倦不爽，纳谷呆滞，口黏且干，大便溏薄，苔厚腻，此即朱丹溪所谓"脾胃受湿，沉困乏力，怠惰好卧"也，湿蒙清阳，清阳不升，故多寐，治当芳香化浊，燥湿健脾，药用藿、朴、夏、苓、杏、蔻、六一散分化湿浊。舌黯红、苔有裂纹，脉滑系湿蕴化热，四诊时有化燥生风之势，改用凉肝息风、清热利湿法，也提示祛湿，当防辛燥伤阴。

2. 张学文——理气化痰，开窍醒神法治疗嗜睡案

患者，男，24岁，2016年5月19日初诊。

病史： 患者5年前不明诱因出现发作性嗜睡，乏力犯困，最长睡眠时间达30多小时，1个月严重时可达5～7次，平时每天睡16小时以上，曾在当地医院就诊，颅脑CT等检查皆正常，诊断为嗜睡，予口服谷维素、莫达非尼、利他灵等治疗，无明显好转。刻下症见：难以叫醒，心烦，脾气急躁，大便时干时溏，纳差，犯困，醒后四肢关节困疼，痰多色白，记忆力差，小便调，舌质淡红，苔稍厚腻，舌体胖大、齿痕明显，舌下络脉迂曲，脉细弦略滑数。血压126/80 mmHg。

西医诊断： 原发性嗜睡。

中医诊断： 多寐。

辨证： 痰气郁滞，清窍失养。

治法： 理气化痰，开窍醒神。

处方： 菖蒲郁金汤合二陈汤加减。石菖蒲10克，郁金12克，生栀子10克，橘红10克，姜半夏10克，茯苓15克，佩兰10克，山药15克，远志6克，连翘15克，天竺黄10克，胆南星10克，焦三仙各15克，鸡内金10克，酸枣仁12克，炒苍术、白术各10克，生甘草6克。30剂，每日1剂，水煎，早晚分服，药渣加水煎泡足1～2次。

2016年6月21日二诊： 嗜睡症状较前改善，每日睡眠时间持续7～16小时，夜间入睡较迟，偶心烦，大便时干时溏，纳差，舌质淡，边有齿痕，苔白厚腻，舌下络脉迂曲，脉细弦略滑。效不更方，前方去橘红、山药，加白豆蔻（后下）6克，30剂，每日1剂，水煎，早晚分服，药渣加水煎泡足1～2次。

2016年9月6日三诊： 嗜睡症状改善明显，睡眠时间较前短，睡时有惊叫声，纳可，大便可，舌质淡，边有齿痕，苔白稍腻，舌下络脉迂曲，脉细弦略数。效

不更方，前方去苍术、白术，加琥珀 6 克，丹参 15 克，30 剂，每日 1 剂，水煎，早晚分服，药渣加水煎泡足 1 ~ 2 次。

2016 年 10 月 20 日四诊： 嗜睡症状改善明显，睡眠时间 10 小时左右，睡时已无惊叫声，大便稍溏，量少，小便可，舌质淡，边有齿痕，苔白稍腻，舌下络脉有少许瘀丝，脉沉细略弦。效不更方，前方去酸枣仁、远志，加藿香 10 克，红花 6 克。40 剂，每日 1 剂，水煎，早晚分服，药渣加水煎泡足 1 ~ 2 次。

2016 年 12 月 1 日五诊： 嗜睡症状改善明显，睡眠时间 8 ~ 9 小时，二便调，纳可，舌质淡，边有齿痕，苔白稍腻，舌下络脉有少许瘀丝，脉沉细。效不更方，前方去藿香，加陈皮 10 克。30 剂，每日 1 剂，水煎，早晚分服，药渣加水煎泡足 1 ~ 2 次。

上药服完后予疏肝解郁，化痰健脾，醒脑通窍之丸药，以善后巩固。处方：石菖蒲 30 克，郁金 30 克，生栀子 30 克，陈皮 30 克，姜半夏 30 克，茯苓 30 克，佩兰 30 克，山药 30 克，远志 15 克，连翘 30 克，天竺黄 30 克，胆南星 30 克，焦三仙各 30 克，鸡内金 30 克，酸枣仁 30 克，炒苍术、白术各 30 克，琥珀 15 克，丹参 30 克，红花 15 克，藿香 30 克，白豆蔻 15 克，天麻 30 克，浙贝母 30 克，生甘草 20 克。上药共为细粉，炼蜜为丸，每日早晚各服 9 克。服丸药期间，病情平稳，食纳可，眠可，大便可，小便正常，一切复常。

[董斌，刘绪银，张宏伟，等 . 国医大师张学文治疗原发性嗜睡的思路与方法 [J]. 中医药导报，2019，25（1）：27-29，34.]

【评析】 本案患者初始乃因痰湿血瘀，清窍失养，病久失治，故表现发作性嗜睡，乏力犯困 5 年余。证属痰气郁滞，清窍失养；故治当理气化痰，开窍醒神，拟方菖蒲郁金汤合二陈汤加减，药进 30 剂，病情减轻，故二诊仍守前方，大便时干时溏，纳差，继续上方去橘红、山药，加白豆蔻，继服 30 剂，病情明显减轻，三诊时稍事加减，至四诊病情基本稳定，症状明显缓解，直到五诊均在初诊之方的基础上守方加减，最终顽疾治愈。

附一：夜游症

1. 蒋日兴——疏肝和脾法为主治疗经行夜游症案

陈某，女，30 岁，1946 年秋初诊。

病史：家境贫寒，内外操劳，终日心情抑郁不舒。每次月经期间，烦躁不安，白日尚能正常工作，入夜则神智不清，四处奔走，高歌达旦，至翌晨则苏醒如常人，问其夜间事茫然不知，唯诉倦甚。月经干净后则无此表现。反复如此已达数月，经多方医治无效。诊查：诊见形体消瘦，舌淡神疲，平日睡眠欠佳，心烦多梦，饮食乏味，经来腹胀；白带增多，大便微溏，脉弦细，苔薄黄。

辨证：肝气郁滞，木火相煽。

治法：疏肝和脾，化滞解郁。

处方：白芍9克，柴胡5克，石菖蒲6克，当归9克，茯苓9克，郁金9克，白术9克，青皮6克，香附9克，炙甘草5克，法半夏6克，薄荷（后下）3克。

服上方药当晚，高歌减少，夜不外出，已能安睡两三个小时；再服药1剂能安静入睡。嘱连服药10剂。

药后经期再无此症出现，身体康复。事隔16年之后，其人来桂找我，诉该症十余年未复发。因近日丧子，心情忧郁，其症始又发作如故。余仍投以前方药，又获痊愈。

［董建华，王永炎. 中国现代名中医医案精华 [M]. 北京：北京出版社，2002.］

【评析】　神由心主，魂由肝主，神魂不相随可导致梦游症（夜游症）。梦游之人，其行动不是由心神全权支配，而是由肝魂支配。肝主筋，宗筋主束骨而利关节，主司运动。魂与神随，其功能虽与神相类，能支配人体的视觉和运动功能，但魂不能完全取代神而主宰神魂魄意志所代表的认知、感知、意识、思维、判断、储存的全过程，因而魂既不能对整个"任物"过程所接受的各种信息进行正确判断，也不能完成"心有所忆谓之意，意之所存谓之志"的信息处理、储存过程。因此，梦游之人记不得梦游中的所作所为。

本例患者平素肝气郁结不舒，月经期间经水亏耗，血室空虚，气滞益盛，虚火上炎，木火相煽，以致心烦多梦、魂不随神，而夜游，其病之根源即在于肝气郁结，故用柴胡疏肝解郁而取效。

2. 张琪——补肾宁心摄纳法治疗夜游症案

姜某，女，13岁，1984年11月30日初诊。

主诉：患夜间遗尿、夜游一年余。1984年7月因被车撞倒，当时昏迷，经抢救后复苏，但夜游加重，每晚必发，遗尿也随之加重，几无虚日，睡不安。诊查：面色无泽，舌淡红，脉沉。

辨证：心肾两虚，神志不得潜藏。

治法：补肾镊纳，宁心安神。

处方：龙骨（先煎）20克，牡蛎（先煎）20克，益智仁15克，远志15克，龙齿（先煎）15克，山药20克，五味子15克，熟地黄15克，甘草10克，人参10克，酸枣仁15克，菖蒲15克。

12月6日二诊：服上方药6剂，夜尿减少，隔一二日一遗；仍有夜游，睡眠不安；面色较红润，舌淡红，脉沉。初见效机，仍以前方出入。处方：人参15克，酸枣仁15克，菖蒲15克，茯神15克，远志15克，龙骨（先煎）15克，龙齿（先煎）15克，牡蛎（先煎）20克，益智仁10克，桑螵蛸10克，熟地黄20克，枸杞子15克。

12月13日三诊：服上方药6剂，夜游大减，梦中出走时间亦缩短；遗尿基本控制，近一周未遗尿。精神状态良好，入寐多梦。舌红，脉沉迟。前方加附子10克，肉桂（后下）10克。

以上方出入每日1剂，至1984年12月23日就诊时，一周内仅夜尿一次。至1985年1月3日来诊时，夜游、遗尿均未发作，但尚有夜间多梦，梦后易惊。此心肾气虚尚未全复。再以补肾固摄宁心之剂继服，以竟全功。处方：龙齿（先煎）15克，人参15克，龙骨（先煎）20克，牡蛎（先煎）20克，远志15克，益智仁15克，菖蒲15克，山药20克，熟地黄20克，桑螵蛸15克，茯神15克，五味子15克，合欢花15克，甘草10克，附子10克，肉桂（后下）10克。

随访病已痊愈。

［董建华，王永炎. 中国现代名中医医案精华 [M]. 北京：北京出版社，2002.］

【评析】 中医学虽无"夜游"之病名，但医籍书对夜游、遗尿症状尚不乏记载，如孙一奎说："遗溺遗失也，梦中遗失醒而后觉，童稚多有之，大人少有也。夫童稚阳气尚微，不甚约束，好动而魂游，故夜多遗失。""好动魂游，夜多遗失。"此与本案之夜游遗尿符合，其病机为心肾气虚，神志失藏，下元阳虚不固所致。神志浮越于外不得潜藏，故夜不安枕而外奔；下元阳虚不能约束，致有遗尿失禁之患，责在心肾气虚。故以熟地黄、山药、枸杞子、五味子补肾，人参、茯神、菖蒲、酸枣仁、远志养心，龙骨、牡蛎、桑螵蛸、益智仁以收敛固摄，复加附子、肉桂以温补肾阳，相辅相成，故能奏效迅捷。

3. 伍炳彩——清肝胆实火法治疗夜游症案

高某，女，73岁，2005年3月10日初诊。

病史： 低血压史，颈椎病史，梦游症一年余。自诉近四年来夜间噩梦纷纭，容易惊醒，白天困倦，纳呆食少，精神萎靡不振，手足麻木不仁，心慌心悸，大便干结，每日1次，质硬结，小便黄，舌黯红苔白腐，脉弦寸浮。

辨证： 肝火上炎。

治法： 清肝胆实火。

处方： 龙胆泻肝汤加首乌藤、酸枣仁。龙胆草6克，栀子6克，黄芩10克，柴胡10克，川木通3克，车前子（包煎）10克，泽泻10克，生地黄12克，生甘草6克，当归12克，酸枣仁15克，首乌藤15克。每日1剂，水煎服，分2次温服，嘱其服7剂。

2005年3月17日二诊： 经服上方7剂后，诸症悉减，梦转少，今夜间梦游于一点钟左右，梦游时噩梦频作，冬日发作次数多，劳累后发作，生气后发作，颈项、头、腰膝皆胀，口渴欲饮，口不苦，口不黏，纳呆食少，大便干结，小便黄，两目畏光，胁肋至腰膝皆不适，汗自出，全身关节酸痛，精神萎靡，神疲乏力，四肢怠倦，容易上火，下上楼或坐公交车时头昏，冬日怕冷，舌黯苔腐，脉弦寸浮。辨证：肝火移热于胆腑。治法：清胆和胃。处方：十味温胆汤加天麻、刺蒺藜。法半夏10克，陈皮10克，茯苓10克，生甘草6克，枳实6克，远志10克，酸枣仁15克，五味子6克，太子参15克，熟地黄12克，天麻10克，刺蒺藜10克。每日1剂，水煎服，分2次温服，嘱服7剂。

2005年3月24日三诊： 服上方7剂后，诸症悉减，后三日好转明显，未发作，无梦，头胀止，病情已好五六，今易怒，上方继服7剂，加神曲10克，山楂10克，谷麦芽各10克。

2005年4月1日四诊： 稍好转，守上方加夏枯草6克。7剂。

2005年4月8日五诊： 4月2日夜间只做了一点梦，三点钟起来下楼看电视，至五点才上床睡觉；4月3日夜间五点前无梦，4月4日至4月7日睡得好，无梦，精神好转，今胃脘胀满痞闷，两目畏光，余无不适。辨证：胆胃不和；治法：清胆和胃；处方：温胆保和丸。陈皮10克，法半夏10克，云茯苓10克，枳实6克，竹茹10克，生甘草6克，连翘10克，神曲10克，山楂10克，莱菔子10克。7剂，每日1剂，水煎分2次温服。

2005年4月15日六诊：药后好转明显，4月8日至4月11日无梦，4月12日稍有一点梦，今大便不畅，两日一次，质硬结；嘱其继服7剂，加火麻仁15克。

2005年4月22日七诊：药后病如所失，特来感谢，嘱其继服15剂，以资巩固。2个月后随诊，电话中得知未再复发，如常人。

［王小龙，杜建平，习军成. 伍炳彩治验二则 [J]. 江西中医药，2007，38（4）：6.］

【评析】 一诊伍炳彩从厥阴入手，肝主魂，主木，以龙胆泻肝汤清肝火、泻肝热；二诊从少阳入手，胆为中正之官，清净之腑，喜宁谧，恶烦扰，喜柔和，不喜壅郁，东方之木德，少阳温和之气，改十味温胆汤清胆和胃。

4.谢颖——清热泻火，平心安神法治疗夜游症案

1979年余曾治一例男性患者，陈某，11岁，随母前来就诊。问其症状，笑而不语，其母代诉：小儿每晚熟睡后，猛然而起，如同精灵所唤，穿衣开灯，整理课本及文具盒，井然有序，整理毕则关灯就寝。翌日询问，却愕然不知。然精神差，且学习紧张即反复发作，服西药罔效，殊为忧虑，故求中医诊治。按其脉弦数，关前尤甚。

辨证： 心火燔炽，神不守舍。

治法： 清热泻火，平心安神。

处方： 生地黄10克，黄芩7克，黄连5克，知母7克，当归8克，白芍8克，龙齿（先煎）10克，柏子仁8克，远志6克，甘草5克。

服约2剂后，患者夜游减少，发作亦轻，仅夜间起床而已，续服2剂而愈，随访至今未发。

［詹文涛. 长江医话 [M]. 北京：北京科学技术出版社，2015.］

【评析】 夜游症的分型有心肾两亏、神志失守之虚证，也有心火炽盛，或肝阳上亢之实证。本例显属实证，因用心过度，心火亢盛，心神不宁，于是出现夜游。故用清热泻火，宁心安神法，效如桴鼓。此症临床虽不多见，但患者一得此病，求治无效，便惊慌不安，造成精神上的痛苦和压力。余诊治此病，虽幸获良效，然属一己之见，故录此，以供同道指正。

附二：噩梦

何任——化痰祛瘀，理气宁心法治疗噩梦案

邹某，女，38岁，2009年5月21日就诊。

病史： 患者近3个月来，夜寐噩梦频频，惊悸，突觉紧张，手足冰凉、麻木，面色苍白。舌质正常，苔薄腻，舌下紫纹明显，脉长。

处方： 紫苏子10克，姜半夏10克，桑白皮10克，大腹皮10克，陈皮6克，焦栀子10克，淡豆豉10克，桃仁10克，丹参30克，青皮6克，柴胡10克，制香附10克，当归10克，生甘草6克，淮小麦40克，大枣30克。

服药30剂后，噩梦已无，惊觉亦解，手足较温，舌下瘀纹见退。

［陈永灿.国医大师何任治疗神志病经验拾零[J].中医药通报，2011，11（1）：15-16.］

【评析】 本案患者肝气郁结，脾失健运，痰浊内生，痰气郁结，郁久化痰，痰热迫血，瘀血内生，痰瘀气交阻，上扰清窍，迷乱心神。脉长指脉体较长，超出本位，为有余之病，反映气逆火盛。本案为气郁痰火上扰之象。方选癫狂梦醒汤化痰活血、理气解郁，配合栀子豉汤及甘麦大枣汤清心除烦、安神定志。

附三：不安腿综合征

熊继柏——益气活血，温经通络法治疗不安腿综合征案

潘某，女，30岁，2018年7月27日初诊。

病史： 患者下肢胫腓骨缝处反复酸胀麻木痒感6年余，须使劲捶打才能缓解转移，夜间加重明显，自觉疲乏，与情志变化有关，情绪一般，月经先期，舌紫，苔薄白，脉细数。

中医诊断：痹证。

辨证：血虚生风，风胜则痒。

治法：益气活血，温经通络。

处方：补肝汤合黄芪虫藤饮加减。黄芪、钩藤（后下）、僵蚕、炒酸枣仁、木瓜各 30 克，鸡血藤、海风藤、熟地黄、当归、白芍、地龙各 10 克，全蝎 5 克，蜈蚣 1 只，麦冬 15 克，川芎、甘草各 6 克。共 30 剂，水煎服。

2018 年 9 月 30 日二诊：患者诉下肢酸麻痒感服药后减轻，但精神紧张时四肢不适感加重，寐可，月经量较少，苔薄白，脉细。处方：安神定志丸合补肝汤。西洋参 8 克，石菖蒲 20 克，炙远志、白芍、熟地黄、茯苓各 10 克，龙齿（先煎）、炒酸枣仁、木瓜各 30 克，茯神、麦冬各 15 克，当归、川芎、甘草各 6 克。共 30 剂，水煎服。

［王慧杰，沈悦倩，周天梅. 国医大师熊继柏教授运用补肝汤经验探讨 [J]. 浙江中医药大学学报，2021，45（6）：603-606.］

【评析】 小腿肌肉出现感觉异常，尤其是夜间或者静息状态下加重，活动后方可缓解，此症状与不安腿综合征的临床表现相似。薛己提到："夜间少寐……且兼腿内筋似有抽缩意……辗转不安。" 患者就诊时自觉疲乏，精神较差，月经先期，均提示正气亏损，筋膜失去濡养，故关节骨缝处感觉酸麻痒，夜间加重。病在阴分，病久入络，瘀阻经脉，熊教授选用补肝汤合黄芪虫藤饮，补足正气的同时借助虫类药和藤类药，直达病位，祛邪外出，故二诊时患者感觉下肢酸痛缓解。患者诉肢体与精神状况相关，也与肝血不足有关，故用安神定志丸合补肝汤，进服一个月后，正气来复，肝血滋生，情绪转佳。

附四：梦交症

1. 廖仲颐——调和阴阳，潜镇固摄法治疗梦交症案

张某，女，30 岁。

病史：1970 年来，患者悲哭不已，似有隐情难言。自诉婚前多梦与人交，婚后与夫性交时，阴道干涩，疼痛难忍。久之，因畏痛拒绝与夫性交。但梦交时，淫液自遗。去医院做妇科检查，也无异常发现，夫疑为思变，遂欲离婚。患者因此抑郁不乐，形体渐见消瘦，头晕目眩，心悸健忘，失眠多梦等症接踵而至。脉

来苋草。

辨证：阴阳失调，心肾不交。

治法：调和阴阳，潜镇固摄。

处方：桂枝15克，白芍18克，龙骨（先煎）18克，牡蛎（先煎）18克，炙甘草6克，生姜3片，大枣3枚，5剂。

复诊：梦交未发，但与夫性交时，仍无淫液，此肾阴亏损。治宜补肾固精。处方：西党参18克，熟地黄24克，枸杞子18克，当归12克，枣皮10克，怀山药15克，杜仲15克，冬青子18克，炙甘草6克，服上方10剂后，梦交未见复发，与夫性交亦无痛苦。

［湖南省中医药研究所.湖南省老中医医案选[M].长沙：湖南科学技术出版社，1980.］

【评析】　本例婚前病梦交，婚后与夫性交时，阴道干涩疼痛，但梦交如常，乃阴阳失调，心肾不交所致。以桂枝汤调和阴阳，加龙、牡潜摄固纳，阳能固，阴亦能守，阴阳调和，心肾交泰，则无梦交矣。继投以大补元煎，滋肾益气，肾气旺，阴精足，则性生活如常矣。男子失精多见，女子梦交也不可忽视。

注：枣皮，系山茱萸的别称。

2.张文阁——滋阴降火，泻心宁神及敛涩法治疗梦交症案

1964年春，曾治疗高姓女患者，时年29岁，育有一子一女。其身体一向健康，忽于1961年患肺结核。愈后，性欲亢进，久则竟致其夫阳痿不用，其后遂夜梦交合，并从阴中不断流出水样液体。自述数月来身体消瘦很快，从阴中流出一种水样液体，越来越多，沿腿流下，不白不黑，不红不黄，无特殊臭味。苦于夜寐不安，且梦多怪。始初梦1次，继则夜3～4次，甚至午睡亦梦交。继而出现幻觉，时见一男子与她形影相随。且头昏，乏力，五心烦热，口干咽燥，饮水不多，纳谷不香，大便稍干，小便色黄，脉细数无力，舌质红而干，少苔。

辨证：病缘肺燥阴伤，阴虚阳亢，相火旺盛，以致性欲亢进；房事过度，耗伤精阴，相火愈旺，性欲愈强。加之丈夫阳事不举，所欲不遂，两因相感，君相二火俱炽，少阴必受其伐。

治法：滋阴降火，泻心宁神及敛涩。

处方： 知柏地黄汤、清心莲子饮、黄连清心饮三方化裁。方用大剂量生地黄、盐黄柏、苎麻根养阴清热，平相火，保真阴；黄连、朱茯神、炒远志、炒酸枣仁清心火，宁心神，使神能守舍，以制其欲；知母、黄芩、麦冬、地骨皮清热养阴退虚火，以助平降相火，清心宁神；山茱萸、石莲、金樱子酸收敛涩，以止白淫。如此配伍，降火与养阴同用，清心敛涩与女神开施，标本兼顾，相辅相成。连服12剂，精神好转，全身症状大减，淫水已少，梦交亦减。服至24剂后，白淫止，梦交无、五心烦热、幻觉等症悉除，纳增神爽而告愈。

[孙继芬.黄河医话[M].北京：北京科学技术出版社，2015.]

【评析】 白淫是从阴中流出的一种液体，乃欲火盛而淫自出也。正如《妇科要旨》所说："白淫乃思想无穷，所欲不遂，一时放白，寡妇尼姑此症居多，乃郁火也。""梦交"者，梦中交媾也。梦交最早见于《金匮要略·血痹虚劳脉证并治第六》，文中有"男子失精，女子梦交"一句。白淫、梦交的主要病机为积念太过，情欲不遂，相火妄动，心火炽盛，心肾失养，神不守舍，肾失闭藏，故睡则梦交，交则淫水必流。因此，白淫、梦交，实是一症，故可称"白淫梦交"。

3. 王秀云——滋肾降火，养心安神，固冲安胎法治疗梦交症案

银某，女，38岁，2012年8月10日初诊。

病史： 该患以自然流产2次，停经42天，下腹隐痛，阴道流血5天为主诉就诊。既往自然流产2次。平素月经周期规律，末次月经2012年6月30日。8月1日测尿HCG阳性。自觉之后出现梦交症状，并逐渐频繁，5天前梦交醒来后出现下腹隐痛，阴道少量流血遂来诊。刻下症见：下腹隐痛，阴道少量流血，伴口渴，手足心热，病来无发热，饮食正常，夜眠不实，梦交频做，小便正常，大便秘结。查体：舌质红，苔薄，脉沉滑尺脉弱。孕产史：既往自然流产2次，均妊娠7周左右发生，患者自诉每每孕后频繁梦交，之后出现腹痛、阴道流血表现，虽经保胎治疗，仍有流产发生。曾求治西医，系统查找流产原因，未见异常。

中医诊断： 妊娠梦交，胎动不安（阴虚血热）。

辨证： 肾阴不足，心火偏亢，心肾不交。

治法： 滋肾降火，养心安神，固冲安胎。

处方： 盐炒黄柏15克，砂仁（后下）10克，炙甘草10克，天冬10克，熟

地黄 15 克，山茱萸 10 克，人参 10 克，白芍 10 克，菟丝子 15 克，桑寄生 10 克，黄芩 10 克，女贞子 10 克，墨旱莲 10 克，柏子仁 10 克。每日 1 剂，连服 3 剂，每剂均复煎 1 次。

服药后患者腹痛减轻，阴道仍有少量流血，梦交频率有所下降，但因恐惧梦交，夜眠仍不实。查：舌质红，脉沉滑尺脉弱。原方加百合以养心安神；加龙牡以安神定志。

复诊： 患者梦交症状逐步消失，情绪焦虑好转。继用前方。患者定期产检，胎儿发育良好，但时有梦交发作，故间断服药至孕 30 周停药，最终分娩一女性活婴。

[张国华，王轶蓉，王秀云. 王秀云教授应用三才封髓丹加味治疗梦交胎动不安经验 [J]. 辽宁中医药大学学报，2021，23（5）：12-14.]

【评析】 患者有反复因梦交引起自然流产病史，每至妊娠期出现。由梦交引起的腹痛阴道流血等症状，四诊合参，辨证属于肾阴不足，阴虚火旺，扰动冲任所致。疾病由阴虚火旺所引起，故以三才封髓丹滋肾益阴，固精封髓，治病求本。方中天冬滋肾阴、退虚热；人参益气生津；黄柏泻相火，滋肾水；砂仁润肾燥，纳精归肾；白芍，甘草缓急止痛；菟丝子补肾安胎；女贞子、墨旱莲补益肝肾，滋阴止血；黄芩清热安胎；柏子仁滋肾养心安神，且能润肠通便；但患者有胎动不安表现，加之屡孕屡堕，肾气重伤，故临床用药必须注意固护胎元，可加菟丝子、桑寄生。患者若失眠或夜眠不实症状明显，也可加龙牡以重镇安神，取桂枝龙骨牡蛎汤之意也。

4. 姚石安——引火归元法治疗梦交症案

薛某，女，35 岁，1984 年 12 月 4 日初诊。

病史： 患者禀赋体弱，带下绵注色白已 2 年，月经周期尚属正常，B 超子宫无异常，右侧附件轻度增粗，白带常规未见霉菌、滴虫，患者冬季畏寒甚于常人，两足不温，近 1 年来经常出现梦交，夜寐不宁，心烦口干，两颧潮红，腰膝酸软，头晕耳鸣，苔薄舌淡，脉虚细数。

辨证： 元阳不足，带脉失约，上热下寒。

治法： 温元阳，潜浮火，束带脉。

处方：煅龙牡（先煎）各 30 克，巴戟天 20 克，肉桂心（后下）5 克，五味子 10 克，制附子 6 克，怀牛膝 12 克，菟丝子 15 克，莲子心 5 克，鹿角霜（先煎）15 克。

上方连服 10 剂，带下明显减少，半月来心烦口干梦交之症均平，唯仍感畏寒，嘱其再服上方 5 剂。后继服八味地黄丸缓调 2 个月，B 超复查子宫附件均无异常，1 年后随访，带下梦交之症未复发。

［姚石安 . 引火归原法妇科临床运用举隅 [J]. 中国医药学报，1988，3（2）：48.］

【评析】 本例肾气虚寒、带脉失约，逼其元根之火，浮游于上，梦交颧红，心肾失济，当以辛热纳于柔润之剂中，导火下行。药选桂附相配，散寒邪而利气，下行而补肾，能导火归原，龙牡相使，摄纳浮火，重镇固带，巴戟天入肾经，《辨证录》之引火汤选巴戟天谓其能"导火归原"，配五味子补元阳不足，收耗散之气，从阴引阳，摄气归元，使肾火不再上行，怀牛膝引药下行与莲子心相伍交通心肾，终以附桂八味丸收功以温阳回原。

附五：夜间咬牙症

岳美中——燥湿化痰法治疗夜间咬牙症案

宋某，男，25 岁，1974 年 2 月 22 日初诊。

病史：友人宋某携其子来访，谈及其子已 25 岁，每夜入睡后，即上下齿相切磋，震震有声，可闻于户外，同屋之人往往被惊醒，其本人也殊以为苦，问我能否以中药治愈？我云：旧医籍中还未见过，临床上亦没有经验，只可据四诊投药以试治之。诊查：切其脉滑，望其体肥壮，面色光亮。

辨证：痰饮蓄于中焦，足阳明之脉入上齿，痰阻经络，滞碍气机，或导致咬牙。

治法：燥湿化痰。

处方：二陈汤加焦荷叶。法半夏 10 克，云茯苓 10 克，化橘红 10 克，炙甘草 6 克，焦荷叶 10 克。10 剂。

服药 5 剂后，咬牙声即减少，10 剂服完，同屋之人，已不复闻其牙齿相击声。嘱再服数剂，以巩固疗效。

［董建华，王永炎 . 中国现代名中医医案精华 [M]. 北京：北京出版社，2002.］

【评析】 咬牙一症，多见于小儿虫积，此例成年人则很少见。中医学强调痰之为病，故有"痰生百病""怪病生于一痰"之说。本例患者之痰系在中焦，影响牙齿，故投二陈汤，效验颇迅捷。《太平惠民和剂局方》二陈汤之半夏、陈皮，取其陈久则无过燥之弊，故名二陈。方中半夏，功能燥湿化痰，和胃止呕，消痞散结。气机不畅则痰聚，痰聚则气机更为阻滞，故用橘红理气化痰，使气顺则痰降。痰由湿生，无湿则无痰，故以茯苓健脾利湿。益以甘草和脾补中，使中州健运则湿易化，痰自易清。更加用焦荷叶，取其有助脾去湿之功，能削减肥胖，是朱丹溪的药法。综合本方，具有燥湿化痰，理胃和中之效。

第二十二章
癫　痫

　　癫痫是一组由大脑神经元突然异常放电而引起的短暂大脑功能失调的慢性综合征。一次突然异常放电所致的神经功能障碍成为痫性发作，是神经系统常见疾病之一。

　　根据 ICD-10 编码分类来看，癫痫属于神经系统疾病分类，其主要将癫痫分为两大类，分别为 G40 癫痫和 G41 癫痫持续状态两大类目。其中后者定义为，癫痫每次发作时间超过 30 分钟，或者经常性反复多次出现，并且在发作后患者意识无法及时恢复正常。

　　特发性癫痫也称原发性癫痫，指无脑部器质性或代谢性疾病表现、致病原因尚不明确的一类癫痫；症状性癫痫又称继发性癫痫，是由多种脑部器质性病变或代谢障碍所导致的癫痫发作，可以找到具体的原发病，如颅脑损伤、脑脓肿、脑肿瘤、脑炎、脑血管疾病、中毒、营养代谢性疾病等，癫痫仅是其症状之一。

　　癫痫，中医又称癫疾、痫证。《证治汇补·痫病》中有阴痫、阳痫的分证方法。

1. 石玉生——健脾，化痰法治疗婴儿癫痫案

　　窦某，女，1岁半，1979年2月13日初诊。

　　病史：近两个多月来，常于夜间发病，双上肢阵发性抽搐，眼上翻，先啼叫，后呼之不应，每次发作持续1分钟左右，三四天即发作一次。发作前常有蹲动表现，发作后无特殊表现。患儿素来饮食欠佳，曾赴遵义某医院检查，考虑为癫痫不典型大发作，脑电图提示为癫痫。曾用苯妥英钠等药，无明显效果，于1979年2

月 13 日求治于中医。诊查：证同上述，并见患儿面色少华，指纹微紫，舌质淡，苔薄黄。

处方：苏条参 5 克，白术 5 克，茯苓 5 克，甘草 2 克，陈皮 3 克，半夏 3 克，砂仁（后下）3 克，谷芽 5 克，竹茹 3 克，白茅根 3 克，贝母 3 克。3 剂，水煎服。

2 月 20 日二诊：服上方药后饮食增加，精神好转，一天前又发作一次。余同前。继以前方加羚羊角磨水冲服。

2 月 27 日三诊：服上方药后食欲增强，发作较前缓和，但仍几天发作一次。指纹微紫，舌淡红，苔薄黄。予清火之剂，酌加和胃化痰之品。处方：栀子 15 克，白术 12 克，白茅根 9 克，法半夏 9 克，陈皮 12 克，北沙参 15 克，黄柏 12 克，砂仁 9 克，青黛 6 克，琥珀 15 克，酒大黄 9 克，茯苓 15 克，谷芽 18 克，黄芩 12 克，贝母 15 克，龙胆草 15 克。上药共为细末，蜂糖为丸，怀山药、朱砂为衣，每次 3 克，每天 2 次，白糖水送服。

4 月 17 日四诊：已半个月未见发作，近因饮食欠佳而又来诊视。指纹色较前柔和，欠流畅。再以和胃健脾消积之药调理。处方：泡人参 5 克，谷芽 6 克，莲子 6 克，山楂 3 克，桔梗 3 克，水竹茹 3 克，陈皮 3 克，白术 3 克，茯苓 6 克，鸡内金（水洗）3 克。

经治疗，随访一年未见复发。

［董建华，王永炎. 中国现代名中医医案精华 [M]. 北京：北京出版社，2002.］

【评析】　《石室秘录》说："癫痫之证多因气虚有痰。"此例患儿素来饮食不佳，系脾胃虚弱，脾虚失运，痰湿内生。治疗当以健脾胃为主，首诊给予六君子汤、贝母、竹茹健脾化痰；二诊据药分析，当虑其痫病仍作，而加羚羊清肝息风止痫，并仍守健脾和胃之剂；三诊脾胃得以健运，虑其痰蕴郁久易化火而发病，而投以栀、芩、大黄、黄柏、龙胆草、青黛清火；二陈、贝母燥湿化痰；砂仁、白术、谷芽健脾和胃，琥珀、朱砂安神镇惊，与青黛同用有止痫之效；山药、沙参润燥防伤阴，丸药方小，主要以清火为主，兼以止痫。然脾虚之体，脾虚为本，故最后仍恢复以健脾之药调理而愈。

2. 吴少怀治疗癫痫案

病案 1　理气降火，清痰息风法治疗癫痫案

张某，女，47 岁。

病史：1965 年 10 月 15 日患者家属来函陈述，患者在 20 年前即患癫痫，至今未愈，经常发作，常服苯妥英钠，未能除根。近来每天连续发作两次，多在午后，症状心烦易怒，突然昏倒，不省人事，摇头抽搐，咬牙流涎，苏醒后头痛汗出，嗜睡，肢体酸痛，请予处方治疗。

辨证：久病脾虚，肝风胆火，夹痰上壅，心神被蒙。

治法：理气降火，清痰息风。

处方：芩连二陈汤加味。炒黄芩 15 克，炒黄连 15 克，清半夏 30 克，橘红 18 克，茯苓 24 克，生甘草 12 克，明天麻 15 克，全蝎 18 克，柏子仁 30 克，当归 18 克，炒杭白芍 18 克，炒枳壳 15 克。共研细末，炼蜜为丸，如梧桐子大，早晚各 20 丸，白水送下。

1966 年 2 月 16 日患者家属来函说："自服用药丸以来，至今 4 月余，癫痫未再发作。"

［王允升，张吉人，魏玉英 . 吴少怀医案 [M]. 济南：山东科学技术出版社，2021.］

【评析】　本案久病痫证，多于午后发作，吴少怀认为是脾虚湿痰内聚，肾虚不能养肝，以致肝风胆火夹痰上壅，心神被蒙而发病，故以二陈汤加天麻、全蝎健脾燥湿，化痰息风，黄芩、黄连苦寒直折，清热泻火，当归、白芍养血柔肝，柏子仁醒脾养心，枳壳行气开郁，配丸药常服，从而慢病缓图，祛邪而不伤正，使二十余年陈疾，逐渐而愈。吴少怀治痫习用二陈汤、温胆汤加味，因为痫证与脾虚聚湿为痰有关。发作时，证属肝风夹痰，所以重点治肝脾，分别用柔肝潜阳、化痰息风，理气舒郁、化痰息风，清热养血、化痰息风诸法；不发作时调理脾肾，以除生痰之源，又且滋肾养肝，以期康复，至于药味配伍加减，因人制宜，因症用药，不拘泥于成法。

病案 2　涤痰镇肝法治疗癫痫案

杨某，男，24 岁，1961 年 4 月 15 日初诊。

病史： 自 1959 年 9 月，在旅途火车上突然昏倒，后经西医诊断为癫痫。时常在睡眠中发作，咬牙、吐白涎沫、四肢抽搐，小便失禁，醒后神志恍惚，头痛，恶心，汗出，平日睡眠尚好，饮食一般。检查：舌苔白黏，质红，脉寸小，余沉细弦滑。

辨证： 心肾虚怯，胆火上逆，痰蒙心神。

治法： 养心清胆，涤痰安胃。

处方： 安神导痰汤加味。法半夏 9 克，陈皮 4.5 克，茯苓 9 克，炒枳壳 4.5 克，香附 9 克，石菖蒲 4.5 克，远志 4.5 克，炒六神曲 4.5 克，矾水炒郁金 4.5 克，水煎服。

9 月 20 日二诊： 服药 3 剂，无效，仍夜间发病，症状如前，每半个月发作 1 次，舌苔白黏，质红，脉寸弱，余弦长。阴痫经久失调，已成痼疾，屡发不止，改用龙牡温胆汤合白金丸加味。处方：生龙齿（先煎）9 克，生牡蛎（先煎）9 克，清半夏 9 克，陈皮 4.5 克，茯苓 9 克，竹茹 9 克，炒枳实 4.5 克，矾水炒郁金 6 克，炒白芍 9 克，水煎服。

9 月 25 日三诊： 服药 5 剂，痫病未再发作，其他无变化，脉舌同前，按二诊方郁金改为 9 克，加乌梅 3 克，水煎服。

9 月 30 日四诊： 服药 5 剂，痫病未犯，唯感头眩晕，喉有痰音，心烦不宁，二便如常，夜眠尚可，饮食一般。舌苔薄白根厚，质红，脉左沉弦，右关滑大，按三诊方去生龙齿、白芍、乌梅，加生石决明（先煎）15 克，钩藤（后下）9 克，水煎服。

10 月 6 日五诊： 服药 5 剂，痫病未发，眩晕已轻，仍有痰，其他如常，舌脉同前，按四诊方加煅磁石 6 克，取 4 剂药共研细末，另用竹沥水，生姜汁合六神曲糊为小丸，朱砂为衣，早晚各服 20 丸。

［王允升，张吉人，魏玉英.吴少怀医案 [M]. 济南：山东科学技术出版社，2021.］

【评析】 本案初诊时头痛、恶心、神恍、脉滑等，辨为胆火上逆，痰蒙心神之证，投安神导痰汤加味，治后乏验，何也？因患者除痫病发作外，还有咬牙、头痛等"风"证表现（类前人痫病分类中的风痫），系有肝阳失潜藏，亢而上扰之病机并存。只一味清化而无育潜，是故无效。因此，二诊时吴少怀以"发于昼者多为阳痫，发于夜者多为阴痫"，又"黎明发病病在肝经，黄昏发病病在脾经，平旦发病病在胆经，冲夜发病病在肾经"，断为阴痫，遂改弦易辙，虽清化之温胆汤、白金丸未作多大变动，但去走窜之香附、石菖蒲、远志加生龙牡、白芍，一变辛香开窍为镇肝育阴潜阳之法，5剂后果效。三诊四诊又出入乌梅、芍药等味，复加生石决明、菊花、钩藤育阴平肝潜阳之品，痫病基本控制。继以四诊之方再加磁石、朱砂等以增强育阴潜阳，重镇安神之力，并糊丸缓服以作巩固。

是案充分说明了中医辨证应注意辨别虚实，虚实两证在疾病发展过程中，又可因虚致实，由实致虚，演变成虚实兼见的复杂病变。论治时应辨其标本，求其症结，或补虚以疗实，或泻实以补虚。

3. 陈伯勤——先荡涤顽痰，后健脾化痰法治疗儿童癫痫案

梁某，男，13岁，1974年春初诊。

主诉：痫病反复发作已四年余。患者经某医院诊断为原发性癫痫。近月来又频频发作，发时似猪羊惊叫，昏仆着地，不省人事，眼睛上视，四肢抽搐，口吐涎沫，小便自遗，片刻即醒，醒后头昏脑胀，困倦乏力。诊查：诊其脉滑而数。

辨证：顽痰作祟，蒙阻清窍。

治法：荡涤顽痰，使从大便而解。

处方：礞石滚痰丸加味。礞石（先煎）15克，黄芩12克，大黄9克，牛膝12克，白芥子9克，沉香（后下）3克。每日1剂，水煎分两次服。

按上方加减连续调治三月余，痫病发作次数明显减少，由原来数日一发减为数月一发。继以调理脾旨，健脾化痰之法调治。处方：怀山药12克，白扁豆12克，茯苓12克，谷芽15克，薏苡仁18克，大枣15克，白芥子9克。

守上方加减服药半年多，病已不发，精神好转，已能上学念书。随访至今，未见复发。

［董建华，王永炎. 中国现代名中医医案精华 [M]. 北京：北京出版社，2002.］

【评析】 此例痫病患者系典型的痫病，发时昏仆叫声、抽搐、吐涎、脉滑数，陈伯勤辨证为以痰涎壅盛为主（此为前人痫病分类中的痰痫），故治疗给予荡涤顽痰为主，药用荡涤顽痰之峻剂礞石滚痰丸，加牛膝以引药下行，加白芥子搜脏腑经络之痰。

因脾为生痰之源，肺为贮痰之器，脾胃健旺、运化有权，则痰无所生，可杜

绝顽痰复聚，疾病反复。故陈伯勤认为调理脾胃是本病的治本之法，在患者病情好转后改用轻清甜淡之怀山药、薏苡仁、谷芽、茯苓之类调理脾胃。守方服用，而达到预期效果。

4. 龙范之——温阳通经破瘀抑下法治疗癫痫案

乐某妻，女，二十余岁。

病史： 幼患痫病，数年一发，结婚之后，因生育多，愈发愈密、近则频发不休，发则鼾声如雷，痰鸣如锯，目往上窜，口吐涎沫，四肢瘛疭，项背强直，稍停片刻，亦能进食，脉象不一，此正《黄帝内经》所谓气上不下之症也，问其平日两目下视否？曰，然。两足行动方便否？曰，时有不便。且其少腹作痛，二便不调。

辨证： 肾阳不能下达，寒邪上犯心胃。

治法： 通经破瘀抑下。

处方： 细辛、吴茱萸、羌活、威灵仙、附子、小茴香、五灵脂（包煎）、当归须、山甲珠、桃仁、土鳖虫、川牛膝、牵牛子。

二诊： 服前方2剂，神气渐甦。口中能言，瘛疭较稀，改用资寿解语汤加味。处方：羚羊角（先煎）、肉苁蓉、肉桂（后下）、附子、酸枣仁、天麻、甘草、半夏曲、石菖蒲、枯远志、胆南星、姜汁、竹沥。

三诊： 诸症悉愈，唯步履不稳，语声重浊，用河间地黄饮子减去桂附，加天冬、肉苁蓉、阿胶、虎胶为丸。

〔夏志泉.龙范之医案 [J].中医杂志，1958（9）：625-627.〕

【评析】 本案病例患者幼时即患痫病，婚后生育多而病发亦频，肾气虚也。肾阳不足，故有两足行动不便、少腹作痛、二便不调；肾阳虚于下，阴寒上冲，气上不下，心神失守，故病痫。治当急散阴寒、降逆气，药用附子、茴香、细辛、吴茱萸以补肾阳、散阴寒；川牛膝、牵牛子与吴茱萸降冲；《类证治裁》说"妇人患痫由血失调"，故用五灵脂、当归须、山甲珠、桃仁、土鳖虫通经破瘀有助逆气下行。二诊患者神甦，系气上已下，再据言语、流涎等，辨为肾虚有痰为主，而借用治疗语言不利的资寿解语汤，温肾阳、化痰浊；三诊病情渐愈，虚象突出，此时治疗正如《幼幼集成》说"不可以为有余而攻逐之"，而用河间地黄饮子减去桂附，加天冬、肉苁蓉、阿胶、虎胶，滋补肾精、补肾气，为丸巩固治疗。

痫病多由风、火、痰瘀而致,多属"实热"。然《景岳全书》曰:"癫痫病无火者多……且复有阴盛阳衰及气血暴脱而绝无痰火气逆等病者。"结合本例,可知痫病也有属虚、属寒的一面。多为痫病病情顽固,日久难愈而损正气变虚。

5. 叶橘泉——理气解郁,兼以缓急法治疗癫痫案

汤某,男,38岁,1972年9月10日初诊。

病史: 因患血吸虫病,1972年春口服锑剂疑中毒,经中西医多次治疗。半年内多次发作,每次发作二三分钟,痉挛咬牙,口吐白沫。患者形体瘦长,面容忧郁,六脉沉细,舌苔白腻,舌尖红。胸胁苦满,腹肌痉挛悸动,头痛甚剧,心慌,睡眠不安,二便如常。曾经神经科检查诊为癫痫。服多种西药,虽能昏睡,但醒后头痛更甚,近一个月来连续发作,发病前头痛更剧,患者焦急惊怖。

处方: 柴胡10克,白芍10克,黄芩5克,制半夏5克,党参8克,桂枝6克,甘草3克,龙骨(先煎)9克,生牡蛎(先煎)9克,钩藤(后下)9克,淮小麦30克,大枣6枚,生姜3片。

11月23日复诊: 服药14剂后,头痛大减,癫痫未发,略有心慌,夜梦纷扰,原方再服14剂。

12月10日复诊: 症状均消失,原方略事加减,随访4年,未闻复发。

[叶橘泉.癫痫治验[J].浙江中医药大学学报,1981(2):45.]

【评析】 此例患者虽疑药物中毒,但据症分析,患者面容忧郁、焦急惊怖、胸胁苦满是肝气郁结,经气不利;痉挛系肝经失养。治疗当疏肝解郁为主,兼以缓急。药用柴胡疏肝解郁;舌尖红为肝郁化火,用黄芩清肝热;苔腻为气郁生痰,用半夏化痰湿;见肝之病,知肝传脾,加党参健脾抑木;芍药、甘草、小麦、大枣和里缓急治痉挛;用钩藤平肝阳、桂枝降肝逆,共疗头痛;龙牡潜肝阳外,又安神除烦悸。

斯案胸胁苦满、头痛剧,似为太(阳)少(阳)并病,用药也以治疗太少并病的主方柴胡桂枝汤为主。但太少并病为外感邪气,本案细察其理,乃为肝郁,肝经经气不利,叶橘泉用经方柴胡桂枝汤,实借用其疏肝、利经气之功,而非太少并病矣。学古人,用经方,关键在于明了方义,则能运用自如,异病同治。

6. 邹云翔——泄火涤痰，镇惊安神法治疗儿童癫痫案

朱某，女，15岁，1957年7月4日初诊。

病史： 患者于4月20日突然昏倒，不省人事，四肢抽搐，目睛上翻，口中有分泌物，唇缘咬破，呼吸急迫，发绀，小溲失禁，历半小时才恢复，之后沉沉入睡。从4月至7月已发作四次，发作时间以月经前期、月经期为多。患儿母亲在怀其期间情绪不佳，并曾跌倒流红。6月至某精神病医院就医，诊断为癫痫大发作，给服苯巴比妥及苯妥英钠。但服后有过敏反应，全身发麻疹样皮疹而停药，于7月4日转邹云翔处治疗。近两个月来，痫证频发，平时头昏目眩。

辨证： 气火有余，火郁生痰，痰蒙心窍。

治法： 疏肝解郁，开窍化痰。

处方： 刺蒺藜12克，细柴胡1.2克，炙远志9克，石菖蒲（后下）3克，广郁金3克，左牡蛎（先煎）15克，淡海藻30克，化橘红9克，竹沥半夏9克，青龙齿（先煎）12克，朱茯神9克。

7月8日复诊： 患者仍觉头昏，前拟开郁豁痰，未见进退，再拟扩充前制。处方：刺蒺藜9克，竹沥半夏9克，广郁金3克，炙远志9克，化橘红9克，淡海藻9克，柴胡1.2克，粉丹皮9克，石菖蒲（后下）3克，青龙齿（先煎）12克，生牡蛎（先煎）15克，朱茯神9克，灯心草三尺。

7月15日三诊： 近日来痫证抽搐三次，足证以前所服之药尚未生效。近又头痛失眠，胆热气郁，痰火相扰，属阳证。拟温胆汤合礞石滚痰丸加减运用，以泄火涤痰，镇惊安神。处方：陈胆南星3克，桃仁泥9克，盐水炒川黄连12克，粉丹皮9克，枳实6克，姜汁炒竹茹9克，炙远志9克，广郁金3克，焦栀子9克，青龙齿（先煎）9克，杏仁4.5克，礞石滚痰丸（吞服）3克。

7月18日四诊至9月3日九诊： 迭投开窍化痰之品，两个月未发，拟制丸方缓图。处方：石菖蒲9克，朱茯神24克，刺蒺藜24克，陈胆南星24克，化橘红30克，粉丹皮24克，焦栀子24克，姜竹茹30克，枳实5克，青龙齿24克，左牡蛎24克，竹沥半夏24克，礞石滚痰丸15克。以上研细末，另以活磁石90克煎汤水泛丸如梧桐子大小，每日6克，分两次吞服。

10月14日十诊： 痫证未发，肝气乘胃作痛，痛亦不甚。拟予平肝泄热，豁

痰和胃，气和则痛止。9月3日原照应丸方：加川贝母9克，另以绿萼梅9克，玫瑰花十朵煮汤水泛丸，服法同上。

11月8日十一诊： 痫证四个月未发，间有胃气作痛，再拟踵武前制。10月14日原丸方一料，隔日服用。

1958年3月1日十二诊： 痫证迄今已八个月未发，仍以前法治之，以原丸方再加炙远志15克制丸剂巩固。

［黄新吾，邹燕勤，苏明哲．邹云翔医案选［M］.北京：中国中医药出版社，2019.］

【评析】　　本例患者初诊辨为气火有余，火郁生痰，痰蒙心窍所致，给予疏肝舒郁，开窍化痰之剂治疗，然初诊、二诊均无效，何也？盖患者最初虽由气郁而发，气郁化火生痰，而以痰火炽盛为主，最初两诊处方用药中虽亦有清热化痰，但病重药轻，药未达病所，故乏效。三诊时邹云翔给予攻伐重剂礞石滚痰丸为君剂，辅以泄降涤痰的十味温胆汤加减。礞石滚痰丸成分有黄芩、大黄、沉香、礞石。《医宗金鉴》释其方义为"阳盛煎灼成痰，故治痰者，以清火为主。黄芩清心中无形诸热；大黄泻肠胃有质实火，此治痰必须清火也。以礞石之剽悍，此治痰必须除湿也。以沉香之速降，此治痰必须利气也。二黄得礞石、沉香，则能迅扫直攻老痰巢穴。"十味温胆汤治胆热痰火，处方已有加减，以栀子、川黄连清热；胆南星、远志、郁金、菖蒲、橘红、杏仁等化痰；枳实以破逆化痰；龙齿、牡蛎、磁石、远志镇惊安神以潜阳。治疗过程中，随证稍有变化，但立法方义总为泄热豁痰，降气镇肝。历时八个月未发而停药，足以证明，体壮正盛邪实之证，运用礞石滚痰丸攻伐是"有故无殒，亦无殒也"。

7. 岳美中——和解，育阴潜阳法治疗儿童癫痫案

朱某，11岁，女，1970年5月17日初诊。

病史： 在出生时，因难产用产钳助生，生后脑顶巅左侧有一个隆起疙瘩。哭闹呕吐甚剧。一周之后，逐渐好转。两三岁发现坐时出现两腿并紧，伸直两手插在腿间，脸涨得通红，发呆，呼之不答，发病前后烦躁，犯过则一切正常。在4岁左右，诊断为非典型性癫痫。开始服咖啡因及苯巴比妥，两年多以后不再发病，8岁多又有小发作，改为不自主口做吸吮，眼角眉毛上吊，有时在睡前腿和手并

紧伸直，继服苯巴比妥，但经常发作。1959 年 6 月除用苯巴比妥外并用针灸，经过多穴位针刺治疗，却发生精神异常兴奋，有抽搐舞蹈动作。再进行同样针刺，针未取下就又抽搐舞蹈起来。医生不敢再行针刺治疗。

8 月一个月在家吃民间偏方，有时也请医生诊治均未见效。每天抽搐 10 次左右，最严重时达二十余次。由于抽搐频繁，致使精神不正常。

9 月 6 日到北京某医院看急诊，在急诊室即发作两次，医生诊断为癫痫运动性发作。予苯巴比妥和苯妥英钠，发作仍不止。12 日又去急诊，发现眼颤，停苯妥英钠，改用苯巴比妥和扑米酮。每日犯病 10 次左右，病情越发增剧，无可奈何在 22 日送入精神病医院。住院期间使用大量苯妥英钠和苯巴比妥等，抽搐得到抑制，于 10 月 13 日出院。出院时颠跛不能走路，也不能吃喝。16 日又去北京某医院急诊室诊断为苯妥英钠中毒，两天后好转。出院不久，犯病次数骤增，经加重药量，至 1970 年 2 月 2 日始停止发作。

1970 年 2 月底上学后又复发，3 月 1 日又去其医院急诊室住 5 天，以较大量苯巴比妥控制，但出院后神志不清，昏迷嗜睡，不思饮食，不会穿衣、吃饭、走路。时而大犯，时而小犯。于 1970 年 5 月 17 日，来院就诊。刻下症见：此时患儿每日犯病 10 次左右，每次发作长达约半小时，最短约 10 分钟。主要症状是：手脚乱颤，两眼直视，上吊，两腿上弯，骤然下挺，脚伸直，反复多次；或角弓反张，腹部挺起一尺多高；有时喊叫、昏迷、乱指乱动；有时在地上来回行走，呼叫不应。切其脉浮弦而滑。

辨证： 肝阳横逆，上扰清窍，蒙蔽灵明，证属阳痫。

治法： 不可强制，唯宜取和解之剂，以协调而使之驯服，并辅以摄纳之品，以育阴潜阳，柔以制刚，才能符合"因势利导"之旨。

处方： 柴胡加龙骨牡蛎汤。柴胡 9 克，黄芩 4.5 克，茯苓 9 克，半夏 9 克，党参 9 克，生龙骨（先煎）24 克，生牡蛎（先煎）24 克，桂枝 9 克，生川大黄 9 克，生姜 9 克，大枣（劈）3 枚，予之，嘱服 20 剂。

6 月 17 日二诊： 服前药方，病发每日减至六七次，时间也有所缩短。因就原方加紫贝齿（先煎）15 克，增益龙、牡收摄浮阳之力，因大便稍溏薄，以熟大黄 3 克易生大黄。

7 月 1 日三诊： 前药服至 6 剂，犯病次数减至 5 次，以后逐日递减，到 6 月 30 日，癫痫基本停止发作。依原方加珍珠母（先煎）15 克，以安顿精神，再服之。

8月10日四诊：脉弦象已去，舌白腻已除，因病情已控制，乃为削减全药之量约剩四分之一，使缓缓服之以事观察。不意服至6剂时，又发生性情急躁，两眼直视、上吊，嘴微颤动。急改投三诊方，3剂后，又复平静。

8月26日五诊：病势既稳定，因投于安神之剂以巩固之而善其后。处方：浮小麦30克，甘草9克，大枣（劈）6枚、知母6克，生地黄9克，百合9克，酸枣仁9克，茯神9克，合欢皮6克，夏枯草9克，生龙骨（先煎）18克，生牡蛎（先煎）18克，珍珠母（先煎）18克。

服后再未犯病。9月底停药观察，1个月以后，每在早晨醒时，一阵阵昏迷，有不自主的吸吮动作，声音很响，又用二诊、三诊各服4～5剂，10多天后，又复正常。乃为丸药方（半夏90克，天南星45克，朱砂15克，琥珀、枯矾各9克，珍珠母30克。姜汁糊丸，朱砂为衣，每次服3克，姜汤送下，一日2次）使常服之。患儿之舌时常现有白腻苔，故以此化痰安神之丸剂作善后。

3年后随访，精神正常，在校读书，当班长，颇积极。

[中国中医科学院.岳美中医案集[M].北京：人民卫生出版社，2005.]

【评析】 《素问·奇病论》云："痫得之在母腹中，其母有所大惊，气上而不下，精气并居，故令子发为癫疾也。"又说："诸风掉眩，皆属于肝。"孙思邈《备急千金要方》"病先身热，瘛疭惊啼叫唤而后发痫。脉浮者为阳痫。"患儿难产出生，哭闹呕吐，是初生已有痫之征兆，到二三岁时，腿臂直紧，脸涨红，神发呆，是已露痫风之端倪，四岁就医，断为癫痫。本例以各种异常动作为主要临床表现，系"肝风"证，脉浮滑，故岳美中诊为阳痫。岳美中认为痫病为肝所致，肝性刚，最忌刚药压制。柴胡加龙骨牡蛎汤，是取小柴胡汤而去甘草，以调和肝胆，加桂枝抑上冲之气，龙、牡是摄纳浮阳之要药，且龙、牡得半夏与所加之茯苓，能豁肝胆之惊痰，又导以大黄，则痰滞更得下行。去铅丹不用，是恐久服中铅毒，而疗效不减。总的方义，是和解肝胆，协调上下，潜阳息风，因势而利导之。药后患儿窒滞之机得畅，横恣之势得柔，痫病发作明显减轻。经云痫病发于"二阴"，二阴，少阴心经也。病情缓和后，因投于养心安神之剂以巩固之而善其后。药用张仲景甘麦大枣汤以缓解精神之急迫，取百合地黄汤以清热养血，夏枯草能清火，抑肝阳，茯神、酸枣仁能养心益智，同合欢皮有安五脏之功，龙牡、珍珠母均为治小儿惊痫之要药。

如此长期的顽固性癫痫，岳美中区区数诊，经治数月，就使病情缓解，三年后随访，患儿神情如常，且学习生活均为优秀，验证了徐灵胎谓："柴胡加龙骨牡蛎汤，能下肝胆之惊痰，以之治癫痫必效。"

8. 赵心波治疗癫痫案

病案 1　清热化痰，通里导滞法治疗儿童癫痫案

杨某，男，11 岁，1965 年 10 月 4 日初诊。

病史：患儿 1962 年底患病毒性肝炎后即发抽搐，每月一次，多在夜晚发作。曾到西医院经脑电图检查确诊为癫痫，长期服用苯妥英钠、苯巴比妥，曾一度控制了发作，但停药后病情加重。发病时突然晕倒，四肢抽搐，口吐痰沫，持续十多分钟，连续两日大发作，且每日嘴角抽动。再服苯妥英钠、苯巴比妥治疗，但无效。诊查：脉沉弦，舌边红，无垢苔。

诊断：癫痫（大发作型）。

辨证：痰热内蕴，中焦阻滞。

治法：清热化痰，通里导滞。

处方：验方化痫饼。礞石 18 克，法半夏 24 克，天南星 21 克，海浮石 18 克，沉香 9 克，生熟牵牛子各 45 克，炒建神曲 120 克。共研细末，每用 250 克细末加 625 克面粉，用水调拌，烙成三十张薄饼，每日早晨空腹一张。

治疗经过：连续服用验方化痫饼半年，癫痫一直未发作，随诊一年零九个月无反复。

［阎孝诚. 赵心波神经系统疾病验案选 [M]. 银川：宁夏人民出版社，1981.］

【评析】　此例患者发生于痰热内蕴、脾胃不和（病毒性肝炎）之后。临床表现为突然晕倒，口吐痰沫，四肢抽搐，脉沉弦，舌质边红。辨证为痰热内蕴，中焦阻滞，用赵心波治疗痫病的验方化痫饼治疗。方中青礞石坠痰清热，专治积痰惊痫，与半夏、天南星、海浮石、沉香配伍，其内外之痰皆可荡涤；兼有生熟牵牛子、炒建神曲通里消导，断痰之源。用面粉相拌烙饼既便于服用，又能防止金石药物伤胃而护胃，故空腹服用而无不良反应。用药半年，使此顽固之痰获得临床缓解。

病案 2　平肝息风，清热镇惊法治疗婴儿癫痫案

孙某，女，1 岁，1965 年 12 月 27 日初诊。

病史：患儿一个半月前的一个夜晚突然哭醒，随即两眼上翻，四肢抽动，面色发青，持续十多分钟方止，抽前无感冒发热等病史。八天后又在夜间抽搐，在北京某医院诊断为癫痫，治疗中，昨日又犯病。平素睡眠不安，时有惊悸，舌质微红，无垢苔，脉象沉数。

诊断：癫痫（大发作型）。

辨证：肝风夹惊。

治法：平肝息风，清热镇惊。

处方：牛黄镇惊丸，每次半丸，每日 2 次；降压一号丸，每次半丸，每日 2 次。用上两种丸药治疗，至 1967 年 9 月 21 日止，共两年十个月未犯病，达到临床缓解。

［阎孝诚．赵心波神经系统疾病验案选 [M]．银川：宁夏人民出版社，1981.］

【评析】　本例患儿，抽搐频发，全身抽动，平时夜寐不宁，易受惊恐诱发。脉沉数，舌质边红，赵心波根据中医基本理论和多年临床经验，辨证属于肝风偏盛，治疗给予平肝息风、清热镇惊法。药物选用既有疗效又便于服用的中成药降压一号丸清肝凉血、牛黄镇惊丸息风镇惊、化痰开窍，共观察二年零十个月未犯病，收到了一定的效果。

注：降压一号丸是赵心波与郭士魁合订的经验方（组成：羚羊角 3 克，全蝎 24 克，生代赭石 15 克，生侧柏叶 15 克，白芍 15 克，牡丹皮 9 克，桃仁 12 克，红花 12 克，生石决明 18 克，汉防己 30 克，牛膝 18 克，桑枝 24 克，生地黄 24 克，刺蒺藜 12 克，菊花 12 克，钩藤 12 克，龙胆草 18 克，黄芩 15 克，马尾连 6 克，蜈蚣 3 克，后十九味药共研细末，兑羚羊角粉，炼蜜为丸，每丸重 3 克），原来用于治疗高血压患者，因其有清肝降火、活血化瘀、祛风通络等作用，所以赵心波用来治疗癫痫和其他神经系统疾病，只要对证，往往收到较好的疗效。

牛黄镇惊丸来源于《古今医鉴》抱龙丸加减，有息风镇惊、解毒清热、化痰开窍的功效，可用于肝风夹痰火的惊、痫等。

病案 3　平肝息风，活血通络法治疗儿童癫痫案

喻某，男，6 岁半。1967 年 3 月 6 日初诊。

病史： 患儿数月前开始局部抽动，逐渐加重，十天或半月抽动一次，抽时流涎，牙关紧闭，不能吞咽，持续数秒，发作前有先兆，发作中无意识丧失，经北京某医院诊断为局限性运动性癫痫。脉弦细数，舌质淡红、无垢苔。

诊断： 局限性运动性癫痫。

辨证： 肝风内扰。

治法： 平肝息风，活血通络。

处方： 僵蚕6克，桃仁3克，全蝎2.4克，南红花3克，天麻3克，生地黄9克，钩藤（后下）3克。

服上方6剂，月余未发作，后加青礞石6克，天竺黄9克，秦艽4.5克，威灵仙4.5克，配用化风锭每次一丸，每日2次，降压一号丸每次一丸，每日2次，治疗一年多未犯病，达到临床缓解。

［阎孝诚．赵心波神经系统疾病验案选[M]．银川：宁夏人民出版社，1981.］

【评析】 本案西医诊断为局限性运动性癫痫，赵心波根据面部抽动、牙关紧闭、流涎、不能吞咽，但无意识丧失等证候特点，认为系肝风内扰，药用天麻、全蝎、钩藤、僵蚕等平肝息风；"治风先治血，血行风自灭"，辅佐桃仁、红花以活血通络；并配用中成药化风锭平肝化痰镇惊止痫；降压一号丸清肝热通络。

注：化风锭系明·王肯堂《证治准绳》方，药物组成：活蝎子、僵蚕、蝉蜕、法半夏、大黄、黄连、甘草、桔梗、防风、羌活、麻黄、牛黄、朱砂、麝香、冰片等。功效：散风镇惊，清热化痰。可通治各种类型癫痫。用法：每次一丸，每日2次，周岁内酌减。

9. 董廷瑶治疗癫痫案

🍅 病案1　先豁痰开窍，后健脾扶正法治疗儿童癫痫案

陆某，女，5岁，1993年9月8日初诊。

主诉： 痫病3年，近1个月数发。病史：近月发作频繁，发则目睛上翻，喉痰鸣响，口吐涎沫，四肢瘛疭不已，神识昏蒙，约数分钟后苏醒。经多次脑电图检查，诊断为癫痫，经多方治疗罔效。刻下症见：面色苍白，形神呆钝，夜眠惊惕易醒，舌苔厚腻，脉弦带滑，大便干结，间日而行。

辨证：痰浊壅结，蒙蔽清窍。

治法：豁痰开窍。

处方：先予吞服保赤散 0.3 克，每日 2 次，连服 4 天；继服董氏涤痰镇痫汤：皂角、钩藤（后下）、菖蒲各 6 克，明矾 1 克，川贝母、橘红、胆南星各 3 克，天竺黄、竹沥半夏、竹节白附子各 9 克，青龙齿（先煎）15 克，10 剂。

二诊：服保赤散后，便泄日 2～3 次，泻下 2 条寸许长如手指粗胶痰，次日又下 1 条；继服汤药，呕吐 1 次，均系胶固顽痰。服完 10 剂，喉中痰浊已化，神识转清，气顺便畅，夜眠转安。近因感新邪，咳嗽痰多，纳谷不馨，舌苔白腻，痰结松动兼感外邪，治拟疏化风痰。处方：藿香、紫苏梗、杏仁、竹沥半夏、朱茯苓、天竺黄各 9 克，胆南星、橘红各 5 克，天浆壳 7 枚，14 剂。

三诊：药后咳停脘和，前日病发，仅见手足轻微抽搐，瞬息即止，苔转薄润，表邪已化，神识清明，唯身软脉弱正虚元弱。再拟扶正治本，予服董氏定痫丸，每日化服 3 克，连服 40 天后病情稳定，痫病未发，胃纳亦旺，继以六君子汤出入调理善后。

[王霞芳，林洁. 董廷瑶治疗小儿癫痫经验 [J]. 中医文献杂志，2001（2）：32-33.]

【评析】　本例患儿发时痰壅息粗，抽搐、两目上视，不发时神呆，脉滑苔厚便干。董廷瑶辨为痰邪为因的痰痫，治法重在祛痰，痰在上者吐之，痰在里者下之。先投保赤散，以巴豆（去油取霜存其泻下之性）辛温走散，吐下痰涎，开窍通塞，配胆南星蠲风痰，通络定惊，合神曲、朱砂共研细末，药仅 4 味，力宏效速，豁痰定惊痫；董氏涤痰镇痫汤，药用皂角、明矾蠲风除顽痰为君；天竺黄、竹沥半夏、胆南星、川贝母、白附子豁痰利窍；钩藤、龙齿息风镇惊；菖蒲入心镇痫，使痰痫自平。二者同服，顽痰上吐下泻而出，神识亦转清，获效甚捷。重剂祛邪，中病当止，二诊董廷瑶因患者兼感外邪，而给予藿香、紫苏梗、杏仁辛散疏风解表、芳化痰浊；涤痰汤加减继化痰开窍。然久病痰祛正虚元弱象露，三诊再予健脾益气、培元宁神的董氏定痫丸（方药组成，见前述董老案后注）、六君子汤，使痰不再生，痫病有望根治。

🍅 **病案 2　滋阴平肝息风法治疗儿童癫痫案**

姚某，男，8 岁，1993 年 6 月初诊。

病史：2年前骤发癫痫，眩晕仆倒，肢搐阵作，内无痰声。平时常诉头晕头痛，间或跌仆抽搐阵发。脑电图示：有阵发性不典型痫样放电。兹见神情呆钝，舌红苔净，两脉细小带弦，学习成绩欠佳，智力发育迟缓。

辨证：先天不足，肝肾阴虚、虚风内动。

治法：滋阴养血，平肝息风。

处方：生地黄15克，天麻6克，川芎6克，石决明（先煎）30克，杭白芍9克，当归9克，滁菊花9克，黑芝麻9克，蔓荆子9克，桑葚9克，14剂。

二诊：服药2周，头晕递减，偶觉两太阳穴剧痛，痛则头昏，两目复视，舌苔薄润，前方尚合，仍拟滋阴息风。处方：熟地黄15克，石决明（先煎）30克，天麻6克，杭白芍9克，沙苑子9克，钩藤（后下）9克，滁菊花9克，麦冬9克，蔓荆子9克，桑葚9克。14剂。

三诊：上方出入服用1个月，头痛已和，癫痫未作，然久病凤根未净，再以滋阴息风养胃扶元。原方去蔓荆子、钩藤、滁菊花。加太子参6克，石斛9克，炙甘草5克，龙齿（先煎）15克。调理2个月，头目清明，眼神已活，痫疾未作，苔净纳馨。再予服董氏痫丸2料，症情基本向愈。

[王霞芳，林洁．董廷瑶治疗小儿癫痫经验[J]．中医文献杂志，2001（2）：32-33．]

【评析】 本例患儿发则眩晕头痛，两目复视，肢搐无力，舌红苔净，系因先天阴亏，肝肾阴虚，虚风内动而痫发。治疗当育阴潜阳，滋营柔筋通络，药用地黄、白芍、黑芝麻、当归、桑葚、麦冬、石斛等滋阴养血；天麻、石决明、钩藤、菊花、龙齿等平肝潜阳息风；痫为巅疾，用蔓荆子引诸药上达。是方药有三甲、加减复脉汤、天麻钩藤饮等方义，滋阴息风并用，清利头目，虚风自息。后以补气养血、填精安神之董廷瑶治痫成药巩固疗效。

10. 张之亮——息风，除痰，安神法治疗儿童癫痫案

高某，女，7岁，1986年8月20日初诊。

病史：表情呆滞，话少，反应差，1981年时曾患癫痫，经医院治疗病愈。几年没发作，自1985年6月起两三个月发作一次，以后发作次数逐渐频繁，最近一个月内即发作两次。发作时症见口吐白沫，抽搐，两手紧捏，头向一侧偏，

然后不省人事，七八分钟后慢慢缓和清醒，醒后自觉特别疲倦，食量少。诊查：苔白，脉芤。

辨证：癫痫复发。

治法：息风，除痰，安神。

处方：天麻钩藤汤加味。当归10克，党参10克，龙骨（先煎）6克，磁石（先煎）10克，朱砂（包煎）1克，竹沥10克，代赭石（先煎）10克，天竺黄3克，僵蚕6克，全蝎6克，天麻10克，生甘草3克。

二诊：服药3剂后食量增加，精神好转，守方续进。上方去竹沥，加钩藤（后下）15克。

三诊：服药3剂后，发作间隔时间延长，二十余天始发作一次，发作昏迷时间减至四五分钟。上方药续进，全蝎量减至3克。

四诊：服药3剂后，症状续减，能上学，用原方改丸药缓图。处方：当归30克，党参20克，龙骨15克，赭石9克，磁石20克，朱砂2克，僵蚕15克，全蝎20克，钩藤40克，天麻20克，天竺黄6克，生甘草10克。以上诸药碾成细粉，制成小蜜丸，每日3次，每次3克。

［董建华，王永炎．中国现代名中医医案精华［M］．北京：北京出版社，2002.］

【评析】　张之亮认为癫痫一病，多为禀赋不足，风阳痰浊，闭蒙清窍，阻滞经络而成。治疗用天麻、钩藤、两虫平肝息风；龙骨、磁石、赭石潜阳息风；竹沥、天竺黄化痰开窍；朱砂重镇安神定痫；醒后疲倦、食少，系脾虚之象，且脾为生痰之源，故加党参健脾以绝痰生；血行风自灭，加当归以和血。痫病治疗须日久见功，故后改丸剂加以巩固。

11. 刘渡舟——利水下气，通阳消阴法治疗癫痫案

王某，男，18岁。

病史：患癫痫，虽屡用苯妥英钠等抗癫痫药物，不能控制发作。自述发病前感觉有一股气从下往上冲逆，至胃则呕，至心胸则烦闷不堪，上至头则晕厥，不省人事。少顷，气下行则苏醒，小便少而频数。诊查：其脉沉，舌淡嫩，苔白润滑。

辨证：太阳膀胱蓄水，水气上逆，冒蔽清阳之"水痫"。

治法： 利水下气，通阳消阴。

处方： 茯苓 30 克，泽泻 12 克，猪苓 10 克，白术 10 克，桂枝 10 克，肉桂（后下）3 克。

服药 3 剂，病发次数见减，小便通利，继服药 6 剂，病除。

［董建华，王永炎．中国现代名中医医案精华 [M]．北京：北京出版社，2002.］

【评析】 患者脉沉，舌淡嫩，苔白润滑，系水饮内蓄之征；小便不畅，小腹病起，病位膀胱，据此刘渡舟辨本病为膀胱水蓄上逆，冒蔽清阳（谓之水痫）。治疗当化气行水，方用张仲景治膀胱蓄水症之要方五苓散。此例气从下往上冲逆与《金匮要略·奔豚气病》谓"奔豚病从少腹起上冲咽喉，发作欲死，复还止"相似。《金匮要略》桂枝加桂汤治寒气循冲脉上冲。刘渡舟是国内著名的伤寒大家，临床擅用经方，仿桂枝加桂汤，用五苓散再加肉桂降逆平冲。

癫痫用五苓散治愈，少有记载，于癫痫治疗，实乃别开生面。

12. 陈树森——活血化瘀，涤痰开窍，平肝息风法治疗外伤后癫痫案

张某，男，43 岁，1979 年 10 月 21 日初诊。

病史： 1969 年 2 月，因车祸昏迷，经抢救后脱险，遗留左侧上下肢瘫痪、失语；常有发作性意识丧失，发作时两目上视，口吐泡沫，牙关紧闭，四肢抽搐，严重时面唇发紫，皮肤发凉，每次十余分钟缓解，醒后如常人。历经中西药、针灸治疗均无显效。1971 年经上海某医院诊断为颅底骨折，颅内感染后遗症，癫痫。多年来虽经多方求治。仍不见效，故来京就诊。诊查：诊见癫痫发作频繁，每隔 7～8 天大发作一次，甚至 2～3 天一次，经常头晕头痛，左半身不遂，须人搀扶，言謇语涩，二便失禁，形体肥胖，涎多频吐不已。舌体胖质淡黯、苔白根腻，脉沉细而滑。

辨证： 脑受震伤，瘀夹痰浊内阻清窍，引动肝风，内扰神明，外闭经络，发为痫病。

治法： 活血化瘀，涤痰开窍，平肝息风。

处方： ①丹参 30 克，赤芍 15 克，川芎 15 克，莪术 15 克，郁金 15 克，九节菖蒲 15 克，天竺黄 10 克，胆南星 10 克，天麻 10 克，钩藤（后下）15 克，生

石决明（先煎）30克，全蝎10克，蜈蚣10克。水煎服。②牛黄30克，天麻100克，全蝎100克，蜈蚣100克，海藻200克，莪术100克，胆南星100克，丹参200克，川芎100克，赤芍200克，天竺黄100克，羚羊角50克，上药共为细末，水泛为丸。如绿豆大，每次服6克，每日3次。

12月10日二诊：服汤剂二十余剂，丸药一料，至今两月余未发痫病，余症皆有明显好转，唯频吐白色涎沫，白色黏痰较前增多。舌苔薄白，脉细滑。上法既已获效，故仍以原方加清半夏200克，再配丸药一料，服法同前，以资巩固。

1980年2月6日三诊：近三个月来痫病未再发作，左半身动作较前灵活，可自己扶杖行走，言语亦利，二便已能控制，吐涎沫及黏痰明显减少，舌脉如前。效不更方，仍以原丸药方续配一料投之，以善其后。

〔董建华，王永炎.中国现代名中医医案精华[M].北京：北京出版社，2002.〕

【评析】　本例患者系车撞骨折，脑受严重外伤，瘀夹痰浊阻于清窍，鼓动风阳上扰神明而发为痫病，故用化瘀涤谈、平肝息风之法以治之。方中天麻、钩藤、石决明、全蝎、蜈蚣、羚羊角平肝潜阳，镇痉息风；天竺黄、胆南星、牛黄、九节菖蒲化痰开窍；郁金、莪术、海藻、丹参、赤芍、川芎以活血化瘀。瘀去痰化，则窍络通畅，风阳自平，故痫发得止，诸症渐解，是乃辨证论治，治病求本之法，不同于一般对症治疗之方。

13. 詹起荪——平肝息风，镇痉豁痰法治疗儿童癫痫案

倪某，男，7岁，1991年7月15日初诊。

病史：患儿出生时不哭，输氧后才好转，三年前8月突然目视神呆，面色发青，四肢抽搐，喉间痰鸣，其后反复发作。近阶段右侧抽搐明显，脑电图描记为癫痫，1991年4月开始发作转频，经多方医治无效前来就诊。诊查：面色萎黄，精神尚可，苔薄腻，脉弦细。

治法：平肝息风，镇痉豁痰。

处方：明天麻9克，钩藤（后下）9克，茯苓9克，制僵蚕6克，地龙6克，陈胆南星6克，郁金5克，刺蒺藜9克，甘菊6克，炒白芍5克，陈皮5克，炒淡芩2克。7剂。

7月29日二诊： 患儿服药后仅发一次，时间明显短暂，症状较轻，且胃纳明显好转，大便干，苔薄黄腻，脉弦细，治拟前方出入。处方：明天麻9克，甘菊9克，刺蒺藜9克，郁金5克，陈胆南星6克，炒淡芩2克，炒桑叶9克，佩兰6克，炒枳壳3克，鸡内金6克，炒谷芽9克，山楂炭6克。7剂。

8月5日三诊： 服药治疗后，近阶段未见发作。寝时偶有惊窜不安，喉间有痰，咳不多，胃纳尚可，大便如常，溲浑而短，苔薄腻，脉弦滑，治拟前方出入。处方：明天麻6克，茯苓9克，钩藤（后下）9克，陈胆南星6克，郁金5克，冬瓜子9克，竹沥半夏6克，浙贝母6克，化橘红5克，甘菊6克，刺蒺藜9克，炒白芍5克。7剂。

8月12日四诊： 服药后未见发作，其余诸症基本消除。嘱其续服"定痫豁痰汤"（詹氏经验方，组成：明天麻6克，钩藤9克，茯苓9克，制僵蚕6克，地龙6克，陈胆南星6克，炒白芍5克，炒当归5克，郁金5克）。半个月后停药。随访两年未见痫病再发，患儿基本痊愈。

［邱德文，沙凤桐. 中国名老中医药专家学术经验集2[M]. 贵阳：贵州科学技术出版社，1995.］

【评析】 詹起荪认为，癫痫病位在心、肝、脾三脏，痰阻气迫，气机壅滞为本病发作之病机。脏腑气机升降之路痹阻，阴阳不能顺接，清阳受蒙，则神识迷糊。更由于痰阻气道，时有聚散，故癫痫之作，多为时发时止。詹起荪治疗此病以息风定痫、豁痰通窍活血的治疗大法。药用明天麻、钩藤平肝息风，定痫止痉；制僵蚕、地龙祛风通络、化痰定痫；陈胆南星、竹沥半夏清热化痰；当归、白芍活血祛瘀和血；郁金清心解郁，行气破瘀；茯苓健脾化痰，宁心安神；刺蒺藜、桑叶、甘菊等加强平肝作用；黄芩清热；炒枳壳、神曲、炒谷芽、山楂等健脾燥湿，化痰理气，以清除内生痰浊之因。

14. 颜德馨——清心化痰治标，后以调畅气血治本法治疗癫痫案

颜某，男，15岁。

病史： 患者有癫痫史，两个月来曾八次因情志失调而短暂神志不清，甚则抽搐不止，昏不识人，持续数分钟至十五分钟。因服西药无效转来诊治。

辨证： 癫痫日久，发作频繁，致使神疲气怯，脉弦细，舌质红，苔薄腻。痰

浊蒙蔽，心神失守。

治法： 先以清心化痰治标，后以调畅气血治本。

处方： 炙天南星 9 克，半夏 9 克，莲子心 4.5 克，连翘心 9 克，钩藤（后下）9 克，橘络 4.5 克，菖蒲 4.5 克，远志 6 克，茯神 9 克，清气化痰丸（包煎）9 克。14 剂。

二诊： 半个月来未见神识不楚，脉数，舌苔白腻，转以血府逐瘀汤平阴阳，以求根治。处方：柴胡 4.5 克，当归 9 克，生地黄 9 克，红花 9 克，牛膝 4.5 克，川芎 4.5 克，赤芍 9 克，桃仁 9 克，桔梗 4.5 克，枳壳 4.5 克，甘草 3 克。

经治三个月，痫症未作，再取前法，间日服之，调畅气血，令其条达而致和平。寓防于治。随访三年未发。

［颜德馨. 中华名中医治病囊秘·颜德馨卷 [M]. 上海：文汇出版社，1999.］

【评析】 颜德馨认为痫症多为肝风夹痰浊所致，常法以豁痰开窍，息风定痫为主，慢性者常以培补脾肾为法。患者两个月来，8 次发作，说明风痰壅阻，肝风上蒙清窍，故初诊时随大法清心化痰，息风定痫。症状既定，即以活血化瘀法收功。何以然？因为心藏神，心主血脉，与神志攸关。活血化瘀法能治疗神经系统有关症状与精神失常等症，因脉者血之府，活血即治心。《临证指南医案·癫痫》云：“痫病或由惊恐，或由饮食不节，或由母腹中受惊，以致内脏不平，经久不调，一触积痰，厥气内风，卒焉暴逆，莫能禁止，待其气返然后已。”此类患者实质多属阴阳乖违，气血逆乱所致。活血化瘀、调理气血，有平衡阴阳的作用，不失为治疗癫痫的可取法则。癫痫尚无满意之治法，本案论点，可资进一步探析。

15. 何任——理气化痰，滋养镇静法治疗癫痫案

蔡某，男，25 岁，1978 年 9 月 6 日初诊。

病史： 据信述，患痫证已九年之久，多方求医未得控制，现每天服用苯妥英钠治疗，每隔二十天发作一次，发则大叫一声，然后昏倒，口吐泡沫，抽搐。

处方： 予痫证方，视疗效再议。天竺黄（研细）15 克，沉香 9 克，天冬 60 克，白芍 90 克，茯神 120 克，远志 60 克，麦冬（去心）60 克，炙甘草 18 克，旋覆

花 45 克，紫苏子 30 克，制香附 90 克，姜半夏 30 克，皂角（去黑皮、去子炒酥）60 克，怀山药适量（以粉糊丸）。以上药研细末，为丸。朱砂为衣，每服 9 克。

10 月 12 日二诊： 来信述服用上次方药后，痫证一直未发作过，按上方续配一料继服。

11 月 7 日三诊： 来信述前药共服用二料，病至今未发，也无不良反应。再续服一料，服完后可再继续照服一料以巩固。

［董建华，王永炎. 中国现代名中医医案精华 [M]. 北京：北京出版社，2002.］

【评析】 原案按语：《素问·大奇论》有"心脉满大，痫瘛筋挛""肝脉小急，痫瘛筋挛"及"二阴急为痫厥"等提示。"二阴"指少阴心，是《黄帝内经》已明确指出痫病的病变在心。朱丹溪阐述说："痰涎壅盛，迷闷孔窍。"张景岳认为"凡气有所逆，痰有所滞，皆能壅闭经络，格塞心窍"，此即为缪仲醇创制"补心宁志丸"治痫证的依据，亦为何任对本例议治的依据。

本例患者是通讯问治，据说病已九年，起于冬季寒气外袭，情绪波动，积岁累月，寒郁化热，痰涎因心气虚而阻滞，痫证乃越发越勤（每隔 20 天发一次）。何任据证检方，给以补心宁志丸（方见缪仲醇《先醒斋医学广笔记》）。天竺黄、紫苏子、半夏、皂角化痰涎；沉香、香附理逆气；旋覆花降气消痰；远志、茯神益志安神（远志兼有祛痰开窍作用）；天冬、麦冬清心宁神；白芍、炙甘草合用，治疗脚挛急；山药糊丸，朱砂为衣，主要是滋养和镇静。全方具有理气化痰、滋养镇静作用。

何任以此方连投三料，初服痫证得到控制，二服而疗效巩固，可见古方运用得当，疗效是可靠的。

16. 高辉远——清火化痰，息风定痫法治疗儿童癫痫案

肖某，男，7 岁，1991 年 1 月 26 日就诊。

病史： 患儿因母亲难产，生育时有产钳夹伤头部史。癫痫反复发作已 2 年余，查脑电图：中度异常。脑 CT 扫描示：蛛网膜囊肿。半年前经常服用苯妥英钠、苯巴比妥等西药疗效不佳而停用。近 1 个月来频频发作，发作时，昏仆着地，不省人事，双眼上视，四肢抽搐，口吐涎沫，小便失禁，片刻即醒，醒后头昏，困

倦乏力，舌质淡，苔白腻，脉滑而数。

辨证：痰火作祟，蒙阻清窍。

治法：清火化痰，息风定痫。

处方：法半夏 10 克，胆南星 8 克，化橘红 8 克，僵蚕 10 克，全蝎 3 克，茯苓 10 克，钩藤（后下）15 克，珍珠母（先煎）15 克，炙甘草 5 克，大枣 5 枚。

按上方加减连续调服 2 个月，发作次数明显减少，由原来每日发作 1～2 次，减为每半个月发作 1 次。改投调理脾胃、健脾化痰，佐以平肝息风安神之法调治。处方：太子参 10 克，茯苓 10 克，法半夏 10 克，陈皮 6 克，炙甘草 5 克，胆南星 8 克，白术 8 克，鸡内金 8 克，建神曲 30 克，川厚朴 10 克，钩藤（后下）15 克，珍珠母（先煎）15 克，小麦 10 克，大枣 5 枚。

宗上方加减调理 3 个月，病已不发作，除有恐惧感外，余症均瘥，已能上学读书。

[于有山. 高辉远经验研究 [M]. 北京：中国中医药出版社，1994.]

【评析】　此例患儿痫病发作有神昏、抽搐、口吐涎沫，苔腻脉滑主痰，脉数主热，故高辉远辨证属于肝风痰火闭窍，予二陈加胆南星化痰；钩藤、僵蚕、全蝎、珍珠母等凉药平肝息风定痫，且有清热之力。无痰不作痫，故《丹溪心法》云："痫病……无非痰涎壅塞，迷闷孔窍。"《石室秘录》说："癫痫之证多因气虚有痰。"患儿困倦乏力，舌质淡系气虚之象，"脾为生痰之源""脾虚则生痰"，脾虚是此例患者发病之本，缓则治其本，故在病情好转后，改投六君子汤加减调理脾胃、健脾化痰，佐以平肝息风安神之法调治。脾胃健旺，运化有权则痰无所生，病可治愈。

先清火化痰、息风定痫，后调理脾胃为主，是高辉远治疗痫病之经验。

17. 屠金城——平肝息风，清热涤痰法治疗癫痫案

张某，女，31 岁。

病史：患癫痫二十余年，时好时犯。近一个月发作频繁。主因工作不顺，心胸抑郁。刻下症见：头沉头晕，眠差梦多，心慌心跳，急躁易怒，口苦纳差，五心烦热，两胁作胀且痛，月经不调，量少色红，舌质红苔薄黄腻，脉象沉弦细数，昨日晚 8 时许癫痫发作，先笑尖叫，脸向右后转动，两目凝视，继而倒地，四肢

抽搐，口吐黏液色白量多，三四分钟后，大气长出一口则愈，小便自遗。

辨证：素体肝肾两虚，虚火夹痰，上扰心神。

治法：清热涤痰，滋阴息风，开窍醒神。

处方：瓜蒌30克，鲜竹沥水（兑）30毫升，胆南星9克，天竺黄9克，玳瑁6克，龙脑3克，羚羊角粉（冲服）0.6克，粉丹皮9克，全蝎6克，白僵蚕12克，生地黄30克，生龙牡（先煎）各30克，竹茹9克，莲子心6克，益元散（包煎）15克，4剂。另局方至宝丸1丸，隔日中午服1丸。

二诊：药后头晕头痛已好转，急躁易怒稍平，睡眠渐好，仍口苦纳差，两胁作痛，大便四日仍未解，小便发热而少，舌脉同前，上方加川楝子9克，延胡索索9克，合欢皮15克，继服用3剂。

三诊：药后症状均减，两胁胀痛亦轻，口苦纳差，时伴恶心，大便仍未解，舌苔黄厚腻，脉象沉弦细，右尺脉稍大。再拟以清热涤痰，通腑开胃。处方：瓜蒌30克，熟大黄9克，延胡索粉（冲服）9克，天竺黄9克，胆南星6克，川黄连6克，紫苏叶、紫苏梗各9克，莲子心6克，莲子15克，砂仁（后下）6克，莱菔子9克，生麦芽30克，炙鸡内金9克，4剂。另越鞠保和丸1/3袋，每日2次。

四诊：大便已通，色黑量多，其臭异常，顿感胸膈快然，纳食增加，情绪稳定，睡眠安好，11天来未出现癫痫发作，唯感周身无力，尤以下肢为著，两目干涩，时伴身热，为痰热已祛，标证大除；虚象显著，此乃肝肾虚亏，水不涵木，木火上扰，心肾不交是此病本，故治以滋阴清热，镇肝息风。处方：生地黄15克，杭白芍15克，枸杞子15克，怀山药15克，粉丹皮12克，盐知柏9克，白豆蔻（后下）10克，女贞子9克，莲子心6克，生龙牡（先煎）各30克，制龟甲（先煎）12克，杜仲炭12克，黑桑葚15克，川怀牛膝各15克，胆南星6克，天竺黄9克。

此方加减共进四十余剂，周身乏力已蠲，腰膝酸软大减，精神爽朗，睡眠饮食如常，恢复如初，随访未见复发。

[金宇安．屠金城临床经验集萃[M]．北京：中国中医药出版社，1994.]

【评析】 本例患者病史20年，虽有五心烦热、脉沉细阴虚本象，但就诊时急躁易怒、口苦、心烦、眠差、胁痛，舌红脉数，且痫病发作神昏、抽搐、吐沫、苔黄腻，以肝火扰心、风痰闭窍的标实为主，屠金城"急则治其标"，药用至宝豁痰开窍、清热解毒；羚羊角与牡丹皮清肝热；玳瑁、莲子心、益元散清心经热；羚羊角、玳瑁与龙牡、僵蚕、全蝎合用有平肝、镇肝、息风之效；蒌、沥、胆南星、天竺黄、龙脑，豁痰开窍；生地黄益肾阴顾其本，诸药共用清热涤痰，平肝息风，开窍醒神。药后症减，但据症分析，患者胁痛不解，提示有肝经郁火，故二三诊加用川楝子、合欢皮、越鞠等疏肝；四诊患者邪实渐祛，痫病未作，而本虚之象显露，"缓者治其本"给予知柏地黄加减以滋阴清热，兼佐以镇肝息风之而收功。

18. 张镜人治疗癫痫案

🍅 **病案 1　平肝息风，涤痰宣窍法治疗颅咽管瘤手术后癫痫案**

陶某，女，31 岁，1985 年 10 月 28 日初诊。

主诉： 昏晕跌仆，伴四肢抽搐反复发作已 11 年。病史：患者于 1960 年因患先天性颅咽管瘤做手术切除，其后出现垂体前叶功能低下，形体肥胖，月经闭止，记忆力减退。11 年前突然出现昏晕跌仆，四肢抽搐，反复发作。近 6 年发作较前更频。脑电图检查确诊为癫痫。CT 头颅扫描提示：颅咽管瘤术后改变，脑室对称性扩大，鞍上可见钙化灶。刻下症见：自觉头晕心悸，胸闷泛恶。舌苔薄腻，脉细弦滑。

辨证： 肝风夹痰浊上扰清窍，风气内动。

诊断： 癫痫。痫证。

治法： 平肝息风，涤痰宣窍。

处方： 水牛角（先煎）30 克，明天麻 6 克，景天三七 15 克，广郁金 9 克，徐长卿 15 克，陈胆南星 3 克，钩藤（后下）9 克，生石决明（先煎）30 克，刺蒺藜 9 克，炒陈皮 9 克，制半夏 9 克，炒枳壳 6 克，竹茹 6 克，菖蒲 6 克，水炙远志 3 克，白金丸（分吞）6 克。

连服 3 个月，癫痫发作次数减少，头晕、心悸之象均平，原方加入生白术 9 克，赤白芍各 9 克等继续治疗。患者坚持服用中药，病情日趋稳定。随访近 5 年，癫痫未有大发作。

[颜乾麟.国医大师颜德馨 [M]. 北京：中国医药科技出版社，2011.]

【评析】　本案颅咽管瘤术后继发癫痫，此乃头部宿瘀未化与痰浊互结阻于脑络，气血运行之路被阻滞，清窍受蒙，复因风阳鼓动，癫痫反复发作。"诸风掉眩，皆属于肝。"法当从肝论治，但本案尤应重视痰浊作祟，故取平肝以制风阳之鼓荡，化痰以截痫证之根株，佐以行气和络之药，使痰无所隐。络畅、痰除、风息，则痼疾自然趋于好转。

病案2　平肝潜阳，息风化痰法治疗月经前后癫痫案

高某，女，43岁，1979年6月19日初诊。

主诉： 癫痫反复发作36年。病史：患者自7岁起即患癫痫，至13岁时服单方而缓解。23岁产育时又骤然复发。以后每在月经前后发病。先神情呆滞，继而惊叫，昏晕跌仆，四肢抽搐，口吐白沫，甚则咬破舌体，迨苏醒则头痛剧烈，伴有泛恶。近年发作加剧，甚则一日二发，平时头晕胀痛，胸闷心悸，夜寐不宁。舌苔薄腻，质胖，脉细滑。脑电图检查确诊为癫痫。

辨证： 肝阳不潜，风痰上扰清窍。

诊断： 癫痫；痫证。

治法： 平肝潜阳，息风化痰。

处方： 炒白芍9克，生石决明（先煎）15克，珍珠母（先煎）30克，钩藤（后下）9克，景天三七15克，刺蒺藜9克，徐长卿15克，炙远志3克，生白术9克，陈胆南星3克，制半夏5克，炒陈皮5克，炒枳壳5克，炒竹茹5克，白金丸（分吞）5克。30剂。

10月30日二诊： 癫痫发作次数已减，症情亦见缓和，平时头晕、心悸之象均平，脉细滑，苔薄腻。仍守前法增删。处方：水牛角（先煎）30克，刺蒺藜9克，钩藤（后下）9克，石决明（先煎）30克，徐长卿15克，景天三七15克，陈胆南星3克，生香附9克，赤白芍各9克，制半夏5克，炒陈皮5克，炒枳壳5克，炒竹茹5克，香谷芽12克，白金丸（分吞）6克。30剂。坚持服用中药2年，停服其他药物。每年发作一二次；在连续劳累、情绪紧张、惊恐恼怒等情况下诱发；发作减轻，发前略感头晕，神志瞬间迷蒙，但不昏倒，醒后一如常人；平时精神振奋，已重返工作岗位，能完成教学工作。

［颜乾麟.国医大师颜德馨 [M]. 北京：中国医药科技出版社，2011.］

【评析】 癫痫之症，总由肝血不足，阳起风旋，触及积痰，壅滞气机，蒙扰清窍，因而猝倒不语、口吐涎沫、四肢抽搐；迨风定阳潜，气顺痰化，则霍然回苏。妇女经期血室空虚，风阳每多升动，更易引发。治疗宜平肝以制风阳之鼓

荡，化痰以截痰病之根株。平肝非介类莫属，二陈化痰犹嫌其力逊，常用导痰汤合白金丸，取胆南星助半夏，枳实助陈皮，共奏开导之功；再藉白矾、郁金之涤痰理气，气行则痰无所隐，风息则痫自得已，法固无能善于斯者矣。然服药必持之以恒，日久当可获效。

19. 王永炎——先解表，后涤痰开窍，行气活血法治疗癫痫案

王某，女，29 岁。

病史：患者有癫痫病史十余年，每次均呈典型全身性强直—阵挛性发作，持续 5 ～ 15 分钟，间歇时间长短不等，最短半个月，最长 2 个月，曾在某大医院诊为原发性癫痫。曾 2 次发作仆地而致头部外伤。CT 未显示异常，长期服用苯巴比妥、苯妥英钠类药物。症见发热恶寒，头痛身重，气短乏力，胸闷呕恶，渴不欲饮，口中黏腻，多息善虑，失眠多梦，腰膝酸软，小便黄，大便不爽，舌黯红，苔黄腻，脉浮滑。

治法：清暑解表，宣畅气机。

处方：藿朴夏苓汤加减。藿香 10 克，半夏 10 克，杏仁 10 克，赤茯苓 10 克，白豆蔻仁（后下）10 克，枳壳 10 克，陈皮 10 克，厚朴 6 克，佩兰 6 克，竹茹 6 克，炙甘草 6 克，薏苡仁 12 克。10 剂，水煎服。

二诊：服药后，头痛、寒热已去，身重胸闷，二便趋于正常，偶感右头部隐痛，眩晕时作，口中涎多，舌黯红，苔黄腻，脉弦滑。治法：涤痰开窍，行气活血。处方：蒌星汤加减。瓜蒌 30 克，灵磁石（先煎）30 克，丹参 30 克，焦三仙各 10 克，菖蒲 10 克，半夏 10 克，赤白芍各 10 克，桔梗 10 克，黄芩 10 克，远志 10 克，姜黄 6 克，川芎 6 克，制天南星 12 克。10 剂，水煎服。

三诊：患者服上方 10 剂后，口中痰涎、头晕头痛、呕恶、胸闷等症均缓解，再予原方 10 剂。

四诊：患者服上方两周后，头晕胸闷基本消失，口中涎沫渐无，精神转佳，仍有饮食不佳，气短乏力，心悸失眠多梦，偶有健忘、腰膝酸软之症，小便正常，大便略溏，舌质偏淡，苔薄白稍腻，脉细滑。治法：养心安神，健脾益气。处方：香砂六君子汤加减。党参 15 克，黄芪 15 克，刀豆 10 克，木香 10 克，远志 10 克，白扁豆 10 克，白术 10 克，当归 10 克，白芍 10 克，焦三仙各 10 克，砂仁（后下）

6克，茯苓6克，陈皮6克，灵磁石（先煎）20克。10剂，水煎服。

五诊：服上方后，食欲转佳，夜梦减少，遂在上方基础上减为灵磁石10克，去刀豆、木香、远志，加黄芪、郁金各10克，制丸长期服，并留下地址，嘱其发作后及时联系，追访半年余未见复发。

［张瑞丽，李强，陆原．从王永炎教授诊治1例癫痫病观中医辨证精华 [J]．中医药研究，2001，17（2）：33-34．］

【评析】　一诊王永炎院士据患者症、舌、脉，辨为感遇暑湿之邪，暑湿重浊黏滞，易耗损阳气，闭阻气机，内触伏痰，上袭清窍而发病，遵古人"将以施其疗痰之法，当以穷其受病之源"，以藿朴夏苓汤先祛除其诱发因素。

古人云："痫病独主乎痰，因火动之所作也。"患者长期多思善虑，肝气郁结，气滞则津停，形成痰凝内伏。若生活失于调摄，或为外邪所侵，必致气机逆乱，触动伏痰而发本病。二诊时外证已解，患者舌黯红，苔黄腻，脉弦滑，为痰热、瘀血之征。萎星汤为王永炎教授治疗中风后遗症（属血栓型）之方药，取其豁痰开窍、活血化瘀之义，在此基础上随症加减，与前人"大率行痰为主，用连、星、萎、夏，寻火寻痰，分多少治之无不愈者"意合。

痫病反复发作，日久必耗伤气血，古人云："初病者，宜泻其实；久病者，宜安其神。"脾胃为后天之本，气血生化之源，脾胃一虚，一方面痰湿内生；另一方面心血日亏，肾精亦无从滋养。四诊患者标实渐祛，而心肾不足之证显露，故治宜香砂六君子汤加减，专补脾胃，以培元固本，此亦为"急则治其标，缓则治其本"之用也。

从本病例的诊治中看出，王永炎依据该病的病因病机及其演变规律，抓住其不同发展阶段的不同矛盾，依据中医理法方药基本理论，提出辨证论治方案，有理有据，辨证与辨病相结合，取得了很好的疗效。